U0816541

针尖上的国医大师

主　编　许军峰

副主编　倪丽伟　牟　蛟　陈宥伊　康明明

编　委　（以姓氏笔画为序）

王文熠　王　琪　石瑜杰　田　骞

白会想　邢晶晶　刘嘉妍　纪　哲

李文博　李　众　李景轩　佟媛媛

汪晓晴　张　鹏　陈　光　陈　超

俞晓旸　秦　娴　郭晓艳　黄泓文

盛张倩　蒋　琳　喻艳艳　满　斌

中医古籍出版社

Publishing House of Ancient Chinese Medical Books

图书在版编目（CIP）数据

针尖上的国医大师/许军峰主编．—北京：中医古籍出版社，2019.4
ISBN 978-7-5152-1780-2

Ⅰ.①针…　Ⅱ.①许…　Ⅲ.①针灸疗法-基本知识　Ⅳ.①R245

中国版本图书馆 CIP 数据核字（2018）第 170172 号

针尖上的国医大师
许军峰　主编

责任编辑　郑　蓉　张凤霞
封面设计　韩博玥
出版发行　中医古籍出版社
社　　址　北京市东城区东直门内南小街 16 号（100700）
电　　话　010-64089446（总编室）010-64002949（发行部）
网　　址　www.zhongyiguji.com.cn
印　　刷　北京博图彩色印刷有限公司
开　　本　787mm×1092mm　1/16
印　　张　32.25　　彩插　16 页
字　　数　607 千字
版　　次　2019 年 4 月第 1 版　2019 年 4 月第 1 次印刷
书　　号　ISBN 978-7-5152-1780-2
定　　价　168.00 元

本书稿为国家中医药管理局国家中医临床研究基地业务建设科研专项课题（JDZX2015015）项目资助。

本书撰写过程中，天津中医药大学研究生院郭华星老师、天津中医药大学第一附属医院马泰主任、杨沙老师、史慧妍博士提供部分数据资料，在此，一并表示感谢！

2014 年 10 月 30 日国医大师表彰大会

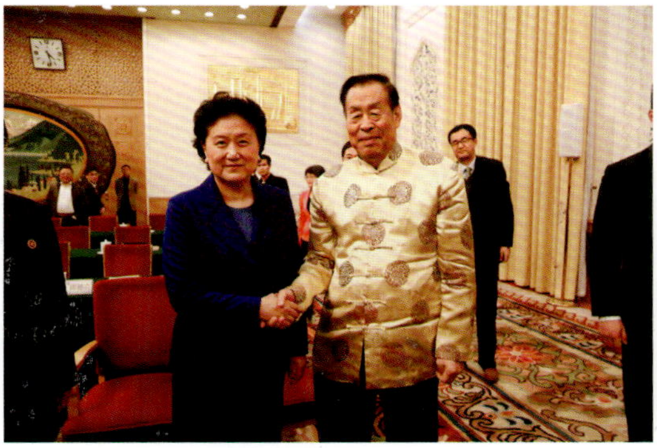

与国务院副总理刘延东合影

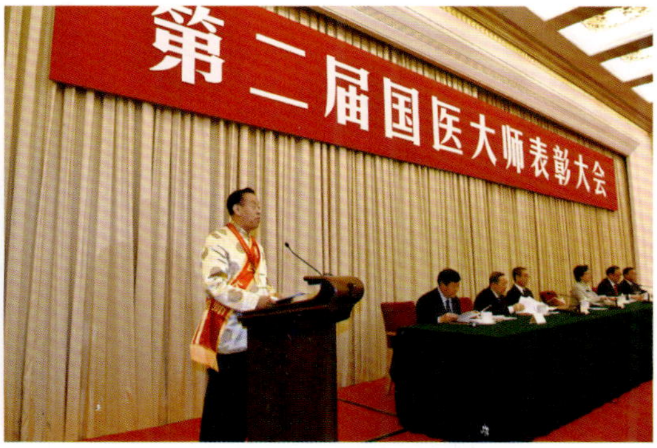

石院士作为国医大师代表作发言

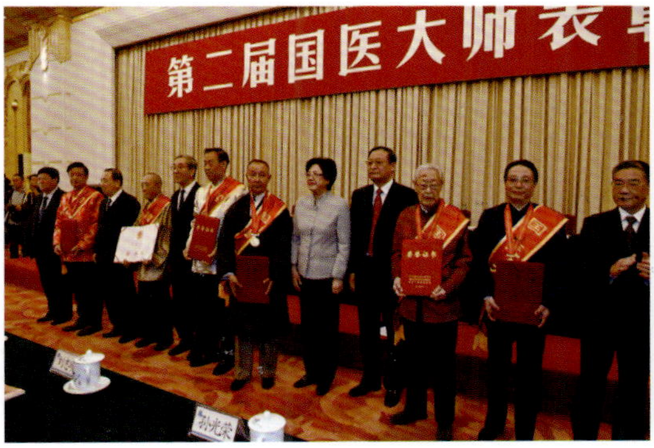

第二届国医大师颁奖合影

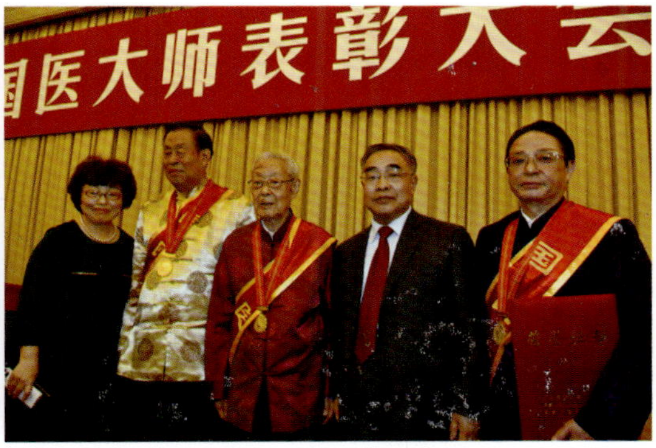

与张伯礼院士、阮士怡大师、孙光荣大师合影

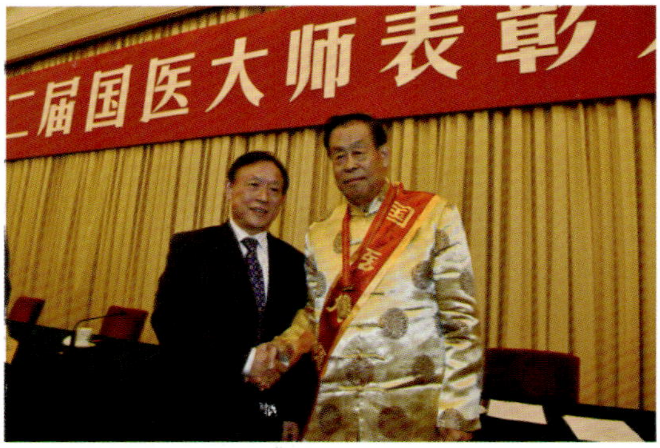

与大会领导合影

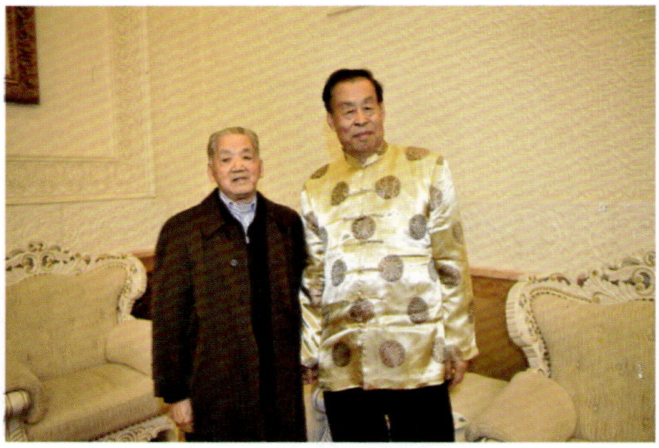

与李士懋大师合影

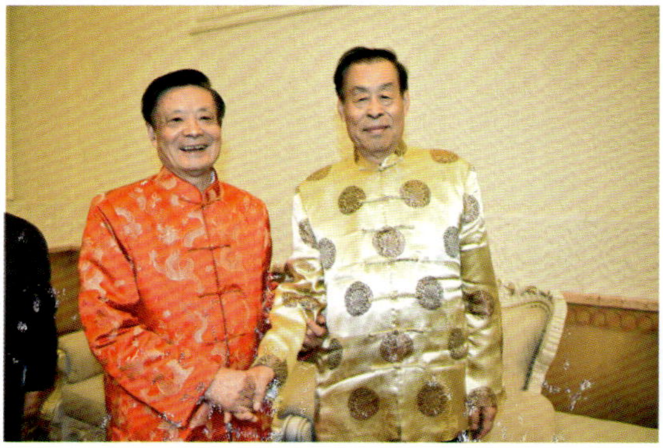

与王琦大师合影

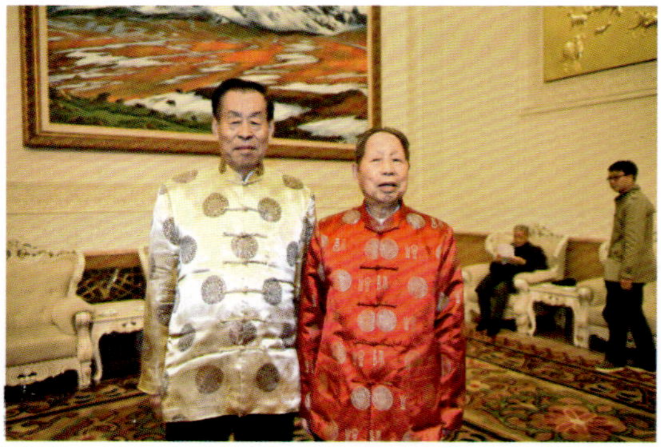

与郭诚杰大师合影

历史照

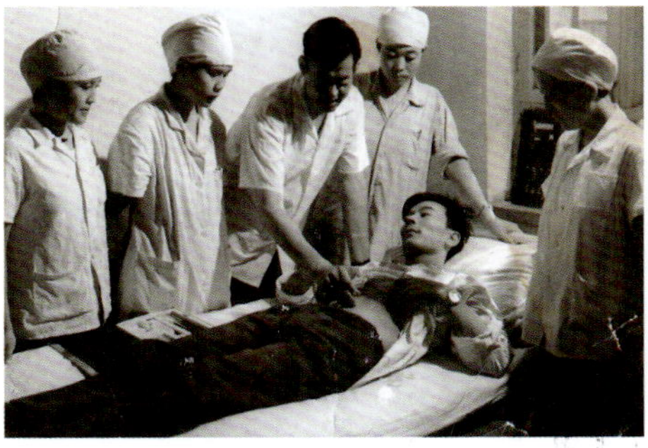

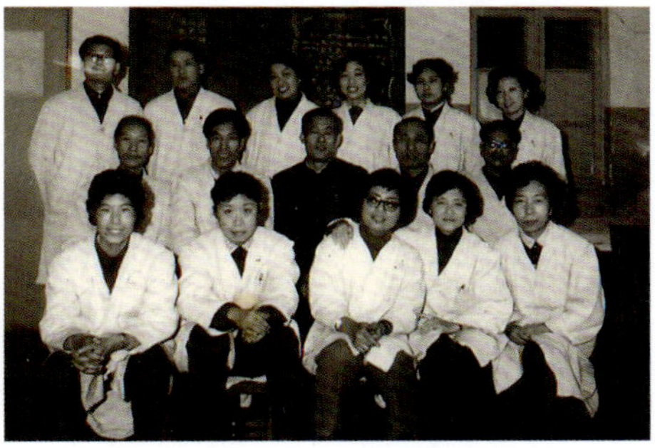

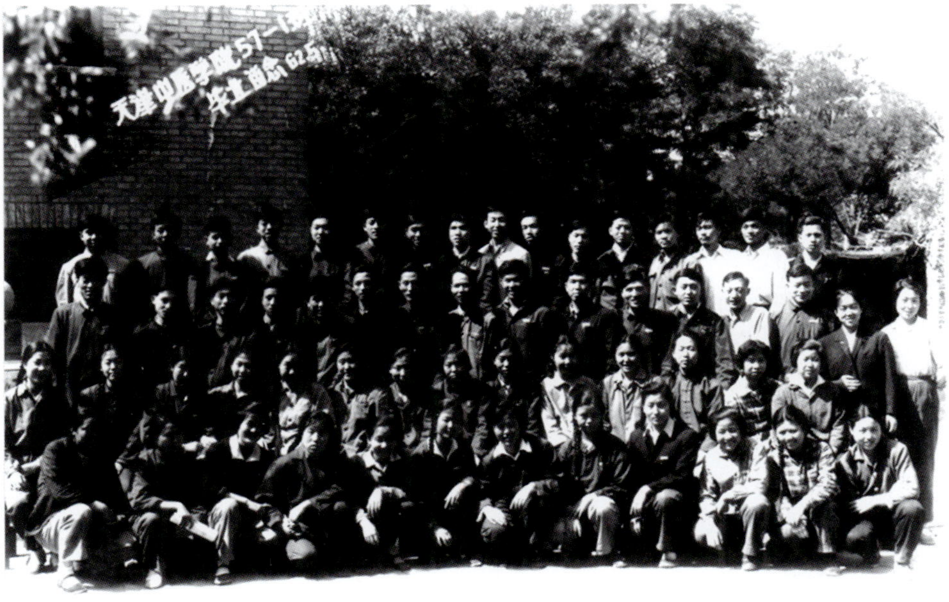

石院士在老院照片

石院士临床照

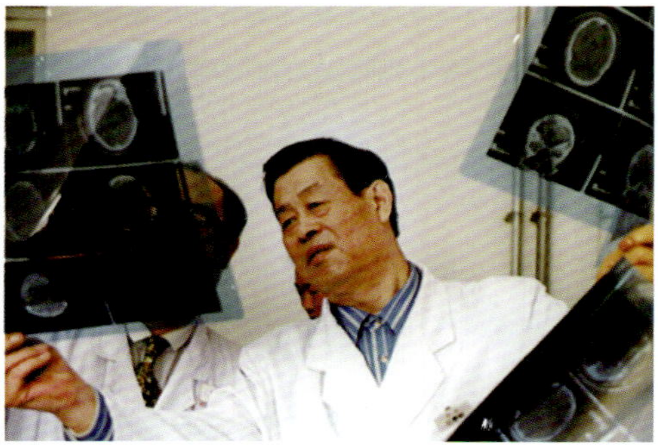

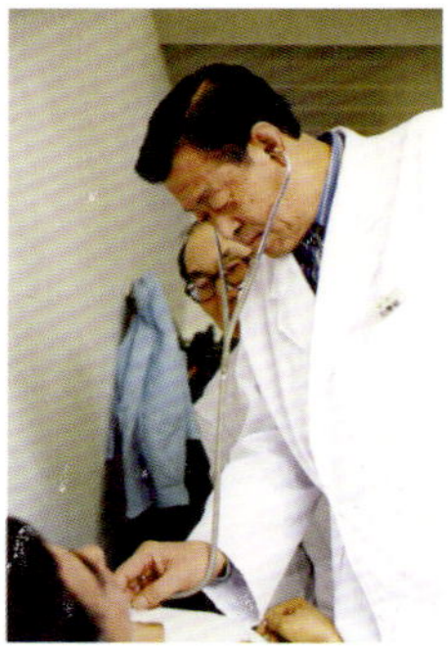

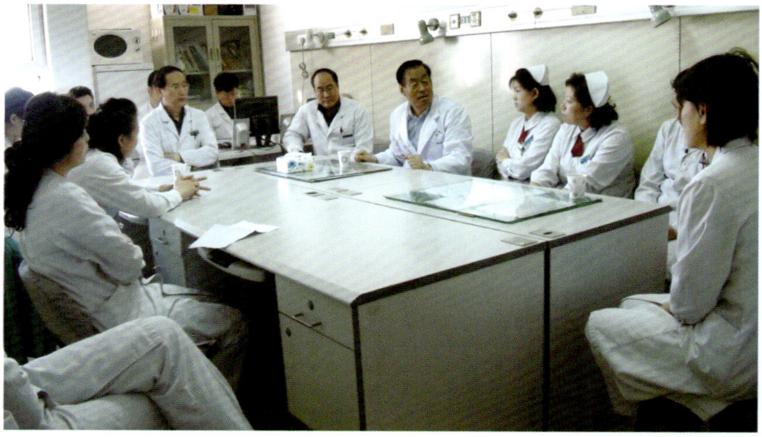

针灸科查房并进行病例讨论

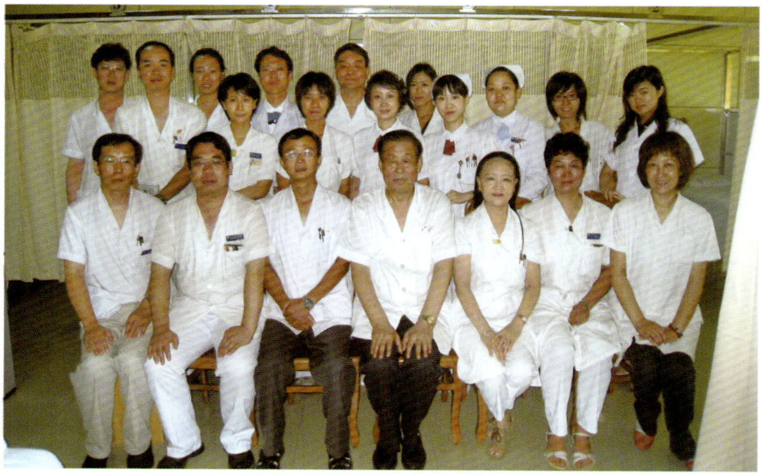

2009 年 8 月 18 日高血压门诊开诊

石院士临床照

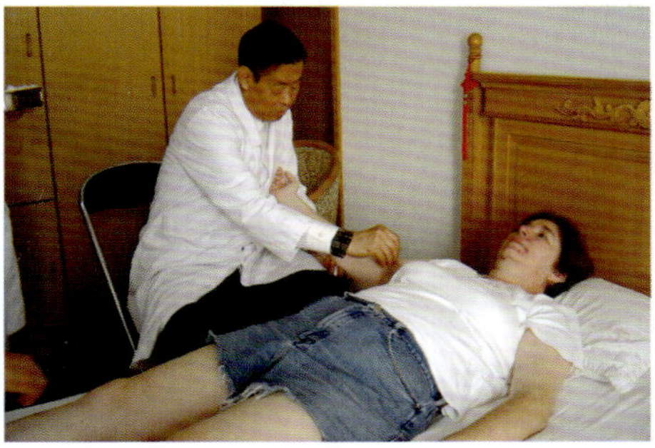

2004 年为美国护士 Ruth 针灸治疗

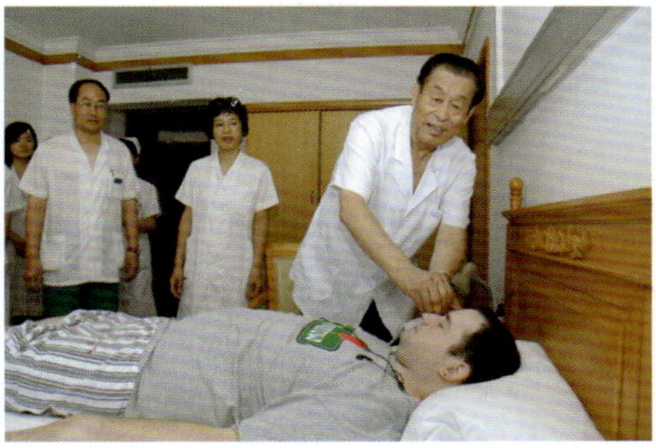

为美国脑膜脑炎患者施治

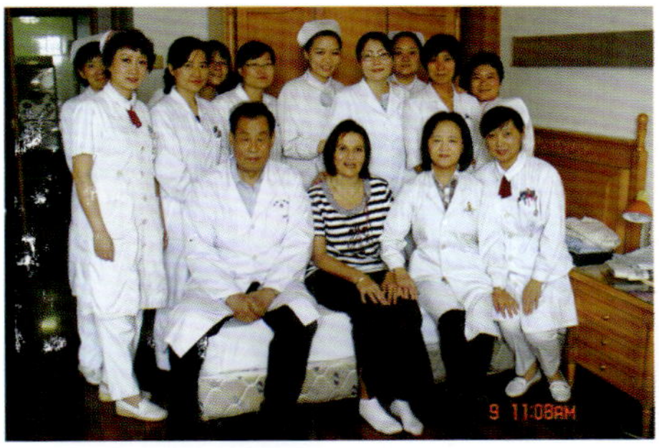

与德国 MS 患者合影

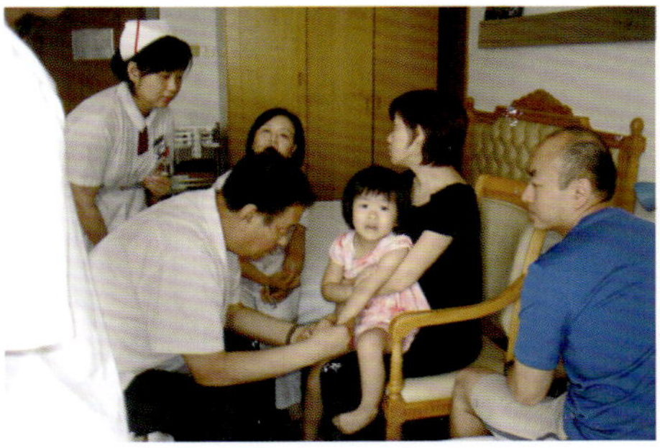

为香港脑瘫患儿治疗

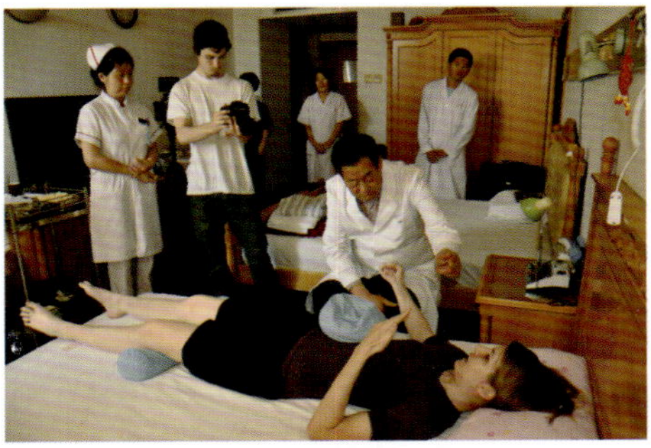

为美国年轻中风患者施治

石院士临床照

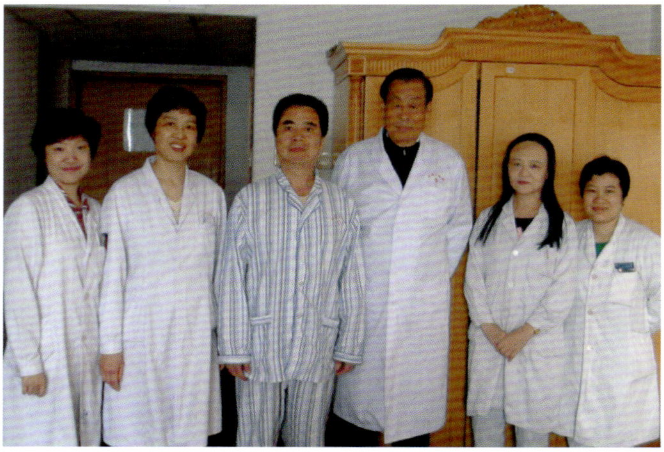

与浙江患者合影

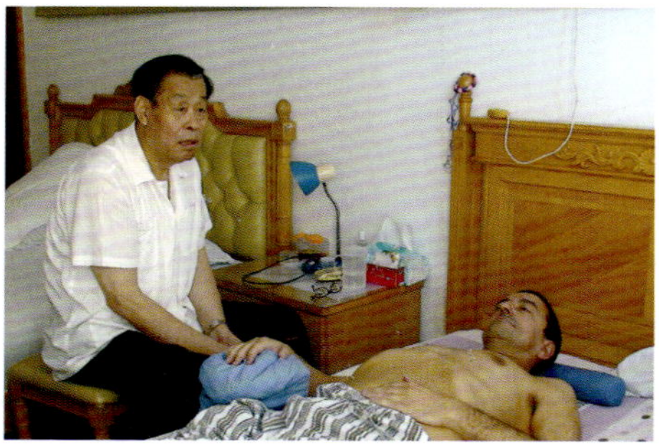

为葡萄牙孔子学院校长施治

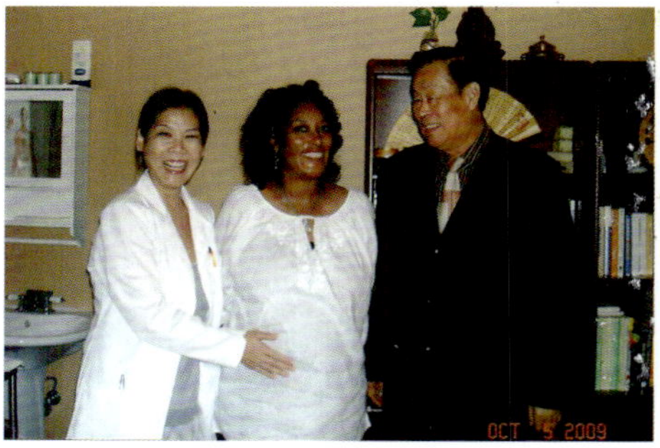

与美国不孕患者合影

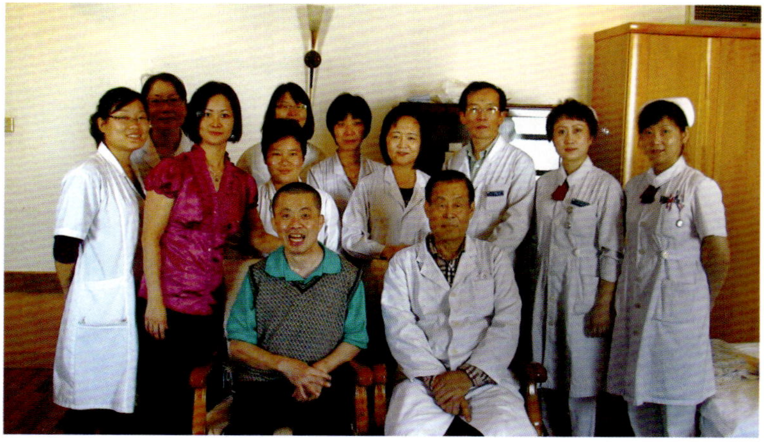

与美国中风患者合影

石院士授课照

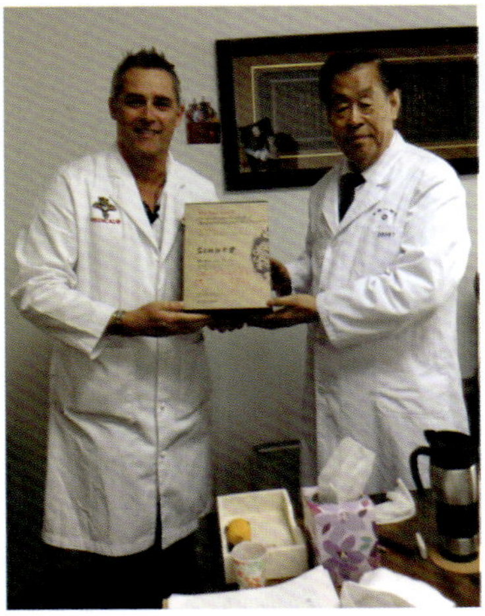

2014 年访问美国

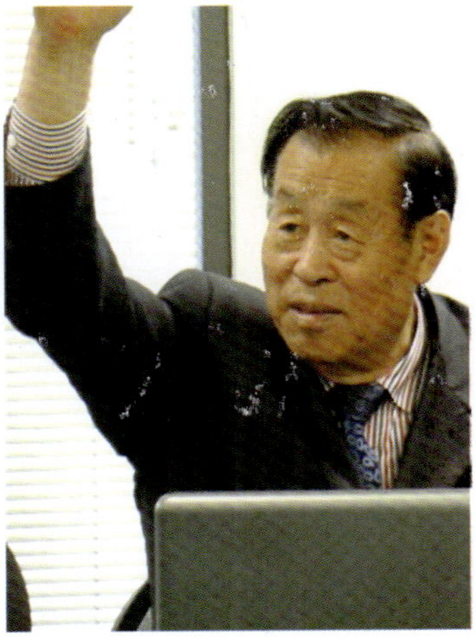

2012 年在美国讲学

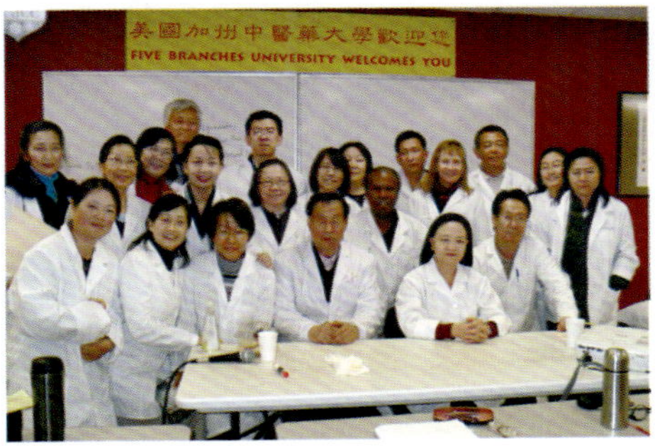

2012 年在美国加州中医药大学讲学

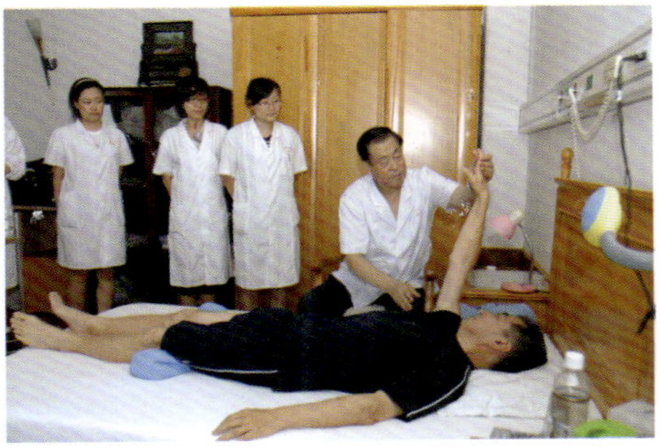

临床带教研究生

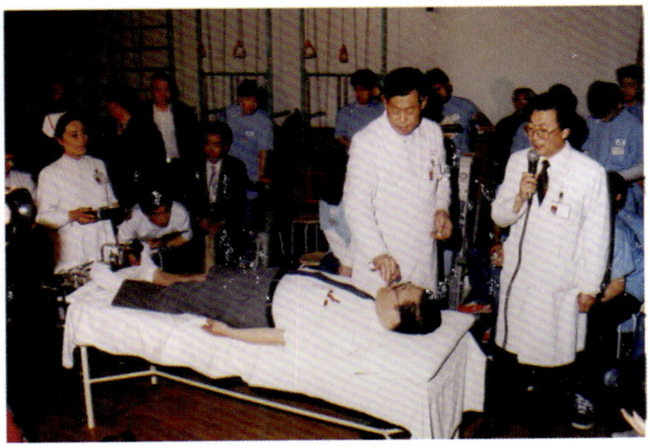

临床示教

师生留影

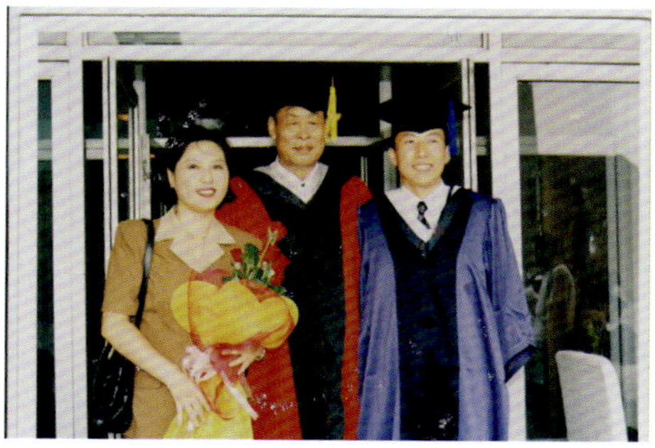

石院士与他的 2001 届硕士生

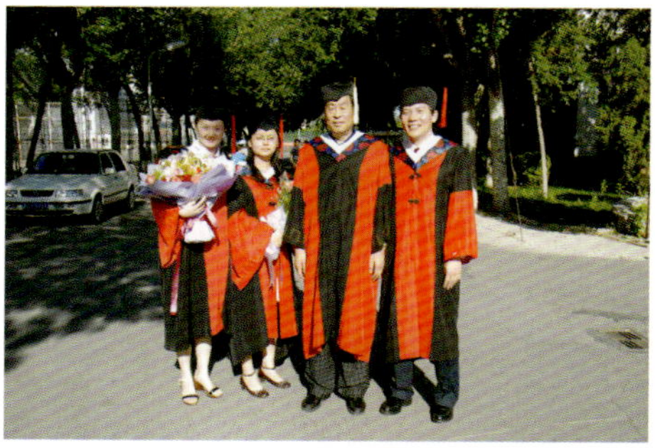

石院士与他的博士生

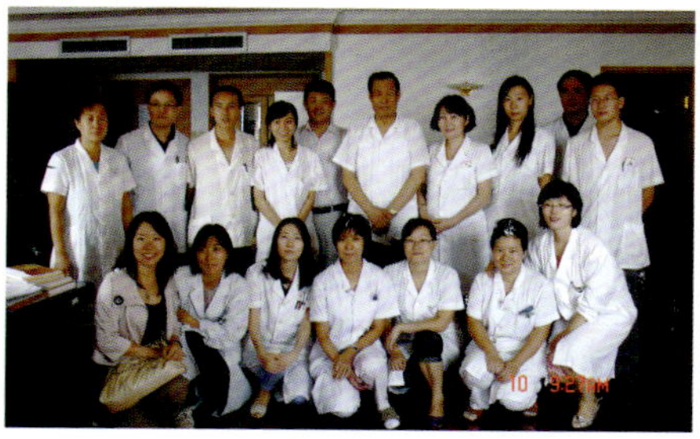

2010 年教师节

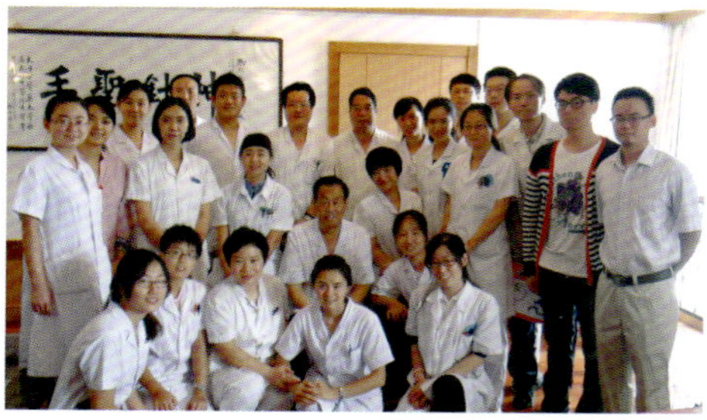

2013 年教师节

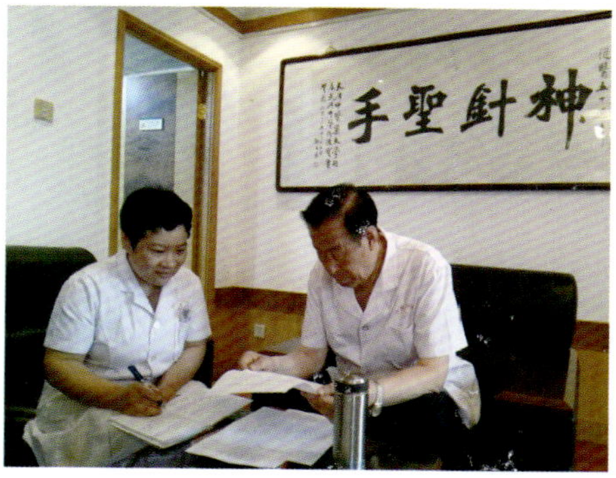

石院士与作者审定书稿

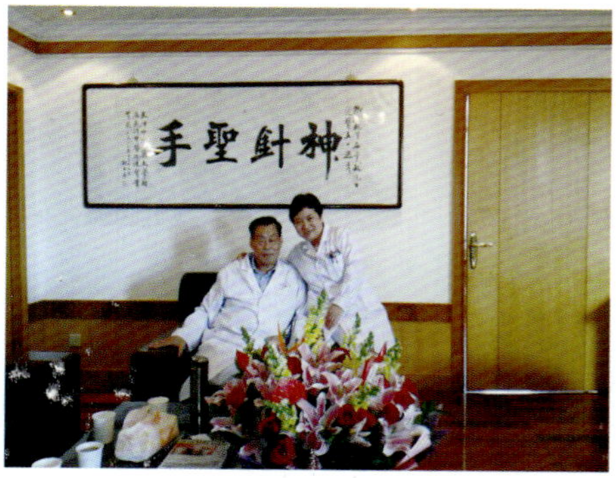

石院士与作者合影

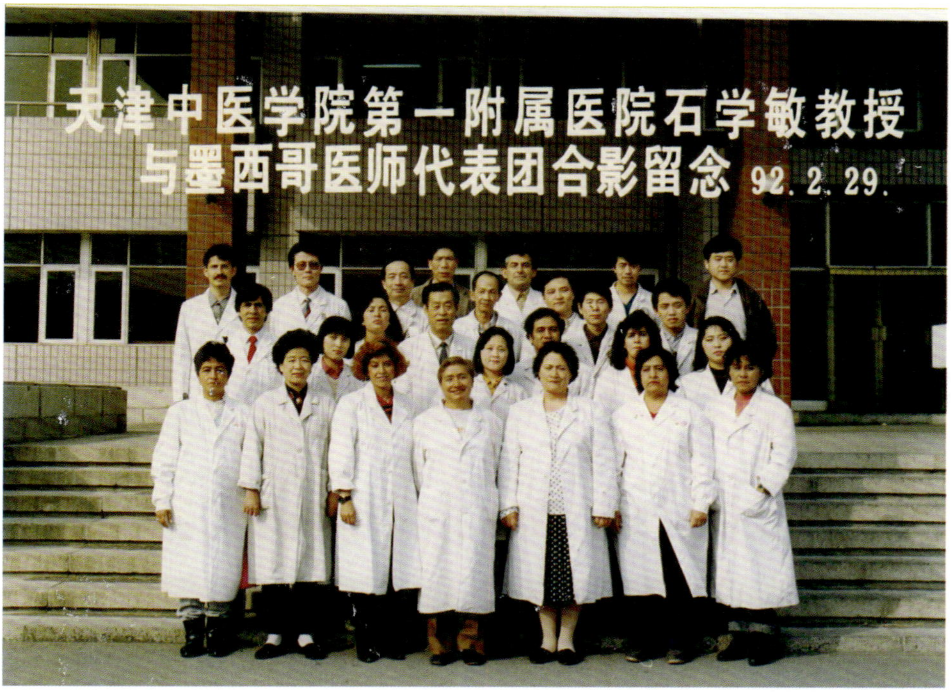
天津中医学院第一附属医院石学敏教授
与墨西哥医师代表团合影留念 92.2.29.

石院士与墨西哥学生代表团合影

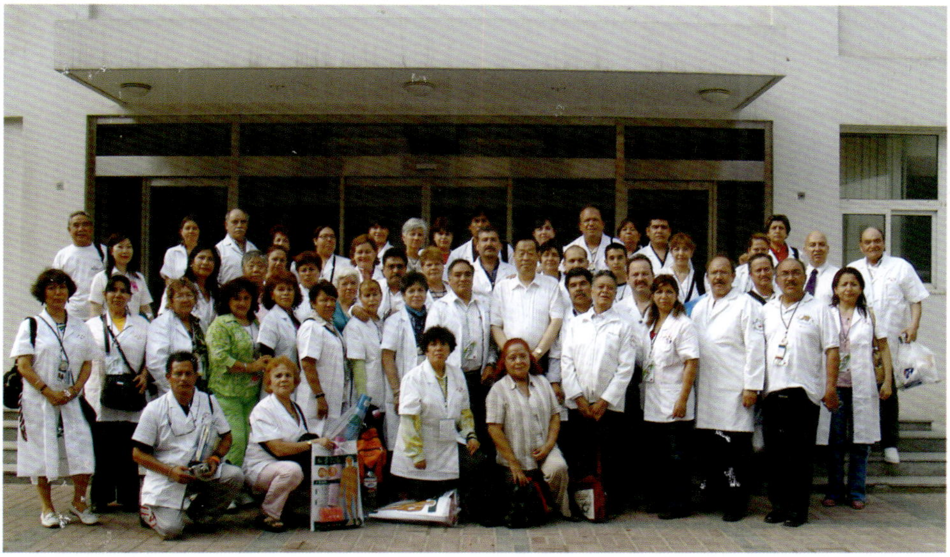

石院士与他的墨西哥学生们

针灸团队照

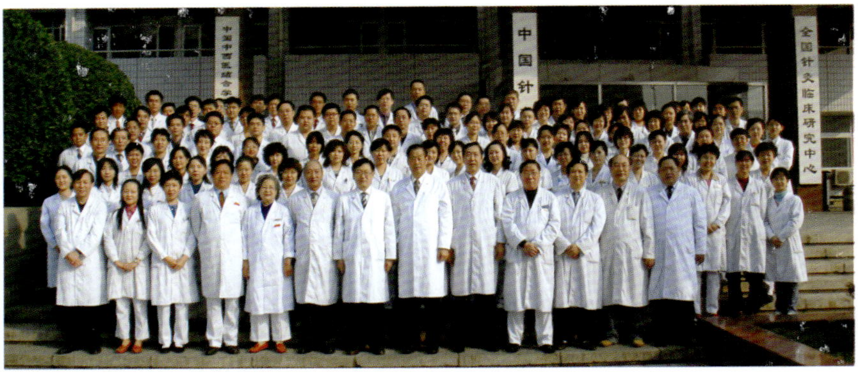

2009 年石院士与他的针灸团队

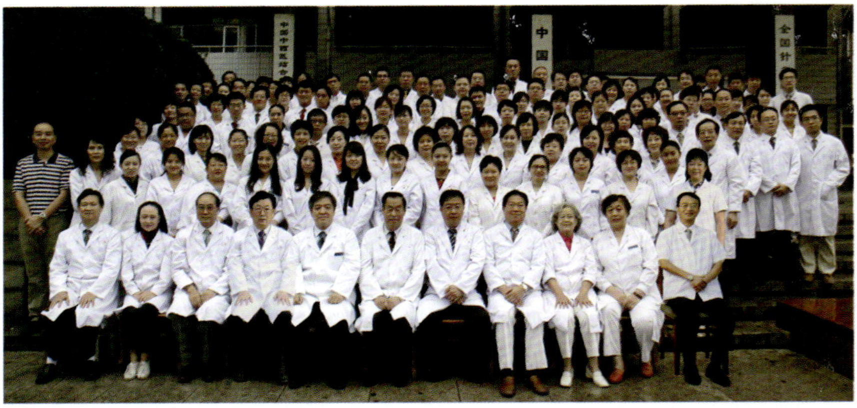

2013 年石院士与他的创新团队

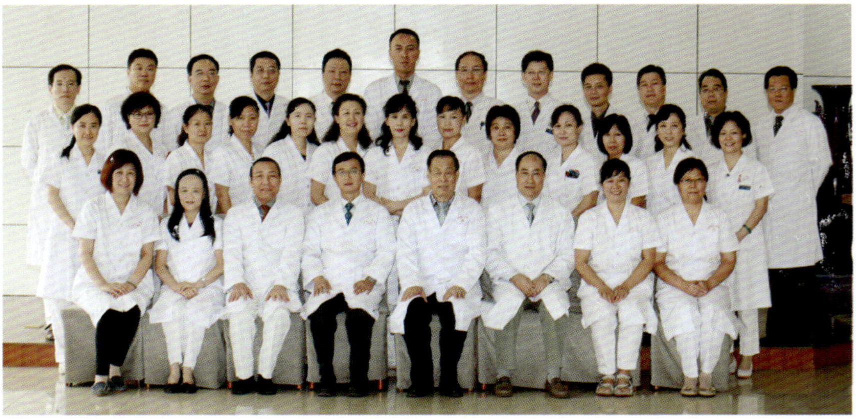

2014 年石院士与他的针灸骨干

技术传播

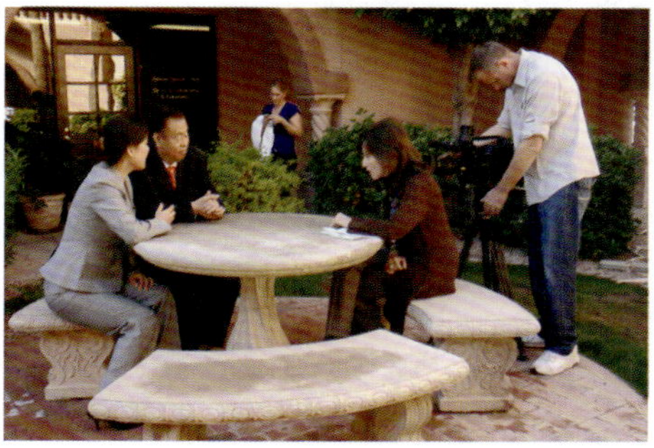

接受美国凤凰台采访

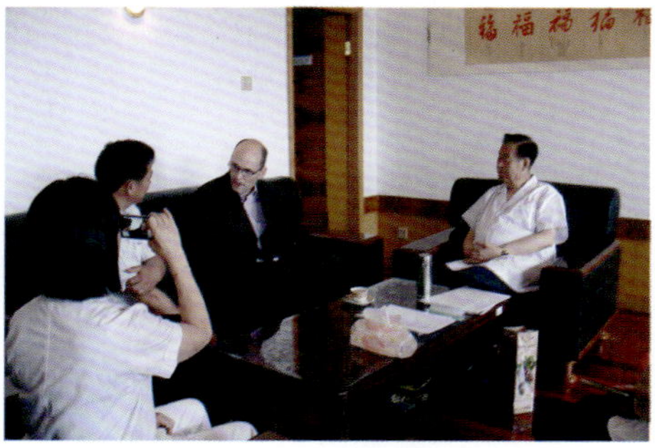

与德国代表交谈

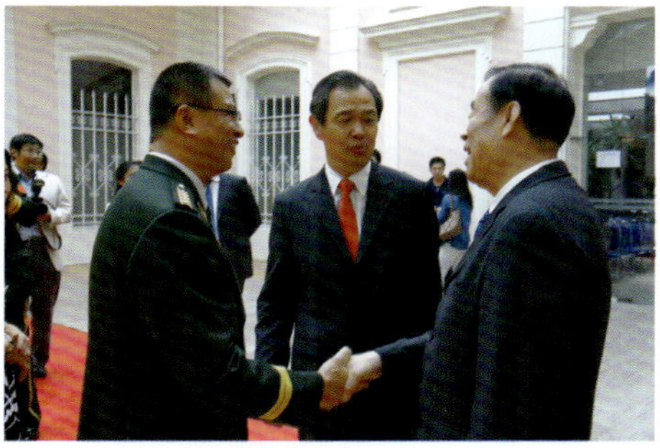

在法国接见驻法大使

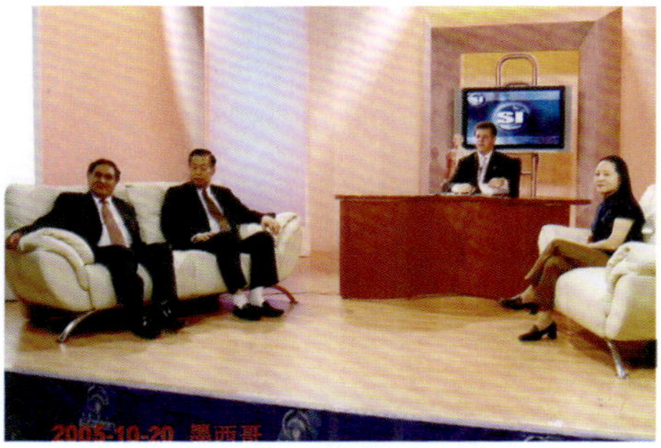
2005-10-20 墨西哥

在墨西哥接受采访

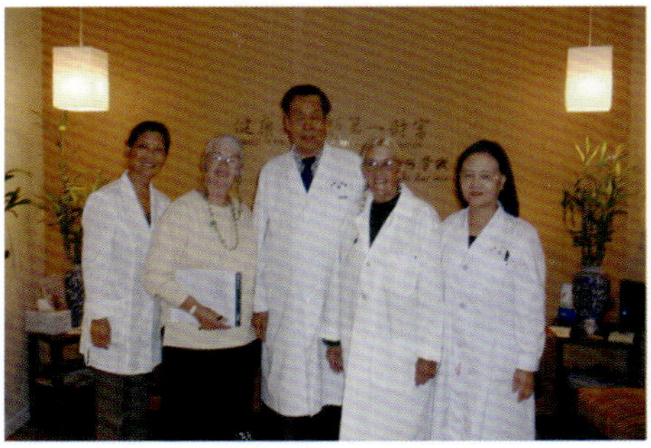

与美国亚利桑那州针灸学会主席留影

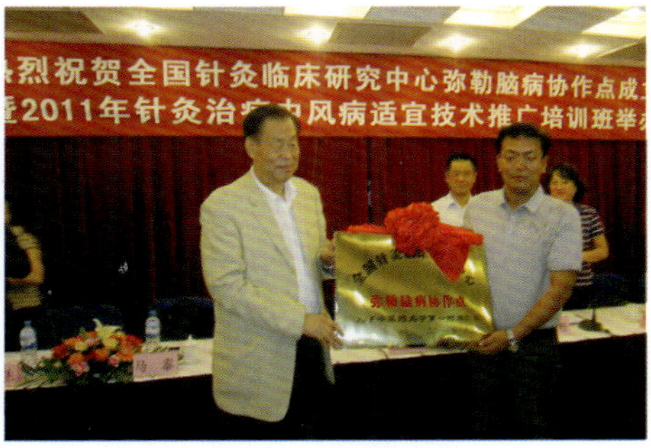
烈祝贺全国针灸临床研究中心弥勒脑病协作点成
2011年针灸治
风病适宜技术推广培训班举

在云南弥勒县传播针灸技术

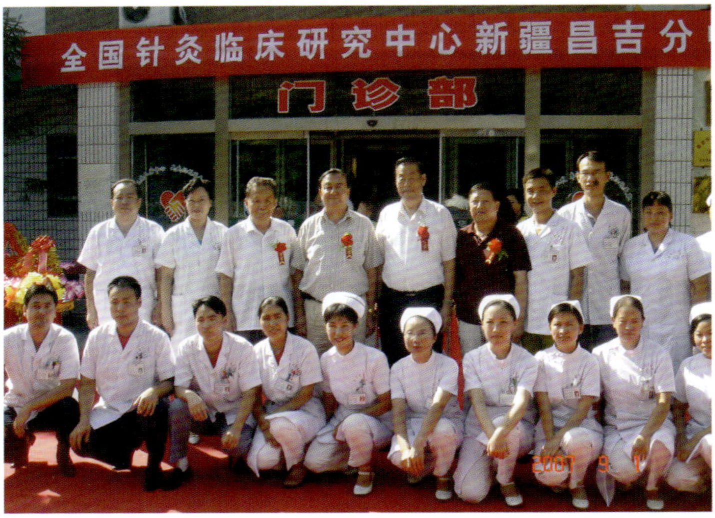

针灸临床研究新疆昌吉分中心成立

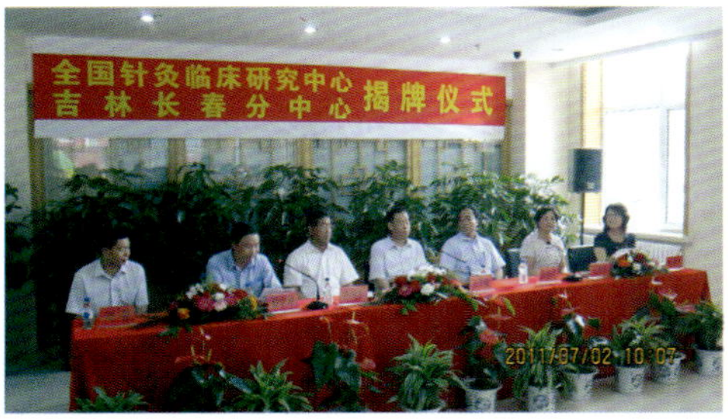

针灸临床研究吉林长春分中心成立

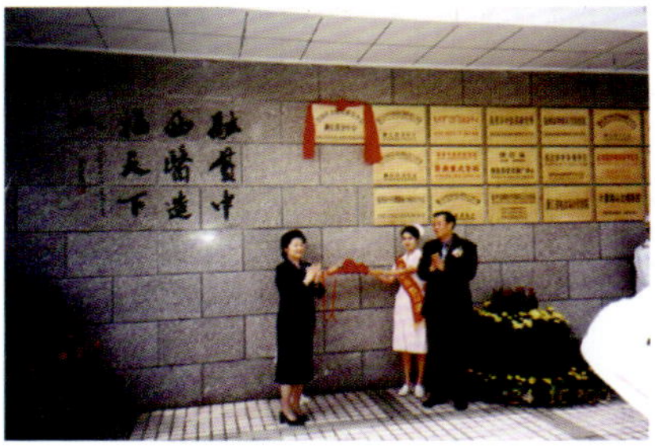

浙江针灸分中心成立

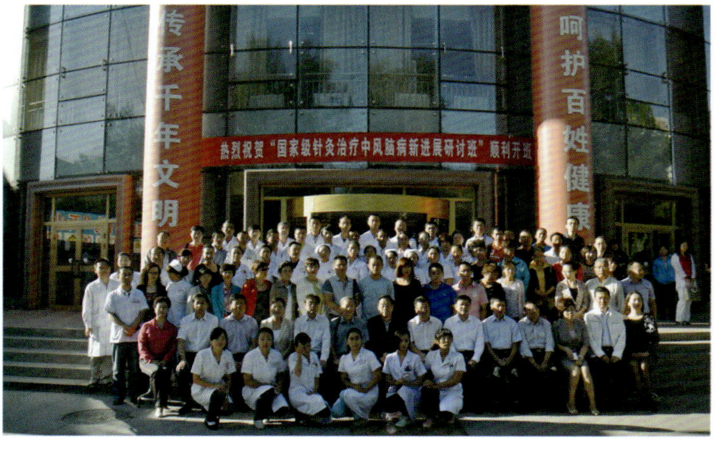

2013年石院士新疆推广针灸技术

会议照片

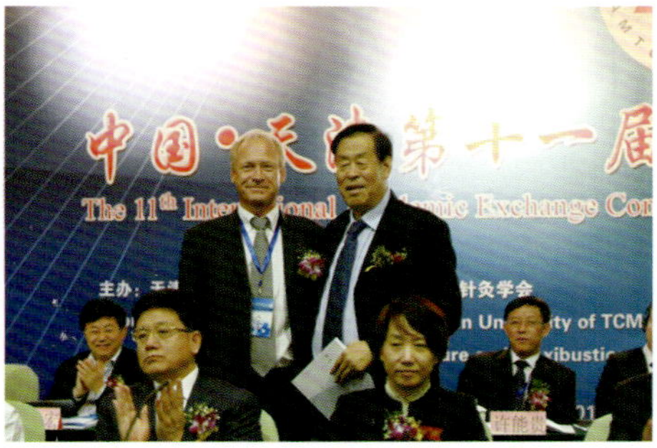

主持第十一届国际针灸临床学术大会

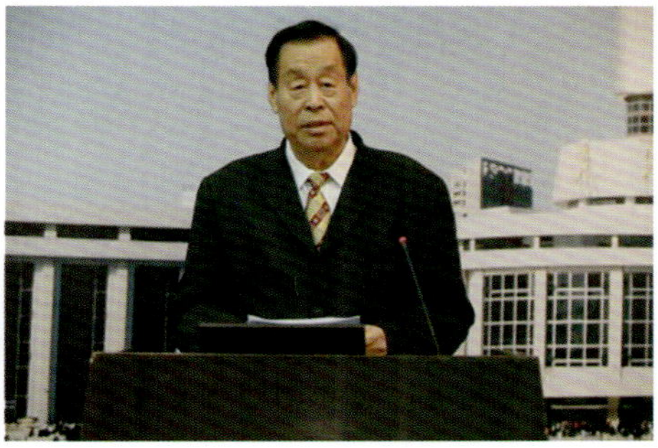

在第十二届国针会发言

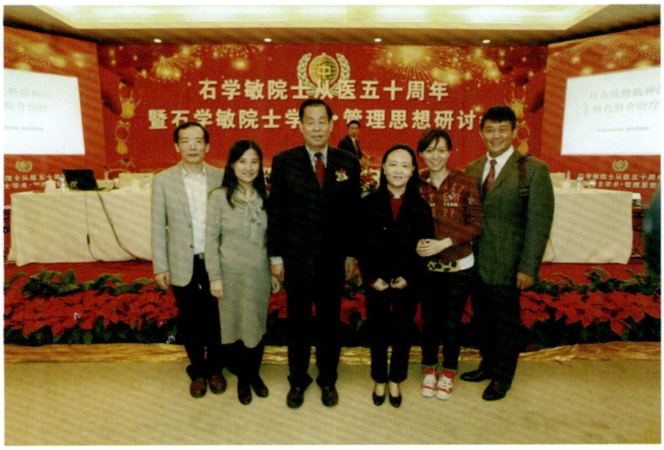

行医五十周年合影

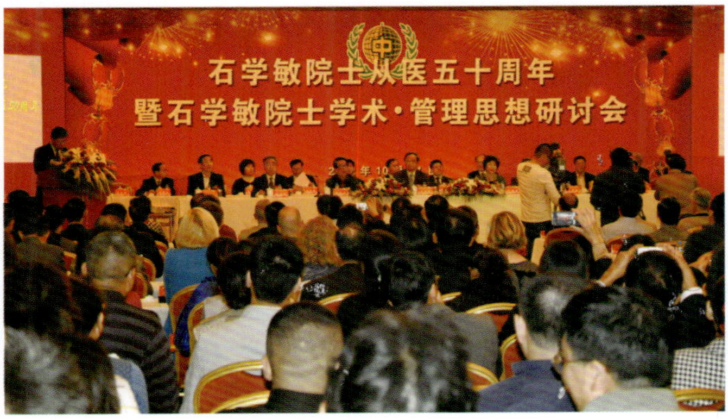

纪念行医五十年学术研讨会

纪念照

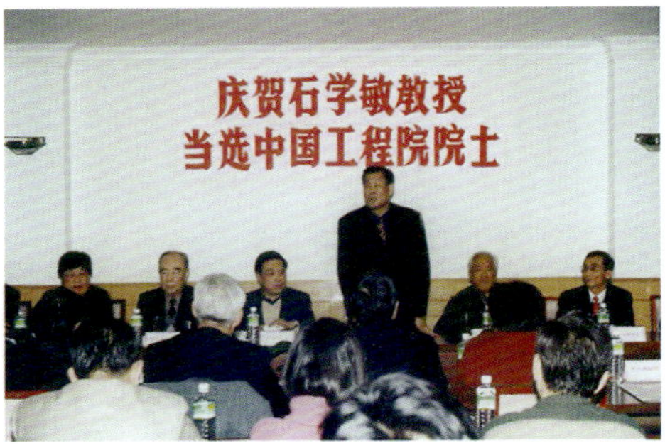
庆贺石学敏教授
当选中国工程院院士

当选院士

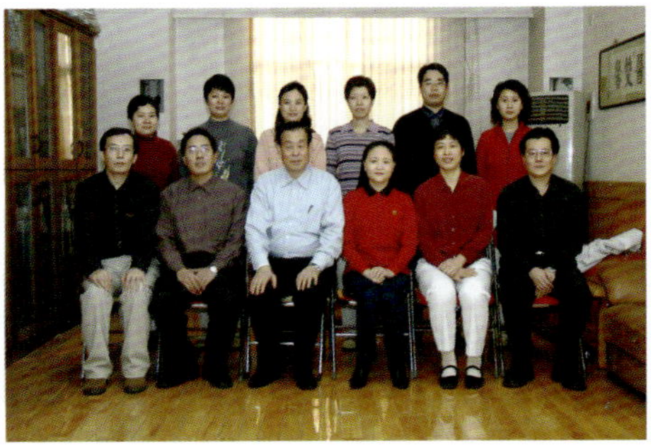

《石学敏针灸全集》编委会合影

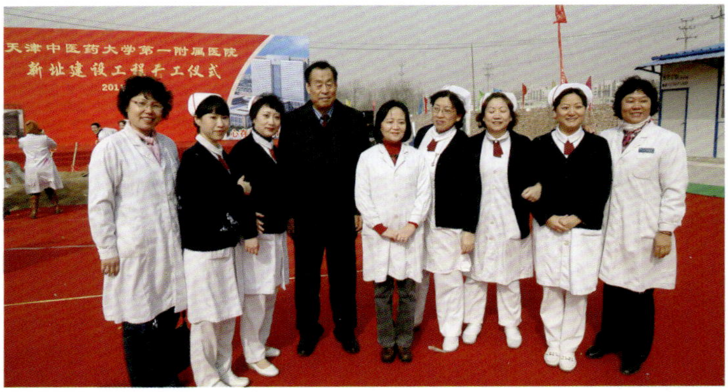
天津中医药大学第一附属医院

2011 年 3 月 23 日新院奠基纪念

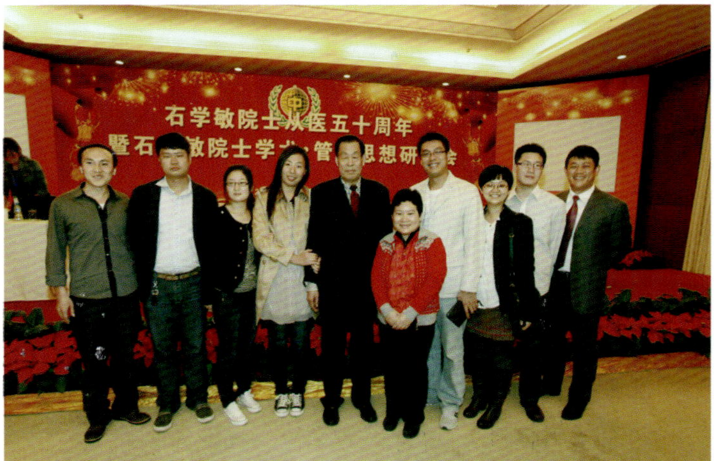

2012 年 10 月 14 日纪念石院士行医五十周年合影

其他照片

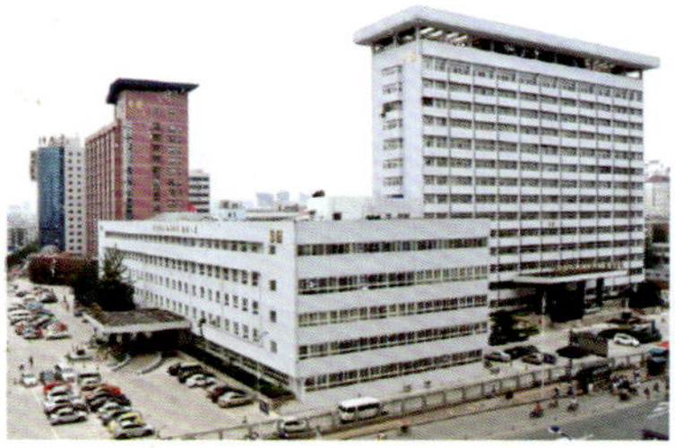

北院外景照

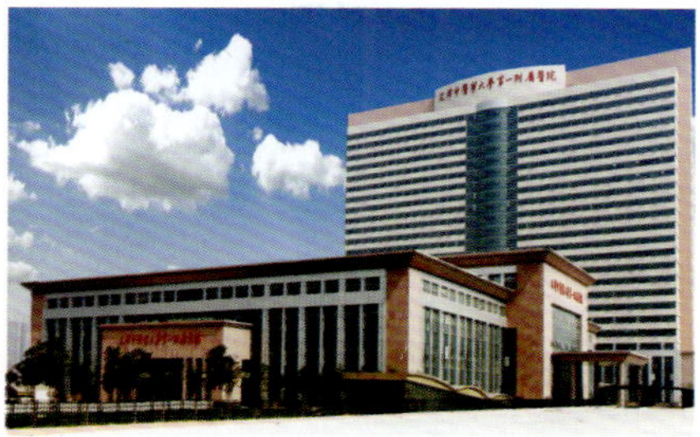

南院外景照

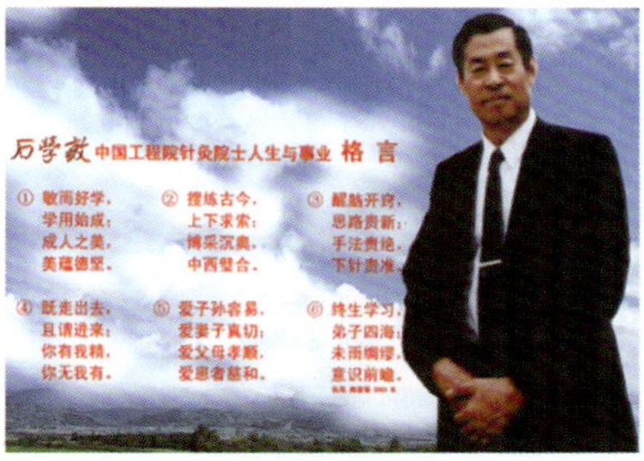
石学敏 中国工程院针灸院士人生与事业 格言
① 敏而好学，学用始成；成人之美，美蕴德坚。
② 搜练古今，上下求索；博采沉典，中西璧合。
④ 既走出去，且请进来；你有我精，你无我有。
⑤ 爱子孙容易，爱妻子真切；爱父母孝顺，爱患者慈和。
⑥ 终生学习，弟子四海；未雨绸缪，意识前瞻。

石院士格言

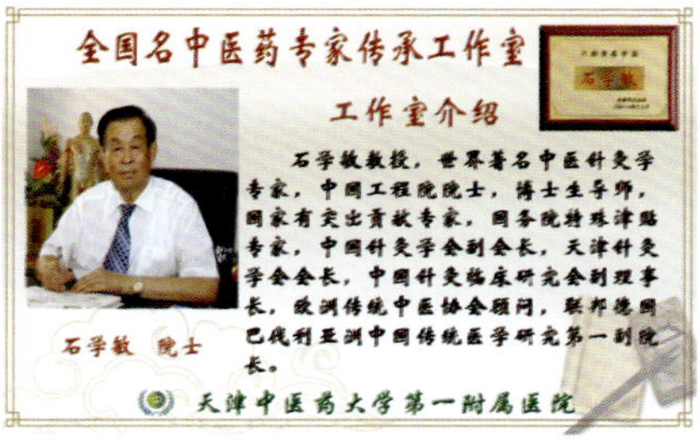
全国名中医药专家传承工作室
工作室介绍
石学敏教授，世界著名中医针灸学专家，中国工程院院士，博士生导师，国家有突出贡献专家，国务院特殊津贴专家，中国针灸学会副会长，天津针灸学会会长，中国针灸临床研究会副理事长，欧洲传统中医协会顾问，联邦德国巴伐利亚洲中国传统医学研究第一副院长。
石学敏 院士
天津中医药大学第一附属医院

石院士名中医工作室

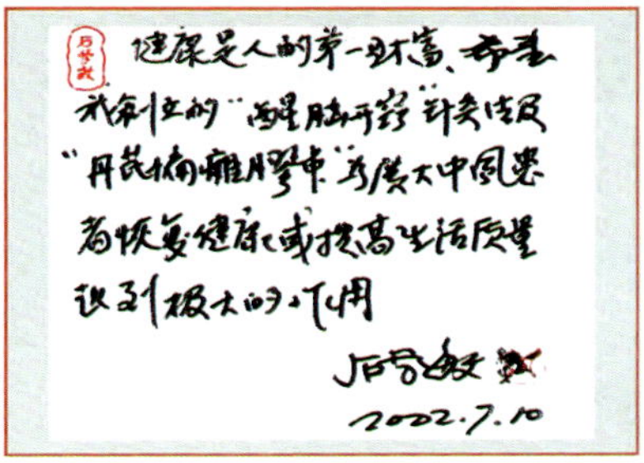

石学敏题词

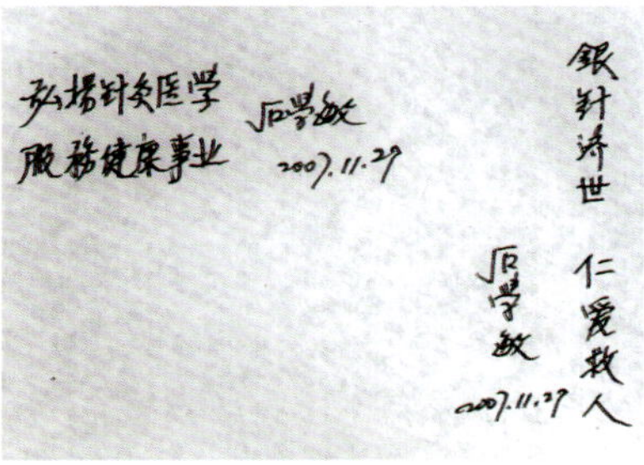

石学敏题词

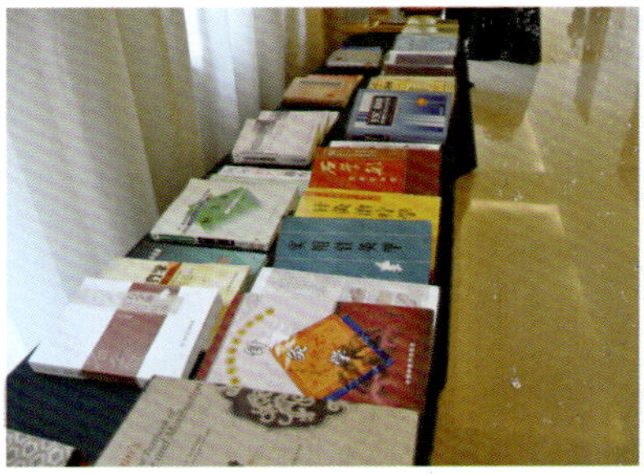

出版著作

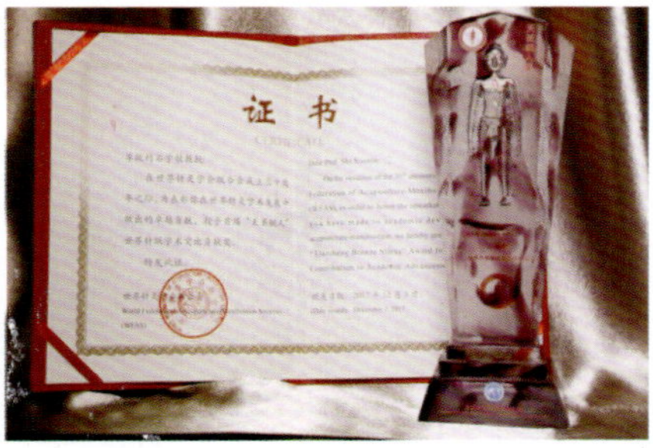
证书

“天圣铜人”世界针联学术突出贡献奖

石院士生活照

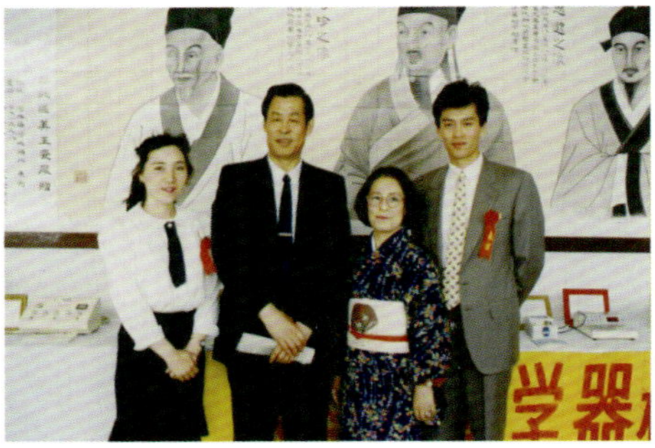

回忆往昔

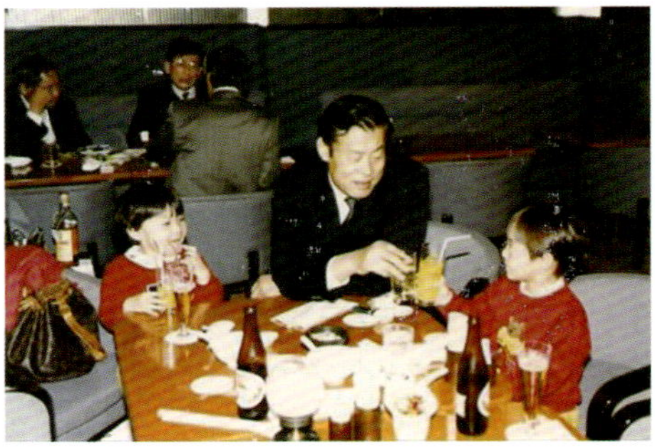

祖孙同乐

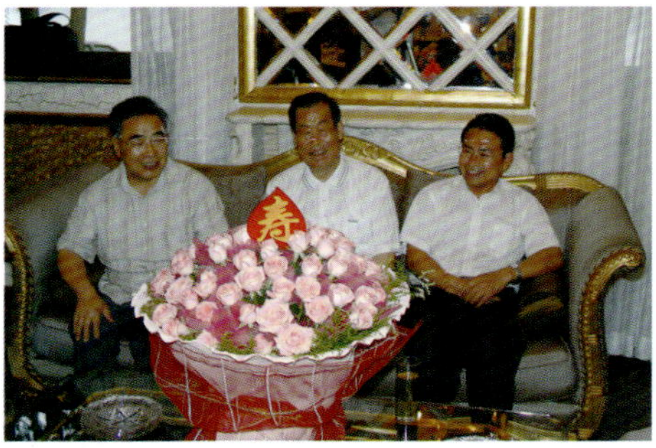

七十大寿

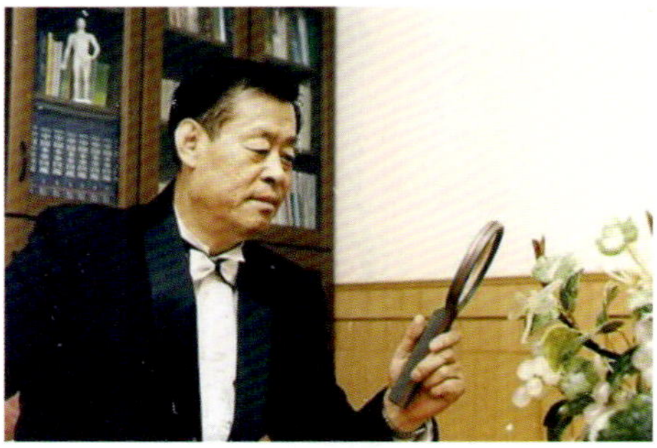

独具匠心

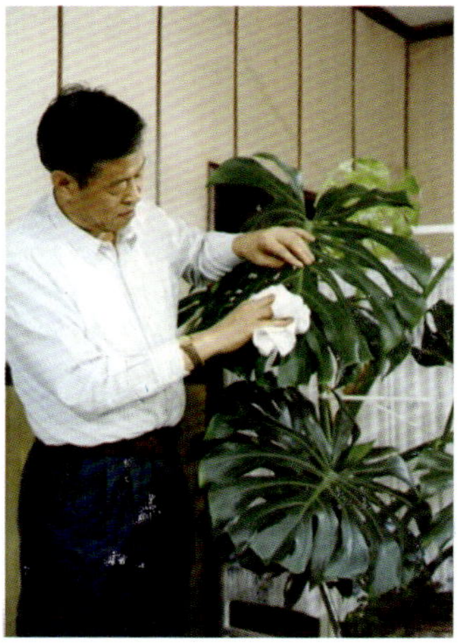

热爱生活

前　言

针灸是中华传统医药的瑰宝之一，是世界非物质文化遗产，第二届国医大师石学敏院士作为当代针灸奠基人，从医五十余年，一直致力于针灸事业的发展。从20世纪70年代初，他深入研究中风机理，创新了中风的理论，创立了治疗中风病的“醒脑开窍针刺法”，并以此确立了“石氏卒中单元”，为全面治疗中风患者，提供了中医治疗和护理特色。石院士深入研究针刺手法，提出了“针刺手法量学”的新理论，创立的“针刺补泻法”独成一派，有“轻捷、华丽、流畅、舒展、疾则如闪电，缓则如流水”的特点。石院士在青年时期曾在海外工作3年，他深深地感到针灸国粹博大精深的理论知识和神奇疗效。当人们把针灸学科当作可有可无的学科时，他以敏锐的目光看到了针灸医学将有很大的发展空间。同时，他认识到学科的发展需要一支理论和技术均过硬的团队，针灸学科的专业人才是建立针灸医学工程的关键。从那时起，他召集大家利用业余时间学习针灸专业知识，讲解《灵枢经》等课程，在20世纪初，石院士培育出了一大批针灸临床领军人才。此后，一批又一批针灸专业硕士研究生、留学生及师带徒弟子，继承学习石氏针灸，深入挖掘针灸的内在机理，从基因学、分子生物学、细胞学等多个层面揭示针灸作用的内涵机制。

石学敏院士认为，针灸医学的发展前景是成为世界医学的重要组成，他历来重视针灸医学的国际化发展，并制定了长远的国际化发展战略。他常赴国外讲学，传授针灸医学知识，由于他在海外的崇高威望，使天津中医药大学第一附属医院针灸学科走向了世界，同时为国际针灸爱好者提供了学习机会，为世界上培养了一大批针灸研究生和专业人才。期间，石院士多次接受外交部、原卫生部的指派赴国外为各国政府首脑、高层官员治疗，被表彰为“针灸外交”。2008年，世界中医药学会联合会授予石学敏院士“中医药国际贡献奖”。2017年，石学敏院士获得由世界针灸学会联合会颁发的首届“天圣铜人”学术突出贡献奖。

在石学敏院士的带领下，天津中医药大学第一附属医院各个科室都对针灸相当重视，运用针灸技术治疗急症、脑系科、心血管科、风湿免疫科、妇科、儿科、内分泌科、骨科、推拿科、心身科等各个系统疾病，并通过临床研究，发表了一系列论文。随着针灸团队的不断壮大，天津中医药大学第一附属医院针灸学科的名声和地位日益彰显。

为进一步继承国医大师石学敏院士的学术思想，总结临床针灸治疗经验，本书记录了石学敏院士的针灸奠基之本——“醒脑开窍针刺法”和“针刺手法量学”创立、发展、应用、推广的概况，总结了国医大师石学敏院士的学术贡献、培养针灸高级人才和使针灸走向世界的伟大业绩，记载了天津中医药大学第一附属医院临床各个科室运用针灸治疗疾病的临床研究及报道，为读者提供学习素材，增益思维，启迪灵感，为针灸后辈人才的创新提供基石。

由于时间仓促，书中难免有疏漏及不妥之处，恳请广大读者提出宝贵意见，以便改进。

许军峰

2018 年 2 月

目　　录

第一章 “醒脑开窍针刺法”的创立、应用及普及

石学敏院士从医五十余年，博览群书，深悟其理，勤奋临床，深展其术，以其高尚的品格、精湛的医术深得广大患者的信赖，为同道所折服，不仅创新了中风的理论，创立了“醒脑开窍针刺法”，并在脑老化等多种疑难病症的诊治上有较深的造诣。他深入研究针刺手法，提出了“针刺手法量学”的新理论，创立了自己独特的针刺手法。石氏针刺法独成一派，有“轻捷、华丽、流畅、舒展、疾则如闪电、缓则如流水”之称，时任中国工程院院长朱光亚谓之为“鬼手神针”。

李政道博士有句名言：“没有一流的选题，就没有一流的工作。”正是这两个一流的选题，使我们在全国针灸研究中做出了一流的工作。石学敏院士早在20世纪70年代已深深地感觉到这一点，对针灸医学面临着一片现代科学内涵的空白，他冷静思考了针灸医学的突破口，确立了针刺治疗中风病的基础和临床研究及“针刺手法量学”研究二个主攻方向。因为针灸对于神经系统的疾病有着独特的疗效，而中风是神经系统最重要和常见的病种，是人类三大死亡原因之一。针刺作为一种刺激，必然存在着刺激量的参数问题，历代医家根据自己的体会提出了众多的补泻手法，但缺乏明确的量学标准，使学习者难以掌握，因此“针刺手法量学”是关系到针刺疗效的关键环节，但却是历代医家没有解决好的大问题，于是石院士确立了“针刺手法量学”的研究课题。祖国医学理论的继承具有重要性，但更应注意在理论上予以科学的充实性、发展中医的迫切性，临床治疗上的积累要发展到理论的升华，既要继承祖国医学遗产，又要不拘于左训，敢于提出自己的新解。石学敏院士所做正是体现了这种思想，并在这种科学思想指导下大胆地提出有关中风病治疗上的更新，充实和完善了对“神”和“脑”的新概念，从而发展了对中风病的重新认识。

一、对“脑”与“神”的认识

神之本义，正如《周易·系辞》中所云：“阴阳不测之谓神。”神这一概念引用到医学理论，则又赋予了多种涵义，用以解释人体生命活动的复杂功能以及与自然界的

密切联系。神有广义和狭义之分，广义的神，泛指自然界物质变化的功能，即自然界物质运动变化的本能和规律，在人体生命科学中即指人体生命的一切功能活动的能力，以及通过各种功能活动而产生的有形物质的外部征象。狭义的神，是指人体精神活动、思维意识、感知闻嗅、躯体运动等功能活动的能力，也是脏腑功能盛衰、气血津液盈亏的外露征象。因此，神是人体整个生命活动的主宰。

而神生于先天之精，随父母之精的结合而孕育。神由先天之精化生而来，赖后天水谷之精的营养，舍于五脏，集藏于脑海，布行于气血，依附于身形，从而主持人的生命活动。神不仅主持人体精神意识思维活动，又为身形之主，而脏腑的功能活动，气血的运行，形体的运动也无不受到神的控制，在神的统一调节下进行着规律性活动。神的作用既向内，又向外，既调节阴阳平衡，协调脏腑平衡，又调整形神平衡，通达关窍，润泽肌肤。

《灵枢·海论》曰："脑为髓之海，其输上在于其盖，下在风府"，指出脑与髓相连，而且与五脏六腑、四肢百骸相通，脑是通过经络而联系全身四肢百骸的。经络是人体气血运行的通路，五脏六腑之气血，循经络而上荣于脑，并在脑的作用下，通过心灌注全身。脑是机体全部精神意识思维活动的物质基础，是精神作用的控制系统，是精神意识活动的枢纽。脑主神明，是机体行为、情性的物质基础；神、魂、魄、意、志，为脑的生理功能，而所谓心藏神，是藏心脏自身之神，即血脉之神，为五脏神之一；喜、怒、哀、乐、喜、恶及忧、思、悲、恐、惊等是脑受到各种刺激反应于外的表现。脑为诸神之聚，脑藏神。

综上所述，说明脑司控一切精神意识思维活动及脏腑功能和肢体运动，人体精神意识藏之于脑，从脑发出，以认识世界，维持人体与自然、社会的相对稳定状态，和调情绪，促进形体和精神健康。石学敏院士积于多年临证之心得一言以概之，"神之所在——脑为元神之府；神之所主——人体一切生命活动的表现；神之所病——百病之始，皆本于神；神之所治——凡刺之法，必先调神。"

正是基于对脑与神的生理和病理的认识，在石学敏院士的带领下，课题组苦心钻研与中风病有关的中西医学理论，努力在临床中探索。他发现虽然中风病病因病机颇为复杂，但其临床症状均以神志障碍和㖞僻不遂为两大证候。因此，首次提出了其基本病机为瘀血、肝风、痰浊等病理因素蒙蔽脑窍而致"窍闭神匿，神不导气"的新理论。中风病患者平素多存在下焦肝肾等脏的阴阳失调，又受外界各种诱因的影响，以致积损正衰，气血运行不畅，夹痰浊上扰清窍；或精血不足，阴虚阳亢，阳化风动，血随气逆，夹痰夹火，横窜经络，上蒙清窍；或外伤跌扑，气血逆乱，上冲巅顶，闭阻清窍，窍闭神匿，则神志愦乱，突然昏仆，不省人事；神不导气，则筋肉、肢体活动不利，㖞僻不遂，日久气血涣散，筋肉失濡，故肢体痿软废用，经脉偏盛偏衰，故挛急僵硬。

石学敏院士基于对中风病“窍闭神匿、神不导气”总病机的理解，于1972年确立了“醒脑开窍针刺法”，其治则为“醒脑开窍、滋补肝肾为主，疏通经络为辅”。“醒脑”包括醒神、调神之双重含义，醒神调神为“使”，启闭开窍为“用”，对于中风病，无论昏迷与否，皆可运用“醒脑开窍”而治之；而“滋补肝肾”则是针对肝肾亏损这一最常见、最重要的证型基础而设；另外，脑窍闭塞，瘫痪之后，患侧肢体活动受限，必然导致气血运行不畅，经络阻滞，“疏通经络”可运行气血，加快肢体功能的恢复。

“醒脑开窍针刺法”的主穴为人中、内关、三阴交、极泉、尺泽、委中。人中穴作为醒脑急救之要穴为历代医家所推崇，针之可直接兴奋上行激活系统，解除脑细胞的抑制状态，特异性地增加颈动脉血流，纠正血流动力学紊乱，改善脑循环，故采用雀啄法泻人中可开窍启闭，醒元神，调脏腑。内关穴为心包经之络穴，可改善中风患者的左右心输出量，改善脑血氧供应，具有宁心调血安神之效。三阴交穴可补三阴，益脑髓，调气血，安神志。极泉、尺泽、委中穴，可疏通经络，运行气血，改善肢体运动功能。其中，人中为君，内关、三阴交为臣，极泉、尺泽、委中为佐使，以调元神，使之达明；顺阴阳，使之平衡，理气血使之冲和；通经脉，使之畅达。

二、“醒脑开窍针刺法”处方之内涵

（一）人中

人中穴作为醒脑开窍法之主穴，从历代文献所录，它为醒神急救之要穴。人中正居督脉，督脉为阳脉之海，主一身之阳，它与脑及其他脏腑有着密切联系。《难经·二十八难》曰：“督脉者，起于下极之俞，并于脊里，上至风府，入属于脑”；《素问·骨空论》曰：“督脉者……与太阳起于目内眦，上额交巅上，入络脑，还出别下项……侠脊抵腰中，入循膂络肾……其少腹直上者，贯脐中央，上贯心。”另外，冲、任、督三脉皆起于胞中，一源而三歧。可见督脉与足太阳经，冲任二脉及心肾经等在经络上有广泛的联系，而其中尤以膀胱经更为密切。督脉不仅别络足太阳膀胱经，而且有一部分与之并行，在膀胱经上有各脏腑精气输注之所，即脏腑背俞穴。体内各脏腑通过该经背部的脏腑俞而受督脉的支配，由此可知，督脉几乎与所有脏腑经络均有直接或间接的联系。日本学者石井陶白从胚胎学角度，指出任督二脉共同构成人体的“经络中枢”“脏腑中枢”，认为督脉是由神经系统及皮肤的外胚叶所构成。现代神经生理研究证明，针刺人体（可能是剧烈的痛刺激）能直接兴奋上行激活系统，解除脑细胞的抑制状态（特别对于那些处于间生状态的神经细胞），并可特异性地增加颈总动脉血流，纠正血流动力学紊乱，改善脑循环。所以采用雀啄法以泻人中可开窍启闭，醒元神，调脏腑。

（二）内关

内关穴作为醒脑开窍法之主穴，在于它具有宁心调血安神之效。内关为心包经之络，又通阴维脉，系八脉交会穴之一，中医学认为心主神明，实际上指心脏功能对元神具有重要影响，与脑之关系密切而已。它主要是通过心主血脉这一功能来实现的。正如《灵枢·本神》之“心藏脉，脉舍神”；《灵枢·营卫生会》之“血者，神气也”所云。现代医学认为，人体是以脑死亡而告终，心跳呼吸停止之后，仍能记录到脑细胞电位变化，直到这一电位变化消失，这才是人体生命结束的指征。但心肺功能的良莠，又直接影响代谢最旺盛的脑组织，脑本身几乎无能量贮备，它的氧耗以及能量供给，完全依赖血液循环的补充，如果血供一旦减少或停止，则会引起脑功能及实质损害，如肺脑综合征、心脑综合征等。相反，脑功能的损害又影响心肺功能（呼吸、循环、血管调节中枢均在脑）。急性脑血管循环障碍造成的呼吸、循环衰竭正说明这一点。故二者在生理上相互维系，在病理上相互影响，实践证明在治疗中风病的同时，改善患者心肺功能，对本病的康复有重要意义。从大量的报道及我们的临床实验中得到证实，内关穴在改善心肺功能上有其明显效果，正是内关穴在调整心脏功能的同时，起着增加脑血氧供求需要，体现了心包经代心行令，主一身之血脉，达宁心调血安神的目的。

（三）三阴交

三阴交穴作为醒脑开窍法之主穴，在于补三阴，益脑髓，调气血，安神志。脑髓是脑功能的物质和结构基础，它由先天之精所化生，又赖后天之水谷精微濡养。即“先成精，精成而脑髓生”“五谷之津液，和合而成膏者，内渗于空骨，外溢于脑髓”之意。水谷精微之代谢与诸脏有关，然肝、肾、脾尤为突出。盖中风病常与该三脏之阴阳失调有关，故补足三阴交会之所，对肝、肾、脾三脏均有调节作用，三脏功能得调，脑髓化生有源。

综述，从以上对主穴的分析，加之辅穴极泉、尺泽、委中等司疏通经络诸穴。运用“醒脑开窍针刺法”治疗中风从立法、处方、治则是相互吻合的，人中为君，内关、三阴交为臣，极泉、尺泽、委中等为佐使，体现“以醒脑开窍、滋补肝肾为主，疏通经络为辅”的治疗原则，所以调元神，使之明达；顺阴阳，使之平衡；理气血，使之冲和；通经脉、窍道，使之遏通，虚实有别，兼而顾之。

三、“醒脑开窍针刺法”的特点和突破

（一）病因病机的继承与发展

上至岐黄，下至明清，几千年来对中风病的病因病机认识上历经沧桑，胶着“风”之一字，莫衷一是。从“虚邪偏中”到仲景之“外中于风”，至金元的“虚风内发”，河间主火，丹溪主痰，东垣主气，各有卓见。然有相类中风之谈，如中气、中暑、中寒、中恶、食厥、气厥、痰厥，其暴病暴死，应当别论，不得强与中风相引。气、火、痰纵为本，然风为标，正如喻嘉言所云：“人之一身，每多兼三者而有之，曷不曰阳虚邪害空窍为本，而风从外入者，必挟身中素有之邪，或火或气或痰而为标耶。”明清乃至近代之肝肾阴虚，肝阳上亢，肝风内动，挟气、血、痰、火上冲之中风辨证，成为“内风妄动”。内因论之内核，而外风仅为诱因而已。我们遵循中风发病的内因说，认识到“证是上实，而上实由于下虚”再结合对脑与神的更新认识，提出“窍闭神匿”为中风病总病机，窍闭乃脑窍闭塞，神之大府受罹，其病机在于阳化风动，血随气逆，冲脑达巅，或挟痰、火、血、气，上扰清窍，窍闭神匿，神不导气乃发中风。而日久气不帅血，筋肉失濡，故肢体萎软废用或筋脉挛急僵硬（卒中后遗症），手足麻木，胫膝酸软，眩晕昏花，乃中风之渐也。这均责之脑窍闭塞对神的失导，神伤不能使气，致意识精神愦乱，全身各种机能活动失常。针对关键性病机“窍闭神匿”而制定“以醒脑开窍、滋补肝肾为主，疏通经络为辅”的治疗法则。

（二）选穴与配方的继承与发展

“凡刺之真，必先治神”，“凡刺之法，必先本于神”，这也是我们治疗中风病针刺配方的宗旨。配方中的主穴内关、人中即为醒脑调神之要穴，在主治功能上强调“开窍启闭调神”，以改善元神之府——大脑生理功能。中风病从历代文献所载，多责之于肝肾，肾主骨生髓通于脑开窍于耳的生理，证明：肾与脑密切相关，而肾又与肝同源，肝开窍于目，系目系，于耳窍入脑络，加之脾为后天生化之源，故取三阴交穴为主穴，结合“上实由于下虚”的理论，运用补法达滋补肝肾，补精填髓之目的。以上三个主穴的组合奠定了“醒脑开窍针刺法”治则中“为主”的基调。

本法在选穴、配方上的另一个特点是以取阴经穴为主，阳经穴为辅，改变了历代沿用的以取阳经穴为主，阴经穴为辅的治疗方法。传统的治疗中风病多宗散风活络之法，常循阳明多气多血之经取之，以吻“阳明者……主润宗筋”及“治痿独取阳明”的理论。而选用肩髃、曲池、合谷、环跳、足三里、绝骨、解溪等，这一治法载于现代中医教科书中，为医家广泛采用，俗称常规取穴，或言之为传统取穴。而“醒脑开

窍针刺法”的主、辅穴中，内关、人中、三阴交、极泉、尺泽、委中等是以阴经穴为主，而辅穴主要达疏通经络之目的。

总之，本配方选穴合理、精炼、主次鲜明、紧扣治则，成为“醒脑开窍针刺法”的精髓部分。本法中的配穴如手指握固取合谷；语言謇涩点刺金津、玉液；吞咽困难取风池、翳风等，也是在醒神调神的前提下实施的。

（三）针刺方向、深度、施针手法及其量学要求的继承与发展

“虚则补之，实则泻之”，是祖国医学辨证论治之大法，即“损其有余，益其不足”，针刺治疗亦宗其理。由于针刺疗法的特殊性，同一选穴配方，但进针方向、深度、实施手法及其手法量学的不同，其效果也有差异。如《素问·宝命全形论》云：“刺虚者须其实，刺实者须其虚。”《素问·刺要论》云：“病有沉浮，刺有浅深，各至其理，无过其道……深浅不得，反为大贼。”所以，“醒脑开窍针刺法”对其配方组穴从进针方向、深度及所采用的手法，通过实验证实，做了相应规定，并从手法量学提出所要达到的指标，如人中穴向鼻中隔方向斜刺 0.5 寸，施雀啄手法，使患者眼球湿润或流泪为其量学标准；内关穴直刺 0.5~1 寸，予捻转提插相结合的泻法，施术 1 分钟，针感向指尖放射；三阴交穴沿胫骨后缘斜刺 1~1.5 寸，针体与皮肤呈 45°角，采用提插补法使下肢抽动 3 次为度；极泉、尺泽、委中等穴也有其具体针刺部位、方向、深度及取穴时患者体位、量学标准的规定，这样使本法的操作趋于科学化、规范化，有利于推广及应用，临床可重复性强，也是提高临床疗效的关键。根据我们对临床医生实地考察，没有半年以上的手法实际操作，是很难达到本法要求的规范操作水平，故此在今后的发展与创新中，无疑地成为“醒脑开窍针刺法”的重要组成部分。

经过 50 余年的临床研究，我院收治中风病例近百万人次，临床总有效率达 99.04%，其中治愈与显效率达 85.40%，这部分人基本摆脱了致残的威胁，明显减轻了社会负担。这一成果成为他在针灸学科中的最大贡献。“醒脑开窍针刺法”的创立引申出以下几点中医针灸学科的突破：

（1）创立中风病病机的新理论，改变了中风病治疗的现状，使中风病的治疗产生了质的飞跃。

（2）扩展了中医对脑府和脑神的认识，准确地阐述了脑府的功能和脑神的作用。不仅在中风病的治疗中起了决定性作用，在整体中医针灸的治疗中亦丰富了调神法治疗的理论基础。

（3）设立了中风治疗的针灸主法，为中医针灸治疗规范化开辟了先河，使中医针灸治疗个性化向个性、共性并存发展，弥补了中医针灸治疗重复性差的不足。

（4）在选穴、操作上的创新，改变了古代治疗中风病的常规，以选阴经穴、督脉

穴为主，临床收到独特的疗效。

（5）首次提出针刺操作的量化标准，为“针刺手法量学”研究奠定了基础，成为针灸治疗学标准化、计量化的倡导者。

（6）系统地规范了中风病诸多并发症的诊断和针刺治疗方法，形成了完整的中风病诊疗的体系。

（7）广泛、深入地开展针刺治疗中风病的机理研究，进而开辟了针灸机理基础研究的新领域，使针灸机理研究步入世界高新技术领域。

石学敏院士自提出了“醒脑开窍针刺法”之后，对中风病的诊断及治疗开展了系统的临床研究，先后承担了“七五”及“八五”国家科技攻关课题，共诊治患者达200万人次，形成了一套以针灸治疗为中心的中风诊疗体系。近年来，应用严格的、统一的诊断标准对临床9005例各期中风患者采用以“醒脑开窍针法”治疗为主，根据病情需要，辅以降颅压、抗感染、降血压的西药进行治疗，采用国际公认的爱丁堡斯堪的纳维亚疗效评定标准对疗效进行评价，其中脑出血3077例，脑梗死5928例，总有效率达98%以上；中风急性期患者4728例，总有效率95.44%；后遗症期773例，总有效率98.84%，经回顾性研究，其疗效明显优于中药、西药及其他针刺法。与此同时，通过配穴，开展了应用该针法治疗中风病并发症的研究，如加风池、完骨、天柱、翳风治疗假球麻痹；加外水道、外归来、丰隆治疗便秘；加双侧气舍治疗中枢性呼吸衰竭；加中极、关元、曲骨治疗尿失禁、尿潴留；加风府、哑门、颈椎夹脊治疗共济失调；加大陵、鸠尾、风池治疗癫痫；加肩中俞、肩外俞、肩贞、肩内陵、肩髃、肩髎治疗肩周炎；加上星、百会治疗睡眠倒错，同样取得了很好的疗效。

“醒脑开窍针刺法”治疗中风病取得辉煌的成绩，形成了一套科学的、系统的、规范的治疗体系，在此基础上，石学敏院士进一步拓展了该针法的应用范围。“醒脑开窍针刺法”的根本在于调神，因而适用于各种失神的病证，如神机失调、心神失主、筋脉肢体失控的振掉；情志不舒、气机郁滞、心神抑郁的郁症；元神失控、意识丧失的痫疾；脏器不平、阴阳失调、神机逆乱的癫狂；气机突然逆乱、升降失常的厥证；心窍闭阻、心神郁逆的百合病；以及痹证、痿证、呃逆、胸痹等病证，体现了该针法具有广泛的适用范围，证明该针法乃至针刺疗法具有强大的生命力和实用价值。石学敏院士创立的“醒脑开窍针刺法”，经过大量的实验研究，第一项科研成果《针刺治疗中风病的临床研究》于1981年通过了天津市科委的技术鉴定，荣获“天津市科委优秀科技成果二等奖”；1995年“‘醒脑开窍针刺法’治疗中风病的临床及实验研究”获国家科技进步三等奖，成为国内中医针灸临床研究的最高奖项；1998年再获国家教委科技进步二等奖；同年，该课题列为国家重点推广的科技成果之一；2000年获天津市科技兴市突出贡献奖、何良何利科技进步三等奖；2002年获香港求实科技基金会颁发的中医药现代化杰出科技成就奖及天津市自然科学二等奖。围绕着“醒脑开窍针刺法”治疗中风病的多项基础和临床研究课题，也屡获科研成果奖。“醒脑开窍针刺法”治疗中风病的成果先后被国家科技部和中医药管理局确立为中医药科技成果推广项目。本项成果被推广到30余个国家和地区。据不完全统计，近年来我们就“醒脑开窍针刺法”的临床和基础研究所发表的论文达41篇，“醒脑开窍针刺法”被国内文献引用达49篇。

四、石氏卒中单元

中风病的高发病率、高死亡率、高致残率、高复发率和多并发症（“四高一多”）是世界性健康问题之一，也是医学界研究和关注的热点之一。在世界范围内，患者数每年都以惊人的速度递增，且向低龄化发展。我国发病率居世界第二，同时也居导致各类死亡原因的第二位，存活者中约四分之三有不同程度的劳动力丧失，其中重度致残占40%以上，给患者、家庭及社会带来沉重的负担和压力。医学界一直力图寻找一种治疗该病的最佳方案，治疗脑卒中新模式“卒中单元”应运而生，为该病的治疗带来了新的生机。

卒中单元（Stroke Unit）是一种管理住院中风患者的医疗新模式，即把传统治疗中风的每一种独立存在的办法（如药物治疗、功能康复、语言障碍矫治、心理咨询、健康教育等，都作为不可或缺的因素），重新组合成一种和谐、紧密、综合、全方位的治疗系统。

目前，“醒脑开窍针刺法”已被国家中医药管理局确立为全国十大科技推广项目之一，说明它临床可操作性、重复性及它的治疗作用是被医学界公认的，并被载入新世纪高等中医院校教科书中。石学敏院士高瞻远瞩提出建立“卒中单元”的构想，与国际卫生组织提倡的设立专业化的治疗中风体系相一致，符合入世后对各行业专业化、国际化的要求，而且针灸、按摩、熏蒸、康复等各种中医治疗手段是对现代医学治疗卒中的重要补充，在某些病程阶段，他们甚至是起主导作用，建立具有中国特色的“卒中单元”，是对国际“卒中单元”概念的完善和贡献。

（一）“卒中单元”的结构组成

卒中单元基本是急性监护和早期康复相结合的模式，主要由如下要素构成：①硬件方面，设有重症监护室、脑外手术室、介入治疗室、神经电生理室、康复训练室、语言训练室、心理咨询室、健康教育室、康复病房和完善的诊疗系统，即CT、MR、功能检查和临床实验室。②软件方面，包括：脑卒中第一时间急救、规范化的针灸和药物治疗、个体化的康复训练、语言训练、心理干预治疗、患者和家属必须接受的中风病防治和健康教育等。③最主要的是多学科的治疗小组，包括：经验丰富的临床医生、训练有素的护理人员、正规的语言治疗师、肢体功能治疗师、心理医师、营养技师及健康宣讲员，使患者及时得到最佳治疗，因此，跨学科的交叉性合作是十分必要的。

（二）规范“卒中单元”诊治程序

我国各类脑血管病的诊断标准和神经功能损伤评价标准均已建立，执行这些标准是中风诊疗内容标准化的前提。卒中单元要求在接诊、诊断、治疗、康复、预后各方面做到及时、合理、确切、规范，涉及医护技各部门、多科室的密切配合与协作，具体实施如下。

1. 认识卒中、保障中风急救绿色通道

急性卒中应得到急诊和专科医生的重视，在治疗时间窗内得到有效治疗和监护，是提高生存率，减少后遗症的关键因素。正确的处理取决于迅速的诊断和治疗、全面的检查和康复。急救人员应接受培训，运用简便的筛选方法确定有卒中迹象的患者，通过影像学检查，立即区分缺血和出血性中风，争取在超急性期即卒中后3~6小时内进行溶栓治疗。因此，保障中风急救绿色通道是治疗中风的关键。这其中包括经验丰富的临床医生、CT、MR室、检验中心、功能检查科、介入中心、脑外科、重症监护室、普通病房等多方面的配合。要求接诊医生能在最短的时间内做出正确的诊断，将患者按病情需要迅速分流，对于中风有溶栓指征者立即转介入中心治疗；有手术指征者转脑外科治疗；病情危重者转重症监护室；病情相对稳定者进入普通病房，给予“醒脑开窍针刺法”针刺治疗及中医药为主的综合治疗，使患者的治疗形成良性连锁效应，安全过渡到恢复期。

2. 建立卒中急重症监护室

针灸部重症监护室已正式投入使用，扩大为脑卒中急危重患者进行心脑系统监测及第一时间救治的病床。监护室配备了心电监护仪、正压呼吸机、氧饱和度检测、低温设备、无创心电、血压、24小时心率趋势图、除颤器等循环及呼吸功能监测，还需要神经系统监测，如颅内压监测、电生理监测、血管与神经影像学监测。同时，选择了四位在临床工作多年，有一定的专业技术水平和应急能力的副主任和主治医师组成治疗小组，病区科主任及部长每天查房，共同制定治疗方案，使患者能得到早期有效治疗，这也是石院长一直倡导的多学科交叉、多手段治疗，有我们自己特色的脑卒中单元模式之一。在此强调：①第一时间内给予“醒脑开窍针刺法”；②中西药物治疗需规范化；③在治疗各种并发症上，加强中医中药的运用。

3. 建立中国特色的卒中单元病房

与传统病房相比，卒中单元强调的是“急”和“早”。设备齐全的重症监护室直接和院前急诊相连，凡中风患者到达急诊室后，便可立即转入卒中单元病房完成所有检查、抢救和治疗。同时，功能康复随之起动。换言之，从患者进入卒中单元病房躺到病床开始，在急性期内，患侧肢体不断由护士摆放成相关姿势，防止被动体位形成；急性期过后，功能康复立即开始。所以，在卒中单元里，不少患者在治疗第 2~3 天已经离床下地，开始有针对性地进行肢体功能、语言及心理等方面的早期康复锻炼了。针灸、中药在急救期肢体功能恢复上的优势，是其他疗法无可代替的。我们卒中单元特色在于，以针灸为主体，其他治疗为辅的全方位治疗体系。

（1）“醒脑开窍针法”的规范操作

包括：①针法主方；②特定的手法量学操作要求；③处方的规范化加减。

主穴：双侧内关、人中、三阴交。

辅穴：双侧极泉、尺泽、委中。

配穴：根据并发症的不同，配以不同的穴位，如言语障碍配以双侧风池、翳风、完骨；眩晕配双侧天柱等等。

另外，针对病情配合头皮针、腕踝针、耳针、刺络、皮肤针，辅以脉冲、熏蒸、药浴、高压氧、氧疗、推拿等。

（2）效果显著的中医中药

在药物研究方面，在现有丹芪偏瘫胶囊、醒脑治瘫胶囊、化瘀通脉液、化瘀通脉汤剂、益肾养肝口服液等基础上，考虑针对中风并发症进一步拟定协议处方。如针对失语症、肢体麻木、消化道出血、肺感染、二便障碍等病症，使中药治疗量化、规范化。

（3）尽早介入的康复治疗

现代早期康复的内容则应包括：保持良好的肢体功能位置、体位变换、关节被动活动、床上移动训练、起坐训练、立位平衡训练、日常生活能力训练及步行训练，上述训练均可与针刺治疗同时进行，并可配合推拿治疗。这些措施主要在于预防褥疮，避免或减少后期痉挛的发生，消除废用性综合征的出现，为以后全面的功能康复打下良好的基础。若有条件，尽量确保每位卒中患者都能早期接受到康复医师的指导、训练。而且强调早期化、个体化、家庭化的重要性，这是获得康复治疗效果的关键。所以，对不存在生命危险的患者，功能恢复应从入院开始，并且根据每个患者的具体情况由康复医师制定出相应的功能锻炼处方，进行个体化有针对性的康复训练，其家庭成员也必须接受一定的康复预防保健知识，以促进患者的早期康复。

（4）心理治疗

心理治疗是康复治疗中的一个重要组成部分。中风患者由于病势的突然，肢体功能丧失的迅速，其心理变化程度比其他疾病患者更为严重。一般会经历5个阶段：震惊期、否认期、抑郁期、对抗独立期、适应期，此外，中风患者还可以出现愠怒心理及过度期望等其他的一些心理改变。对“为什么我瘫痪”的怨怒心理更需要得到良好的心理干预治疗。此外，还可发生抑郁、焦虑等情感方面的问题。这些心理和情感问题都会严重影响中风患者的功能恢复，必须予以高度重视。

（5）饮食治疗

卒中后多种因素引起的进食障碍和机体的高代谢状态，是导致病情恶化的重要原因。静脉高营养或在中医食疗理论指导下合理膳食配方，科学地安排好中风患者的食谱。如：降糖食谱、降脂食谱、降压食谱、低钠食谱等。特别是对于吞咽障碍需要鼻饲的患者，更要合理搭配营养剂量。而且脑血管患者大都以动脉硬化、血液黏稠度增高、血脂增高为其病理基础，这种疾病的发生多因长期饮食结构不合理、吸烟、饮酒等不良习惯造成，因此，预防以上疾病发生的饮食疗法是非常必要的，这样能够最大限度地降低血管病的复发率，起到预防的作用。

（6）健康教育

定期举办健康教育讲座，是预防及治疗中风病的有效措施。中风病的三级预防措施：一级预防为预防和控制中风的危险因素，如：高血压、心脏病、高血脂、糖尿病，须从小养成良好的饮食习惯和生活习惯。二级预防为积极控制和治疗短暂性脑缺血发作及可逆性缺血神经功能障碍。三级预防为针对脑梗死的治疗，早期诊断和早期治疗为今后的康复治疗奠定良好的基础。

（三）脑卒中的康复治疗

脑卒中的康复治疗包括对运动、语言、吞咽、二便、认知能力及心理等障碍的康复治疗。

1. 康复医学的概念

康复医学是一门综合性的应用科学，涉及医学、物理、心理、教育和社会科学等。它是以运动和神经生理学为理论依据，在物理治疗、医疗体育和整形外科的基础上配合作业治疗、语言矫治、心理治疗等对患者进行系统性治疗。

现代的康复概念为全面康复，包括了身体康复、精神康复、职业康复和社会康复，也就是要求恢复身体各系统器官功能、精神活动功能、工作能力及参与正常社会生活的能力。目前，康复医学越来越受到重视，尤其是在发达国家，有“第三医学”的美称。许多资料表明，脑卒中患者经过正规康复治疗以后，约有70%的患得生活能够达到自理。在我国由于受到各方面条件的制约，康复治疗未能良好的开展，而开展的康复治疗也大多停留在器官肢体功能的器械康复，所以面对这一领域，试验性的开展治疗应是具有广阔的空间。

2. 康复医学的主要内容

如今越来越多的人意识到，早期应用康复手段对患者治疗的重要性。而现代早期康复的内容则应包括：保持良好的肢体位置、体位变换、关节被动活动、床上移动训练、床上动作训练、起坐训练、坐位平衡训练、日常生活能力训练及移动训练，上述训练都可以在作针刺疗法的同时进行，同时可配合按摩治疗。而我们认为对待患者的主要任务则是恢复患者以下几方面的功能：即运动功能、语言功能、吞咽功能和尿便控制功能，上述功能都可通过针刺与现代康复方法结合起来，使患者得到最大限度的恢复。而我院今后应重点学习和提高现代康复医学的方法及康复器械的应用，在此要强调的一点是，如果我们提出“卒中单元”的概念，就应该在现代康复医学与传统医学的结合上多下功夫，这里应包括理学治疗（PT）、作业治疗、言语治疗、心理治疗等，以趋达到完善。

3. 中风患者的康复治疗

针对卒中患者的康复，首先要求设有功能物理康复室、语言训练室、心理咨询室，这样才能建立起“卒中单元”中相对完整的硬件设备。有条件的情况下，我们应当壮大康复医师的队伍，尽量确保每位卒中患者都能接受到相应康复医师的指导、训练。除此之外，专家认为康复治疗中应当重点强调早期化、个体化、家庭化，这是获得康复治疗效果的关键。所以，凡对不存在生命危险的患者，功能康复应从入院开始，并且根据每个患者的具体情况由康复医师制定出相应的功能锻炼处方，进行个体化有针对性的康复训练，另外，其家庭成员也必须接受一定的康复预防保健知识，以促进患者的早期康复。同时，注重心理治疗例如：抑郁及狂躁是卒中后常见的伴随症状，其发生率为40%~50%。因此，及时、细致、有针对性的心理康复治疗，对脑卒中患者的恢复起到非常重要的作用。此外，在康复治疗中，可继续扩大发展康复中心的药浴，开发多种中药制剂，使之成为具有特色的康复治疗手段。

（四）脑卒中的预防治疗

多年来，脑卒中一直是我国人口中死亡和致残的首要原因。而脑卒中一旦发生，多数存活患者都遗留下有不同程度的残疾，少数重残患者需终生护理或发展为脑血管痴呆。因此，早在十年前有很多专家就提出了脑血管病防重于治的说法，而我们在此提及“卒中单元”的概念，则不能缺少中风病的预防。在临床上，我们也经常遇到很多患者短暂性脑缺血发作（TIA）后来我院就诊，经过一段住院或门诊治疗后都取得了较为满意的效果。石学敏院士认为这是我们在预防中风发生的工作中做出的较为突出的成就，而我们也可就此论述课题多方研究。并且今后还可以在以下几方面做些工作，以扩大我们的治疗和研究领域。①高血压的控制：在我国高血压一直就是造成心脑血管疾患的重要原因，抓住这样一个病候群进行宣传、治疗和研究，对我们今后在预防脑卒中的研究领域处于领先地位都有很大益处。②糖尿病患者及高脂血症患者，同时也是脑卒中的易患者，因此，我们同样应将重点放在此二类患者身上。③颈椎病患者，通常人们未将颈椎患者与脑血管患者联系在一起，其实两者有着非常紧密的联系，因此我们在此方面也可做很多工作并设立相关课题。④食疗方法：通过临床实践，深切感受到目前人们膳食结构的不合理是导致多种疾病的重要原因，包括糖尿病、冠心病、高血压及脑卒中，因此，我们可以深入具有中医特点及合理膳食结构的研究，使关于“卒中单元”的概念更加深入，更加完善。

五、注重临床研究与基础研究相结合

我院针灸科始建于 1954 年，当时有针灸医师 10 名，只设门诊。20 世纪 70 年代初，石学敏院士自阿尔及利亚回国，担任了针灸科主任，在全国第一个建立起了针灸科病房，当时床位十余张，医生仅有 6 人，仪器设备一无所有，在极其艰苦的情况下，实行了住院医生 12 小时工作制，建立了全院第一个电生理室。学科带头人石学敏院士在国内最早将现代科技手段引入针灸领域，又抓住中风这种常见病，进行深入探讨，根据中医理论，结合现代医学对中风病的认识，创立了“醒脑开窍针刺法”，从临床到基础反复实验，于 1982 年获得了成功，有效率达 98%，被评为部、市级科研成果奖。在此基础上，石学敏院士提出了“针刺手法量学”的新概念，又带领研究组成员深入细致研究，于 1986 年获得卫生部科研成果奖。80 年代以来学科建设取得了长足发展，1983 年获硕士学位授予权，1986 年获博士学位授予权，针灸学科成为天津市第一个培养中医博士基地，石学敏院士成为天津市第一位中医博士生导师。2002 年我院针灸学科被国家教育部批准为项目博士后流动站。1986 年我院针灸科被卫生部正式命名为“全国针灸临床研究中心”，并拨款建立了一所以针灸为龙头的现代化中医医院。针灸科曾先后承担了“七五”“八五”国家科技攻关项目，在石学敏院士的带领下攻关多年，取得了多项成果。

1990 年 12 月 9 日天津中医药大学第一附属医院新院落成，针灸科改为针灸部，下设 13 个二级分科及老年病研究室。以石学敏院士为学术带头人的一大批科技骨干，相继有国家级、省部级科研课题立项中标。临床研究病种除中风外，对中风的并发症如假球麻痹、脊髓疾患、精神心理疾患、周围血管病、痛症、前列腺炎及老年期痴呆等多种急重症，都进行了系统的临床观察和研究，研究手段继血液流变学、脑血流、微循环以及心功能、脑电地形图、经颅多普勒超声等研究之后，又开展了更为深入的基础研究。1993年，为配合“针刺抗衰老及治疗老年常见病”的研究，在石院长的主持下，自日本引进了快速老化小白鼠系列模型，填补了我国医学实验动物种类的一项空白，之后又相继成立了分子生物学实验室、行为学实验室等基础实验室，使研究水平不断地深入，从细胞、亚细胞水平逐步深入到了基因水平，现已处于国际领先地位。2000年新大厦落成，病房固定床位由原来的244张增加到306张，目前，实际床位占有率近600张，日均门诊量较五年前增加一倍，为科研提供了充足的病例，有力地促进了针灸临床科研工作的开展。

近50年来，针灸科共立项中标各级科研课题50多项，其中国家级课题10余项，部市级课题30余项。获国家级成果奖3项，部市级成果奖16项。

1. 针刺治疗中风病的临床及基础研究

我学科运用“醒脑开窍针刺法”治疗中风的临床及基础研究迄今二十余载，治疗中风患者逾400万人次，先后被确立为“七五”“八五”国家科技攻关项目、天津市“八五”攻关及天津市教委重点学科建设基金资助的科研课题，共获各级科技进步奖10余项，其中国家级科技进步三等奖是迄今为止国内针灸临床研究领域所获得的最高奖励。“醒脑开窍针法”也已被收入全国高等中医院校《针灸治疗学》统编教材（第六版），并普及推广到国内20余个省区和国外40多个国家和地区。本针法1999年被评为国家中医药管理局十大医药推广项目，2000年被授予天津市科技兴市突出贡献奖。

2. 针刺治疗老年期痴呆的临床及基础研究

我院1993年6月自日本京都大学成功引进快速老化小白鼠（SAM）系列，并率先在国际上应用该模型动物开展了针灸延缓衰老及治疗老年期痴呆的实验研究，研究已深入到基因水平。同时，开展了相应的临床研究。几年来，相关研究课题先后获得天津市科技进步二等奖2项，市卫生局科技进步三等奖1项，填补了市医药卫生新技术空白2项。1999年被确定为天津市医学重点支持项目。

3. 针刺急救医学的研究

在针刺治疗急症方面进行了研究和探索。我针灸学科在全国率先进行了急性脑血管疾病、心梗合并心律失常、病窦综合征、中枢性呼衰、急性痛症等方面的针刺治疗和急救研究。先后承担市级科研项目3项，获市科技进步二等奖1项。

4. “针刺手法量学”研究

在刺灸学方面，我们率先在国内进行了“针刺手法量学”的研究，首次提出了捻转补泻针刺手法的量学四大要素，即作用力与作用方向，捻转的幅度和频率，针刺刺激的有效时间参数，针刺作用持续的有效时间参数，为刺灸学的研究作了开拓性的工作。本项研究获得了天津市中医药管理局及市科技进步奖。

5. 经络腧穴学研究

在经络腧穴学研究方面，我们在国内率先对十四经脉361个穴位的功效用中医理论进行了归纳和总结，对于《灵枢·经脉》篇中所载的十二经脉病候，从临床角度进行了阐发。本项成果总结在《石学敏针灸学》中，获市科技著作二等奖。

6. 刺络疗法的研究

根据《灵枢·官针》等，在刺络的基础上加拔罐法，使邪毒出尽，提高了刺络疗法的临床疗效，在治疗哮喘等疾病方面取得了较高的疗效。

7. 疑难病的研究

在针灸治疗大动脉炎、前列腺炎、假性球麻痹等方面也取得了较高的临床疗效，共承担3项课题，获得市级科技进步成果三等奖2项。

六、理论创新

《灵枢经》是我国保存最完整、最古老医学著作之一。距今已有两千五百多年历史。由于古汉语与现代汉语的释义不同，后世医家理解的参差不齐，古典医籍的临床应用出现徘徊与困惑。多年来，诸多学者对古典医籍的研究多停留在文字考证方面，对临床指导意义不甚广泛。石学敏院士从医五十余年，对古典医籍情有独钟。石学敏院士根据多年对《灵枢·经脉》中“是动病”“所生病”的临床研究，总结提出：是动病多为实证、急性病；所生病多为里证、虚证。并将其理论长期指导和应用于临床，用实践证明这一观点的科学性、准确性，是极有临床价值的新观点和新理论。

七、刺灸方法创新

（一）刺络疗法

石学敏院士不仅在针刺治疗中创立了前古未有的治疗法则“醒脑开窍针刺法”“针刺手法量学”等，而且对中医古老的治疗方法均有继承与创新。我们现在临床上应用的“刺络拔罐法”是石院士将《灵枢·官针》所论述九针中的刺络发展而来的。“络刺者，刺小络之血脉也。”是刺体表瘀血的小络脉使其出血的一种方法，其作用特点在于泻“阴阳俱有余”而不伤正气，这说明刺络疗法是否能取得良好疗效，出血量是关键。经典理论指出，出血量的判定，应以出血颜色的变化为依据。因邪气居于人体，所以刺其病变部位，出血“其色必黑”，而当“血尽邪出”则出血颜色变红。正如《医学源流》说：“凡血络有邪者，必尽去之，若血射出而黑，必会变色，见赤为止，否则病必不除而反为害。”纯刺络法为血液自然流出，这样很难达到《内经》所要求的出血量，往往不能获取良效。在临床中，石学敏院士观察到若血液自然流出，或稍稍挤压针刺局部，往往瘀血留注不消，贼邪伏而不退，虽有祛邪散风，疏经通络之作用，但难求其尽，不能达到尽去其邪之效果。故思加压之法，于病变部位点刺后加以拔罐，这样医生可以透过玻璃罐直接观察血量，达到预定标准，即行起罐，血尽邪出，所以疗效迅速。通过刺络拔罐来疏通经络中壅滞的气血，使机体的生理功能恢复正常，因此，刺络拔罐的作用是多方面的，既可祛邪，也可补虚，既可温经，又可泄热。

刺络拔罐疗法具有祛风通络、除湿散寒、舒筋活血之功，可以改善微循环瘀滞、组织供血不足与缺氧状态，改善肌肉的血液循环和组织营养，促进渗出物的吸收，消除局部肿胀，使局部痉挛的肌肉得以松解，促进新陈代谢，缓解疼痛，修复损伤，使局部组织处于高供氧低消耗状态，从而加快损伤部位的修复，收到满意的临床治疗效果。

（二）经筋刺法

经筋是经络系统的重要组成部分，是中医学对人体运动系统结构及功能概括。十二经筋是经络系统的组成部分，具有连缀四肢关节，约束骨骼，维络周身，主司运动的功能，其病变主要表现为经筋循行所过部位筋肉、关节的运动障碍和疼痛，十二经筋只有在经脉气血濡养以及经气的正常调节下才能发挥其综合生理效应。

石学敏院士采用经筋疗法治疗腰椎骨质增生症，根据骨病治筋的治疗方法，通过经脉辨证，经筋辨证相结合，将腰椎间盘突出症的证候归属于督脉，足太阳膀胱经脉及足太阳经筋，足少阳经筋病变。对针灸治疗腰椎间盘突出症具有临床指导作用。以痛为输是针灸治疗经筋病的主要取穴方法，它反映了经筋病多以局部近部取穴的特点。石院长从经筋病的病因、病位、病变特征以及诊断注意点等进行了分析，提出以痛为输必须建立在深入分析病变解剖结构，病理变化的基础上，根据具体情况灵活应用，这样才可使治疗具有针对性，提高临床疗效。同时，石院士应用经筋针刺法治疗神经根型颈椎病疗效确切。

石院士在临床实践中，应用经筋刺法治疗脑卒中后痉挛状态取得了良好的疗效。将《内经》中的关刺、恢刺和燔针劫刺结合形成经筋刺法。在患侧肢体各关节即肩、肘腕、掌指、髋、膝踝等关节附近的肌腱两侧找压痛点，以痛为输，针刺取得良好疗效。其机理源于《灵枢·经筋》之“经筋之病，寒则反折筋急”及《难经·二十九难》之“阴跷为病，阳缓而阴急，阳跷为病，阴缓而阳急”，其病位在筋，临床表现为筋肉拘急，屈伸不利，应归属于十二经筋的病候，而不属于十二正经。治则为祛邪扶正、舒筋缓急。经筋刺法的根据在于“以痛为输”，如《灵枢·卫气失常》曰：“筋部无阴无阳，无左无右，病候所在。”《灵枢·经筋》曰：“治在燔针劫刺，以知为数，以痛为输。”刺法根据《灵枢·官针》中恢刺的“直刺傍之”，关刺的“直刺左右，尽筋上”，而形成经筋刺法以达舒筋通络、缓解痉挛即“恢筋急”的目的。并以十二经筋所结之处的腧穴为配穴，局部与远道腧穴相结合，以达近期与远期疗效。同时，观察到经筋刺法对手精细动作的改善有显著的疗效。另外，经筋刺法对于治疗肌肉扭伤、韧带拉伤、痹证之关节周围疼痛以及肌肉萎缩均有良好的疗效，可疏通气血，分离粘连，减轻局部肿胀，恢复肌腱周围组织功能。

石学敏院士在传统针灸疗法的基础上运用现代科学的方法创立了许多新的针灸治疗方法，使祖国传统医学更加完善，使之成为全人类的共同财富。

八、“醒脑开窍针刺法”的国内普及

“醒脑开窍针刺法”治疗中风，于1998年被国家中医药管理局确定为全国十大科技成果推广项目之一，开始在全国推广应用。其后，再次被列为重大科技成果推广项目，被确定为全国中医药高等院校统编教材及美国考试委员会针灸师考试教材。因其适应证广泛、临床疗效显著而在全国广泛普及。

（一）全国针灸临床研究中心分中心

1988年，经国家中医药管理局批准，天津中医药大学第一附属医院成为全国针灸临床研究中心，石学敏院士带领他的针灸团队，以此为基地，积极拓展全国针灸临床研究中心分中心，先后将中医治疗中风病适宜技术如“醒脑开窍针刺法”推广至云南、甘肃、湖北、河北等省及58个地区。分中心遍布全国各地，是地区中医药医教研龙头单位，在卫生系统中承担重要角色，临床分中心的建立极好地带动了各地针灸学科建设和发展。同时，各省市、自治区针灸临床研究分中心结合当地医疗实际情况，针对当地多发性疾病和地区性疾病建立了独特的治疗方法，实现了更好、更有效、更直接地为广大患者服务。全国针灸临床研究中心分中心详见下表。

全国针灸临床研究中心分中心一览表（59家）

序号	名称	医院名称
1	陕西省分中心	陕西中医药大学附属医院
2	甘肃省分中心	甘肃中医药大学附属医院
3	广西壮族自治区分中心	广西中医药大学第三附属医院柳州市中医院
4	安徽省分中心	安徽中医药大学第一附属医院
5	宁夏回族自治区分中心	银川市中医医院
6	新疆维吾尔自治区分中心	新疆维吾尔自治区中医医院

续表

序号	名称	医院名称
7	山东省分中心	济南市中医医院
8	黑龙江省分中心	黑龙江中医药大学附属第二医院
9	河南省分中心	安阳市中医院
10	贵州省分中心	贵阳中医学院第二附属医院
11	浙江省分中心	杭州市中医院
12	辽宁省分中心	辽宁中医药大学附属医院神经内科
13	河北省分中心	河北省中医院
14	石家庄市分中心	河北以岭医院
15	湖南省分中心	湖南中医药大学第二附属医院
16	江苏省分中心	无锡市中医医院
17	湖北省分中心	湖北省中医院
18	保定市分中心	保定市第一中医院
19	营口市分中心	营口市中医院
20	淄博市分中心	淄博市博山区医院
21	连云港市分中心	连云港市中医院
22	鄂州市分中心	鄂州市中医医院
23	牡丹江市分中心	牡丹江市中医医院
24	温州市分中心	温州医科大学附属第二医院
25	临汾市分中心	临汾市中医医院
26	泰安市分中心	泰安市中医二院
27	浏阳市分中心	浏阳市集里医院
28	云南省分中心	弥勒市中医医院
29	齐齐哈尔市分中心	齐齐哈尔市中医医院
30	河南省分中心	河南中医药大学第一附属医院
31	山西省分中心	山西省针灸医院（山西中医学院第三中医院）
32	广东省分中心	广州中医药大学第二附属医院
33	蓟县分中心	蓟县中医医院
34	佳木斯市分中心	佳木斯市中医院
35	重庆分中心	重庆市中医院

续表

序号	名称	医院名称
36	青岛市分中心	青岛海慈医疗集团青岛市中医医院
37	平顶山市分中心	平顶山市中医医院
38	内蒙古自治区分中心	内蒙古医科大学第二附属医院
39	厦门市分中心	厦门湖里医院
40	新疆维吾尔自治区分中心	昌吉州中医医院
41	武汉市分中心	武汉市中医医院
42	黄冈市分中心	黄冈市中医医院
43	民营医院中心	武汉江南脑科医院
44	长春市分中心	长春市绿园区中医院
45	济源市分中心	济源市中医院
46	赤峰市分中心	赤峰市蒙医中医医院
47	秦皇岛市分中心	秦皇岛市中医院
48	宜兴市分中心	宜兴市中医医院
49	厦门市分中心	厦门慈济保生堂
50	高密市分中心	高密市中医院
51	深圳市分中心	深圳宝安中医院
52	济宁市分中心	济宁市中医院
53	河北省沧州市分中心	河北省沧州中西医结合医院
54	辽宁省分中心	阜新市中医院
55	山东省日照市分中心	日照市中医医院
56	内蒙古自治区分中心	宁城县中医院
57	内蒙古自治区分中心	克什克腾旗中医院
58	陕西省分中心	宁强县中医院
59	石家庄市分中心	石家庄市妇幼保健院

（二）国家中医药管理局临床基地建设中风病协作联盟

国家中医临床研究基地建设项目，是迄今为止中央投入最大的中医专项。在石学敏院士带领下，天津中医药大学第一附属医院成为国家中医中风病临床研究基地，于2011年牵头成立中风病协作联盟，其中包括全国省、市、自治区、直辖市共103家协作单位。该联盟将在专家组的指导下，制定中风病联盟中风病临床研究总体方案，在总体方案下明确病种研究切入点和牵头单位，实现联盟各基地业务建设目标。通过中风病联盟机制，促进合作，整体加强科研能力建设，针对中风病临床防治的难点和关键技术，提高中医药防治中风病临床疗效和科研水平。发挥中风病联盟基地各自特长，优势互补，促进支撑条件及公共平台的共建和人员的优化组合。在此平台上，“醒脑开窍针刺法”作为针灸治疗中风病的关键技术，其疗效得到协作组成员单位普遍认可，并在临床中广泛应用，推动了“醒脑开窍针刺法”在全国的普及。

临床基地建设中风病协作联盟成员单位（100家）

序号	协作单位	序号	协作单位
1	甘肃中医药大学附属医院	2	广西防城港市中医学院
3	湖南中医药大学第一附属医院	4	贵州省黔东南州中医医院
5	安徽省淮北市中医医院	6	海南医学院第一附属医院
7	北京中医药大学东直门医院	8	湖南省郴州市中医医院
9	中国中医科学院广安门医院	10	湖南省怀化市中医医院
11	北京黄村中医医院	12	吉林省吉林市中医院
13	北京中医药大学附属护国寺中医医院	14	江西省宜春市中医院
15	福建省泉州市中医院	16	天津市北辰区中医医院
17	新疆伊犁州中医医院	18	广州市中医医院
19	重庆市江津区中医院	20	河北省廊坊市中医院
21	重庆市永川区中医院	22	黑龙江中医药大学附属第二医院
23	重庆市长寿区中医院	24	湖北省鄂州市中医医院
25	河北省邯郸市中医院	26	湖北省黄石市中医医院
27	安徽中医药大学第二附属医院	28	十堰市太和医院
29	甘肃省白银市中医医院	30	湖南省益阳市第一中医医院
31	甘肃省天水市中医医院	32	吉林省延吉市中医医院
33	广东省中医院	34	江苏连云港市中医院
35	广西南宁市中西医结合医院	36	江苏省中医院
37	广西中医药大学第一附属医院	38	江苏徐州市中医院
39	河北省中医院	40	辽宁省沈阳市中医院
41	河南中医药大学第三附属医院	42	辽宁中医药大学附属医院
43	黑龙江省中医药科学院	44	宁夏石嘴山市中医医院
45	湖北省中医院	46	宁夏中医研究院

续表

序号	协作单位	序号	协作单位
47	湖南省永州市中医院	48	山东省济南市中医医院
49	湖南中医药大学第二附属医院	50	湖南中医药大学附属医院
51	山东省济宁市中医医院	52	吉林省四平市中医院
53	山东枣庄市中医医院	54	江西景德镇市中医院
55	山西省针灸医院	56	江西省中医院
57	上海市徐汇区中心医院	58	山东省临沂市人民医院
59	四川省第二中医医院	60	山东中医药大学附属医院
61	陕西省宝鸡市中医医院	62	四川省广元市中医医院
63	陕西省中医医院	64	四川省遂宁市中医医院
65	上海中医药大学附属曙光医院	66	四川省自贡市中医医院
67	深圳市中医院	68	天津滨海新区塘沽中医医院
69	首都医科大学附属北京中医医院	70	新疆维吾尔自治区中医医院
71	四川省绵阳市中医医院	72	云南省昆明市中医医院
73	天津中医药研究院	74	云南省中医医院
75	武汉市中西医结合医院	76	浙江省杭州市中医院
77	新疆昌吉州中医医院	78	浙江省中西医结合医院
79	云南省曲靖市中医医院	80	上海市静安区中心医院
81	浙江省立同德医院	82	安徽池州市中医医院针灸科
83	浙江中医药大学附属第三医院	84	安徽阜阳市中医医院针灸科
85	重庆中医研究所	86	安徽淮南市中医院颈肩腰腿痛专科
87	天津中医药大学第一附属医院	88	北京市朝阳区中医医院针灸科
89	江苏省南通市海安县中医院	90	北京市门头沟区中医医院
91	江西省抚州市第一中医院	92	甘肃省临夏州中医医院
93	山西省长治市中医医院针灸科	94	甘肃省陇南市中医医院
95	上海市浦东新区中医医院	96	广东省东莞市塘厦医院
97	四川省都江堰市中医医院	98	浙江省衢州市中医医院
99	海南省三亚市中医院针灸科	100	吉林省中医药科学院第一临床医院针灸推拿科

（三）院士专家工作站及工作站协作分中心

在全国建立了20个院士专家工作站及多个工作站协作分中心，以工作站为载体，与当地共建人才培养基地，联合培养创新性人才，搭建优秀人才梯队，满足群众对医疗资源的渴望与需求。特别是引入了石学敏院士创立的“醒脑开窍针刺法”及“石氏中风单元疗法”的医疗模式，在治疗中风病、焦虑抑郁等多方面取得了显著疗效，在很大程度上推动医院中医药及针灸事业再上新台阶，同时为地区中医药事业发展和提高人民群众健康水平做出了积极的贡献。院士专家工作站见下表。

院士专家工作站（23家）

序号	工作站	序号	工作站
1	重庆市中医院	13	浙江湖州长兴国泰康复医院
2	广东深圳宝安中医院	14	山西运城市中医院
3	山东高密市中医院	15	浙江杭州邦尔骨科医院
4	福建泉州市中医院	16	山东日照市中医医院
5	山西长治市中医医院	17	山西省针灸医院（山西中医学院第三附属医院）
6	河北秦皇岛市中医院	18	内蒙古自治区赤峰宁城县中医院
7	山东临沂市人民医院	19	山东枣庄市中医院
8	山东青岛海慈医疗集团青岛市中医院	20	辽宁阜新市中医院
9	河北沧州中西医结合医院	21	河南省中医药研究院
10	浙江衢州中医医院	22	宁夏回族自治区中医医院
11	安徽省中医院	23	新疆昌吉州中医医院
12	云南省中医院		

（四）企业院士工作站

石学敏院士致力于帮助企业技术创新，开展产业及企业发展战略咨询和技术指导。围绕企业发展急需解决的重大关键技术难题，石学敏院士及其创新团队与企业研发人员开展联合攻关，帮助其转化技术成果，联合培养企业创新人才，推动企业加快发展。在石学敏院士牵头下，已在河南翔宇医疗器械有限公司、山东临沂翔宇健康制药有限公司、江苏连云港康缘药业建立企业院士工作站，促进企业在中风病的针灸康复领域科研、技术和产品进步。

（五）“国医大师”工作室和“国医大师”馆

2014 年，石学敏院士被授予“国医大师”称号，在山东临沂市中医院、浙江杭州大成医院、海南三亚市中医院、成都新都区中医院等地建立“国医大师”工作室，不仅为当地患者带来他高超的针灸技术，而且通过拜师、师承等形式让新一代中医人够继承“醒脑开窍针刺法”等中医脉络，弘扬中医文化，进一步推动当地中医事业的发展，让中医中药更好地惠及百姓，服务群众。石学敏院士的徒弟均为针灸领域杰出青中年专家，他们当中不乏像“杨继洲针灸”传承人金瑛、水针刀疗法创始人、筋骨针疗法发明人吴汉卿等在相关领域已有一定造诣之士，他们极大推进了“醒脑开窍针刺法”的传承和普及。石学敏院士还在广西桂林市崇华中医街建立“国医大师”馆，让当地百姓有机会了解“醒脑开窍针刺法”并亲身体验其疗效。

（六）“醒脑开窍针刺法”培训班和“石氏中风单元”学习班

近年来，面向全国中医从业人员，多次举办“醒脑开窍针刺法”培训班、“石氏中风单元”学习班及针灸治疗中风后难治性后遗症培训班，探讨对相关领域的难点问题和研究新进展、新成果，进行学术培训，将针灸治疗中风病及中风后吞咽障碍、痉挛性瘫痪的适宜技术推广到全国各地社区基层医院，从而进一步提高基层人员卒中后遗症的诊治水平。

（七）学术交流

石学敏院士赴国内多所医学院校进行学术交流和各地参加学术会议，推广和普及“醒脑开窍针刺法”。如 2013 年应澳门科技大学刘良校长邀请，石学敏院士在该校中医药学院作了“‘醒脑开窍针刺法’的临床应用及基础研究”的精彩学术报告并进行了富有成效的互动。讲座受到了在校师生的广泛好评，许多师生表示在听取石院士的讲座后倍感鼓舞，对中医、针灸有了更深层次的理解，对祖国医学更具信心，今后在临床工作中将努力实践石院士所传授的治疗方法，为更多病患服务。

（八）媒体推广

除此之外，石学敏院士应邀在主流媒体平台讲解“醒脑开窍针刺法”。如 2015 年中央电视台科教频道“大家“栏目组采访了石学敏院士，并在中央电视台第十频道播出，一经播出便得到全国广大患者的关注。石学敏院士创立的“醒脑开窍针刺法”以其神奇的疗效吸引了全国各地患者。2017 年石学敏院士参加中央电视台第四频道“中华医药“栏目《气至病所化中风》的录制，讲述中风病的形成机制和“醒脑开窍针刺法”，也收到观众热烈反响。此外，石学敏院士还在全国中医药适宜技术推广视频网络平台进行“醒脑开窍针刺法”授课，为广大一线医师提供了便捷的学习方式，广受好评。

第二章 “针刺手法量学”的研究及贡献

一、《黄帝内经》中有关针灸“量学”概念的萌芽

针灸作为物理刺激疗法，必然要涉及治疗剂量的问题。对此，早在《灵枢》《素问》中即有诸多相关论述。尽管其在“量学”方面的描述还十分模糊和原始，但已反映出了处于萌芽阶段的针灸量学思想。

（一）针刺深度

针刺的深度是针刺手法操作的关键环节，对针刺治疗的疗效有重要影响。一般来说，针刺深则刺激量较大，针刺浅则刺激量较小。有关针刺深度的问题，《黄帝内经》从病情轻重、病位深浅、疾病性质、经络分布、患者体质和发病时节等方面进行了论述。

1. 病情轻重

《内经》认为根据病情轻重不同，针刺亦当有深浅之别。如《灵枢·卫气失常》有“病间者浅之，甚者深之”的论述；《灵枢·四时气》曰：“故春取经、血脉、分肉之间，甚者深刺之，间者浅刺之”；《灵枢·本输》亦云：“春取络脉诸荥大经分肉之间，甚者深取之，间者浅取之。”以此说明病情轻者应浅刺，病情重者应深刺。

2. 病位深浅

根据病位的深浅，《内经》论述了针刺深度的标准。《素问·刺要论》曰：“病有浮沉，刺有浅深，各至其理，无过其道……浅深不得，反为大贼。”并进而对疾病部位与针刺深度的关系做了具体表述：“病有在毫毛腠理者，有在皮肤者，有在肌肉者，有在脉者，有在筋者，有在骨者，有在髓者。是故刺毫毛腠理无伤皮……刺肉无伤脉……刺脉无伤筋……刺筋无伤骨……刺骨无伤髓”；《素问·长刺节论》还就具体疾病予以举例说明：“病在肌肤，肌肤尽痛，名曰肌痹，伤于寒湿。刺大分小分，多发针而深之……病在骨，骨重不可举，骨髓酸痛，寒气至，名曰骨痹。深者刺无伤脉肉为故。”说明病位浅者应浅刺，病位深者应深刺。

3. 疾病性质

根据疾病的阴阳虚实等不同性质，《内经》论述了针刺深度的标准。如《灵枢·终

始》曰："一方实，深取之……一方虚，浅刺之……脉实者，深刺之，以泄其气；脉虚者浅刺之，使精气无得出，以养其脉……病痛者，阴也，痛以手按之不得者，阴也，深刺之……痒者，阳也，浅刺之。"说明病情属阳、属虚证者应浅刺，病情属阴、属实证者应深刺。

4. 经络分布

根据人体不同部位所分布的经络不同，《内经》论述了针刺深度的标准。如《灵枢·经水》曰："足阳明刺深六分……足太阳深五分……足少阳深四分……足太阴深三分……足少阴深二分……足厥阴深一分……手之阴阳，其受气之道近，其气之来疾，其刺深者，皆无过二分。"但《灵枢·阴阳清浊》的观点却与之相反："清者注阴，浊者注阳……清者其气滑，浊者其气涩……故刺阴者，深而留之；刺阳者，浅而疾之"，此处之"阴""阳"分别指代阴经和阳经。由于《内经》非出自一人之手，其各篇之间学术观点亦时有分歧，这也反映了当时有关针刺量学的概念尚处于初级阶段。

5. 患者体质

《内经》还对患者的体质强弱与针刺深度的关系进行了论述。如《灵枢·逆顺肥瘦》曰："年质壮大，血气充盈，肤革坚固，因加以邪，刺此者，深而留之……广肩腋，项肉薄，厚皮而黑色，唇临临然，其血黑以浊，其气涩以迟……刺此者，深而留之，多益其数也……瘦人者，皮薄色少，肉廉廉然，薄唇轻言，其血清气滑，易脱于气，易损于血，刺此者，浅而疾之……刺常人奈何……视其白黑，各为调之，其端正敦厚者，其血气和调，刺此者，无失常数也……婴儿者，其肉脆，血少气弱，刺此者，以毫针，浅刺而疾发针……"；《灵枢·终始》亦云："刺肥人者，以秋冬之齐，刺瘦人者，以春夏之齐。"说明应根据患者的体质、年龄调整针刺深度。瘦弱者、婴儿需浅刺，肥胖、强壮者应深刺。

6. 发病时节

《内经》在论述疾病的发生进展、诊断治疗及预后等方面时，无不贯穿着天人相应的思想，针刺深度以不例外。如《灵枢·终始》曰："春气在毛，夏气在皮肤，秋气在分肉，冬气在筋骨。刺此病者，各以其时为齐。"说明应根据季节的变化来调整针刺深度以适应天时；《灵枢·四时气》的论述更为具体："四时之气，各有所在，灸刺之道，得气穴为定。故春取经、血脉、分肉之间……夏取盛经、孙络，取分间，绝皮肤……秋取经腧……冬取井荥，必深以留之。"

综上所述，关于针刺深度的选择，《内经》的论述是比较全面的。但究其原文，其论述还是相对模糊的。文中并未涉及针刺具体的深度，也就是说对针刺的深度并未做出定量的规定，而只是从多个角度做了原则性的提示，这为后世针刺手法的发展奠定了基础。

（二）留针时间

留针是针刺手法操作的又一重要环节，它可使针刺的刺激得以持续，进而对针刺治疗的剂量产生影响。《内经》从病程长短、病症的寒热虚实性质及患者体质等方面对留针时间做了相关论述。

总体来说，《内经》认为病久者、正气虚弱者、寒证及体质强壮者，适宜留针。如《灵枢·终始》曰："久病者，邪气入深。刺此病者，深内而久留之"；《素问·调经论》曰："血有余，则泻其盛经出其血；不足则视其虚经，内针其脉中，久留而视"；《灵枢·经脉》在论及十二经脉病候的治则时均提到"热则疾之，寒则留之"；《灵枢·逆顺肥瘦》多处论及"壮士""年质壮大"之人以其"气涩血浊，故刺此者，深而留之，多益其数"等。

但对于留针时间的长短，《内经》中多采用"留之""久留之"等笼统的说法，而缺乏具体的时间规定。尽管在《灵枢·经水》中以呼吸次数规定了十二经脉的留针时间，但其最长仅"留十呼"，最短"不过一呼"，如其云："足阳明刺深六分，留十呼……，足厥阴深一分，留二呼。手之阴阳……其留皆不过一呼。"如果按照脉搏跳动次数为 72 次/分，并结合《素问·平人气象论》中所述"人一呼脉再动，一吸脉亦再动"计算，则呼吸次数在 18 次/分左右。即是说《灵枢·经水》中所规定的时间最长约为 33 秒，最短仅约 3. 3 秒，如此短暂的留针时间显然不能满足临床治疗的需要。因此此处的呼吸次数，似可理解为进行手法操作的时间而非留针时间。

（三）针刺间隔时间及疗程

两次针刺之间间隔多长时间以及总的针刺次数（即疗程）反映了刺激频度和蓄积量，亦是"针刺手法量学"的一个重要方面。《内经》许多篇章从病程长短、不同病情、患者体质等方面对针刺间隔及疗程进行了论述。

1. 病程长短

《灵枢·寿夭刚柔》在论述对寒邪所致形病及情志过极所致气病的治疗时指出："病九日者，三刺而已；病一月者，十刺而已。多少远近，以此衰之。"说明病程短者，针刺蓄积次数少，疗程短。反之，则针刺蓄积次数多，疗程长。且针刺的次数按照病程日数的近似 1/3 来计算。又如《灵枢·胀论》中，对于因卫气运行失常所致的"脉胀"和"肤胀"的治疗，根据病程长短提出"三里而泻，近者一下，远者三下，无问虚实，工在疾泻"，即新病者泻足三里 1 次，久病者泻足三里 3 次。《灵枢·终始》在论及寒热厥病的治疗时云："久病者，邪气入深。刺此病者，深内而久留之，间日而复刺之"，即对患寒热厥病日久者，采用隔日针刺 1 次的方法。

2. 不同病症

《内经》中多篇论及根据不同病症选择不同的针刺次数及间隔时间。如《素问·缪刺论》曰："邪客于五藏之间，其病者，脉引而痛，时来时止，视其病，缪刺之于手足爪甲之上，视其脉，出其血，间日一刺，一刺不已，五刺已。"意为邪客于五脏之络脉，应缪刺相应经脉的井穴，隔日1次，共治疗5次。《素问·长刺节论》在论及风邪所致寒热病时云："病风且寒且热……三日一刺，百日而已。"又如《灵枢·寿夭刚柔》根据病位的不同对因外邪所致的形病和因情志内伤所致的脏病，分别规定了不同的针刺蓄积次数："形先病而未入藏者，刺之半其日；藏先病而形乃应者，刺之倍其日。此内外难易之应也。"意即形病未累及脏者，针刺次数为病程天数的一半；脏病在先而后应于外者，针刺次数为病程天数的2倍。

3. 患者体质

不同的体质对针刺次数和间隔时间也有一定影响。如《灵枢·逆顺肥瘦》曰："婴儿者，其肉脆，血少气弱。刺此者以毫针，浅刺而疾发针，日可再也。"本篇还针对"壮士真骨"的体质强壮之人提出"深而留之，多益其数"，即增加针刺蓄积的次数。

（四）艾灸壮数

艾灸作为针灸疗法的另一重要组成部分，在《内经》中亦有很多论述。有关艾灸的"量"，《内经》中主要以直接灸的基本单位"壮"来加以描述。如《素问·骨空论》曰："灸寒热之法，先灸项大椎，以年为壮数。次灸橛骨，以年为壮。"意为灸治寒热病，当以患者的年龄为壮数，灸治大椎穴及尾闾穴。《灵枢·癫狂》在论述新发狂病的治疗时，指出"灸骨骶二十壮"。尽管灸法的治疗剂量还涉及如艾柱大小、疾病虚实、灸治的疗程等多项因素，但壮数无疑是反映艾灸治疗量的重要内容，体现了一定的量学观，至今仍为临床所采用。

综上所述，《内经》中有关针灸量学的论述涉及了针刺深度、留针时间、针刺间隔时间及疗程、艾灸壮数等，还是比较全面的。但其论述尚比较模糊和初级，并未涉及如针刺的具体深度、留针的具体时间等，即针灸的"定量"，多数只是从各个角度做了一些原则性的提示，有些还与临床实际不太相符，或有待于进一步验证，这些都反映出当时的针灸量学概念尚处于萌芽阶段。但它所提出的一些基本原则，对于后世针刺手法的发展及"针刺手法量学"的提出奠定了基础并产生了重要的影响。

二、传统针刺补泻手法的分类概述及"针刺手法量学"研究的切入点简析

针刺治疗效应的取得，除取决于机体的机能状态、辩证是否准确、穴位的特异性

的因素外，在得气基础上应用的针刺补泻手法起着非常重要的作用。针刺手法是指为了达到某种治疗目的所采取的操作方法，有广义和狭义之分。广义的针刺手法是指针刺操作过程中的施术方法，包括进针前的准备、揣穴、循切以及进针后的操作和出针等各种手法；狭义的针刺手法是指毫针从进针到出针前的一系列操作方法。临床实践说明，针刺手法对临床疗效具有直接影响，不同的针刺手法可产生不同的针刺效应，形成不同的刺激量。如果不能正确掌握适度的刺激量，就很难达到预期的治疗效果。因此，全面理解针刺手法应包括进针方向、进针深度、具体施术手法的选择、施术所持续的时间、留针时间的长短。同一穴位不同针刺方向甚至可以治疗不同的疾病，加之施针的深浅、指力、频度不同，对疾病的治疗和转归往往起着关键性的作用。因此，历代医家都非常重视针刺的手法，并在实践中不断发展和创新，进而形成了多种多样的针刺手法。仅就单式补泻手法而言，就有近 10 种之多：提插法、捻转法、开阖法、呼吸法、迎随法、徐疾法、留针法、纳支法、九六法、子母法等。尽管各种补泻手法都是历代医家临床经验的结晶，是行之有效的。然而，由于各种针刺补泻手法几乎均无规范化的量学规定，补泻在于疑似之间，而令后世学者难以正确掌握，限制了针刺手法的发展。

石学敏院士“针刺手法量学”的提出，既是对传统针刺补泻手法的继承，又是在其基础上的进一步提高，针刺补泻手法虽多，但以提插和捻转补泻手法为基础，而石学敏院士又以其中的捻转补泻手法为主要研究对象，最终提出了“针刺手法量学”的概念。故本节结合针刺手法的量学要求，以捻转和提插手法为主，对常用的传统针刺补泻手法加以阐述，并对各种补泻手法作为“针刺手法量学”研究切入的优缺点进行分析。

（一）捻转补泻法

此手法最早见于《内经》，是以针的捻转方向不同来区分补泻的针刺手法。《素问·离合真邪论》云：“吸而转针”；《素问·八正神明论》曰：“候呼吸而转针”；《灵枢·官能》载：“泻必用圆，切而转之……补必用方……微旋而徐推之。”至金代，窦汉卿才在其著作中对其详述，始将捻转分为左右而为补泻：即“迎夺右而泻凉，随济左而补暖”（《标幽赋》）；“以大指次指相合，大指往上进，谓之左；大指往下退，谓之右”（《针经指南·气血问答》）。左转即捻针时拇指向前，食指向后转，此为补法；右转即捻针时食指向前，拇指向后转，此为泻法。这成为后世捻转补泻的重要概念，后世医家于《针经指南》《针灸聚英》《神应经》《针灸问对》等针灸著作中均有论述。但仔细分析此定义就会产生诸多疑问，以左右转分补泻的依据是否科学尚且不论，在操作时医者以不同的手持针或医患的相对体位等均会改变“左右”转的真实差异，使左转与右转的区分失去实际意义。可见，以左右捻转方向的不同是不能正确地区分捻转补泻手法的。近现代以来，有人以捻转手法刺激量的大小来区分补泻，即针下得气后，捻转角度小、用力轻、操作时间短者为补法；而捻转角度大、用力重、操作时间长者为泻法。尽管对这种观点尚有争议，但这无疑是对捻转补泻手法的发展，使之具有了初步的量学观。但是捻转角度的大小、用力轻重和操作时间长短如何界定，这些参数仍有待于科学的规范。

不过相较于其他针刺补泻手法，捻转补泻的优势在于，针刺得气后，针尖完全处于得气部位，且保持相对静止、稳定，正如《素问·宝命全形论》所言："经气已至，慎守勿失。"最大限度做到守气，为实施补泻打下基础。描述该针法时，所需参数较少，主要是角度和频率，较容易控制。只要通过捻转频率、角度的数字化把握，就可将捻转补泻清晰表达出来。从而使该针法在稳定性和可重复性上优势较为突出，既便于临床应用与教学，也便于动物实验和基础研究中针刺干预因素的量化和评估。石学敏院士将其作为"针刺手法量学"研究的首选对象道理就在于此。

（二）提插补泻法

提插二字，《内经》中没有明确提出，但在《灵枢·官能》中有"泻必用员……伸而迎之……补必用方……微旋而徐推之"的记载，此处的"伸"即有提之意，"推"即有插之意。《难经·七十八难》对此做了进一步阐释："得气，因推而内之，是谓补；动而伸之，是谓泻。"至明代李梴《医学入门》明确提出"凡提插，急提慢按如冰冷，泻也；慢提紧按火烧身，补也。"即反复重插轻提为补法，反复轻插重提为泻法，此定义基本为后世医家所沿用。以上论述说明，提插补泻手法实施时，须涉及速度和力度。施力方向是垂直于针刺皮肤表面，而速度究竟是匀速或变速则难以把握。若为匀速，则从上文可知，无论补法或泻法，其上提和下插时速度大小不同。若规定两个速度大小不同的匀速运动，施术者沿垂直于皮肤的方向将针控制于一个规定的速度进行操作，如：1cm/s，上下提插，似无法做到，施术者不可能精准保持同一速度较长时间；如不规定某一速度，只匀速即可，每位医师运针速度不同，则此参数无法控制；若为变速运动，其加入的参数（如加速度等）会更多，则更难掌控。而实际针刺时此速度更难把握，因施术者在针刺的同时，亦在体会针感，速度在变化，加速度亦在变化。因此速度很难描述，无法统一。它的稳定性差，可重复性不强。同样，力度的大小要求也很难做到。针尖所在平面要求承载多大力才能达到治疗所需的刺激量，其标准很难统一。施术者很难做到均匀施力，也难以持续。实际操作中，力在不断变化，描述也较复杂。提插手法要求针尖在得气处上下运动，但每位患者得气范围不完全一致，运动距离又不一致，众多变量使得其作为"针刺手法量学"研究的对象是不合理的。

（三）迎随补泻法

迎随意指顺逆，《灵枢·九针十二原》曰："逆而夺之，恶得无虚？追而济之，恶得无实？迎之随之，以意和之，针道毕矣。"《灵枢·终始》亦云："泻者迎之，补者随之，知应知随，气可令和。"故传统的迎随补泻法应理解为泻实用逆其经气的方法，补虚用顺其经气的方法。正如《难经·七十二难》所云："所谓迎随者，知荣卫之流行，经脉之往来。随其逆顺而取之，故曰迎随。"尽管，在此基础上派生出多种迎随补泻法，如子母迎随法、转针迎随法、深浅迎随法等。但，得到较为广泛应用的乃是杨继洲的针芒迎随法。《针灸大成》记述为："得气以针头逆其经脉之所来，动而伸之，即是迎；以针头顺其经脉之所往，推而内之，即是随。"此法以针刺得气后，针尖逆经行提法为"迎"，针尖顺经行按法为"随"。近世又将其简化为以进针时针尖顺着经脉循行方向刺入为补，而针尖逆着经脉循行方向刺入为泻。目前，临床上应用的迎随补泻法多指此法。虽然这种针刺方法较前简化而且易于操作，但由于缺乏相关量学参数，使该手法的操作难于规范而多流于形式。如刺入穴位的角度问题，应是平刺、斜刺还是其他角度？应将针尖刺入多深？这些都使得此法不适宜作为"针刺手法量学"的研究切入点。

（四）徐疾补泻法

此法是以进针、出针过程的快慢来区分补泻的针刺手法。《灵枢·九针十二原》曰："徐而疾则实，疾而徐则虚。"《灵枢·小针解》将其解释为："徐而疾则实者，言徐内而疾出也；疾而徐则虚者，言疾内而徐出也。"操作时先在浅层得气，随之将针徐徐地向内推进到一定深度，疾速退针至皮下，重在徐入。此种徐入疾出的手法，意为引导阳气由浅入深，由表及里，故为补法；操作时将针快速刺入皮肤后，再疾速插入深层得气，随之徐徐地向外退针至皮下，重在徐出。此疾入徐出之手法意在使邪气随针引导由深出浅，由里达表，故为泻法。这种针法是通过进针、出针的快慢来决定补泻，离不开速度。若是匀速运动，其速度为何，尚不统一；若非匀速运动，则加速度亦无定数。因患者体型不同，肌肉深度，皮肤厚度不同，进针阻力不同，进针速度很难保持一致。其缺点与提插补泻手法类似，参数较多，无统一标准。故此种针法稳定性不佳，可重复性差，不适宜作为"针刺手法量学"的研究切入点。

（五）呼吸补泻法

此法为配合患者的呼吸而进行操作的一种针刺补泻手法。最早出自《素问·离合真邪论》："吸则内针，无令气忤；静以久留，无令邪布；吸则转针，以得气为故；候呼引针，呼尽乃去，大气皆出，故命曰泻……呼尽内针，静以久留，以气至为故……

候吸引针，气不得出，各在其处，推阖其门，令神气存，大气留止，故命曰补”，是指当患者吸气时进针、转针，呼气时退针、出针，为泻法；相反，当呼气时进针、转针，吸气时退针，为补法。元明以后，历代医家在《内经》理论基础上又有发展，在呼吸调息方法应用上，高武主张患者自然呼吸。《济生拔萃》却主张“使然呼吸”，到底哪种呼吸方式效佳，目前尚不统一，需进一步探讨。且结合《内经》原文可知，呼吸补泻法尚需结合开阖补泻与捻转补泻，不是单纯意义上的单式补泻手法，在研究中需考虑其他手法因素，不利于揭示某一种手法的补泻作用，因此不适宜作为“针刺手法量学”的研究切入点。

（六）开阖补泻法

此法为以出针时摇大或闭合针孔来区分补泻的针刺手法。关于此法的操作，在《内经》中有较详细的记载，《素问·刺志论》云：“入实者，左手开针空也；入虚者，左手闭针空也。”王冰注曰：“实者左手开针空以泻之，虚者左手闭针空以补之也。”《灵枢·官能》亦曰：“泻必……摇大其孔，气出乃疾，补必……气下而疾出之，推其皮，盖其外门，其气乃存。”意即出针后疾速按闭针孔，为补法；出针时摇大针孔，出针后不按闭针孔为泻法。但在临床实际操作时，尚需进一步明确一系列参数，如按压针孔应持续多长时间方可使“其气乃存”，摇大针孔到何种程度才能使“气出乃疾”。而且此法并非单纯的单式补泻手法，操作时一般需结合呼吸补泻等其他手法，故不适宜作为“针刺手法量学”的研究切入点。

以上本节逐一论述了临床常用的单式针刺补泻手法，通过对比可发现：其他补泻方法在得气后的稳定性及刺激的量化与可重复性的表达上处于下风，而捻转补泻可兼顾以上几点要求。故石学敏院士在研究“针刺手法量学”时，以捻转补泻手法为切入点，可谓独具匠心，有其科学性、合理性。

三、“针刺手法量学”概念的形成

针刺治病的过程，就是在明辨虚实，确定穴位的基础上，运用各种手法予以补泻的过程。由于各种针刺手法从性质上来讲均属于机械性刺激，所以无论是补法还是泻法都涉及一个刺激量，即治疗剂量的问题。各种补泻手法在操作时采用多大的“剂量”，这是历代医家均未能搞清的问题，施术者或据师承之法，或凭有限的经验来确定针刺的量，往往带有片面性和盲目性，不但治疗效果无法重复，而且使后学者更加难以掌握。

石学敏院士认为，针灸学属自然科学范畴，他应该具有自己明确的、科学的量学观。针刺治疗与药物治疗不同，没有任何外来物质输送给机体，而是通过对机体特定部位（经络、腧穴、经筋、皮部等）的刺激，调整、调动、改善机体自身平衡、修复和祛病的能力，进而完成机体的康复。所以，一切影响针刺对机体刺激的因素均应归属于此量学的范畴。其内容应包括：有效的处方与腧穴；针刺体位与取穴的准确；针刺方向与进针深度；规范手法选择与施术及留针时间的确定；针刺效应在机体内的留存时间与衰减过程。

在对古医籍深入研究，继承古代中医针灸针刺手法的基础上，石院士借助现代科学手段，对针刺手法进行了新的探索，特别是对捻转补泻手法的探讨，率先提出了"针刺手法量学"的理论。对针刺作用力方向、大小、施术时间、两次针刺间隔时间等针刺手法的四大要素进行了科学界定，改变了历代针刺忽视计量的状态，使针刺疗法更具有规范性、可重复性、可操作性，从而使针刺治疗由定性的补泻上升到定量的水平，可以形成与国际学术交流的共同语言，进一步促进针灸在世界范围内的传播与发展。同时"针刺手法量学"可以用来详细定义针刺治疗某种疾病的最优针刺参数，通过这种方式，针灸研究和临床将更紧密地结合起来。以下本节将对捻转补泻手法的量学定义及操作做相关论述。

（一）关于捻转补泻手法的定义及理解

从古至今，前人已对捻转补泻手法作了很多论述，如《标幽赋》云："迎夺右而泻凉，随济左而补暖。"《针灸大成》曰："左转从子触外乃主阳，右转从午触内行主阴"等。但是在具体操作过程中仍有许多未明之处，直到近代才规定："大指向前为补，大指向后为泻"以及"捻转幅度小，用力轻为补；捻转幅度大，用力重为泻"，这是迄今为止比较具体的操作手法及顺序，在临床上确有一定的治疗作用。但在具体实行手法操作时，仍有迷惑不解之处，如"大指向前为补，大指向后为泻"，究竟医生和患者成什么体位，医生用左手施针，还是用右手施针，或两手同时施针？故单纯提大指向前或向后说明不了问题。另外，捻转幅度小用力轻和捻转幅度大用力重，其轻重大小均无量学概念，致使术者在施行手法时仍处于茫然状态。为此，经过长期的临床观察及实验研究，石学敏院士对捻转补泻手法予以新的定义及量学操作规范。

1. 捻转补泻手法第一定义

十二经脉以任督二脉为中心，两手拇指开始捻转时作用力切线的方向为标准，医生采用面向患者的体位，规定捻转时作用力的方向以向心者为补，离心者为泻。即左侧捻转的方向为顺时针（相对患者而言），右侧捻转方向为逆时针为补，具体操作为捻转时加作用力，倒转时自然退回，一捻一转连续不断。至于捻转泻法与补法正相反，其作用力起始的方向左右两侧均为离心，即左侧为逆时针，右侧为顺时针。

2. 捻转补泻手法第二定义

捻转时，小幅度、高频率，即捻转角度<90°，频率为每分钟 120 次以上为补；捻

转时，大幅度、低频率，即捻转角度>180°，频率在每分钟 50~60 次为泻。在施行补法时，术者手指轻轻地捻转，然后自然退回，形成一个有节奏的捻转频率，以达到徐徐地激发经气的作用；在施行泻法时，术者手指、腕及全臂协调用力，其作用力较大，能迅速激发经气，以达到气至病所的目的。

（二）捻转补泻手法量学的四大要素

临床施行捻转补泻手法应持续多长时间，一次性治疗后能保持多长时间的治疗作用，这在古典医籍中尚未阐明。针灸学作为一门自然学科，应有明确的、科学的量学观。石院士通过临床和动物实验证明，捻转补泻手法的量学有以下四大要素。

1. 作用力方向是决定补和泻的重要因素之一

捻转补泻手法的第一定义，十二经脉以任督二脉为中心，医生采用面向患者的体位，两手拇指开始捻转时作用力切线的方向为标准，规定作用力的方向向心者为补，离心者为泻。

2. 捻转补泻与作用力的大小有直接关系

捻转时，小幅度、高频率，捻转角度<90°，频率为每分钟 120 次以上为补，在施行补法时，术者手指轻轻地捻转，然后自然退回，形成一个有节奏的捻转频率，以达到徐徐地激发经气的作用。如临床上对缺血性的头痛或眩晕，针风池穴以采取补法时，从脑血流仪上可反映出脑血管缺血状态得到逐渐改善，其临床症状随之解除，这是激发经气的过程。捻转时，大幅度、低频率，捻转角度>180°，频率在每分钟 50~60 次为泻，在施行捻转泻法时，术者手指、腕及全臂协调用力，其作用力较大，能迅速激发经气，以达到气至病所的目的。如胆结石患者，当取阳陵泉穴和日月穴，针用泻法可迅速促使胆囊收缩加强，Oddis 括约肌松弛，以达到排石作用。

3. 施行捻转补泻手法持续时间的最佳参数

在手法中施术所持续的时间与治疗效果有着至关重要的意义，亦是手法量学中的核心。究竟施术多长时间为最佳治疗参数，在诸如《针灸甲乙经》等的古典医籍中如只提到某穴在施术手法时所留“一呼一吸”或“两呼两吸”的记载，按照这种量学规定是远远达不到治疗作用的。石学敏院士认为：捻转补泻手法最佳施术时间参数，为每个穴位操作 1~3 分钟。如针刺治疗大动脉炎取太渊、人迎穴均施手法 1 分钟；为改善脑供血所取风池等穴，以施术 3 分钟为最佳治疗参数。因此，只有找出和确定每一个证或病的最佳治疗参数，才能使针灸的临床疗效提高。

4. 施行捻转补泻手法后其治疗作用持续时间的最佳参数

临床上嘱患者每天针灸 1 次或隔日 1 次或每周 2 次，往往缺乏科学根据。对于两次施术间隔时间的最佳参数的确定，石学敏院士经过数十年临床观察，经 50 余病种的逐一勘测，发现每一次针刺治疗后都有它一定的、持续的治疗作用，其持续时间又因病种而异，这对研究针刺治疗有效作用的蓄积时间有着重要意义，亦是针刺治疗效果的规律所在。如针刺人迎穴治疗脑血管疾病（脑卒中），一次治疗所持续的最佳治疗作用时间是 6 小时。在针刺过程中发现，针刺后 20 分钟，其脑血流量改变最明显，持续到 6 小时后，供血开始衰减，因此应 6 小时蓄积一次针刺治疗。在研究针刺治疗支气管哮喘时，当施行捻转补法 1~3 分钟后，肺内哮鸣音逐渐消失，患者症状缓解，最佳有效治疗时间可达 3~4 小时，此后继续进行针刺治疗，才能达到有效的蓄积作用。石学敏院士在大量的临床和实验证据的佐证下指出，针刺效应发生及存留时间为 6~8 小时，其后开始衰减，24~48 小时基本恢复到针刺前水平，两次施术间隔时间的最佳参数为3~6 小时。

（三）针刺的可视化效应

在临床治疗过程中，机体接受刺激的强度存在较大的个体差异，但不能据此认为针刺手法的刺激量是无法确定的。患者情况虽有不同，但如同各项生理参数的正常值一样有其限度和阈值，超过则患者无法忍受，不及则起不到治疗作用。因此，除了以上所述针刺四大要素的定量规定外，石院士还非常注重针刺效应的外在体现，即针刺的可视化效应。根据患者的体质、肥瘦，对于外界刺激的敏感度的不同，医者应对“针刺手法量学”进行适当的调整。基于此，院士开创性的规定了针刺的可视化效应作为针刺刺激量的另一重要参数。如治疗脑卒中病针刺极泉、委中、三阴交等穴，施提插手法，以上下肢抽动 3 次为度；针刺人中后的双目湿润度；外伤性截瘫（不全损伤）的夹脊针刺，用提插手法使胸椎夹脊穴产生躯体紧束感，腰椎夹脊穴产生向外生殖器及双下肢放射感等。都作为量化的另一个重要指标，以方便临床观察和操作。

本节仅就针刺捻转补泻的手法量学进行了论述，实际上除此之外一些其他的参数（如针刺深度等）亦是决定针刺刺激量的重要因素。“针刺手法量学”的研究是一个长期而艰巨的过程，其影响因素很多，其他相关参数的量化规范尚有赖于进一步的研究。但“针刺手法量学”概念的提出对于针灸学而言，具有跨时代的意义。其将以往纷繁复杂、难于重复、甚至有些神秘的针刺手法第一次清晰量化，使后学者有了可遵循的法度，为今后针灸学的发展奠定了坚实基础。

四、石学敏院士主要特色针法的量学规定

（一）“醒脑开窍针刺法”的量学规定

“醒脑开窍针刺法”作为石氏中风单元疗法的重要组成部分，由石学敏院士在 20 世纪 70 年代提出。石学敏院士潜心研究中风病的中医病机规律和针刺治疗方法，指出

中风病的根本病机在于“肝风挟痰浊、瘀血上蒙脑窍，致窍闭神匿，神不导气”，从而使中风的病机理论提高到了新的水平。在这一新理论的指导下，他提出了“醒脑开窍、滋补肝肾、疏通经络”的治则，从而确立了从“脑论”治中风，以取阴经及督脉经穴为主的治疗体系，并在针刺手法上制定了明确的量学规范，一改以往以取阳经穴为主，针刺缺乏明确量学规范的传统选穴原则及针刺方法，创立了“醒脑开窍针刺法”的理论和技术体系。经过40余年的基础研究和临床实践，该针法在理论与应用方面日臻完善，其科学、规范的手法量学更是本针法的主要特点之一。

“醒脑开窍针刺法”操作时主要应用捻转、提插和雀啄手法。捻转手法采用了捻转补泻手法的第一定义和第二定义操作，提插手法、雀啄手法采用传统手法操作。所有手法操作均对最佳刺激量和患者出现气至病所得可视化效应进行了规范和量学规定，本节主要将“醒脑开窍针刺法”主穴、辅穴及配穴操作时的量学规定做简要介绍和说明。

1. “醒脑开窍针刺法”主穴的量学规定

内关穴：采用捻转和提插相结合的泻法。患者仰卧位，取双侧内关穴进针1.0~1.5寸，得气后施捻转泻法（第一定义），即医者面向患者，左右手分别持患者左侧和右侧的针柄，左手拇、食指顺时针捻转（此时拇指所施作用力方向为离心）并自然退回，右手拇、食指逆时针捻转（此时拇指所施作用力方向为离心）并自然退回。捻转角度>180°，捻转频率为50~60转/分，双侧同时行针，手法持续1分钟。

人中穴：采用雀啄手法。患者仰卧，枕部垫好，医者右手持针，在患者鼻唇沟上1/3与中1/3处进针，针体与皮肤约呈45°角，对准鼻中隔方向进针0.3~0.5寸，随即将针顺时针单向捻转360°，使肌纤维缠住针体，然后拇指食指紧持针体，对准鼻中隔根部做轻柔、快速提插，松开右手，使患者流泪或眼球湿润为度。如果无眼球流泪或湿润可重复提插。针刺此穴时刺激较强，患者的头往往会躲闪，造成针体被拔出，达不到量学的要求。所以要求单向捻转使皮下组织紧缠针体，针体不易被拔出。快速提插后松开右手，即使患者头部摆动，针体也不会被拔出。提插时要有足够的速度，但要轻柔，针具也要有足够的弹性。

三阴交穴：采用提插补法。患者仰卧，下肢伸直稍外旋，取患侧三阴交穴，医者左手轻轻地压在患肢膝部或脚面，右手持针在胫骨内侧后缘与皮肤成45°角斜向后刺入，进针1~1.5寸，针尖深部刺到原三阴交穴的位置上，行重插轻提的提插补法，使针感到足趾，下肢出现不能自控的抽动，以患肢抽动3次为度。

2. “醒脑开窍针刺法”辅穴的量学规定

极泉穴：采用提插泻法。患者仰卧，取患侧穴位，医者左手拿起患者手腕将患臂提起外展与身体呈90°角，开臂取穴，在极泉穴沿经向下1寸处直刺进针1~1.5寸，利用腕力轻柔、快速地重提轻插5~8次，以患侧上肢抽动3次为度。患者体位正确的摆放对能否正确取穴非常重要。医者左手提着患者患肢手腕，感觉是否有抽动的得气和抽动的次数，比问患者是否有麻电感更客观，更能准确地达到量学的要求，这也是针刺可视化效应的临床应用之一。

尺泽穴：采用提插泻法。患者仰卧，取患侧穴位，患侧上肢放松置于体侧。医者左手拿起患肢手腕将肘部屈曲成120°并固定，于尺泽穴进针，直刺0.5~0.8寸，用提插泻法，针感从肘关节传到手指或手动外旋，以手外旋抽动3次为度。

委中穴：采用提插泻法。患者仰卧，取患侧穴位，医者左手握住患肢踝关节，将下肢提起到与水平面呈80°角左右，患者下肢不可弯曲。医者左侧肘部顶着患者患肢的膝盖，右手持针刺入穴位后，针尖向外与皮肤呈15°角，进针1.0~1.5寸，施提插泻法以下肢抽动3次为度。

3. “醒脑开窍针刺法”配穴的量学规定

吞咽障碍：取双侧风池、完骨、翳风穴，咽后壁，闭锁综合征加天突穴。操作：风池、完骨、翳风三穴均向喉结方向斜刺，进针2.0~2.5寸。施用小幅度、高频率捻转补法（第二定义），即捻转角度<90°、捻转频率为120~160转/分，行手法1分钟。要求双手操作同时捻转，留针15分钟；以3寸毫针或圆利针于咽后壁点刺，以微出血为度；患者取仰卧位，将枕头置于项背部，使胸部抬高，头向后倾，暴露天突穴，取0.30mm×100.00mm芒针，沿胸骨柄后缘缓慢向下进针3寸，呼吸泻法不留针。

手指握固或手指功能障碍：取患侧合谷穴。操作：患者患侧拇指与食指呈对指状，掌背向上，放松患肢。从合谷穴向三间穴方向（即第二指掌关节基底部）透刺1.0~1.5寸，施用提插泻法，以握固的手指自然伸展或食指不自主抽动3次为度；后再刺一针，仍在合谷穴位置进针，向第一指掌关节基底部透刺，进针1.0~1.5寸，施用提插泻法，以拇指不自主抽动3次为度，合谷穴两针均留针30分钟以上。

足内翻：取患侧丘墟穴透照海穴。操作：患者仰卧，膝部伸直，医者左手抓握患者足尖将其恢复到功能位，自丘墟穴进针向照海穴方向透刺，透刺应缓慢前进，从踝关节的诸骨缝隙间逐渐透过，进针为2.0~2.5寸，以照海穴部位皮下见针尖蠕动即可，针体自然退回，施大幅度、低频率捻转泻法（第二定义），即捻转角度>180°、捻转频率50~60次/分，行手法30秒，手法结束后将针体提出1.0~1.5寸，留针15分钟。一般需要治疗3~4个疗程。

（二）“活血散风，调和肝脾”降压针法的量学规定

1. 降压针法的内涵

石学敏院士依据中医“气海”理论，认为高血压病是由于各种原因引起的气海失

司，气血化生和运行失常导致的。其核心病机为“气海失司、营运失调”，而人迎穴是气海输注于前之所在、气海所出之门户、头气街与胸气街的连接处，正如《灵枢·海论》：“膻中者，为气之海，其输上在于柱骨之上下，前在于人迎。”故本穴具有调和营卫，通利血脉和稳定血压的功能，从而创立了以人迎为主穴的，有明确规范手法量学标准和量效关系的“活血散风，调和肝脾”降压针法。

2. 降压针法的选穴及量学的规定

选取双侧人迎、合谷、太冲、曲池、足三里穴。操作：患者仰卧位，充分暴露颈部，以手触及人迎穴下颈动脉搏动处，以手拨开动脉，穴位常规消毒后，垂直进针，缓缓入针1.0~1.5寸，见针体随颈动脉搏动而摆动，行小幅度、高频率捻转补法（第二定义），即捻转角度<90°、捻转频率为120~160转/分，行手法1分钟。合谷穴、太冲穴均垂直进针0.8~1.0寸，行捻转泻法（第一定义），即医者面对患者时，以患者任督二脉为中心，医者两手拇指捻转时作用力切线的方向为离心，施术1分钟，曲池穴、足三里穴均垂直进针1.0寸，行捻转补法（第一定义），即医者面对患者时，以患者任督二脉为中心，医者两手拇指捻转时作用力切线的方向为向心，施术1分钟。所有穴位针刺后留针30分钟。

五、“针刺手法量学”的相关研究

自从20世纪80年代，“针刺手法量学”的概念被正式提出后，对于“针刺手法量学”的研究不断丰富，时至今日，“针刺手法量学”的概念已经演变成为一个包括针刺时间、频率、方向、力度、幅度、深度等众多因素在内的综合范畴。随着科技水平和科研手段的进步，近年来对“针刺手法量学”的各个参数的相关研究也随之更加深入和广泛，从最初的“四大要素”（作用力大小、作用力方向、手法持续时间和两次治疗间隔时间）逐步延伸。目前的研究切入点已涵盖进针参数（方向、角度、深度）、时间因素（针刺介入时间点、行针时长、留针时长、频次、疗程）、行针参数（方式、幅度、频率、作用力方向）等多角度因素。通过对“针刺手法量学”的研究，将针灸治疗剂量化，临床治疗理论科学化，治疗刺激量精确化，为针灸治疗学奠定科学化的基础，最终达到提高临床疗效的目的。本节将对近年来“针刺手法量学”的相关研究情况进行简要介绍。

（一）针刺施术时间、频率与间隔时间的研究

1. 针刺施术时间

针刺的行针时间必须有一定量的积累，才会使针刺达到有效的刺激量，但具体多长时间的行针被认为是合适的，目前的研究尚没有统一的结论。张亚男等在相同的刺

激频率（60次/秒）下，分别用短、中、长（5秒、60秒、180秒）不同的针刺时间干预大脑中动脉缺血模型（MCAO）大鼠，以Zau-singer六分法评测针刺后72小时后MCAO大鼠神经功能改善情况。结果发现针刺水沟穴组，无论针刺持续何种时间（短、中、长时间），均可改善行为学（$P<0.05$）。而针刺非穴组，当达到一定程度的针刺持续时间（中、长时间），行为学也有改善（$P<0.05$），提示尽管腧穴的选择在针刺治疗中占据关键的地位，但针刺持续时间也是影响穴位效应的重要因素，好的针刺手法可以弥补取穴不当造成的影响。董礼对头穴针刺手法之刺激量（捻转时间）与疗效的关系做了即刻与远期疗效观察的研究，结果表明脑梗死急性期可以作为头穴针刺的良好时机，不同刺激量（捻转时间）疗效不同，持续捻转6分钟>捻转3分钟>捻转0.5分钟，疗效呈曲线上升，以捻转3~6min为佳，说明在一定范围内较长时间的行针可以增加得气的概率或效果，从而也更易使"气至病所"，更好的发挥针刺的疗效。

2. 针刺频率

针刺频率亦是针刺疗效的一个影响因素，不同的频率可产生不同的临床疗效。在针刺两种基本手法——提插与捻转中，目前关于捻转手法的频率研究较多，而关于提插手法频率的研究则相对较少。谢凯等将36只单纯性肥胖大鼠模型随机分为模型组（不做处理）、强刺激针法组（每秒捻转3次，角度大于360°，行针1分钟）、常规针刺组（每秒捻转1次，角度180°，行针30秒）和药物治疗组（盐酸西布曲明片按3.3mg/kg剂量每日灌胃治疗1次），治疗20天后，结果显示，强刺激针法、常规针刺、药物治疗各组大鼠血清总胆固醇和甘油三酯水平均有一定控制，尤其是总胆固醇水平三组比较，强刺激针法组降幅最大；各组大鼠血清高密度脂蛋白胆固醇均有上升，动脉硬化指数均有下降，以强刺激针法组降幅最大。说明强刺激针法对单纯性肥胖大鼠具有降脂作用，其效果优于常规针刺治疗或盐酸西布曲明治疗。闵友江等采用L_8（2^7）正交表对4因素（穴位的相对特异性、针刺捻转角度和频率、针刺时间、针刺间隔时间）2水平安排实验，运用自行研制的计算机控制针刺手法仪治疗肾阳虚大鼠，通过观察睾酮、雌二醇的水平来比较上述4因素的主次。结果显示，上述4因素对针刺效应的影响大小依次是捻针角度和频率、穴位选择、针刺时间或针刺间隔时间，其中捻针角度和频率是影响针刺效应的主要因素或重要因素（$P<0.01$或<0.05）；腧穴的选择也是影响针刺效应的重要因素（$P<0.05$）；而针刺时间和针刺间隔时间相对来说是次要因素（$P>0.05$）。

3. 针刺间隔时间

现代研究认为，针刺是一项具有时效关系的治疗手段，随着针刺时间的行进，针刺产生的临床效应会经历逐渐上升，达到峰值之后逐渐回落。由此可见，临床效应的维持是有时间限度的，对于间隔多长时间重复1次针刺治疗是合理的，目前临床上选择的做法大多为每日1次、2次或隔日1次，但此皆为经验行为，故对针刺间隔时间进行科学的研究显然是必不可少的。邬继红等以哮喘模型大鼠为观察对象，对针刺大椎穴治疗哮喘的时效性进行初步探讨，将40只大鼠随机分为空白组、模型组、每日针刺组、隔日针刺组和隔2日针刺组，选用大椎穴作为治疗穴位，以白细胞介素-4（IL-4）和肿瘤坏死因子（TNF）为观察指标。实验结果显示，针刺大椎穴后，各针刺组IL-4含量和TNF含量均有不同程度的下降，隔2日针刺组与模型组相比降低最为明显（$P<0.001$），据此得出结论，隔2日针刺为最佳治疗时间。林娜等将120例糖尿病胃轻瘫患者随机分为A、B、C组，A组每日1次针刺足三里、内关、中脘穴，B组相同穴位每日针刺2次，C组予多潘立酮10mg口服每日3次，疗程均为4周。治疗前后行X线钡餐检测胃排空情况及临床症状评分，并于治疗结束后1个月随访评价临床疗效。结果显示，3组治疗后胃内残留小钡条数目以B组减少数目最多，临床总有效率以B组最高，1个月后随访显示B组临床疗效最优，说明每日2次针刺治疗糖尿病胃轻瘫较每日1次针刺及药物治疗均更有效。赵仓焕等将96只大鼠随机分为对照组、模型组和电针组，再将每组分为3小时、6小时、12小时和24小时组，以Freund's完全佐剂造成佐剂性关节炎大鼠模型，电针选取悬钟穴和昆仑穴，分别以3小时、6小时、12小时和24小时作为治疗间隔时间，连续治疗6天，以痛阈、炎症局部前阿黑皮素（POMC）和前脑啡肽原（PENK）的mRNA表达作为观察指标。结果显示，间隔24小时电针可明显提高对佐剂性关节炎大鼠的镇痛效应。

（二）针刺方向、角度与深度的研究

针刺方向、角度和深度三者密不可分，是进针的主要参数。针刺者对不同腧穴施术时均须选择相应针刺方向、角度及深度。常见针刺角度有直刺、斜刺和平刺，针刺方向的界定可根据经脉循行方向、参考解剖结构或参考他穴，进针深度往往由解剖结构、针刺方向、角度及病性等因素决定。对于以上三个针刺量学参数，既有对单一参数的研究，也有将多变量进行组合的综合研究。傅俊钦等观察"以痛为腧"治疗肌筋膜疼痛综合征（MPS）3种针刺角度之间临床疗效的差异，将与皮肤表面呈平行方向按压扳机点（条索状硬结）、病患最感疼痛的方向定义为痛点方向，将90例确诊为背部肌筋膜疼痛综合征的患者随机分为平刺（15°）组、斜刺（45°）组与直刺（90°）组，每组30例，针刺时间均为5分钟，并进行疗效比较。结果显示，平刺组疼痛视觉模拟量表平均减分率（73.9%）、完全缓解率（43.3%）、显愈率（60.0%）均明显优于斜刺组（54.2%，13.4%，36.7%）与直刺组（37.8%，3.3%，16.7%），差异有统计学意义（$P<0.01$），说明平刺组较斜刺组与直刺组更能有效缓解肌筋膜疼痛。许军峰等

采用深刺和浅刺（均取秩边穴，深刺时觉有落空感进入腹腔为度，浅刺仅刺破入皮，针停皮下。两组皆行捻转泻法 1 分钟，留针 5 分钟）对丙酸睾酮所致前列腺增生症（BPH）大鼠模型进行干预，并观察其对大鼠前列腺、膀胱指数及形态学的影响。结果显示，针刺后前列腺上皮由假复层变为单层柱状，腺体减少，间质充血、钙化减轻，无结缔组织增生，腔内分泌物减少，表明针刺能抑制前列腺增生的病理改变，且深刺组效果优于浅刺组。宫春明等研究不同深度针刺干预腰椎间盘突出症患者对疗效的影响，发现患处双侧膀胱经深刺（8~10 厘米）较浅刺（3~5 厘米）疗效更明显，推测深刺激更能改善病灶处“气血运行不畅”的情形，行气活血，从而改变病灶处充血、水肿及组织缺氧，静脉回流障碍等一系列炎症病理改变，从而缓解症状。

（三）“针刺手法量学”相关仪器的研究

随着科学技术的进步与发展，越来越多借助仪器设备的新型针灸治疗手段随之出现，如电针、脉冲、经皮穴位电刺激、微波针灸、激光针灸等，这些针灸仪器其参数可测、可控、重复性好，既可应用与临床治疗，也可用于“针刺手法量学”相关参数的科研上。因此，针灸仪器的研制和应用是针灸科研、针刺量学和规范化研究的基础和发展方向。近年来，有关“针刺手法量学”相关仪器的研究也有很多报道，如杨华元等研制出针刺手法参数分析仪，主要采用电阻传感器技术和微电机传感技术采集提插、捻转和摇摆时速度、角度、力度等针刺手法参数，并通过二道生理记录仪输出手法波形，在波形上有数值标记并在液晶显示屏上显示出来，使手法参数与针刺效应对应起来进行相关的分析研究，并在此基础上进行针刺手法的受力分析研究，从中寻找运针过程中物理量变化特点和规律，建立计算机针刺手法模拟系统，为提高针刺手法的规范操作及临床科研提供了新的实验方法。刘堂义等在成功研制“ATP-IV 型针刺手法参数测定仪”的基础上，又通过提出新的算法、充实所分析的针刺手法物理参数种类、完善针刺手法比较和评价的方法，设计出新的针刺手法物理参数分析软件“针刺手法信息分析系统”。该系统提出了去除肩平台期的智能算法，应用了物理学对波形的分析方法和统计学上标准差的概念，能够更为全面的分析针刺手法参数。李庆华等研制了一套用于针刺手法提插和捻转操作的实时检测传感针，配合相应的计算机采集硬件和软件系统，能够对针刺手法过程进行检测记录和分析。通过在人体足三里穴实施针刺手法，对记录检测信号进行频谱分析，结果表明，针体上的受力在针刺过程中变化十分敏感，输出波形可以清楚识别运针的细节，其变化规律和中医学关于针刺手法的描述相吻合。

在如何客观反映针刺手法参数的方法学研究方面，不同的研究者从多种角度做了相关的探索。Langevin HM 等用一种超声弹性成像技术用于人体针刺手法（计算机控制的针刺捻转提插）操作时组织移位的定量化研究，发现增加捻转次数对在提针、插针时的组织移位和在插针后弹回的组织移位都有显著的线性效应。中井さち子就针刺补泻手法对经穴部组织弹性的影响，以针刺电流计（ARM）的针刺阻力值为指标进行了研讨，认为可以从针刺阻力值探讨补泻手法的客观化。顾星研制出针刺手法教学测试仪，该仪器主要是通过微电机传感技术采集提插、捻转信号，采集到的手法波形可以反映针刺手法（提插、捻转）的速度、力的变化。丁光宏等应用现代集成电路技术和生物力学原理，研制了一套能在人活体上测试各种针刺手法并能感受施针者和受针者相互作用力的检测系统，研究者发现针体上的拉压力和扭转力矩的波形及数值可以反映不同手法的针体受力过程，进而能反映不同手法参数。

（四）“醒脑开窍针刺法”量学的研究

1.“醒脑开窍针刺法”主穴的量学研究

人中穴：为了解针刺参数对针效的影响，探讨“醒脑开窍针刺法”中主穴之一的人中穴最佳刺激参数。樊小农等将108只大脑中动脉缺血模型（MCAO）大鼠分为9组，以针刺频率的慢、中、快（1、2、3次/秒）和针刺时间的短、中、长（5秒、60秒、180秒）的两因素三水平针刺参数搭配组合9种针刺方法刺激人中穴，以脑血流量为效应指标，通过正交试验、析因分析、单因素方差分析，综合分析不同针刺手法作用于水沟穴对MCAO大鼠脑血流量的影响。结果显示，针刺时间、针刺频率以及二者的交互作用都会对MCAO模型大鼠的脑血流产生影响，其中针刺时间是最重要的影响因素，慢频率和短时间的针刺参数对其影响相对不大，用3次/秒的快频率持续刺激60秒、180秒，对MCAO大鼠的脑血流改善效果较佳。提示临床必须在保证一定刺激时间的前提下，尽可能提高针刺操作的频率，而“醒脑开窍针刺法”对人中穴的“针刺手法量学”定义，正符合以上要求：雀啄手法对应为中、快频率，持续刺激直到“患者眼球湿润”为止，保证了足够的针刺时间，正是获得最佳脑血流量的最佳针刺方法。张雪等以Zea-Longa线栓法复制大鼠MCAO模型，对“醒脑开窍针刺法”主穴水沟穴施以快频率（180次/秒）和慢频率（60次/秒），持续时间均为5秒的针刺干预，共6次，并记录皮层、海马、纹状体部位微血管及炎性细胞的变化。结果显示，与未针刺组比较，快频率针刺组可明显减少皮层和海马的炎性细胞数，慢频率针刺组可明显增加纹状体的炎性细胞数和微血管数，各组比较差异有统计学意义（$P<0.05$），从而认为快、慢频率针刺法改善脑缺血的作用环节不同，具有脑区部位的特异性。

内关穴：韩科等针对“醒脑开窍针刺法”的另一主穴内关穴，应用与上述相同的实验设计来验证对其施以捻转手法改善MCAO大鼠脑血流量的针刺频率和时间优化方案。结果显示，内关穴的针刺时间和频率均是改善MCAO大鼠脑血流量显著因素，针刺频率与时间的最优搭配是以 3 次/秒持续刺激 60 秒。

2. “醒脑开窍针刺法”配穴的量学研究

为观察“醒脑开窍针刺法”配穴风池、完骨、天柱穴对椎-基底动脉的供血改善情况，选取 50 例椎-基底动脉供血不良（头晕症状明显、颈项活动受限、脑血流图枕乳导联波幅降低）的患者，其中男性 29 例，女性 21 例，年龄 43~76 岁，病程 2~11 年。取双侧风池、完骨、天柱穴，施用小幅度、高频率捻转补法（第二定义），即捻转角度 <90°、捻转频率为 120~160 转/分，行手法 3 分钟，每日治疗 2 次。使用 XLJ-II 型双导脑血流图分别描记施手法后即刻、2 小时、4 小时、6 小时的枕乳导联图形。观察结果显示，各时相波幅较治疗前均增高，重搏波出现，随着时间的延长这种改善效果逐渐减弱，至治疗后 6 小时衰减最为明显，提示针刺施术 3 分钟对大脑后循环供血改善的效应可持续 4~6 小时。针刺后 47 例患者的脑电图即刻发生了明显改变，其中 42 例表现为 α 波幅增高，调幅改善，α 棱持续时间延长，原有的慢波活动幅度及长度减少；5 例反应不规则，表现为针刺时 γ 波幅短暂上升，继而降低并恢复至原水平，或施术后 γ 指数低、波幅下降、以 B 节律为主。另一项研究为观察“醒脑开窍针刺法”对脑卒中合并吞咽障碍患者脑血流图的即时效应，随机选取脑卒中后合并吞咽障碍患者 25 例，其中男性 19 例，女性 6 例，年龄 47~68 岁，病程 20 天至 6 个月，缺血性脑卒中 18 例，出血性脑卒中 7 例。患者坐位，取双侧风池、翳风、完骨穴，三穴均向喉结方向斜刺，进针 2.0~2.5 寸，施以小幅度、高频率捻转补法（第二定义），行手法 1 分钟。应用 MB_6707-IB 型双导直接式血流图机，基础阻抗 50Ω，电阻定标 0.05Ω/10mm，纸速 25mm/s。分别描记针刺前、针刺后即刻和针刺后 15 分钟的双侧标准枕乳导联的脑血流图，测量上升时间、波幅值、流入角度及流入容积速度，同时观测重搏波及波形。观察结果显示，针刺前双侧脑血流上升时间延长、波幅明显降低、流入角减小、流入容积速度减慢，提示患者脑血管弹性减退、血流阻力增大、血管充盈度降低、脑血流量减少；针刺后即刻，双侧脑血流上升时间明显缩短（$P<0.05$），波幅、流入角和流入容积速度均明显增大，差异有统计学意义（$P<0.01$ 或 0.05），针刺后 15 分钟与针刺前相比各项指标改善有统计学意义（$P<0.01$ 或 0.05），针刺后 15 分钟与针刺后即刻相比，各项指标差异无统计学意义（$P>0.05$）；针刺前患者脑血流图重搏波隐失者 21 例（84%），针刺后即刻及针刺后 15 分钟，重搏波均有明显改善，与针刺前比较差异有统计学意义（$P<0.05$），针刺后即刻与针刺后 15 分钟比较差异无统计学意义（$P>0.05$）。说明针刺能够改善脑动脉弹性，使其紧张度下降、血流阻力减小、血管扩张，从而增加脑血流量，改善脑供血。针刺即刻产生的效应 15 分钟后仍无明显衰减，针刺效应对双侧脑血流的改善作用是基本一致的。

有关“醒脑开窍针刺法”的其他配穴的“针刺手法量学”研究亦有报道，如田光等将150例缺血性脑卒中所致中枢性面瘫患者，依据针刺行针时间和针刺方向构成的不同刺激量，随机分为4个合谷量学组（A、B、C、D组）和对照组（E组），合谷组治疗方案为不同刺激量针刺合谷穴（针刺手法操作持续5秒，针尖直刺；针刺手法操作持续5秒，针尖逆经脉方向；针刺手法操作持续30秒，针尖直刺；针刺手法操作持续30秒，针尖逆经脉方向）加中西医基础治疗方案，对照组仅采用中西医基础治疗方案，疗程为14天。疗效指标为House-Brackmann面神经分级量表、多伦多面神经分级量表和面神经麻痹程度分级量表。结果显示，治疗后各组患者3种量表评分均较治疗前有明显提高（$P<0.05$），且治疗前后量表评分改善率均存在明显组间差异（$P<0.05$）。其中采用逆经脉方向斜刺进针，捻转行针5秒针刺合谷穴，对缺血性脑卒中后中枢性面瘫患者临床症状量表评分改善率及有效率最优。

（五）针刺降压的手法量学研究

为探讨石学敏院士“活血散风，调和肝脾”降压针法对自发性高血压大鼠左心室病理形态变化的影响，李阳等将30只16周龄雄性自发性高血压大鼠（SHR）随机分为针刺组和模型组，同龄正常血压雄性（Wistar-kyoto，WKY）大鼠15只为空白组。对针刺组大鼠取双侧人迎穴，按照石学敏院士手法量学标准，行小幅度、高频率捻转补法1分钟，留针30分钟，留针期间每隔10分钟行针1分钟，每日针刺1次，连续针刺4周。对模型组和空白组大鼠于相同时间点抓取，不做其他处理。针刺4周后取左心室分别通过光镜与电镜观察心室组织病理形态的变化。结果显示，模型组心肌细胞发生严重的损害，出现心肌纤维断裂，间质见有小灶状炎细胞浸润、点状坏死等形态学改变；针刺组左心室心肌基本正常，纤维损害程度明显小于模型组；空白组心肌纤维排列整齐，未见变性、肥大与萎缩，间质未见炎细胞浸润和纤维组织增生。在电镜下观察其超微结构，模型组线粒体和细胞核等细胞器发生了严重的病理变化，线粒体肿胀，部分溶解，线粒体外膜破裂；肌丝溶解；细胞核异染色质增加，团块状，边际化。这将导致细胞内能量转化出现异常，从而导致左心室重构、心功能障碍。针刺组细胞器虽然也发生了部分病变，但整体上没有模型组严重。说明针刺人迎穴可减少自发性高血压大鼠心肌损害，延缓其萎缩和凋亡，使左心室组织损伤得到改善。王家有等将28只自发性高血压大鼠随机分为模型组、轻刺激组、中刺激组和重刺激组（每组均7只），并以同体重正常血压SD大鼠7只作为正常组。3个针刺组分别以不同参数针刺大鼠双侧太冲穴，每次针刺5分钟，每日针刺1次，针刺结束后15分钟采用BP-6无创血压测量系统对大鼠进行血压测定，针刺第7天时采用放射免疫法检测各组大鼠血浆内皮素（ET-1）含量。轻、中、重3种针刺参数捻转角度、频率以及是否穿透足底皮肤分别为：0°、0 转/分、穿透足底皮肤；180°、60 转/分、不穿透足底皮肤；360°、120 转/分、穿透足底皮肤。结果显示，与轻刺激、重刺激组比较，针刺第 2 天中刺激组的收缩压显著降低（$P<0.01$），针刺第 6、7 天中刺激组收缩压显著低于模型组和轻、重刺激组（$P<0.01$）；组内比较，中刺激组的收缩压于针刺后第 2、5、6、7 天明显降低（$P<0.01$）；模型组血浆 ET-1 水平显著高于正常组（$P<0.01$），中刺激组血浆 ET-1 水平显著低于模型组（$P<0.01$），轻刺激和重刺激组的血浆 ET-1 浓度与模型组比较，差异无统计学意义（$P>0.05$）。说明太冲穴不同量化参数的针刺降压效应具有差异性，对太冲穴施以中等强度刺激可降低自发性高血压大鼠的收缩压及血浆 ET-1 含量，而轻刺激和重刺激捻转手法降压效果不明显，不同量化参数的捻转手法针刺经穴所产生的效应存在差异性。

近几十年，针刺手法量化研究取得了一些可观的成果并且极大地推动了针灸临床的发展。目前，在针刺手法的研究中定性定量的研究工作逐渐增多，有利于促进“针刺手法量学”的进一步发展。采用现代的科学技术手段，研究不同针刺操作手法的客观效应及其作用机制，阐明其合理内涵，进一步探讨补泻手法不同操作频率和幅度的临界点，及达到明显补泻作用的最佳操作频率与幅度，对于统一规范针刺手法操作、提高针刺技术的可重复性，进而提高临床疗效，促进针灸在世界范围内的推广应用具有重要的意义。

参考文献

[1] 陆瘦燕，朱汝功．刺灸法汇编［M］．上海：上海科学技术出版社，1959：12.

[2] 韩林，王舒，樊小农．古典文献中针刺量效关系的雏形［J］．辽宁中医药大学学报，2010，12（5）：16-18.

[3] 杨阿根．石学敏院士针刺补泻手法量学切入点浅析［J］．上海中医药杂志，2011，45（11）：32-34.

[4] 卞金玲，张春红．石学敏院士“针刺手法量学”的概念及核心［J］．中国针灸，2003，23（5）：287-289.

[5] 石学敏．脑卒中与醒脑开窍．第一版．北京：科学出版社，2007：283-298.

[6] 杜宇征．国医大师石学敏院士“针刺手法量学”在高血压病中的应用［J］．中华针灸电子杂志，2017，6（1）：1-2.

[7] 石学敏．针刺手法与临床效果的相关性研究——同一穴位针刺方向、深度、施术与对应症的关系［J］．中医学报，2012，27（9）：1077-1079.

[8] 石学敏．脑卒中与醒脑开窍．第一版．北京：科学出版社，2007：557-561.

[9] 胡国强，石学敏．“醒脑开窍”法治疗中风手法量学的基础研究［J］．中国针灸，1992，（2）：33-35.

[10] 张亚男，杨沙，樊小农，等．穴位及针刺持续时间对针刺效应影响的实验研究［J］．天津

中医药，2010，27（2）：118-119.

[11] 董礼．头穴透刺治疗急性脑梗死手针与电针刺激对比临床与实验研究［D］．哈尔滨：黑龙江中医药大学，2002.

[12] 谢凯，李海舟．强刺激针法对单纯性肥胖大鼠脂代谢的调节作用［J］．上海针灸杂志，2010，29（2）：122-124.

[13] 闵友江，严振国，杨元华，等．针刺效应影响因素的定性定量化实验研究［J］．辽宁中医杂志，2008，35（12）：1923-1927.

[14] 邬继红，马惠芳，吕海波，等．不同针刺时间对致敏豚鼠血清 IL-4 和 TNF 影响的实验研究［J］．北京中医药大学学报，2006，13（5）：10-12.

[15] 林娜，颜国富，李淑君．两种针刺间隔时间治疗糖尿病胃轻瘫的疗效比较［J］．光明中医，2013（10）：2109-2111.

[16] 赵仓焕，王文靖，谢步霓，等．不同间隔时间电针对佐剂性关节炎大鼠炎症局部前阿黑皮素和前脑啡肽原 mRNA 表达的影响［J］．暨南大学学报（自然科学与医学版），2006（6）：812-816.

[17] 傅俊钦，赵百孝．以痛为腧治疗肌筋膜疼痛综合征针刺角度临床研究［J］．吉林中医药，2011，31（5）：426-429.

[18] 许军峰，杨兆钢．不同针刺深度对前列腺增生症大鼠重量指数的影响及形态学观察［J］．上海针灸杂志，2003（3）：15-17.

[19] 宫春明，刘亚琴，王利梅，等．论下腰段华佗夹脊穴的针刺深度与疗效的关系［J］．中国中医药现代远程教育，2011，9（16）：35.

[20] 杨华元，夏锦杉，顾训杰．针刺手法参数测定仪研制及手法受力分析［J］．陕西中医学院学报，1994，17（2）：37-38.

[21] 杨华元，夏锦杉，顾训杰．计算机针刺手法模拟系统［J］．上海针灸杂志，1995，14（1）：35-36.

[22] 刘堂义，杨华元，李小俊，等．“针刺手法信息分析系统”的开发与应用［J］．针刺研究，2008，5（33）：330-333.

[23] 李庆华，李付国，艾炳蔚．中医针刺手法用传感针的研制［J］．传感技术学报，2006，19（2）：285-288.

[24] Langevin HM，Konofagou EE，Badger GJ，et al. Tissue displacements during acupuncture using ultrasound elastography techniques［J］. Ul-trasound MedBiol，2004，30（9）：1173.

[25] 中井さち子．以针刺抵抗值为指标探讨补泻手法的客观化［J］．国外医学·中医中药分册，1995，17（1）：59.

[26] 顾星．中医针刺手法教学测试仪的研制［J］．中国针灸，2001，21（4）：229.

[27] 丁光宏，刘辉，沈雪勇，等．在体针刺过程中针体受力的实时检测与分析［C］. 21 世纪医学工程学术研讨会论文摘要汇编，2001.

[28] 樊小农，王舒，李雅洁，等．“水沟”穴最佳刺激参数的筛选研究［J］．中国针灸，2008，28（12）：913-917.
[29] 张雪，樊小农，王舒，等．大脑中动脉栓塞大鼠脑区病理生理动态变化及不同频率针刺法的影响［J］．中国中西医结合杂志，2010，30（9）：970-973.
[30] 韩科，杨咏红，王舒，等．内关穴捻转手法干预 MCAo 大鼠的针刺时间和频率的正交优化研究［J］．辽宁中医杂志，2012，39（12）：2495-2497.
[31] 王舒．风池穴低频捻转手法对椎基底动脉供血不足患者血流动力学的影响［C］．中国天津第一届国际中医学术交流会议．1996，1：67.
[32] 蒋戈利，韩宝杰，张杰，等．针刺时假性延髓麻痹患者 REG 即时效应的观察［J］．天津中医学院学报，1991，(02)：41-43.
[33] 田光，孟志宏．针刺合谷穴治疗中枢性面瘫量效关系研究［J］．上海针灸杂志，2015，34（2）：95-98.
[34] 李阳，王莹，郭琳．针刺对自发性高血压大鼠左心室病理形态的影响［J］．针灸临床杂志，2015，31（5）：65-66.
[35] 王家有，唐纯志，贺振泉，等．“太冲”穴中等强度针刺对高血压大鼠血压及血浆内皮素含量的影响［J］．针刺研究，2011，36（1）：36-39.

第三章　针灸高级人才的培养

石学敏院士于 1991 年获中华人民共和国国务院“政府特殊津贴”，1999 年当选为中国工程院院士，2000 年获香港“何梁何利基金科学与技术进步奖”，2001 年获香港求是科技基金会“杰出科技成就集体奖”，2008 年获天津市卫生局“天津名中医”，2014 年荣获“国医大师”称号，2017 年天津中医药大学授予“终身教授”。

石学敏院士从医从教 55 周年，搜炼古今，上下求索，博采沉奥，中西璧合。他以严谨求实的治学态度，孜孜以求的工作作风，形成了其独特的学术思想体系，在中医针灸临床、科研、教学的实践中积累了丰富的经验，他以自身独特的人格魅力凝聚人心，培养人才并逐步形成团队文化，为弘扬我国中医药事业做出了卓越成就，为推动中医药走向世界做出了突出贡献。“发展中医，我认为，这对于我来说，是一项不可推卸的历史责任。”国医大师石学敏院士如是说。

一、内核建设，专科人才培养

国医大师石学敏院士注重人才梯队建设，把培养人才、凝炼队伍作为学科发展的头等要事。他坚持主张以“德才兼备、注重能力、重点培养”的方针，倡导大家要有学科信仰，工作讲奉献，吃苦耐劳；讲开拓精神，言必信，行必果；既要讲理论，又要有解决实际问题的能力。鞭策学科人员积极进取，立足本岗技术锤炼，外出进修业务学习，拓展医学科研技能，加强中外学术交流，统筹兼顾老、中、青人才储备，不断优化学科梯队结构，带出了一批跨世纪人才。以王舒教授为带头人的“针刺治疗脑病研究团队”，于 2011 年获得教育部“长江学者和创新团队发展计划”创新团队称号，是入选 97 个创新团队中唯一一个中医领域创新团队。以博士生王舒、杜元灏、张春红，师承学员李澎、杜宇征、戴晓矞等为代表的传承人，在导师耳提面命地谆谆教诲下，系统归纳、总结、提炼石学敏院士学术思想，肩负着“承上启下”的学术传承重任，承担了“十五”国家科技攻关计划“名老中医学术思想、经验传承研究”以及“十二五”国家科技支撑计划课题“名老中医特色诊疗技术传承研究”。目前，天津中医药大学第一附属医院针灸学科拥有中国工程院院士 1 人，国医大师 1 人，卫生部突出贡献专家1人，享受国务院特殊贡献津贴专家4人，首届中医药传承特别贡献奖获得者1人，国家级名老中医3人，教育部新世纪优秀人才2人，中华中医药学会科技传播之星1人，中国青年科技奖获得者1人，天津市特聘教授1人，天津市政府授衔专家2人，天津市名老中医3人，天津市中青年名中医2人，天津市青年科技奖获得者2人，霍英东教育基金奖获得者1人，天津市“131”第一层次人才2人，第三层次人才4人；学术团体任职（副主委及以上）一级学会2人，二级学会7人，三级学会10人；博士后5人，博士46人，硕士104人，博士生导师10人，硕士生导师52人；正高级职称93人，中级职称54人，初级职称62人。历年来承担国家“973”计划课题、国家行业专项、国家科技支撑计划、国家自然科学基金等国家级科研60余项，省市级课题150余项，课题资助及学科建设经费逾亿元。获得国家级奖励5项，省部级奖励50余项，主编医学专著和国家级教材100余部，主持或参与制定了多项临床诊疗路径、指南、规范、标准等，发表SCI论文33篇，培养优秀博士论文4篇。

在石院士的带领下针灸学科由小到大，由弱到强，逐渐发展成为教育部重点学科、原国家卫生计生委临床重点专科、国家中医药管理局重点专科、天津市“重中之重”重点学科。针灸学科所在地天津中医药大学第一附属医院针灸科业已成为国内最大的针灸医疗、科研和临床教学基地，为全国针灸行业起到了示范作用，通过在全国建立59个分中心，使全国针灸医疗网络逐渐形成，引领我国针灸学科的发展，当之无愧成为“中国针灸中心”。

二、长足发展，交叉学科人才培养

在新型医疗模式下，石院士提出了“发展在门诊，成功在病房”的发展战略，指出突出针灸特色，走中西医结合的道路才是正确的方向。在这一鲜明方向指引下，广纳多学科交叉人才，使中医内科和西医内科成为学科一体两翼的人才结构配置，先后引进了病理生理学、分子生物学、药理学、免疫学、循证医学、心导管治疗学、脑系外科学、遗传基因学等学科的专业人才百余名。学科拥有国家中医药管理局脑病针刺疗法重点研究室、3个国家中医药管理局三级实验室以及天津市针灸学重点实验室，逐步形成了一个完整的针灸医疗、教学、研究体系，从而确立了针灸学科在全国的领先地位，成为当代中国针灸临床发展水平的标志。

三、战略储备，高校人才培养

“作为高校培养出来的医生，我们时刻铭记当年毛主席的教诲，‘祖国医学是个伟大的宝库，应当努力发掘，加以提高’。”国医大师的赤子情怀滋润着天津中医药大学莘莘学子的心田。

长期以来，石学敏院士注重高校医学生的培养，积极扎根于天津中医药大学课堂中，“对于中医学科来讲，经典是根本，临床是关键，内科是基础。”由石学敏院士主编并主讲的《针灸学》被评为国家级精品课程。在《中医内科学》的授课中，他将针灸、中药、方剂融会贯通，结合临床病例讲述，学生收获良多，“醒脑开窍针刺法”被写入《针灸学》《针灸治疗学》等多部中医院校统编教材。石学敏院士于1993年被中华人民共和国教育委员会、人事部评为“全国优秀教师”，2011年荣获天津市教育委员会“第六届天津市高等学校教学名师奖”。

石学敏院士作为天津市首位中医博士生导师，率先实施研究生高层次人才培养计划，制定理论研修、临床实践、学术交流及科研工作的具体方案。在理论研修上，要求学生精读本专业（含西医）相关的书目，并在三年内发表高水平的论文；在临床实践上，将学生派往重点学科进修深造，以提高临床实际解决急危重症的能力；在学术交流和科研上，提倡跨省、跨地区及出国进行基础和临床课题研究，营造机会让研究生走出去了解、掌握国内外先进诊疗技术及学科发展前沿。天津中医药大学第一附属医院针灸学科已在北京针灸骨伤学院等数十余个医疗单位建立分支机构，开展了相关的学术交流活动。1997年与清华大学生命科学学院与生物医学工程系开展科研合作，充分发挥了基础科学研究与临床研究相结合的优势，进一步提高我院针灸专科的学术水平。先后派出百余人次，赴法国、日本、韩国、德国、美国、加拿大、墨西哥、巴西、缅甸等地开展医疗、科研合作交流。目前已培养博士研究生近百名，其“开辟教学新途径，培养针灸新人才”项目获得1993年国家教育委员会国家级一等奖和1997年天津市教学成果一等奖。

四、惠及全球，外籍人才培养

石学敏院士被誉为“针灸外交家”，他创立的“醒脑开窍针刺法”“石氏中风单元疗法”，在中风病这一世界级医学难题上迈出了一大步。从医55年来，救治海外患者数以万计，深受患者信赖、同道赞誉及国际友人青睐。东洋学术出版社会长、日本中医学会顾问山本胜司教授评价道：“继针刺麻醉之后，醒脑开窍法似乎再一次改变针灸的威力，掀起了强大的轰动效应。如果将针刺麻醉作为针灸的第一阶段，那么，醒脑开窍法可以说掀起至今为止的一个崭新阶段，具有划时代意义。”团队的脑病研究成果引起了国际学术界的广泛关注，开展了与国际著名科研、医疗单位深入的合作，如成立了由中国科技部与意大利卫生部建立的“中意中医药联合实验室”，开展中风病疗效评价的合作研究。石学敏院士致力于针灸学术交流和技术推广，他将中国古老而神奇的针灸术传播到世界各地，先后赴日本、法国、瑞士、美国、俄罗斯、韩国等百余个国家及地区的大学、医院合作，开展中医治疗中风病的临床和机理研究及教学活动；并与日本京都大学长期合作，从事脑老化研究。

本团队脑病研究成果吸引了海外留学生，接纳百余人次的海外进修生和近百个国家、地区的考察学习代表团。自1978年以来已成功举办14届中国·天津国际针灸学术研讨会，大批留学生、进修生来到天津中医学院第一附属医院学习中医和石学敏院士的“醒脑开窍针刺法”。由中国音像出版社出版发行的《石学敏针刺手法系统》被译成英、日、韩、西班牙语在国外发行，并于1993年荣获国家教委颁发的高等教育国家级一等奖。《石学敏针灸学》英文版，更被列为美国国家针灸医师考试委员会教材。经石院士治疗痊愈的外籍患者以不同形式记录下自身针灸治疗经历，美籍护士Ruth著书《走出黑暗（Out of the Darkness）》，美籍健美教练Deven经好莱坞拍摄《9000银针》纪录片在美巡演，引发极大轰动，为中医针灸走向世界做出极大贡献。

五、结语

“莫道桑榆晚，为霞尚满天。”耄耋之年的国医大师石学敏院士仍以老骥伏枥之志，将祖国医学宝库之精要惠及全世界人民。导师言传身教于日常，他那诙谐而满腹经纶的话语，激发中医学子的学术热忱，好似满载光明的阿拉丁神灯播散着对于生命的温暖。“从医是一项悬壶济世、治病救人的崇高事业，医者当以仁心仁术、孜孜以求。”国医尚且如此，奈何我后辈乎？

石学敏院士培养人才情况：

院士培养硕士研究生名录

毕业年份	姓名
1987	李力
1988	周时伟
1988	张立津
1989	李平
1989	马宝义
1990	王舒
1990	蒋戈利
1993	傅立新
1994	阿德
1995	余思颖

1997	程宇
2001	弗罗里安
2003	金锦兰
2010	李凌鑫
2010	常颖慧
2010	MURAKAMISHIHO
2011	LEEJYEON
2011	周萍
2011	李景轩
2011	佟媛媛
2011	CHOICHEENHEE
2011	YAMAMOTOAKI
2012	SEOL MIN YOUNG
2012	田晓芳
2012	杜宇征
2012	SHIN HYEN SIK
2012	陈宥伊
2012	KIM MI KYOUNG
2013	李想
2013	RA INJA
2014	LEE SUNG HOON
2014	SEO HAE DO
2014	ONG ZHI LIN MELISSA
2014	罗玲玲
2014	王焕程
2014	谭涛
2014	蔡子隽
2014	郭婷华
2014	罗笑琳
2014	郭晓艳
2014	王炎
2014	郭爽
2015	刘春霞
2015	陈光

2015	李薇薇
2015	郭蕴萍
2015	DO LE MI
2016	CHONG SHANG YEH
2016	PEETICHA AMRIT
2016	PHUKIJJ LAOJERUNKUL
2016	HWANG HYE JIN
2016	ZHANG GUODONG
2016	KIM HYUN JUNG
2016	HUANG JIE
2016	蔡斐
2016	戴晓矞
2016	李溪蹊
2016	金娇娇
2016	陈超
2016	孙锐
2016	张茜
2016	黄泓文
2016	杜新宇
2016	王晨瑜
2017	史智敏
2017	殷曼
2017	黄惠媛
2017	胡春晓
2017	陈志勇
2017	李正涎
2017	李东烨

院士培养博士研究生名录

毕业年份	姓名
1990	李力
1992	李平
1992	翟娜
1993	王舒

1994	蒋戈利
1995	杜元灏
1997	来丽萍
1997	王学瑞
1997	杨增瑞
1998	冀来喜
1998	孟智宏
1998	郑健刚
1999	刘一凡
1999	张春红
2000	肖延玲
2000	马岩璠
2001	程宇
2001	傅立新
2002	郭永明
2002	沈小明
2003	樊小农
2003	侯庆
2004	申鹏飞
2004	许军峰
2004	李承俊
2005	姜文
2005	刘立安
2005	刘涛
2005	马玉侠
2005	赵晓峰
2005	金龙洙
2005	李镕源
2005	邢淑仪
2006	丁晶
2006	郭丽
2006	温景荣
2006	熊杰
2006	赵瑞珍

2006	金伦毅
2006	李修贤
2006	申将浩
2006	唐克镔
2007	陈钟完
2007	王广军
2008	张智龙
2008	杨明星
2008	杨志新
2009	史慧妍
2009	李雅洁
2010	许明辉
2010	PARKNAMKYU
2010	MINKYUNGJIN
2010	JUNGMINSOOK
2010	张玮函
2010	KOHEUNSONG
2010	陈泽林
2011	王金贵
2011	HANKWANGCHUL
2011	LEEGUNJIN
2011	倪丽伟
2011	PARKJIYEON
2011	JINGLIU
2011	BUYANKHISHIGMUNKHTUYA
2012	黄于哲
2012	牟蛟
2012	周淼焱
2012	LEE MIN JUNG
2013	李凌鑫
2013	康明明
2013	CHOI EUN TAIK
2013	MURAKAMI SHIHO
2013	王晶

2014	罗丁
2014	佟媛媛
2014	赖怡君
2014	HWANG IN MYUNG
2015	寇鹏
2015	王琪
2015	朱原
2015	CHAOMING CHEN
2015	SEOL MIN YOUN
2016	HUANG HSIAOLING
2016	CLAYTON SHIU
2016	王子旭
2016	王文熠
2016	YOON BEUNG KWON
2016	陈宥伊
2016	宁丽娜
2017	徐海涛
2017	李达雅
2017	刘敬
2017	周熙
2017	谭涛
2017	原萌谦

国医大师收徒名录

广东省中医院　张忠诚、米建平

河南中医药大学第一附属医院　赵丽丽

河南中医药大学第二附属医院　焦乃军

河南中医药大学第三附属医院　李伟峰、叶险峰、周友龙、张今生、卫向龙

河南省中医药研究院　薛爱荣

河南南阳水针刀医院　吴汉卿

台湾中国医药大学　高宗桂

新加坡针灸学会会长　周世耀

山西中医药大学第三附属医院　吕玉娥（省优才）

山西大医院　王卫强（省优才）

山西忻州中医院　王自兴

陕西延安市中医院　付春爱（优才）

山东潍坊市益都中心医院　马胜（优才）

山东威海市中医院　于波（优才）、刘仁岭

山东荣成市中医院　袁文杰

山东中医药大学附属医院　杨佃会（优才）

山东临沂人民医院　宋艾云（优才）

山东济南市中医院　冯树军（优才）

上海中医药大学附属龙华医院　裴建（优才）

河北秦皇岛市中医院　张惠利（省优才）

重庆市中医院　田玮峰（市优才）

山东济宁市中医院　王乐荣、汪武生

山东日照市中医院　丁立均、杜培学

北京德胜门中医院　胡广芹、李浪辉、宋宁、苏慧萍

辽宁阜新市中医院　高海松

山东临沂市中医院　刘冬梅、王德强

内蒙古鄂尔多斯一康微创医院　张永彬

浙江衢州市中医院　金瑛

河南商丘市中医院　陈辉、徐守臣

海南省三亚市中医院　萨仁、刘建浩

山西运城市中医院　李红洲、李晓慧、潘卫峰

广西桂林市中医院　王希林、荣军、黄海燕

山西中医药大学及其附属医院　张捷、王维峰、韦玲、张卫东、王裴敏、刘力书、王杰

宁夏回族自治区中医院　冶尕西、宋宁宇、孙秀萍、王竹芳

山东青岛海慈医院　付静静、孙炜

河北石家庄市妇幼保健院　高海生、李聪捷、莫中福、赵志英、王强玉

黑龙江佳木斯市中医院　刘锡安、聂金迪、张娇娇、黄德才、吴富有、杨菲、王馨、时桂华

浙江湖州市长兴县人民医院　王鹏、肖晨岑

浙江湖州市长兴县中医院　李成国、戴慧峰、叶青林

浙江湖州市长兴县区级卫生院　陈建青、吴伟杰、刘泽刚、李学峰

谢永丰、潘伟鑫

浙江湖州市长兴国泰康复医院　冯红萃

百余位民间收徒的弟子名录

南京中医药大学　张宏如、李一阳、徐文韬、原萌谦

天津市师带徒　李金波、李鹏、杜宇征、田晓芳、戴晓裔、蔡斐、许军峰（传承博士后）、李桂平（传承博士后）、满斌、赵琦、石涛、张春红（优才）、周正华（优才）、王金贵（优才）、史哲新（优才）、谭涛（优才）、王遵来（优才）

截止 2017 年 8 月

第四章　中医针灸走向世界

一、针灸学科的发展概况

针灸学是祖国医学宝库中的一颗璀璨明珠，两千多年前已形成了较为完整的理论体系，其广阔的临床应用，也备受国际医学界的瞩目。针灸以其较高的安全性和显著疗效得以流传数千年，并已经形成国际化的基础和保障。中国唐代名医孙思邈在《备急千金要方》一书中说："针而不灸，灸而不针，皆非良医也。"其内容包括针灸理论、腧穴、针灸技术以及相关器具，在形成、应用和发展的过程中，具有鲜明的民族文化与地域特征，是基于中国民族文化和科学传统产生的宝贵遗产。近年来，随着科学技术的迅猛发展，针灸学不断地吸收现代科学知识，增加了自身的科学内涵，从而成为中国传统医学的代表学科，首先为现代国际社会所普遍接受。同时，从针灸理论到针灸作用机理再到针灸临床的研究发展均受到了世界医学界的高度重视。

针灸起源有一个从感性到理性逐渐深化的过程。中国人的祖先在最原始的打猎、劳作时，碰到一些尖锐的石头或坚韧的木头等东西，刺在人体的某一个部位，这个部位过去正好有疼痛，触碰到以后，疼痛减轻了，这种不自觉的感知，感性的认识，逐渐地变成一个自觉的过程。以后哪个部位疼痛了，用坚韧的石头按压、触摸疼痛的地方，或者用尖锐的木制的东西以及动物的骨骼对疼痛部位进行刺激，以此来解决人身上的一些痛苦，这就是最原始的针灸器具。当时，中国祖先把此类器具称为砭石，这也就是最早的针灸治疗依据。

春秋战国时代，逐渐形成了中医治病的理论基础《内经》，其内容包括《灵枢》和《素问》两部分。《灵枢》在历史上又被称为《针经》，从理论到治疗全面地论述了针灸相关内容，成为了中国最经典的针灸治疗的理论著作。晋代，皇甫谧把《内经》里有关针灸的理论和实践梳理后，整理成一部书，叫《针灸甲乙经》，这本书是一部比较完整的系统的针灸著作。宋代，王惟一发表了《铜人腧穴针灸图经》，在铜人上有经络、腧穴，并在经络里面灌注水银，经络上的腧穴用蜡封好，令外表看不出穴位，以此作为教学和考试用具。学生考试时，针刺到准确穴位以后，水银就会流出来。以此来鉴定学生对穴位基本功的掌握情况。这是我国历史上在医学教育和考试方面，较早的教育和考试工具。

到了明代，针灸不但在理论上，而且在临床上实现了系统化。杨继洲的《针灸大成》，是一个既有理论，又有临床，内容非常丰富的针灸著作。现在的针灸教学和临床中，《针灸大成》还是非常重要的一本参考书。在近代，20 世纪中叶，朱琏的《中国新针灸学》，把现代西医的解剖学、生理学融入针灸经络学内容中，这是针灸学走向中西汇通道路的起始。又经过五十多年的发展，针灸学发展的水平，不管是从临床还是从基础研究方面，都是有非常丰硕的成果。

针灸是中国的，同时它也是世界的。针灸的国际交流与不同时代国家对外交流的整体状况是密不可分的。早在公元 6 世纪，针灸就已传到日本、朝鲜等邻近国家，主要在周边地区，如朝鲜半岛、日本、越南、印度尼西亚等国家传播。这个阶段的传播大致分为东、西和南 3 个方向，尤以向东部的朝鲜半岛和日本以及向西南部的越南的传播最成功。根据范行准《中国医学史略》记载，1586 年 8 月“日本兴兵侵略高句丽，掳吴人知聪而归，当时并携大批医书如《明堂图》等 164 卷而去”，由此记载推测，针灸书早已传入高句丽。

历史学家称 15~17 世纪为“大航海时代”，世界各地尤其是欧洲发起的广泛跨洋活动，第一次将地球上各大洲沟通起来，并随之形成了众多新航路。与陆路相比，海上航行的速度更快，运送效率也更高，因此东西方之间的贸易和文化交流迅速增加。在从东方驶往欧洲的商船上，除了丝绸、茶叶、瓷器、香料等物品，还有关于东方的各种信息，其中就有介绍中医特别是针灸的手稿，也由此开启了针灸向欧洲的传播之旅。17 世纪末，针灸开始传播到欧洲，荷兰、英国、法国、德国等均先后接受了针灸疗法，并在 19 世纪初通过欧洲传播到美国、澳大利亚和俄罗斯等国，后期从 1963 年开始，中国政府派遣的援非医疗队将针灸传播到许多非洲国家。对比针灸向朝鲜半岛、日本和越南等亚洲国家与欧洲的传播，就会发现，前者是双向的，也就是双方互有人员往来；后者是单向的，是欧洲人自己把针灸介绍回去的。还需要指出的是，这些传播者的信息来源并非中国本土，而是印度尼西亚和日本。虽然，自 1552 年开始，就不断有欧洲传教士来华。他们对当时的中国社会进行了全面而深入地观察，在向欧洲发回的大量介绍中国的文献中，就有比较系统的中医脉学和药物学知识，但针灸只是被作为一种民俗或见闻趣事偶尔提及，几乎没有产生任何影响。

针灸被系统地介绍到欧洲，要归功于荷兰东印度公司（简称 VOC）的 3 名雇员。由于明清之际，中国政府多次实施海禁，禁止中国人赴海外经商，也限制外国商人到中国进行贸易（朝贡除外），与西方进行大量贸易往来的印度尼西亚和日本因此成为针灸向西方传播的重要驿站。艾灸传入欧洲纯属偶然，VOC驻雅加达的一位牧师患痛风，经来自中国广南的一位女医生治疗后疼痛奇迹般地消失了。痛风是17世纪欧洲贵族的流行病，主要病因是进食大量肉类（特别是海鲜）及过量饮酒，缺少有效治疗手段。这位牧师敏锐地注意到艾灸治疗痛风的价值，迅速收集有关资料并整理成书稿，于1675年在荷兰出版，很快引发了艾灸在荷兰、英国、德国等国家短暂的流行。针刺疗法的传入与两名医生有关，他们都曾在日本生活过两年，目睹了针刺的操作和效果，也意识到这种方法的独特性，因此撰写论文予以详细介绍，分别于1683年和1712年出版。但这些论文发表以后，很长时间内都没有人敢于尝试，直到1810年才在法国出现了第一个使用针刺治疗的病例，由此引发了针刺疗法在欧洲小范围的流行，并很快传播到了美国、澳大利亚等国。然而这股针灸热并没有持续多久，大约到19世纪后半叶，针灸在欧美基本上已销声匿迹，直到1930年，一位在中国生活近10年之久的法国外交官乔治·苏理耶·德·莫昂特（George Soulie De Morant，1878-1955）将针灸重新带回了法国，再次燃起了欧洲人对针灸的兴趣。

新中国成立后，在毛泽东主席的关心和支持下，针灸的国际交流日渐增多。1955年4月，毛泽东主席高瞻远瞩的提到："针灸不是土东西，针灸是科学的，将来全世界各国都要用它。"新中国成立初期，我国对外交流的范围和数量相对有限，随着我国经济地位和社会地位的不断加强，文化的不断交流，目前针灸已风靡全球，先后在日本、法国、美国、韩国、斯里兰卡、保加利亚、奥地利等国家，召开过八次世界性的针灸大会。相当一部分国家已经成立了针灸学院、学会和针灸治疗会等机构，出版了大量书籍和杂志，促进了针灸医学的世界性的学术交流。

自1971年至今，针灸向全世界范围的传播仅仅40余年的时间，就已经遍及183个国家和地区，约占全世界国家和地区总数的三分之二，遍布五大洲。在现代针灸对外传播历史上，1971年7月26日是个分水岭，在此之前，针灸只在少数国家流传，而在此之后则形成一股世界性的"针灸热"，势不可挡，持续至今。这一切都起因于《纽约时报》专栏记者詹姆斯·赖斯顿在这一天发表的介绍他在中国北京阑尾炎手术后接受针灸治疗的经历。与前两个阶段传播相比，此阶段有一个很大的不同，就是传播方式的改变。前两次的传播都必须凭借"路"，无论陆路还是海路，都有具体的传播路径；而在此次传播中，"路"已经不再是必需之途，即使远隔万里，人们也可以通过广播、电视和互联网络即刻分享各种信息。当然一些偶然因素也不可忽略。就像当年扁鹊怀携针具，游走四方，随俗而变，治疗的患者众多，但如果不是在葬礼上治愈了虢国太子的尸厥证，也许针刺疗法就不会在中国迅速发展并成熟起来。同样地，如果不是美国知名记者突发疾病并将其经历发表在影响力颇广的《纽约时报》上，针刺疗法向美国乃至整个世界的传播进程就可能会延迟。两者不同的是，参加虢国太子葬礼并目睹他死而复生的人毕竟只是少数，人们口口相传也很缓慢，而詹姆斯·赖斯顿的故事则通过媒体快速传遍全世界。值得一提的是，在此阶段中，中国再一次成为针灸向世界传播的中心。受世界卫生组织委托，中国政府于1975年在北京、上海和南京建立了国际针灸培训中心，在很短时间内就为许多国家培养了大批中医针灸人才，他们中的许多人都成为所在国针灸发展的栋梁。

“以史为镜，可以知兴替。”针灸的对外传播历史就是一面很好的镜子，折射出针灸对外交流的曲折和艰辛。其中一些问题颇值得思考，如为什么针灸没有沿着陆上丝绸之路向西传播得更远，为什么来华传教士没有率先系统地将针灸介绍到欧洲，为什么针灸是经由印度尼西亚和日本而不是中国传入欧洲，为什么19世纪初针灸在欧美出现小范围流行但仅仅持续了几十年就销声匿迹，为什么古老的针灸术在当今世界最发达的美国得到最快发展。对这些问题的认真研究，必将有助于避免重蹈历史覆辙，推动针灸的对外交流和传播，并借此增进世界各国人民了解和认识博大精深的中国传统文化。

二、针灸学科的独特优势

中医药在治疗多种疑难病症和康复保健中有着独到的优势，随着化学药品毒副作用逐渐被人们所认识，一些危害人类生命健康的常见病、多发病、疑难病没有满意的治疗药物，一个“回归大自然”“重新认识天然药物”“崇尚自然疗法”的热潮正在全球兴起。目前，采用天然药物和自然疗法替代部分化学药品，已成为国际医药发展的普遍趋势。据统计，现在世界上已有一些国家建立了相应的中医药机构。在美国和德国，部分针灸费用被纳入医疗保险范畴等，为中医药和中医各学科的发展和走向世界带来契机。

针灸学有悠久的历史，它历经几千年而不衰，正是因为它的实用性，且操作简便、价格低廉、疗效迅速、无毒副作用。现代医学在发展过程中暴露出的一些劣势，正是针灸学或者说中医药学的优势，体现在以下几个方面：一是慢性病，如慢性胃炎，无论是萎缩性胃炎还是胃酸过多性胃炎等，针灸对其症状的改善是很明显的，能提高机体的免疫力，远期疗效也很巩固。现代医学对很多慢性病往往没有卓有成效的治疗办法，而人们更多患的是慢性病。另外，西药的副作用以及过敏性反应也是不容忽视的。二是疑难病，现代医学对疑难病目前还没有很好的治疗方法，甚至对其发病机理还未弄清，用药也只是处在探索阶段。而中医往往通过整体调节，治疗效果很好，很容易解决问题，最简单的例子就是治疗神经衰弱。此外，癌症前期西医的治疗效果比较好，但到了中晚期，中医药及针灸治疗便可发挥独特优势，这是来自我们多年临床实践的认识。三是老年病，一般人 65 岁以上都有不同程度的老年病，老年病多指心脑血管疾病、痴呆症、皮肤病、眼底病、肺气肿、骨质疏松、糖尿病等，中医药及针灸对于治疗老年病效果相当好，能不同程度地改善症状，延缓衰老。尤其对老年痴呆症、卒中后遗症的治疗就是非常明显的例子。四是针灸镇痛，没有副作用。西医止痛是有麻醉性的，服用西药止痛药大多破坏胃黏膜，有很大副作用，而且是暂时止痛；针灸止痛不仅能迅速缓解，而且是长效的，如对头痛、关节痛、神经痛、结石的止痛等，有时是很有效的。韩国、日本、东南亚一些国家的广大民众非常崇拜古老的针灸术，近几十年来针灸学在欧美国家也引起了很大的影响甚至是轰动。

中医针灸之所以逐渐从保健产业的边缘走向中心，是与中医“治未病”的理念以及其独特显著疗效分不开。中国针灸是最具代表性的传统医疗技术之一，其适应证广，疗效显著，简便易行，费用低廉，无毒副作用的特点，很早就得到了世界卫生组织官员的广泛认同。鉴于此，世界卫生组织决定向全球各国推广中国针灸医疗技术，并就此采取了一些具体措施。

目前，西方医学界已越来越多地了解和承认针灸的功效，针灸已成为中医药被世界接受的突破口。法国针灸协会主席安德海思博士认为，针灸可以明显减轻患者的症状和痛苦，而西方医学认为减轻患者的症状或痛苦是治疗的重要步骤之一，它对患者的彻底恢复、增强抵抗力等有重要作用，因此针灸率先被西方医学界接受。法国针灸协会现已成为法国政府认可的医疗协会，近几年法国许多医科大学还增设了针灸课程，这是中医进入西方主流医学的重要突破。

“全欧洲中医药专家联合会”2003 年轮值主席朱勉生博士提到，多年前，中医在西方还是处于边缘的医学学科，许多从事中医研究的专家，资格并不被西方国家政府承认。但这几年西方国家的医学院纷纷对中医产生兴趣，一些医学院还成立了中医部，学员毕业后可以拿到证书。不过，西方人比较接受的仍然是针灸。她认为，由法国执业医生组成的法国针灸协会成为本次学术会议的主办方之一，这说明针灸代表中医，在西方医学界的地位已逐步提高。中医针灸界应该形成合力，推动立法和参与规则制定来最大限度地保护自身权益。例如，在“美国中医校友联合会”基础上建立起来的“全美中医药学会”为提升中医学术水平，保护行业利益，扩大中医针灸的影响发挥了重要作用。

附：1979 年北京召开的世界卫生组织针灸针麻座谈会讨论的结果，即联合国世界卫生组织向全球医务界推广应用针灸治疗的 43 种病症名录：（1）上呼吸道疾病：①急性鼻窦炎；②急性鼻炎；③感冒；④急性扁桃腺炎。（2）呼吸系统疾病：①急性气管炎；②支气管哮喘。(3) 眼科疾病：①急性结膜炎；②中心性视网膜炎；③近视（儿童）；④单纯性白内障。(4) 口腔科疾病：①牙痛；②拔牙后疼痛；③牙龈炎；④急、慢性咽炎。(5) 胃肠系统疾病：①贲门痉挛；②噎膈；③胃下垂；④急、慢性胃炎；⑤胃酸过多；⑥慢性十二指肠溃疡（疼痛缓解）；⑦单纯性十二指肠溃疡；⑧急、慢性结肠炎；⑨急性菌痢；⑩便秘；⑪腹泻；⑫肠麻痹。(6) 神经、肌肉、骨骼疾病：①头痛；②偏头痛；③三叉神经痛；④面神经麻痹；⑤中风偏瘫；⑥周围性神经疾患；⑦小儿麻痹后遗症；⑧美尼尔氏综合征；⑨神经性膀胱功能失调；⑩遗尿；⑪肋间神经痛；⑫颈肩综合征；⑬肩关节周围炎；⑭网球肘；⑮坐骨神经痛；⑯腰痛；⑰骨关节炎。

三、石学敏院士对针灸国际化的贡献

石学敏院士系国医大师、中国工程院院士、天津中医学院副院长、天津中医学院第一附属医院院长、博士生导师、教授、主任医师、中国针灸学会副会长、天津针灸学会会长。同时，担任德国巴伐利亚州中国传统医学院第一副院长、美国东方医学基金会顾问、美洲中医学院及中医研究院名誉院长、日本中国医学研究院名誉院长、《中国中西医结合实用临床急救杂志》副主编、《中国医院管理杂志》编委等职务，享受政府特殊津贴。

中国针灸过去在传统的西医国家里一直没有地位，甚至到 20 世纪五六十年代，使用针刺疗法在美国还被认为是犯罪。而在欧洲一些国家直到 20 世纪 70 年代，还禁止使用针灸疗法。

看到这种情况，石教授产生了弘扬民族传统医学，让世界认识、了解中华民族医学宝库的强烈愿望。几十年来，他的足迹遍及五大洲，数十次东渡日本，远涉重洋去美国、加拿大，跨越亚欧大陆去法国、德国、前南斯拉夫……。他到过拉丁美洲，去过南部非洲、大洋洲行医讲学，走过的路程足以绕地球二三十圈。每到一地，无论是政府要员，还是平民百姓，疾病小到更年期忧郁，大至数十年瘫痪，石院士以他精湛的针灸手法，为数以十万计的患者解除了病痛的折磨。他凭着高尚的医德、高超的医术，赢得了“魔术师”“巨人”等各种美称。石教授和神奇的针灸术在许多国家引起轰动，掀起了针灸热。世界终于开始重新认识中国的传统医学，石教授的愿望实现了！

目前，石学敏院士对脑卒中病及机理研究已达世界领先水平，尤其是他创立的“醒脑开窍针刺法”，提高了疗效，减少了后遗症的发生，为世界医学界和广大患者所认同，已经形成了完整的治疗体系，且拥有世界上最大的针灸治疗脑卒中病的临床及研究基地。如何进一步开展利用这一得天独厚的资源，让脑卒中患者早日康复，提高患者的生存质量？石学敏院士依据传统中医理论，整合多年的临床研究和现代药理研究成果，采用国际公认的诊疗标准，针对脑卒中病的病因病机特点，以“醒脑开窍针刺法”和“丹芪偏瘫胶囊”为主，配合康复训练、饮食、心理、健康教育等疗法形成一整套完整的、独特的、规范的中医中药治疗脑卒中病综合治疗方案——“石氏脑卒中单元疗法”，与国际卫生组织提倡的设立专业化的治疗脑卒中体系相一致，符合入世后对各行业专业化、国际化的要求。而且，针灸、中药、按摩、熏蒸、康复等各种中医治疗手段是对现代医学治疗卒中的重要补充，在某些阶段，甚至起到主导作用。“石氏脑卒中单元疗法”，是对国际“卒中单元”概念的完善和贡献。因此，我们说“石氏脑卒中单元”是具备中国特色的卒中单元。

在石院士的积极参与下，1979 年我国在北京召开了首届全国针灸针麻学术讨论会，联合国世界卫生组织也同时召开了针灸针麻座谈会，提出了针灸可以治疗的疾病的病名总目录和一项开展针灸工作的建议。石院士继续不辞辛苦去各国讲学，担任了许多国家的中国传统医学研究院的客座教授，为各国培养针灸技术人才；另一方面他又致力于创建我国大型现代化针灸实验研究基地。在外国友人的援助下，1987 年破土兴建的现代化的天津中医药大学第一附属医院大楼于 1990 年底竣工并交付使用，成为我国中医科研的教学基地。此后一年多，共接收培养了国内外来院进修学习人员三百余人，其中外国留学生近百人。

近年来，随着中外针灸界交流的频繁开展，为了更好地促进世界范围内中医针灸学的科研和教学工作，石院士编著了数十种中医学著作，其中许多被译成英、日、法、德等文字。同时，鉴于我国传统医学著作浩如烟海，但又缺乏系统性、条理性，石院士主持编著了一部千万言的学术论著《中医纲目》，已然问世。

石学敏院士认为，针灸医学的发展前景是成为世界医学的重要组成部分，他历来重视针灸医学的国际化发展，制定了长远的国际化发展战略。他常赴国外讲学，传授针灸医学知识，由于他在海外的崇高威望，使我院针灸学科走向了世界。目前，针灸学科已为德国、韩国、日本、新加坡等国培养了一大批针灸研究生和专业人才。针灸学科已与美国、日本、德国、墨西哥、新西兰、俄罗斯等 40 多个国家开展了医疗合作及学术交流，为针灸医学的对外传播做出了突出的贡献。同时也吸引了来自许多国家和地区的留学生、进修生来此学习、参观，还先后多次主办了大型的国际针灸学术会议，产生了巨大的社会效益，也创造了可观的经济效益。

四、针灸学科发展面临的问题

近年来，针灸学科不断地吸收现代科学知识，增加了自身的科学内涵，从而成为祖国医学的代表学科，首先为国际社会所普遍接受。21 世纪已经到来，针灸医学将面临机遇和挑战，如何在今后的医疗保健中充分发挥针灸医学的作用，则是我们应该研究的问题。如今，回归自然已成为人类保健的主题。前人预言在 21 世纪自然疗法将得到飞速的发展，中国传统医学将进入世界范围发展的阶段。可以说针灸学在世界上迎来了大好的发展时机，但是针灸的发展依然存在很多的不足。

（一）人才培养

我国针灸学的高等教育体系建立于 20 世纪 70 年代末和 80 年代初期，目前针灸专业的毕业生大部分工作在针灸临床一线，提高了针灸学科的专业素质。从整体上看，针灸队伍是在壮大，技术水平在提高。然而，国内针灸学科的发展现状却不容乐观，在有些地区呈现萎缩状态，其主要表现在针灸医疗基地的缩小和治疗病种的减少；教学体系难以适应临床需要；人才外流；临床科研缺乏规范化、标准化，研究思路不清晰；针灸科被看作附属科室，有的中医院甚至无针灸病房，无法形成学科的规模和环境。针灸医师大多在门诊工作，科室小，从而使年轻针灸医师对针灸专业的前途产生怀疑。目前在三级甲等中医医院里，针灸科病床大多在 20~80 张，而且病床使用率极低。有些过去曾经在全国针灸学科处于优势的学院的学术水平已出现严重的滑坡，这不得不令我们认真地思考针灸学科的前景。

为了适应针灸学的国际化发展趋势，国际针灸人才培养方面也存在一定的问题。有相当一部分人根本没有受过系统性的医学教育，在国内上几天短期学习班，就去国外给患者针灸治病，这严重地损害了中医和针灸的形象。另外，一些中医院校，为了追求经济利益，对于外国留学生的入学条件无限降低，使中医学的文凭成为商品化的产物，质量低劣。为此，应该加强国际针灸人才培养方面的工作，使我们培养国际针灸人才的质量有一定的标准，这样才能保证针灸医学在国际上的健康发展。

中医针灸在国际上的认可度相对较高，目前已在 183 多个国家和地区应用。在中国留学的外籍学生中，自然科学类中医学专业中选择学习针灸的人数较多，而在中国的大学各学科中中医针灸却是个冷门学科，学习的人数少，开课的学校也少，来针灸科看病的人更是门可罗雀。早在 1979 年，世卫组织就已列出宜以针灸治疗的疾病共 43 种。目前，可以用针灸治疗的病症已经达 300 种，包括内、外、妇、儿、五官及皮肤各科。

（二）国际标准

如今针灸在国外很火，可是大家都知道，良莠不齐是中医走向世界最大的阻碍。针灸师在世界各地人数已经达到 20 万~30 万，这些人群中，真正能够代表着中国针灸水平和技艺的为之甚少。而且很多也是半路出家，一些人是带着在国外混饭吃的目的去学针灸，认为针灸好学，按穴位扎就是了，所以草草学习，只为迅速扎针赚钱。

中医科学的理论要符合当代的科技的标准，比如重逻辑、重试验，一个中医医生一个处方这是不可能的。实践要有标准，具体到中医实践里要有一个客观的一整套的体系，比如培训的体系，中医医师的培训，中医医师的培养，中医医师行医的客观标准，整个系统的标准化等，这些过去我们没有。

针灸学科作为中国的特色疗法之一，因为缺乏标准化，她的所有权曾经受到质疑，遭到了各国的争夺，经过世界卫生组织会议的努力，制定出来的国际标准是有所有权的，其所有权属于世界卫生组织。将来中国的国家标准，以及世界其他国家的针灸穴位标准都要按照世界卫生组织的这个标准来修订。经济界人士常说，掌握了标准就掌握了市场。谭源生认为，有了标准就意味着有了行业规范，今后规范行业就有章可循，有法可依了。目前，我国在针灸教学与科研方面仍处在世界领先地位，而设立以我国为主的国际标准也是长期可持续发展，维持我国在这方面领先地位的关键一环。正像世界针灸学会联合会专家陈飞松所说，经穴之争的背后还是文化和历史传统之争。以中国方案为主导的国际标准，也是弘扬和传播中国传统文化的进展。

世界卫生组织在 1989 年统一了 361 个穴位的名称。穴位名称引进了由英文字母和数字相结合的命名方法。2003 年 10 月，世界卫生组织在马尼拉召开了第一次国际标准《经穴部位》非正式会议。当时，中、日、韩三个国家仍有 92 个穴位虽然名称相同，但位置不同。此后的 3 年中，中、日、韩三国的针灸科研、教育、临床专家每年都要召开几次会议就此问题进行讨论。各国专家以科学实验数据和历史文献记载为论据，经协商讨论，其中 90% 以上的穴位定位标准采纳了中国专家的方案。引起经穴部位国际争论的根源产生于中国，第一种情况是，由于文献传抄错误，传到国外后，被国外医生当成是正确的；第二种情况是，由于古代文献描述不详细，造成不同的人有不同的理解；第三种情况是，中国内部就有两种不同的说法，而日本和韩国分别遵循了不同的说法，造成分歧；第四种情况是，外国人对中文汉字的理解错误，导致的分歧。

穴位在中医学中占有非常重要的地位，针灸就是通过针刺等方法来调整人体脏腑经络气血的功能。据参加过 4 次《经穴部位》会议时任世界针灸学会联合会标准委员会办公室副主任谭源生介绍，虽然，中、日、韩三国在经穴部位上存在差异，但对大多数穴位来说，差异都很接近。只有个别的穴位差异比较大。例如环跳穴的定位，日本专家认为在大腿前侧，中国和韩国专家认为在臀部。差异大的穴位带来的直接后果就是治疗效果会有所不同。总体来说，韩国的意见与中国相差不大，除了个别穴位外，韩国基本支持中国的观点。

（三）无菌观念

在针灸操作中，医生会在留针期间通过提、插、捻、转等操作方式的变化组合来为患者行针，刺激腧穴以达到治疗的目的，往往在这个过程中最容易忽视手卫生的重要性，不认真执行手卫生就存在将病原菌通过手传播给患者的风险，医务人员更倾向于在“体液暴露后”及“接触患者后”有较高的手卫生依从性，表现为自我防护意识强，对患者保护意识弱。针灸医生干预前“接诊患者之前”“针灸操作之前”“针灸行针之前”手卫生依从率很低，正确干预后手卫生依从率均明显提高。

国际标准化组织（ISO）于 2014 年 2 月 3 日正式出版《一次性使用无菌针灸针》标准，成为国际标准化组织中医药技术委员会（ISO/TC249）首个发布的中医药国际标准。目前，全球针灸针的年使用量已突破 20 亿支，并以每年 5%~10% 的速度递增。为保证中医针灸的安全性和有效性，满足和适应针灸研究和临床发展需要，ISO/TC249 制定了《一次性使用无菌针灸针》国际标准。

该标准包括针灸针的名词术语；针灸针的结构和材质要求；针灸针针尖形状要求；针体直径及长度规格；合理的针体硬度与弹性要求；针尖穿刺力的范围要求；针体与针柄的连接牢固度要求；检测针尖的强度、锐度和穿刺力的试验方法；耐腐蚀性要求；消毒灭菌和无菌要求；针灸针产品包装、标签及储存运输；针灸针的生物相容性要求与相关医疗器械国际标准的协调等 12 项指标。

（四）立法情况

2016 年 12 月 25 日第十二届全国人民代表大会常务委员会第二十五次会议通过《中华人民共和国中医药法》。自 2017 年 7 月 1 日起施行，这是我国中医药领域的第一部法律，充分体现了党和国家对中医药工作的高度重视，明确了中医药发展的方针政策，体现了中医药发展规律，突出中医药特色，加强中医药传承与传统知识保护，鼓励中医药创新与中西医结合，提出建立中医药的医疗、教育、科研体系，推动中医标准体系建设，促进国际传播。

针灸作为中医的分支学科，其发展虽经历了曲折的过程，现已逐渐受到全球大众及法律的认可。期间，世界针灸学会联合会做出了不可磨灭的贡献，其先后对 200 多个国家和地区进行了针灸发展现状的调研，发现有 180 多个国家在应用针灸，其中，近 1/3 的国家和地区承认中医针灸合法地位，已将针灸纳入国际主流医疗体系。

“一带一路”沿线国家和地区中已有中国、韩国、印度尼西亚、新加坡等国家和地区（含中国的港澳台地区）承认针灸的合法地位。其中，韩国、新加坡等国将中医置于与西医一样平等的法律地位。伊朗、以色列及中东欧地区等国家虽然没有承认针灸的法律地位，但多数情况下默许西医医生使用针灸疗法，非西医医生使用非药物中医疗法。但因各国发展不平衡等各种因素的影响，立法情况亦是相差甚远。对于对针灸兴趣极为浓厚的国家和地区，应给予大力支持的政策，与其官方进行积极的交流沟通，提供针灸立法所需的文件和资料，促进针灸合法地位的建立。

世界针灸学会联合会对世界各地针灸的发展历史及现状进行了系统调研，梳理了各地中医针灸的立法情况。具体如下：

亚洲　针灸已在亚洲包括中国、新加坡、泰国、韩国等国家取得合法地位。目前针灸部分治疗费已经在日本进行医保支付。斯里兰卡将中医药纳入传统医学口管理，经斯里兰卡医药委员会审批并在相关部门注册后，中医师可以在合法行医。缅甸于1996年发布了缅甸传统医药法，国家卫生部设有传统医药管理局。1999年，尼泊尔政府颁布了《传统医药法》，对传统药品的生产和行医做出了具体规定，中医由传统医药局管理，并经传统医药理事会审批注册并办理营业执照。

欧洲　2000年英国上议院报告中就将针灸、中草药、整骨疗法和顺势疗法列为疗效确切的第一类，应当大力推广和研究，并于2004年成立了英国中医管理委员会。针灸的地位在欧洲其他国家包括德国、奥地利、意大利、荷兰、丹麦等国家已获得官方的一致认可。针灸在德国被认为是一种非常特殊的治疗手段，由德国政府和医学联合会共同承担法律的调控，已经有许多医院能够提供中医包括针灸在内的医疗服务，部分地区的针灸治疗费可以得到国家医疗保险的报销。德、法、意等国家的医学联合会一致认为针灸是一种辅助的医疗方法，此外，部分国家还能得到私人医疗保险公司的报销。

美洲　自1972年针灸治疗在美国内达华州和加利福尼亚州合法化后，各州政府自行决定立法实施情况，目前美国有多个州立法承认针灸，准予办理执照或注册登记。加拿大自1973年以来，多个省已先后对针灸立法，涵盖人数占该国的3/4，推动了中医针灸教学、临床和科研的发展。巴哈马群岛推出的《卫生职业法》中，对中医针灸加以规定，允许针灸医生依法行医。针灸还在墨西哥、巴西、哥伦比亚等国家获得合法地位，中医针灸被古巴纳入国家医疗保健体系。

大洋洲　2000年，澳大利亚维多利亚省实现了中医合法化。澳大利亚从2012年起对中医进行全国注册管理。巴布亚新几内亚对中医药无明确的政策管理与法规，但中医医生可在获得该国医学会的许可后行医。

非洲　早在1975年埃及政府就以文件形式肯定了中医针灸的临床应用。南非政府于2001年2月正式颁布了《南非联合健康专业委员会管理条例》，将中医及针灸列入10个可从事的医学专业之一，确立了中医及针灸行医的法律地位。加蓬已将传统医学纳入国家的医疗制度中。其他国家如加纳、纳米比亚、津巴布韦等都将中医针灸纳入传统医药管理部门。

现世界各国都努力将中医针灸进行规范化合法化，有的国家和地区因受到各国执业人员的素质、中医针灸的普及、政府和政党的重视与否、国际大环境等多方因素的影响，其进展程度有所延迟。中医针灸的法治化是一条漫长艰难之路，相信通过全球人民的共同努力，终将会呈现出百花齐放的局面。

总而言之，中医针灸立法是中医国际化发展的必然趋势。全球传统医药立法都在加速，其中针灸走在前面，所以出台符合中医药自身优势的中医药法，推进中医针灸立法工作，让中医针灸为人类健康服务。

（五）历史渊源

针灸作为一种以针刺穴位为主要手段的外治疗法，其基本技术是来源于人类从古至今长时间的实践与总结。随着人类对自身与自然的不断认识以及历代医家对中医理论的阐发与完善，针灸学逐渐依托经络、腧穴等独特学术内容而衍生为独立学科。正因为以上原因，针灸学更加强调治疗的个体化，特别是针刺手法等，更是难以用现代量化指标进行衡量。而且，针灸学发展至今已有数千年的历史，在这个漫长过程中积累了海量的文献，这些资料一方面为针灸临床实践提供了取之不尽的证据来源，同时又因其极其繁杂，而难以快速、有效地寻找到高质量的证据。

五、针灸学科的发展战略

中医药的发展历史表明，中医特色和专科优势是其能够繁衍发展的原动力。专科专病是中医药的精华和灵魂，中医针灸更是由于具有操作简便、价格低廉、疗效迅速、适用病种广泛，成为率先在世界范围内普及推广的学科。中医药可持续发展的问题是一个很大的命题，“名牌”学科的建设更是一个系统工程。因此，积极挖掘传统优势，跟踪现代医学发展，优化学科建设结构，将现代科学的研究成果应用到提高中医或中西医结合的临床疗效，提高医疗质量和治疗水平，提高中药产品的科技含量，加强中医基础理论的研究，阐明中医基础理论的科学内涵等方面，才能有利于中医学术的发展，形成中医学科和中西医结合特色的“名牌”学科和“拳头”产品。才能在医疗质量和同行的竞争中，保持发展势头和领先地位。

（一）建立基地

基地建设状况是学科发展程度的重要标志之一。过去几千年，中医学科的临床医疗模式以私人药堂、诊所为特点。20 世纪 50 年代，在全国相继建立了中医学院和附属医院，而针灸医疗也多在门诊开展，当时天津中医药大学第一附属医院就提出了“发展在门诊，成功在病房”的发展战略。

1972 年，针灸科室建立初期，我院提出：培养一支过硬的技术队伍；建立一个坚实的针灸基地；装备世界先进的设备；用当代高新技术去研究发展中的中医针灸学的学科发展规划。1973 年组建 80 张床位的针灸病房；同时，在国内中医医院中率先设立了“电生理室”；1985 年又首先建立了针灸科“CCU”病房；1991 年针灸病床增至 242 张。从此，针灸科的发展如虎添翼，迅速壮大起来，一个完整的针灸临床医疗、教学、研究体系形成。随着针灸学科的壮大，原有的病床数已经不能满足医疗需求，我院又筹资建立了以针灸为主的国际医疗康复大厦，针灸病床增至 600 张，成为国内最大的针灸临床、教学和科研基地，被国家中医药管理局确立为“全国针灸临床研究中心”“全国针灸专科医疗中心”，针灸学科成为教育部、国家中医药管理局、天津市教委及卫生局的重点学科。

现在，不少中医医院的针灸科不是开拓型而是保守型。比如，针灸病房适应的最大病种是中风病，据了解，中医医院里脑血管病急性期的患者几乎都被内科收入住院，有些医院还设立了神经内科，针灸病房只能收治内科治疗后处于恢复期和后遗症期的患者，这就使针灸科处于非常被动的局面，没有给针灸病房生存的空间。在医院里，其他临床科室都是以病种和系统分科，唯独针灸科是以治疗手段划分科室。神经系统病症是针灸治疗的主要适应证之一，如果在中医医院里连神经内科的最大病种——脑血管病都不能保证进入针灸病房治疗，那针灸病房如何生存和发展？医院内都在强调不能跨科收病种，谁又去重视针灸科的病种呢？实际上，神经内科在治疗上并没有更好的办法，而针灸的疗效独特。当然，针灸适应的病种还很多，我们还应该不断地开拓其他病种，提高针灸临床疗效，主动去开辟新的研究领域。在一个三级甲等医疗单位，针灸如果要作为学科来发展，针灸病床起码应在 50~150 张左右。

（二）内涵建设

针灸学科的内涵建设是关系到学科发展的最重要因素。在当今社会，一个针灸医师如果仅仅掌握了针灸理论和技术，还不能称其为现代的合格针灸医师。针灸医师应具有较高的水准，首先，应该系统掌握中医针灸理论和技术；其次，必须具备一般内科医师的基础知识，掌握西医神经内科知识，具有神经定位诊断的水平和应急处理危重患者的能力，决不能把针灸医师视为扎针匠或者技术员。

现以针灸专业人员为主导，西学中人员和中医内科人员为基础的三股力量相结合，奠定了针灸学科的多学科知识框架，形成了针灸专家、中西医结合专家和方脉专家融为一体的针灸学科队伍，经过数年的相互学习和合作，大家都成为技术全面的针灸专家。随后，针灸专业毕业的年轻医师不断充实科里，在老专家的带领下，他们在针灸技术、西医知识和中医内科知识方面得到了全面的培养。现在凡是本科毕业的学生进入针灸科之前，都必须在急症科培训1~2年，在进入针灸病房后都能独立值夜班。归根到底，针灸学科要发展，必须培养知识全面的针灸人才。

教材建设也是一个大问题，目前针灸学教材建设明显滞后，虽然每次编写教材时都强调吸收现代科研的最新成果，但仍很难适应现代的临床需要。另外，就是教师的素质问题，有许多教师从来没有上过临床，因此，讲课成了讲文理而不是医理。中医针灸的生命是临床疗效，一个没有临床体会的教师如何能教出高质量的学生呢？当然，这可能与目前学院和附属医院的体制有关系，针对这个问题有关职能部门应该进行相应的调整。

（三）科学研究

科学在不断地进步，永远不会停留在一个水平上，只把传统针灸经典作为针灸医学的最高典范，绝不是科学的思维方法，不利于针灸学的发展。我院从20世纪70年代开始，先后建立了针灸实验室、免疫实验室、形态学实验室、分子生物学实验室、老年病研究室，为针灸科研提供了条件，取得了许多科研成果，为针灸学科的发展起到了巨大的推动作用。在科研方面，以应用研究为主，达到提高疗效、阐发针灸作用机理、推动针灸学科发展的目的。在研究上采用国际公认的科研设计和规范，使我们的研究结果得以在国际上获得承认，这对于针灸学的发展具有重要的意义。作为一个学科，没有研究队伍是不行的，而且要吸收多学科的人才。当然，针灸学科的基础是临床，临床队伍应占90%，研究人员在10%为宜。另外，要从临床和医理角度加强古典医籍的研究，要搞清古医籍的原意，不能望文生义或仅以文解文，现在我们针灸学教材上的许多解释也存在一定问题，这是我们继承所面临的大问题。

（四）专科建设

当今社会学科划分越来越细，泛化的医疗行为已经很难立足。我院提出了“专科、专病、专家、专方、专药（专技）”的医疗发展模式，建立了许多特色性针灸专科，成功地占领了医疗市场。如中风、老年性痴呆、前列腺病、支气管哮喘、痛证、大动脉炎、带状疱疹、骨关节病、妇科病等专科专病，形成了针灸临床医疗的五专体系，带动了针灸学科的健康发展。针对目前针灸病种的萎缩趋势，必须加强专科专病建设，加大投入，筛选和总结特色性的针灸治疗专病的方法，提高疗效。要开展针灸的多种疗法研究，例如刺络拔罐疗法对于缠腰火丹（带状疱疹）、红丝疔（急性淋巴管炎）、乳痈（乳腺炎）等效果很好，但现在很少有人应用，患者往往去皮肤科、外科治疗，这需要大力宣传。

（五）临床研究

在有了基地、设备及人才的情况下，针灸学术的发展趋向仍然是表现在如何过临床关。针灸学属于生命科学，是防治疾病的一种科学手段，它的应用首先应该体现在它对疾病的治疗，无论是中医学的“证”或者是西医学的“病”，其治疗的方法都应该有一个相对准确、规范的界定，并对每种病能够达到的临床疗效，如治愈、显效、好转或无效应有一个科学的界定标准，不应该只以经验而论。比如，对于无脉症的治疗，取人迎、太渊、尺泽诸穴，在针灸治疗的过程中，对每穴的进针方向、针刺深度、针刺手法及手法持续操作的时间都有手法量学的规范，以国际相关诊疗标准为依据进行治疗后比较，其临床治愈率与显效率都比较高。因此，如能将这种规范的治疗方法加以推广，使所有医生掌握后都可操作，可重复。再如针刺治疗缺血性假性球麻痹与真性球麻痹，应用“醒脑开窍针刺法”诸穴及随证加取的风池、翳风、完骨穴，在临床上有肯定的疗效，且治疗方案对于每一穴位的进针方向、进针深度、针刺手法及手法操作的持续时间等都有严格的要求，并于临床重复相同的手法量学操作，均能取得同样良好的效果。据初步统计，针灸应用于临床治疗的疾病达 120 余种，如果每一个病种都有此类大量临床资料，并通过循证医学的统计证实其治愈、好转、有效与无效，针灸学才能成为人类医疗保健不可缺少的手段。

（六）造就“名医”

随着科学的进步，社会的发展，人类的健康观念也发生了巨大变化，人们的防病治病观念由治疗疾病向预防疾病转化。当今医疗保健的主题是预防疾病，特别是亚健康人群的保障尤为重要。中医药从整体观念出发，辨证施治，具有可从多系统、多层次、多环节有效调节机体的功能紊乱，发挥防治疾病，提高患者的生活质量和生存质量的作用。

在中医药发展的历史中，出现了一个又一个名医，如华佗、扁鹊、张仲景、孙思邈等，他们的学识经验是从为大众诊疗中积累起来的。我们要不断更新观念，发展继承中医药的传统优势，要积极走入社区，通过开展社区医疗服务，发挥中医药医疗的保健作用。在发展中医药事业中，要达到中医药临床与实践的统一，努力培养和造就新一代“名医”。要努力营造中医药全方位发展的环境，创出更多的名牌中药，同时大力鼓励发展一批中医私人诊所和中医私人医院，全面提高中医药诊疗技术和服务水平。

（七）循证针灸

循证医学对于证据的获得与评价有一套完整的方法学体系，这个体系是中医学数千年所不曾尝试的。作为向世界展示中医的窗口和排头兵，针灸学自然要最先接受循证医学标准和理念的考问。将循证医学与传统针灸学有机结合，将是促进针灸学国际化、现代化的必由之路。

1999 年 3 月 31 日，中国循证医学中心（即：中国 Cochrane 中心）注册成为国际 Cochrane 协作网的第十四个中心。值得欣喜的是，中国针灸界没有落后于循证医学发展的步伐。20 世纪 90 年代末至 21 世纪初，针灸学界逐渐认识到科学的研究设计方法对于验证针灸疗效、提高针灸学术水平的重要性。

越来越多的研究者开始采用循证医学研究手段进行针灸临床研究，科研设计水平逐渐提高，随机对照试验的数量急剧增加，为针灸的临床应用提供了更多证据。循证针灸学在世界范围内“针灸热”的背景下，也使国外的医疗界同行对针灸的疗效和安全性有了更多的了解，有助于针灸被更多的国外患者认识和接受。所以，循证医学的兴起对于针灸这门古老医学重新被世人认识是很好的机遇，同时，其严格的评价体系不可避免地对以多年临床实践为基础的针灸医学形成挑战。

国外于 20 世纪 90 年代提出的循证医学，已成为临床医学发展的必然，也使传统针灸与国际接轨成为可能。其实，传统针灸学几千年的医疗实践，不但重视个人临床经验的总结和积累，同时还收集和整理了大量的医学文献，并十分强调古典医籍对临床工作的指导作用。这一点与循证医学强调的从医学研究中获取信息并用于临床工作的思维方式，异曲同工。由此可见，传统针灸学与循证医学在诊疗模式、思维方法上存在诸多的联系。

传统针灸学要发展、要焕发青春，就必须用循证医学的方法对其有效性、危险性及费用进行评价，也就是对传统针灸大量行之有效、名目繁多的经方验方及诊疗方法进行大样本、多中心、随机化对照的临床评估试验，最终形成科学的依据。

此外，我们要积极开展国际交流与合作，促进我国传统中医药进入国际医药主流市场，建立中药研究开发和生产经营机构，用现代科技手段和技术开展中药研究开发和生产，为全人类的健康保健服务，取得更大的社会效益和经济效益，使中医药事业得到可持续的发展。

六、针灸申遗与国家重视

（一）针灸申遗

北京时间 2010 年 11 月 16 日晚，联合国教科文组织保护非物质文化遗产政府间委员会第五次会议审议通过中国申报项目《中医针灸》和《京剧》，将其列入“人类非物质文化遗产代表作名录”。这对于中国传统医学来说是一项重大喜讯。如何在认可的基础上弘扬发展中国的国粹医学？联合国教科文组织对中医针灸给予“人类非物质文化遗产”的光荣名号，是希望通过给中医一个走出去的机遇。这是针灸走向世界最大的成功，我们国家积极参与世界卫生活动的这一举措，这说明我们正视了针灸如今的地位，能够适时的去挽救一个民族的瑰宝，让世界人民知道中国还有这样一种传统的医学技艺需要很多人认识、了解、运用，来为世界人民健康服务。

针灸成功入遗不仅意味着国际社会对这项医学手段的肯定，更是以针灸为代表的，拥有两千多年历史的中华传统医药文化走向世界的里程碑。非物质文化遗产是民族的历史记忆和生命基因，是人类共有的精神财富。中医针灸申遗成功，对中国政府更好地重视中医药发展、走向世界，对中医药的传承、保护和创新发展，更好造福人类健康，都会起到重要的推动作用。此举能够增进中国传统文化与世界其他文化间的对话与交流，促进文化多样性，有助于在世界范围内整体地提高传统针灸的可见度和认知度，有助于从文化层面更好地总结传承，促进中医针灸发展，为针灸的传统理论和技法提供平等存续与发展的环境，提高中医针灸的共享度，造福更多的民众。

如何将中医针灸文化遗产保护计划落到实处？一是开展中医针灸非物质文化遗产保护内容研究，通过调查传统针灸在当代中医针灸中的地位，确定传统针灸的自身价值，建立传承保护名录。二是探索不同传承模式，完善中医针灸的传承机制，建立传承人工作室。三是积累传承资料，组织传统针灸研讨会。四是加强针灸博物馆的建设，定期展示针灸文化、史料、古籍和传统针具制作工艺、传统技法等，为民众认识及有序传承发挥作用。五是多渠道加强中医药宣传。此外，在制定中医针灸宣传与保护计划的同时，还要开展中医针灸、中医药文化的战略研究，鼓励理论和技术的创新，以科学研究带动有关中医针灸文化遗产保护计划的落实。

中医药的国际地位和影响要得到根本改变，是一个循序渐进的过程，这个过程的长短决定于内外两个因素：内因是，要将传统中医药的优势特色与现代科学技术相结合，实现中医药的现代化；外因是，要不断加深国际社会对中医药的理解和尊重，并将中医药纳入主流医学体系，针灸就是很好的例子。

（二）国家重视

2016 年 12 月 6 日，中国首次发布了《中国的中医药》白皮书，同年 12 月 25 日，《中华人民共和国中医药法》颁布，再次将中医药事业振兴发展推向现实。2017 年 1 月 18 日，国家主席习近平在日内瓦访问了世界卫生组织并赠送针灸铜人在中医界引起热烈反响。针灸铜人展示了中医药学魅力，已经成为中医药走向世界的一张亮丽名片。中医药文化再次走向世界，习近平主席在致辞时表示，我们要继承好、发展好、利用好传统医学，用开放包容的心态促进传统医学和现代医学更好融合。中国期待世界卫生组织为推动传统医学振兴发展发挥更大作用。此前，习近平主席就曾在多个场合对中医药给予高度评价，并强调要着力推动中医药振兴发展，也寄托了对中医药学通过“一带一路”走向世界的美好希冀。

针灸铜人的赠送不仅体现了习近平主席对中医药事业的支持，而且表现了他对中医药的热爱和理解，也向世界传达了友好的信号。世界发展与和平的重要基石就是个体健康，习近平主席把包含了中医历史、内涵、中华医药健康能量信息的针灸铜人送给世卫组织，必将引起全世界对于中医针灸的高度关注和重视，将引发新一轮的中医热、科研热和教育热，并且鼓舞新一代中医人努力传承，培养当代中医药科技人才和中医药事业的接班人。我国的中医药工作者仍然需要饱含激情，增强自信，携手并进，勠力同心，为中医药事业再创辉煌贡献自己的力量。

七、针灸教育与国际传播

21 世纪已经来临，如何促进针灸推拿高等教育蓬勃发展，使其充满生机，一直为针灸推拿学界的专家和热心于中医高等教育的同仁所关注。针灸推拿学历史虽然悠久，但它的学术发展与悠久的历史极不相称，这主要是由于其自身的学术没有随着社会的进步和科学技术的发展而发展。因此，采取有力措施，深化针灸推拿专业教学内容与课程体系改革，加快实现针灸推拿专业教育现代化，不仅有利于针灸推拿学术的发展，而且，对研究人体生命科学、提高和发展世界医学也有非常重要的意义。

中医药走向世界是不可阻挡的潮流。1987 年 11 月，在世界卫生组织的大力支持下，在中国北京成立了世界针灸学会联合会（简称世界针联），并召开了第一届世界针灸学术大会，选出了世界针联领导机构及领导人。1988 年至今，由于世界卫生组织的大力推广和世界针联的积极、努力工作，世界针联的换届选举已成功地进行了八届，各届都进行了卓有成效的工作，使得针灸医学在世界上的传播和应用已渐成燎原之势。2010 年与国际标准组织 ISO/TC249 中医药技术委员会建立了 A 级联络关系。截止到 2014 年 2 月底，世界针联共有团体会员 168 个，分布在 52 个国家和地区。26 年来培训了 3 万多名掌握多种传统中医技能的综合型人才。

目前，针灸已在全球 183 个国家和地区传播。据世界卫生组织第二次全球传统医学调查，截止到 2012 年，在 129 个世界卫生组织成员国中，有 103 个国家认可使用针灸疗法，29 个国家有针灸使用法规，18 个国家有针灸健康保险覆盖。随着针灸在海外的迅速传播，有关针灸跨文化传播的研究也受到国内外越来越多专家学者的关注，研究成果逐年增多。

钟南山院士在“二〇〇三国际中医药学论坛”开幕式上，对中医药在病毒病原体起到的作用给予的肯定，其本身就证明了这次国际中医药学论坛学术交流和研讨会的成功。

中医药在世界的传播范围已从受中华文化影响较大的亚洲向西方发达的国家不断扩展，中医药越来越受到国际社会的欢迎和重视。在英国、加拿大、澳大利亚等国家，各类中医院和门诊就达数千个，仅美国经教育部门承认的中医院校已有四十三所，而在世界各地还有一大批中医药的热心传播者。

在我国成为世界第二大经济体、“文化自信”得到高度重视的今天，中医药迎来发展黄金期。新的历史条件下，如何维护中国传统文化、中医学术研究及中医临床实践的主体性，这是高等中医药教育界需认真思考和回答的问题，也是增强民族自信的关键所在。

中国已与相关国家政府签订中医药相关合作协议 86 个，基本大都涉及针灸合作内容。中医的国际化正面临着发展的大好时机，如何抓住机遇，快速发展？一要继续推动《世卫组织 2014-2023 年传统医学战略》在各国的贯彻落实，加强成员国间在传统医药，尤其是针灸领域政策和法规间的协调和合作。二要继续搭建好世界针联大会平台，突出桥梁和纽带作用，加强与各国中医针灸社会机构团体的合作，吸纳各种资源和力量，为传统医学的持续发展奠定基础。三要继续提升针灸的国际交流与合作水平，加强针灸标准化研究，建立疗效、安全和质量评价技术规范，为世界卫生事业的进步与发展多做贡献。

世界针联主席刘保延认为，提高从业标准、规范针灸临床研究是当务之急，世界针联已经建设了国际临床病例登记注册系统，希望各国针灸专家把诊疗案例完整规范上传，以便搜集、共享针灸疗效数据，促进针灸临床研究透明化。“建立针灸科学证据搜集的常规程序，将有助于推动针灸纳入各国主流医学体系。”世界针联副主席、西班牙欧洲中医基金会会长拉蒙认为，应设立针灸科学证据搜集技术委员会。世界针联第八届加拿大执委王超群则建议，建立全球针灸培训标准，发放统一培训证书，推动针灸更高质量地在全球范围传播。

随着《中医药发展战略规划纲要（2016—2030 年）》实施，到 2020 年，我国将实现人人基本享有中医药服务，中医药产业将成为国民经济重要支柱之一。

针灸西传的跨文化传播研究对促进针灸更好地走向世界，中医被更多的西方发达国家认可，推动中华文化更好地“走出去”，提升我国的文化“软实力”都具有非常重要的现实意义。前人在此方面已经做了大量的研究，为后续研究打下了良好的基础，但也存在一些问题。第一，在研究方法上多为定性的描写，缺少定量的研究。第二，在研究内容缺乏理论指导。大多数论文往往只是就现象谈现象，就问题谈问题。针灸西传是一种跨越不同文化的传播活动，如何运用跨文化传播理论来研究针灸西传现象，目前国内涉及不多。此外，研究不够系统全面，没有人从跨文化传播理论的高度对针灸西传进行系统、全面的研究。绝大多数是篇幅有限的单篇论文，虽有极少的论文做了相关的研究，但其内容挖掘的系统性和全面性还有待深入。

中医药理论及其辨证论治思想是针药灵活并用、相互统一的共同基础，脱离了这一重要基础，中药无异于西方植物药，而针灸也只是一种针刺技术。“去中国化”显然是对针灸文化内涵的否定与歪曲，不仅误导民众认知，对针药协同发展以及中医药国际化的整体推进也极为不利。因此，必须坚决反对割裂针灸与中医药体系的不当做法，同时加强中医药文化的跨国传播。通过与 WHO、ISO 等国际组织密切联系，支持中医针灸“申遗”以及主导国际标准制定等方式，大力提升中医药文化的国际影响力，确保针灸的文化特色与软实力。在出版、对外宣传、国际教育和学术交流中，应特别注重“中医针灸”或“中国针灸”的规范表达，维护中医药体系的完整性，充分发挥针灸在中医药国际化中“以点带面”作用。

通过了解“一带一路”沿线主要国家针灸传播的历史和发展现状，客观分析存在的问题及原因，分析取得的经验和成功的案例，提出促进“一带一路”沿线针灸发展的对策和建议，从而实现“以针灸为突破口带动中医药、中国文化国际发展，服务全人类健康”的目标。

学科发展、人才培养离不开高水平的基地建设，建立国家级应用研究及应用基础研究示范基地，组织、协调多个大型医院、中医药高等院校、研究机构多学科交叉合作攻关，运用现代科学手段，对中医针灸学包括腧穴学、不同腧穴的作用特性、腧穴间的配伍及针灸治病机制等进行全方位的研究探索。经过努力，必将最终揭示出针灸的治病原理，推动中医针灸理论走向世界，促进现代生命科学的发展。

中医针灸临床是主战场，基础研究则是第二战场，按照现代科学的发展规律，基础科学方面的突破可以引起整个科学的革命性变化。在世界“针灸热”的浪潮中，我们一定要抓紧时机，建立起一支理论水平高、实践能力强的针灸医学专家队伍，致力于针灸的理论、临床和基础科学研究，揭示针灸奥秘，让针灸医学在中国和世界人民的卫生保健事业中发挥更大、更好的作用。

国际化是针灸在新世纪的重要发展目标，传播和融入是针灸国际化过程中的主要任务，要充分认识和运用中医针灸已有的优势和特色，为推动针灸在海外的进一步发展做出更加积极地努力。

总之，针灸学是祖先留给我们的宝贵遗产，具有独特的医疗和保健作用，在科学技术飞速发展的今天，我们必须正视针灸学科面临的挑战，充分发挥针灸疗法的优势，在针灸人才素质要求和针灸医疗基地建设等方面做出正确的决策，采用现代高科技手段研究和发展针灸学，使针灸医学之树常青。

第五章　针灸临床治疗研究

一、中　风

针灸治疗对脑卒中后睡眠障碍患者的效果观察

黄梅[1]，高淑红[2]

1. 天津中医药大学，天津　300193；

2. 天津中医药大学第一附属医院，天津　300193

摘要　目的：探讨针灸治疗对脑卒中睡眠障碍患者的疗效。方法：将84例患者随机分为对照组42例和针刺组42例，两组性别、年龄、病情、文化程度、睡眠障碍程度比较无显著差异（P>0.05）。针刺组行针刺治疗，对照组行艾司唑仑药物治疗，于第3天、第2周评价两组睡眠状况。结果：第3天失眠改善有效率对照组85.71%，针刺组为95.23%，第2周失眠改善有效率对照组90.04%，针刺组95.23%。两组比较差异有统计学意义（P<0.05）。结论：针灸治疗能有效、安全改善脑卒中后睡眠障碍。

关键词　针灸治疗；脑卒中；睡眠障碍

为了提高脑卒中患者的睡眠质量及生活质量，并减少患者对镇静催眠药的依赖性和耐药性，我科在对针刺组进行针刺治疗未服用任何镇静安眠药，对照组临睡前常规给予艾司唑仑片2粒，并观察两组患者睡眠质量。两组治疗后在改善患者睡眠质量方面皆有统计学意义，且两组间效果差异也有统计学意义，取得了满意疗效。现报道如下。

1　临床资料

1.1　一般资料

本研究84例脑梗死后睡眠障碍患者，均为天津中医药大学第一附属医院针灸科四病区2010年10月~2011年8月住院病例，经CT或MRI确诊脑梗死，符合1995年全国第四届脑血管病会议制定的脑卒中诊断标准[1]。将 84 例患者预先用统计软件 SPSS 13.0 随机分为两组，即对照组和针刺组各 42 例。入组时告知患者及家属治疗方案，特别是针刺组要充分取得患者家属的理解和支持，不配合者不纳入本次研究，两组都签下知情同意书。两组患者性别、年龄、病程、文化程度比较无显著差异（$P>0.05$），具有可比性。

1.2 纳入标准

①均为初次发病；②发病时间不超过 15 天；③神志清楚，无意识障碍，无明显语言理解和表达障碍；④既往无睡眠障碍，现患者诉入睡困难或易醒、醒后难以入睡，客观入睡困难（30min 以上），实际睡眠时间减少（少于 6h），易醒（夜醒 2 次或 2 次以上，或每夜觉醒时间超过 30min）；⑤经辅助检查及临床测试无其他心因性因素及疾患[2]。

1.3 排除标准

①多次发病；②发病时间超过 15 天；③神志不清，有意识障碍、语言理解困难或表达困难；④既往发病前有睡眠障碍；⑤病情不稳定或兼有其他重症疾患。

2 治疗方法

对照组临睡前口服 2mg 艾司唑仑，根据患者睡眠情况每周服用 4~7 次。针刺组采用针刺治疗。主穴：百会、四神聪、神门、印堂、安眠、照海、申脉。操作方法：神门、印堂、四神聪、安眠用平补平泻法提插捻转 1min，照海用提插捻转补法操作 1min，申脉用提插捻转泻法操作 1min。配穴：肝火扰心加行间、侠溪；痰热内扰加丰隆、内庭；心脾两虚加心俞、脾俞；心肾不交加心俞、肾腧；心胆气虚加心俞、胆俞；脾胃不和加公孙、足三里。配穴按虚补实泻法操作 1min。日 1 次，下午 3 点至 4 点针刺治疗，得气后留针 30min，每周针刺 6 日，两周为一疗程。另外，两组确保睡眠环境的合理化、同步化，要给患者创造温馨、舒适的睡眠环境。病房内的温度适宜，床铺保持干燥，枕头柔软，高度适中，有助睡眠。提前告知患者熄灯时间并在晚上 11 点统一熄室内灯，可保留床头灯，尽量减少病房陪护人员的走动声和医务人员的走动声、治疗仪器的机械声，将噪声降至最低。对长期卧床患者应约束白天睡眠时间，严格控制午睡时间不宜过长，以防睡眠习惯倒错。

3 疗效观察

3.1 疗效标准

睡眠疗效评价标准参照中华人民共和国卫生部 1993 年颁布实施的《中药新药临床研究指导原则》制定[3]。痊愈：睡眠时间恢复正常或夜间睡眠时间在 6h 以上，睡眠深沉，醒后经历充沛；显效：睡眠明显好转，睡眠时间增加至 3h 以上，睡眠深沉加深；

有效：症状减轻，睡眠时间较前增加不足 3h；无效：治疗后失眠无明显改善或反加重者。

3.2 统计学方法

采用 SPSS 13.0 软件，采用卡方检验。

3.3 治疗结果

表 1 治疗 3 天后的结果

组别	痊愈	显效	有效	无效	总有效率
针刺组	20	17	3	2	95.23%
对照组	13	12	9	8	85.71%

表 2 治疗 2 周后的结果

组别	痊愈	显效	有效	无效	总有效率
针刺组	28	8	4	2	95.23%
对照组	14	13	11	4	90.47%

表 1、2 结果显示，与对照组比较，针灸治疗中风后睡眠障碍的疗效十分理想（P 均<0.05），治疗后 3 天的数据显示针灸起效快，能及时解决患者的睡眠障碍，治疗后第 2 周的数据显示针灸长期疗效可靠、安全、稳定。

4 讨论

睡眠障碍是脑卒中后常见的并发症。有资料表明脑卒中患者大约有 98%伴有失眠和睡眠结构紊乱[4]。睡眠是维持机体健康不可缺少的生理过程，是集体复原、整合和巩固记忆的重要环节，其生理重要性仅次于呼吸和心跳[5]。脑卒中后发生失眠不仅会影响患者的身心健康及神经功能康复治疗，而且会加重脑卒中危险因素如高血压、糖尿病等疾病的症状，甚至诱发脑梗死或脑出血的复发[6]。但相比于其他并发症，脑卒中后睡眠障碍往往不被重视，多数以短期的镇静安神药对症治疗为主，而此类药物易引起过度镇静、中毒、耐受、成瘾等副作用，可能会掩盖原发病精神症状，不利于及时观察病情变化，给医疗工作者的诊断及治疗工作增加了难度。

中医认为失眠症的病因是阴阳失调、阳不入阴。《灵枢·口问》曰：“阳气尽，阴气盛，则目瞑；阴气尽而阳气盛，则寤矣。”《素问·阴阳应象大论》曰：“阴在内，阳之守也；阳在外，阴之使也。”治则为调整阴阳，《素问·生气通天论》曰：“阴平阳秘精神乃治，阴阳离绝精气乃绝。”白天阳长阴消，阴气内守而阳气外用，人可精力充沛而日常活动，夜晚阴长阳消，阳入于阴即可入眠休息。如此昼作夜息，才能使人体的阴阳适应自然界阴阳的变化。所以睡眠障碍的治疗必须以引阳入阴为主，针灸治疗的机理也在于调整人体的阴阳，安神利眠。针灸治疗睡眠障碍的效果良好，尤其是下午或晚上行针，可顺应阴长阳消的规律，效果更佳。其中百会是督脉经穴，位于巅顶三阳五会，是督脉“入络于脑”的头部取穴，四神聪为经外奇穴，也位于脑部，“脑为元神之府”，两穴配合可调理脑神、宁心安眠。安眠穴为经外奇穴，具有镇静安神之功效，是治疗失眠的经验穴。跷脉理论是针灸治疗中的一大特点，八脉交会穴中申脉通于阳跷，照海通于阴跷，根据失眠的病因，泻申脉补照海，调理阴阳使其达到阴平阳秘，充分体现了中医“治病必求于本”的治疗原则。

本研究着重于中风后睡眠障碍，针灸治疗是中风患者肢体功能治疗的首选治疗，临床上效果显著，中风后睡眠障碍患者是在针刺治疗肢体功能障碍同时针刺治疗其并发症睡眠障碍有着方便有利的治疗条件，针刺穴位也易于临床医师操作，并发症的治疗与原发病的治疗是同步进行的，有相辅相成之功效，可进一步研究探讨。

参考文献

[1] 高红，陈静．失眠的诊断及治疗［J］．黑龙江医学，2003（1）：28-29.

[2] 陈灏珠．实用内科学［M］．北京：人民卫生出版社，2002：1026.

[3] 中华人民共和国卫生部．中药新药临床研究指导原则［S］．北京：人民卫生出版社，1993：20-23.

[4] 周际．卒中患者睡眠障碍特点及影响因素分析［J］．中国脑血管病杂志，2005，2（4）：173-174.

[5] 万琪．神经内科疾病诊断流程与治疗策略［M］．北京：科学出版社，2007：64-69.

[6] 王晓东，王爱霞．脑卒中患者睡眠障碍原因分析及对策［J］．医药论坛杂志，2008，29（8）：103-104.

［摘自：针灸临床杂志，2012，28（10）：15-16.］

醒脑开窍针刺法治疗中风后焦虑障碍的临床疗效观察

刘强[1]，王秀娟[2]，张哲成[3]，薛蓉[4]，李平[5]

1. 天津中医药大学第一附属医院，天津　300193；

2. 天津市中医药研究院附属医院，天津　300120；

3. 天津市第三中心医院，300170；

4. 天津医科大学总医院，天津　3003521；

5. 天津权健国际肿瘤医院，天津　301707

摘要　目的：观察“醒脑开窍针刺法”治疗脑中风后焦虑障碍（PSAD）的临床疗效。方法：针刺组采用“醒脑开窍针刺法”进行针刺干预治疗，西药组采用帕罗西汀进行药物干预治疗。针刺组选取内关、水沟、百会、印堂、三阴交穴，每穴留针30min，每天治疗1次。以患者治疗前后的电生理学指标及临床症状为指标衡量疗效，分别在治疗前与治疗8周后检测两组患者的皮肤交感神经反应（SSR）的潜伏期与波幅，同时结合观察治疗前后两组患者汉密尔顿焦虑量表（HAMA）、焦虑自评量表（SAS）的改善情况。结果：针刺组、西药组SSR潜伏期、波幅均较治疗前自身有所改善，改善情况治疗组优于对照组（$P<0.05$）；两组患者治疗后均较治疗前HAMA、SAS评分有所改善，组间HAMA、SAS评分改善方面两组患者并无差异（$P>0.05$）。结论："醒脑开窍针刺法"对PSAD患者焦虑状态改善方面具有较好的临床效果。

关键词 醒脑开窍针刺法；脑中风后焦虑障碍；皮肤交感神经反应；汉密尔顿焦虑量表；焦虑自评量表

中风后焦虑障碍（post-stroke anxiety disorder，PSAD）是一种发生于脑中风后以焦虑为主要临床表现的一种情绪障碍，临床中可单发，亦常与中风后抑郁障碍（post-stroke depression disorder，PSDD）共病（comorbidity）存在。选择性5-羟色胺再摄取抑制剂（SSRI）类药物的安全有效性已被证实，并已成为间歇焦虑发作的首选药物[1]，近年来，应用SSRI类药物治疗PSAD以及PSDD类疾病已被临床认可。"醒脑开窍针刺法"是石学敏院士于1972年首先提出并创立的治疗中风病及相关并发症的一种针刺方法。本次研究探讨"醒脑开窍针刺法"治疗中风后焦虑障碍的临床疗效和对患者神经功能恢复的影响，为治疗中风后焦虑障碍提供一种安全、有效、经济的方法。

1 对象和方法

1.1 一般资料

本试验为随机、阳性平行对照临床试验观察，所有患者来自于天津中医药大学第一附属医院针灸部、天津中医药大学第二附属医院针灸脑病科于2014年5月~2015年10月期间收治的缺血性脑中风住院患者127例，最终符合诊断、纳入、排除标准以及能完成本研究的患者有84例。其中男性患者44例，女性患者40例，年龄在45~55岁之间45例，56~65岁之间25例，66~75岁之间14例；病程6个月~12个月；有高血压史39例，糖尿病史16例；根据CT或MRI检查，其梗死部位包括顶叶、额叶、颞叶、枕叶、基底节、内囊、丘脑等部位，其中，基底节、内囊、丘脑21例，顶叶、枕叶19例，额叶、颞叶44例。利用SPSS 18.0制作1∶1的随机数字表，按随机数字表产生的随机号，编写随机分配卡，内容包括序号、组别随机数字及治疗方法，采用密封不透光信封法充分隐藏随机治疗方案，交给临床医生，采用单纯随机分组设计方案，将符合纳入标准、经排除标准筛选的入选病例作为受试对象，病例按1∶1随机分为针刺组、药物组，各42例。两组患者在SSR潜伏期、波幅，HAMA评分、

SAS 评分均无统计学差异（$P>0.05$），具有可比性。

1.2 临床标准

1.2.1 诊断标准

（1）缺血性中风病中医诊断标准

参照 1996 年 1 月国家中医药管理局脑病急症协作组公布的《中风病诊断和疗效评定标准》[2]（试行）。

（2）缺血性中风病西医诊断标准

参照 2010 年中华医学会神经病学分会脑血管病学组制定的《中国急性缺血性脑卒中诊治指南 2010》[3]。

（3）焦虑障碍诊断标准

参照国际疾病与相关健康问题统计分类第十版（ICD-10）“器质性焦虑症”[4]（F06.4）的诊断标准，即以泛焦虑症（F41.1），恐慌症（F41.0），或两者合并出现的表征为其特征的疾病，但由于器质性疾病所产。

1.2.2 纳入标准

（1）符合以上缺血性中风病中、西医诊断标准，同时符合 ICD-10 中关于“器质性焦虑症”诊断标准；

（2）首次发病，意识清醒，年龄 45~75 岁；

（3）自愿参加本研究且签署知情同意书。

1.2.3 排除标准：

（1）排除 ICD-10 中明确的“非器质性或未明示的（F41.-）焦虑证”；

（2）排除意识障碍、痴呆、失语、失认，合并心脏、肝、肾、造血系统等严重原发性疾病，既往有焦虑障碍病史，卒中后明显加重患者；

（3）排除重度抑郁、精神分裂症及其他精神障碍及药物依赖患者；

（4）排除患者家属或本人不同意以及初次即不能坚持完成神经心理测评者。

1.2.4 剔除与脱落标准：

（1）凡不符合纳入标准而被误入的病例应予剔除；

（2）未按规定治疗或资料不全等影响疗效评价者应予剔除；

（3）受试者依从性差，疗程中自行退出者，或合并使用本方案禁止使用的治疗方法，或自行中途更换治疗方法；

（4）发生严重不良事件或并发症，不宜继续接受试验而被中止试验的病例。

1.3 治疗方法

针刺组：患者采用“醒脑开窍针刺法”，主穴选取内关、水沟、百会、印堂，针刺时，取患者仰卧位，按《针灸学》（全国高等中医药院校规划教材）[5]所示方法选取肢体穴位，常规皮肤消毒后，选用直径为0.30mm×40mm华佗牌不锈钢毫针，取内关、水沟、百会、印堂、三阴交（患侧）穴。内关穴，直刺0.5-1寸，施捻转提插相结合泻法，施术1min，水沟穴，向鼻中隔斜刺5分，雀啄手法，致眼球湿润为度，百会穴，向后平刺0.5寸，小幅度高频率捻转补法，施术1min，印堂穴，捏起皮肤，向下斜刺5分，小幅度高频率捻转补法，施术1min。每穴均留针30min，每天针刺治疗2次。每日针1次，7天为1疗程，共针刺8个疗程后结束观察。西药组：口服盐酸帕罗西汀（塞乐特，中美天津史克制药有限公司制造，批准文号：国药准字H10950043），首次予20mg/天，以后每周以10mg递增，至40mg/天。7日为1疗程，连续服用8个疗程。

此外，根据两组患者的体格检查及试验室检查结果，给予改善循环、调整血糖、血压、血脂等药物治疗。

1.4 临床观察指标及其评价方法

1.4.1 SSR测定

皮肤交感神经反应（SSR）为脑和脊髓参与下的皮肤催汗反射，所记录到的是与汗腺分泌活动有关[6]。它不仅反应节后交感神经功能状态，也反映感觉传入与中枢处理过程[7]。

仪器：采用Keypoint.net肌电图仪中的NDI-200肌电图诱发电位仪（丹麦丹迪公司生产）

电极放置：(1) 刺激电极：刺激电极置于正中神经，阴极S1置于腕横纹的近段，桡侧腕屈肌和掌长肌腱之间，阳极S2置于S1近段2-3cm处。刺激电极也可置于拇指，阴极S1置于拇指的掌指关节处，阳极S2置于S1远端2-3cm处。(2) 记录电极：置于在双侧手掌中央和足底中央，作用电极R1置于掌心和足心，参考电极R2置于掌背和足背。双侧上、下肢可以同时记录。(3) 地线G0置于腕横纹处。

刺激方法：本次试验我们采用电刺激，通过刺激患者皮肤产生疼痛，从而诱发汗腺的活动并记录到SSR。刺激时限0.2ms，刺激强度10~30mV，带通0.1~100.0Hz，扫描速度1000ms/D，灵敏度0.1~2.0mV/D。连续刺激两次，间隔至少60s[8]。分别对两组患者在治疗前与治疗8周后记录其患者的波幅与潜伏期。

1.4.2 量表评定

HAMA：汉密尔顿焦虑量表（Hamilton Anxiety Scale，HAMA）由Hamilton于1959年编制。最早是精神科临床中常用的量表之一，包括14个项目。

SAS：焦虑自评量表（Self-Rating Anxiety Scale SAS）由华裔教授Zung于1971年编制，能够较好地反映有焦虑倾向的精神病求助者的主观感受。

1.5 统计学方法

统计分析将采用 SPSS 18.0 统计分析软件进行数据处理，两组访视的计数资料，采用卡方检验进行比较，两组访视的计量资料，如果方差检验方差齐且呈正态分布，则采用 t 检验，反之采用秩和检验，P 值小于或等于 0.05 将被认为差别有统计意义。

1.6 疗效评价标准

依据 HAMA 评分的变化判断临床疗效。按照尼莫地平法计算评分减少率，HAMA 评分减少率=［（疗前评分-疗后评分）/疗前评分］×100%。

临床控制：评分减少>75%；

显效：评分减少 50%~75%；

有效：评分减少 30%~49%；

无效：评分减少<30%。

2 治疗结果

2.1 两组患者临床疗效比较

由表 1 可见，针刺组总有效率为 83.33%，临床控制率为 9.52%，显效率为 35.71%，有效率为 38.10%，药物组总有效率为 76.19%，临床控制率为 7.14%，显效率为 33.33%，有效率为 35.72%，两组患者总有效率、临床控制率、显效率、有效率比较差异无统计学意义（$P>0.05$），提示针刺组与治疗组疗效相当。

表 1 两组患者临床疗效比较

组别	n	临床控制		显效		有效		无效		总有效率
		例	率%	例	率%	例	率%	例	率%	率%
针刺组	42	4	(9.52)[1)]	15	(35.71)[1)]	16	(38.10)[1)]	7	(16.67)	83.33[1)]
药物组	42	3	(7.14)	14	(33.33)	15	(35.72)	10	(23.81)	76.19

注：与西药组比较[1)] $P>0.05$。

2.2 两组患者治疗前后 HAMA、SAS 量表评分比较

由表 2 可见，针刺组与药物组在结束疗程后，HAMA 量表评分与同组治疗前比较，差异均有统计学意义（$P<0.001$），同时，SAS 量表评分与同组治疗前比较，差异亦均有统计学意义（$P<0.001$）。

表 2 两组患者治疗前后 HAMA、SAS 量表评分比较 （$\bar{x}\pm s$）

组别	HAMA		SAS	
	治疗前	治疗后	治疗前	治疗后
针刺组	22.34±4.00	11.85±2.90[1)]	22.16±5.20	11.77±2.36[2)]
药物组	49.74±5.71	30.70±5.96[1)]	49.81±6.41	30.60±6.08[2)]

注：与同组治疗前比较[1)] $P<0.001$；与同组治疗前比较[2)] $P<0.001$。

2.3　两组患者治疗前后SSR上下肢波幅、潜伏期比较

由表3可见，针刺组与药物组在结束疗程后，上、下肢SSR波幅和潜伏期与同组治疗前比较差异均有统计学意义（$P<0.001$）。

表3　两组患者治疗前后SSR比较　（$\bar{x}\pm s$）

	上肢				下肢			
	治疗前		治疗后		治疗前		治疗后	
	波幅	潜伏期	波幅	潜伏期	波幅	潜伏期	波幅	潜伏期
针刺组	1.55±0.05	1.65±0.10	2.21±0.07[1)]	1.39±0.04[2)]	0.95±0.05	2.25±0.11	1.61±0.07[1)]	1.99±0.04[2)]
药物组	1.59±0.06	1.67±0.11	1.85±0.06[1)]	1.49±0.03[2)]	0.96±0.06	2.25±0.10	1.24±0.06[1)]	2.10±0.04[2)]

注：与同组治疗前比较[1)] $P<0.001$；与同组治疗前比较[2)] $P<0.001$。

2.4　两组患者治疗后HAMA量表、SAS量表、SSR上下肢波幅、潜伏期比较

由表4可见，针刺组与西药组比较，治疗后HAMA量表评分改善方面，两组患者差异无统计学意义（$P>0.05$），治疗后SAS量表评分改善方面，两组患者差异无统计学意义（$P>0.05$），治疗后SSR上下肢波幅、潜伏期改善方面，两组患者差异有统计学意义（$P<0.001$）。

表4　两组患者治疗后HAMA、SAS、SSR比较　（$\bar{x}\pm s$）

	HAMA	SAS	SSR上肢		SSR下肢	
			波幅	潜伏期	波幅	潜伏期
针刺组	11.88±2.87[1)]	31.12±5.35[2)]	2.21±0.07[3)]	1.38±0.04[4)]	1.61±0.07[3)]	1.99±0.04[4)]
西药组	11.51±2.37	30.91±5.49	1.84±0.06	1.49±0.04	1.25±0.06	2.09±0.04

注：与西药组比较[1)] $P>0.05$；与西药组比较[2)] $P>0.05$；与西药组比较[3)] $P<0.001$；与西药组比较[4)] $P<0.001$；

2.5　副作用评定

针刺组有12例感到疼痛或轻度的恐惧，通过针刺刺激手法的调整和语言沟通，均能顺利完成临床观察，其余无其他副作用；西药组有17例患者出现口干，12例患者出现便秘，5例患者出现嗜睡症状，2例患者出现头晕症状。

3　讨论

中风后焦虑障碍是一种继发于脑卒中后的器质性精神障碍疾病，发病率仅次于PSD，有报道显示，中风后焦虑障碍发病率在20%-40%[9-11]。关于PSAD的病因尚不明确，可能为神经生物学因素、社会环境因素、心理因素等共同作用的结果[12]，其病位多位于大脑皮层[10-11]，且发病常与患者疾病[13]、身体状况[14]密切相关。传统中医学中虽无中风后焦虑障碍这一病名，但认为该病属于“郁证”“癫症”“百合病”等范畴，究其病因病机，虽各家云云但不外气血输布失司、郁滞成疾。正如《灵枢·本神》

所言道："愁忧者，气闭塞而不行"；《诸病源候论·卷十三气病诸候》中提及："结气病者，忧思所生也，心有所存，神有所止，气留而不行，故结于内"又《丹溪心法·六郁》讲到："气血冲和，万病不生，一有怫郁，诸病生焉，故人身诸病，多生于郁"，都说明该病为气郁血瘀，日积成疾的病机特点。

"醒脑开窍针刺法"是石学敏院士根据中风病患者"窍闭神匿、神不导气"的病机特点而创立的一套针对中风及相关疾病的针刺方法。石院士认为，中风后焦虑障碍，为患者平素气虚血瘀，心、肝、肾三脏阴阳失调，阴虚阳亢，血随气逆，痰瘀上扰脑神而发病，而脑主神明，痰瘀上扰清窍，思维活动受到一定损伤故出现焦虑忧郁之症。内关穴，为心包经之络穴，具有宁心调血安神之效；针刺水沟、百会、印堂可开窍启闭，苏醒元神；三阴交，为多气多血之腧穴，可补肝、脾、肾三阴，故起益脑髓、调气血之功。诸穴合用，可调元神使之达明，顺阴阳使之平衡，理气血使之冲和，通经脉使之畅达，收到良好的临床效果[15]。

继 Vigouroux 在 1879 年在实验中观察到的皮肤电现象后，Tarchanoff 研究发现人的情感或感觉可诱发皮肤电流反应[16]，皮肤交感神经的应用逐步开展起来。目前，应用交感神经皮肤反应电生理检查已成为检查脑卒中后患者自主神经功能的有效手段[17]。

本次临床观察，以 SSR 波幅、潜伏期结合 HAMA 评分量表、SAS 评分量表对中风后焦虑障碍患者的针药并用疗效改善情况进行评测，结果发现："醒脑开窍针刺法"与传统 SSRI 类药物帕罗西汀在对中风后焦虑障碍的症状改善方面都具有良好的临床效果，针刺组与西药组其治疗后电生理指标 SSR 波幅、潜伏期均较自身治疗前有所改善，同时，针刺组较西药组治疗后 SSR 波幅、潜伏期改善更为明显，这说明了通过针刺对中风后焦虑患者一定的疗程干预，可能在患者的躯体化症状表现方面，不同方法效果体现并不明显，但通过治疗神经电生理效应已经产生了更为精细的差异。由于本次临床观察样本量较少，其中出现 SSR 指标与 HAMA、SAS 不一致的表现尚不能做出结论，今后需要扩大样本量的随机对照试验，进行较长时间的跟踪来证实。

参考文献

[1] 吴江. 神经病学 [M]. 北京：人民卫生出版社，2010：380.

[2] 国家中医药管理局脑病急症协作组. 中风病诊断与疗效评定标准 [J]. 北京中医药大学学报，1996，19（1）：55.

[3] 中华医学会神经病学分会脑血管病学组急性缺血性脑卒中诊治指南撰写组. 中国急性缺血性脑卒中诊治指南 2010 [J]. 中国临床医生，2011，39（3）.

[4] 范肖冬，汪向东，于欣，等. ICD-10 精神与行为障碍分类. 临床描述与诊断要点 [M]. 北京：人民卫生出版社，1993：113-115.

[5] 石学敏. 刺灸学 [M]. 北京：中国中医药出版社，2015：228-230.

[6] 汤晓芙．神经系统临床电生理学（下）[M]．北京：人民军医出版社，2002：180.

[7] Vetrugno R，Liguori R，Cortelli P，et al. Sympathetic skin response：Basic mechanisms and clinical applications [J] . Clin Auton Res，2003，13（4）：256-270.

[8] 崔丽英．简明肌电图学手册 [M]．北京：科学出版社，2006：169-172.

[9] Burvill PW，Johnson GA，Jamrozik KD，et al. Anxiety disorders after stroke：results from the Pcrth Community stroke study [J] . British J Psychiatry，1995，166（3）：328-332.

[10] Astrom M. General anxiety disorder in stroke patients：A 3 year longitudinal study [J] . Stroke，1996，27（2）：270-275.

[11] Castillo CS，Starkstein SE，Fedroff JP，et al. Generalized anxiety disorder after stroke [J] . J Nerv Ment Dis，1993，181：100-106.

[12] 吴江．神经病学 [M]．北京：人民卫生出版社，2010：378.

[13] 苏占清，康冰，朱运斋，等．脑卒中后情绪障碍的临床分析 [J]．中国心理卫生杂志，2002，16（7）：471-473，470.

[14] 张伯全，包锡卿，王庚鑫，等．脑卒中后焦虑及其心理干预的前瞻性对照研究 [J]．中国心理卫生杂志，2001，15（6）：415-418.

[15] 申鹏飞，孔莉，石学敏．“醒脑开窍”针法治疗 PSD 的临床研究 [J]．中国针灸，2007，32（1）：58-61.

[16] Neumann E，Blanton R. The early history of electrodermal research [J] . Psychophysi-ology，1970，6（4）：453-475.

[17] Selcuk B，E rsoz M，Inanir M. Sympathetic skin responses in hemiplegic patients with and without complex regional pain syndrome [J]. N eurol India，2006，54（3）：279-282.

[摘自：时珍国医国药，2017，28（1）：150-152.]

醒脑开窍针法治疗卒中后抑郁症 180 例疗效观察

孔莉，申鹏飞

天津中医药大学第一附属医院，天津　300193

摘要　目的：观察“醒脑开窍针法”治疗卒中后抑郁症的临床疗效。方法：将 256 例患者随机分为 2 组，针刺组 180 例采用“醒脑开窍针法”治疗；对照组 76 例口服阿米替林治疗，均连续治疗 30 天。观察患者治疗前后的临床症状变化，并进行 SDS 量表和 HAMD 量表评估。结果：显效率针刺组为 40.6%，对照组为 23.7%，2 组比较差异有显著性意义（$P<0.05$）；总有效率针刺组为 72.8%，对照组为 56.6%，2 组比较差异有显著性意义（$P<0.05$）。2 组治疗后抑郁总分、严重指数均显著下降，与治疗前比较，差异均有显著性意义（$P<0.05$）；治疗后针刺组抑郁总分、严重指数下降明显，

与对照组比较，差异均有显著性意义（$P<0.05$）。2 组治疗后 HAMD 量表总分均显著减少，与治疗前比较，差异均有显著性意义（$P<0.05$）；治疗后针刺组总分减少明显，与对照组比较，差异有显著性意义（$P<0.05$）。针刺组治疗后的抑郁下降值、悲观下降值、烦躁下降值，与对照组比较，差异均有显著性意义（$P<0.05$）；2 组不寐下降值比较，差异无显著性意义（$P<0.05$）。其中，在改善抑郁、悲观的精神症状方面，针刺组疗效明显优于对照组，而在改善烦躁情绪方面，对照组疗效优于针刺组，2 组在改善睡眠障碍方面没有明显差异。结论："醒脑开窍针法"治疗卒中后抑郁症疗效可靠，可较好地改善临床症状。

关键词 抑郁症；中风；针刺疗法；醒脑开窍

卒中后抑郁症（Post Stroke Depression，PSD）是脑卒中后最常见的心理情绪障碍，由于发生率较高，持续时间较长，可对患者的各种功能康复造成负面影响，也给治疗造成困难。近 20 年来，PSD 的治疗取得了显著进展，但基本上所有抗抑郁药物都有不良反应，会引起不同程度的变态反应和撤药综合征。"醒脑开窍针法"是由中国工程院院士石学敏院士于 1972 年首先提出的，通过针刺以复苏人体脑窍及其连属组织的受抑、受损、受挫的功能，开发恢复其具有的主宰、传导、联络和支配的作用。以往临床实践表明，"醒脑开窍针法"可以改善卒中患者的精神状态，笔者在此基础上进一步观察了此法对 PSD 的治疗作用，结果报道如下。

1 临床资料

1.1 诊断标准

参照《中国精神疾病分类方案与诊断标准（第 3 版）》（CCMD-3）的相关标准[1]拟定。以心境低落为主要特征，至少持续 2 周，此期间至少有以下症状中的 4 项：①丧失兴趣，无愉快感；②精力减退或疲乏感；③精神运动性迟滞或激越；④自我评价过低，或自责，或有内疚感；⑤联想困难，或自觉思考能力下降；⑥反复出现想死念头，或有自杀、自伤行为；⑦睡眠障碍如失眠、早醒或睡眠过多；⑧食欲降低，或体重明显减轻；⑨性欲减退。

1.2 纳入标准

①符合以上诊断标准；②均为首次脑出血或脑梗死患者，并经 CT 检查证实；③意识清楚，检查合作，无明显失语或严重认知障碍；④既往无脑器质性疾病及精神障碍病史；⑤知情自愿参加本研究。

1.3 一般资料

观察病例均为 2003 年 1 月-2005 年 6 月在本院针灸部住院患者，共 256 例。按照就诊顺序随机分为 2 组。针刺组 180 例，男 138 例，女 42 例；平均年龄（53.16±11.20）岁；

平均病程（4.03±2.19）月。对照组76例，男57例，女19例；平均年龄（53.86±2.34）岁；平均病程（4.15±2.23）月。2组患者一般资料经统计学处理，差异均无显著性意义（$P>0.05$），具有可比性。

2 治疗方法

2.1 针刺组

选穴：内关、人中、百会、印堂、三阴交（患侧）。操作方法：先刺双侧内关，直刺0.5~1寸，施捻转提插泻法1分钟；前3天针刺人中，向鼻中隔斜刺5分，雀啄手法，致眼球湿润为度；3天后改为百会、印堂，百会向后平刺5分，印堂向下斜刺5分，均小幅度高频率捻转补法1分钟；三阴交直刺0.5~1.2寸，施捻转提插补法1分钟。每穴均留针20分钟，每天针刺治疗1次，连续治疗30天。

2.2 对照组

口服阿米替林，开始时每天50mg，每晚1次；3天后，每天增加25mg至每天200mg；共治疗30天。

3 观察指标与统计学方法

3.1 观察指标

观察患者治疗前后临床症状变化情况，以及心理情绪评估变化情况，进行综合评定。

3.2 统计学方法

各组数据用（$\bar{x}\pm s$）表示，进行方差分析，方差不齐者进行秩和检验。

4 疗效标准与治疗结果

4.1 症状疗效标准

由2名有经验而不知分组情况的医师分别在治疗前后观察患者的症状变化，根据症状进行综合评定。痊愈：精神症状全部消失，情绪、情感恢复正常，能正常工作、学习和生活。显效：精神症状基本消失，时有情绪、情感低落，能处理一般日常生活。有效：精神症状部分消失，情绪、情感低落有所改善，但不稳定，不能正常工作与学习。无效：精神症状无改善，情绪、情感低落仍明显。

4.2 心理情绪评估

包括Zung抑郁自评量表（SDS量表）和汉密尔顿抑郁量表（HAMD量表）评分[2]。

4.3 2组症状疗效比较

见表1。显效率针刺组为40.6%，对照组为23.7%，2组比较，差异有显著性意义（$P<0.05$）；总有效率针刺组为73.8%，对照组为56.6%，2组比较，差异有显著性意

义（$P<0.05$）。

表 1　2 组疗效比较　　（%）

组别	n	痊愈	显效	有效	无效	总有效率（%）
针刺组	180	31（17.2）	73（40.6）①	27（15.0）	49（27.2）	73.8①
对照组	76	13（17.1）	18（23.7）	12（15.8）	33（43.4）	56.6

注：与对照组比较，①$P<0.05$

4.4　2 组治疗前后 SDS 量表积分变化比较

见表 2。2 组治疗后抑郁总分、严重指数均显著下降，与治疗前比较，差异均有显著性意义（$P<0.05$）；治疗后针刺组抑郁总分、严重指数下降明显，与对照组比较，差异有显著性意义（$P<0.05$）。

表 2　2 组治疗前后 SDS 量表积分变化比较　　（$\bar{x}\pm s$）

SDS 积分	针刺组（n=180）		对照组（n=76）	
	治疗前	治疗后	治疗前	治疗后
抑郁总分	52.70±6.80	33.40±7.71①②	52.13±7.47	39.55±8.50①
严重指数	0.66±0.09	0.40±0.07①②	0.65±0.09	0.48±0.10①

注：与治疗前比较，①$P<0.05$；与时照组治疗后比较，②$P<0.05$

4.5　2 组治疗前后 HAMD 量表总分变化比较

见表 3、表 4。2 组治疗后 HAMD 量表总分均显著下降，与治疗前比较，差异均有显著性意义（$P<0.05$）；治疗后针刺组总分减少明显，与对照组比较，差异有显著性意义（$P<0.05$）。针刺组治疗后的抑郁下降值、悲观下降值、烦躁下降值，与对照组比较，差异均有显著性意义（$P<0.05$）；2 组不寐下降值比较，差异无显著性意义（$P>0.05$）。其中，在改善抑郁、悲观的精神症状方面，针刺组疗效明显优于对照组，而在改善烦躁情绪方面，对照组疗效优于针刺组。

表 3　2 组治疗前后 HAMD 量表总分变化比较　　（$\bar{x}\pm s$）

组别	n	治疗前	治疗后
针刺组	180	24.84±8.94	5.46±2.65①②
对照组	76	25.25±9.06	8.75±2.68①

注：与治疗前比较，①$P<0.05$；与对照组比较，②$P<0.05$

表 4　2 组治疗前后主要症状分值变化比较　　（$\bar{x}\pm s$）

组别	n	抑郁下降值	悲观下降值	烦躁下降值	不寐下降值
针刺组	180	1.34±0.55①	1.80±1.44①	0.95±0.67①	1.03±0.34
对照组	76	0.83±0.45	1.22±0.59	1.45±0.82	0.99±0.38

注：与对照组比较，①$P<0.05$

4.6　2组副作用比较

针刺组有29例感到疼痛或惧怕，经减轻手法强度或解释后都能接受治疗，无其他副反应。对照组有口干38例，便秘29例，头晕11例，排尿困难7例，心电图改变8例（T波改变5例，Ⅱ度房室传导阻滞3例）。

5　讨论

卒中后合并情绪改变临床常见，而抑郁又是其中常见的精神障碍类型。由于抑郁，患者悲观失望，对疾病治疗丧失信心，严重影响其康复。卒中后抑郁症属中医学郁证范畴。以往研究表明，卒中后抑郁症的根本病机应为“窍闭神匿，神不导气”。患者平素气血亏虚，心、肝、肾三脏阴阳失调，加之忧思恼怒或饮酒饱食，或房室劳累，或外邪侵袭等诱因，致使阴亏于下、阳亢于上，血随气逆，夹痰夹瘀，上扰脑神，而致窍闭神匿、神不导气。在脑神受扰、窍闭神匿，神不导气的病理状态下，患者除了出现一系列躯体症状外，脑主精神意识思维的功能也受到损害，从而出现一系列精神心理障碍的症状。“醒脑开窍针法”从卒中以及其并发精神心理疾病的根本病机入手，精选穴位，切中要害。内关穴为心包经之络穴，可改善中风患者的左右心输出量，改善脑血氧供应，具有宁心、调血、安神之效；人中、百会、印堂开窍启闭，醒元神；三阴交可补三阴，益脑髓，调气血；诸穴合用，可调元神使之达明，顺阴阳使之平衡，理气血使之冲和，通经脉使之畅达，故临床收到较好的疗效。

参考文献

[1] 中华精神科学会．中国精神疾病分类方案与诊断标准［M］.3版．济南，山东科学技术出版社，2001：34-35.

[2] 汪向东，王希林，马乱．心理卫生评定量表手册［M］．增订版．北京：中国心理卫生出版社，1999：220-223.

［摘自：新中医，2007，39（10）：27-28.］

枕三经排刺法治疗恢复期小脑梗死性眩晕32例

马涛，韩景献

天津中医药大学第一附属医院，天津　300193

关键词　针刺；枕三经排刺；小脑梗死；眩晕

眩晕是小脑梗死患者的主要临床表现之一，常常经久难愈，病者十分痛苦。笔者有幸跟从著名中西医结合针灸学专家韩景献教授学习3年，并在恩师指导下以针刺治疗恢复期小脑梗死性眩晕32例，取得了满意效果。现报道如下。

1 临床资料

64 例患者均为我院针灸科住院患者，按照入院先后随机分为观察组和对照组，每组各 32 例。观察组，男 18 例，女 14 例，年龄 48~72 岁，病程 15 天至 2 个月；对照组，男 16 例，女 16 例，年龄 50~73 岁，病程 15 天至 2 个月。两组临床资料经统计学处理无显著差异（$P>0.05$），具有可比性。64 例中，41 例经颅 MRI 确诊为小脑梗死，其余 23 例经颅 CT 确诊。

2 治疗方法

2.1 观察组

患者坐位，用 28 号 1.5 寸毫针，取风池、完骨、天柱、风府 4 个腧穴，以及以上 4 个腧穴向上再取腧穴至枕耳连线水平，除风池、完骨、天柱、风府此四穴取直刺，进针 1 寸，施捻转补法 1min 外，其他每个腧穴均沿头皮向下平刺、排刺，进针约 0.5 寸，亦施捻转补法，排刺腧穴间隔 1 寸左右，以局部酸胀为度，留针 30min，每间隔 10min 左右行针 1 次，1 次/天，20 天为 1 疗程。

2.2 对照组

用复方丹参注射液 20ml 加入 5%葡萄糖注射液 250ml 静脉滴注，1 次/天，20 天为 1 个疗程。

3 疗效观察

3.1 疗效评定

参照国家中医药管理局 1995 年发布的《中医病证诊断疗效标准》。临床症状、体征基本消失为痊愈；临床症状、体征好转为好转；临床症状、体征无变化为无效。

3.2 治疗结果

观察组治愈 20 例，占 62.50%；好转 10 例，占 31.25%；无效 2 例，占 6.25%，总有效率 93.75%。对照组治愈 11 例，占 34.38%；好转 9 例，占 28.12%；无效 12 例，占 37.5%，总有效率 62.5%。经统计学处理，两组治愈率及总有效率比较均有统计学意义（$P<0.05$）。

4 体会

眩晕是机体的一种主观感觉，是对空间位置关系的定向感觉障碍或平衡障碍。人体平衡功能的维持，定向功能的正常，是通过视觉，本体觉及前庭位置觉的协同作用而完成的，任一方面的病损均可引起眩晕，小脑梗死是眩晕诸多因素中的一种，同时眩晕也是小脑梗死最常见的症状，两者关系密切。

需要指出的是，小脑梗死还常伴有走路不稳，吞咽困难，构音障碍等临床症状和体征，而本针刺法仅是观察其对主观眩晕症状的改善，对于其他症状是否能得到改善尚需进一步统计。

另外，所有病例均为小脑梗死恢复期患者，即发病15天到2个月的患者。未选择急性期患者是因为该病早期病情不稳定，甚至病情恶化危及生命，一方面，在治疗上往往是中西医结合治疗，同时护理上常需要镇静、绝对卧床休息，因此也不能满足针刺体位的要求，影响针刺效果；另一方面，有的轻症患者经过2周中西医结合治疗眩晕症状已经基本消失，从而影响针刺疗效的判定。发病超过3个月的患者已经处于病情的后遗症期，由于各种原因，在病房中已经难以见到，病例稀少，故也未在统计范畴。复方丹参注射液的主要成分为丹参、降香，是常用的治疗缺血性脑血管病的药物，具有活血祛瘀通络的作用，在治疗由小脑梗死所致的眩晕方面具有一定的效果，但本组资料表明，其疗效明显不如针刺组。

祖国医学认为，眩晕乃头部经络闭阻，气血不能上奉于脑、滋养清窍所致。本针刺法取风池、完骨、天柱、风府及以上四穴向上沿皮排刺，其经络走行分别属于足少阳胆经、足太阳膀胱经及督脉，位于头枕部，因此称作枕三经排刺法。督脉为阳脉之海，“……与太阳起于目内眦，上额交巅上，入络脑”，具有振奋全身阳气，调气行血之功；膀胱经也“起于目内眦，上额，交巅……其直者，从巅入络脑”，可益气调血，补益脑髓；巅顶胆经腧穴可清头目、利官窍，三经配合使用，采用捻转补法徐徐激发经气，共奏疏通经络，行气活血，滋补脑髓之效，达到治疗眩晕的目的。

从现代医学角度来看，此三经循行线深部恰为小脑解剖位置所在，通过局部取穴，使针感直达病所。针刺作用可能调整颅内外血管舒缩功能，改善局部微循环障碍，使小脑梗死患者的脑部血循环量增加，提高脑组织的含氧量，加强病灶周围脑细胞的营养，改善皮层抑制状态，增强代偿机能，促进脑组织的修复，从而达到治疗眩晕的作用。

［摘自：时珍国医国药，2008，19（3）：731.］

针刺与康复训练治疗脑卒中后共济失调

白玮婧[1]，张春红[2*]，张新亚[1]，杜蓉[1]

1. 天津中医药大学针灸学院，天津　300193；

2. 天津中医药大学第一附属医院，天津　300193

摘要　对于脑卒中后共济失调的治疗，现代医学除了针对脑血管病的基础疗法以外，针刺和康复训练疗法也是临床常用治疗方法。近年来临床采用体针、头针、电针等针刺手段以及Frenkel康复训练法、核心肌群训练法等康复治疗脑卒中后共济失调疗效显著，不难看出在针刺与康复训练以及二者结合疗法的领域上着实取得了一定的疗效，得到了相应的肯定。

关键词 脑卒中；针灸疗法；康复训练；共济失调

脑卒中为世界各国公认的严重危害人类健康的常见病与多发病。我国卒中病的发病及病死率已由原来的第三位逐渐上升为第一位[1]。脑卒中后共济失调在日常生活中造成患者行走、运动以及平衡障碍，导致患者生活质量严重下降，给家庭及社会造成很大负担[2]。卒中患者回归社会及家庭、重建身心平衡、最大限度地恢复自我照顾，是其最终康复目的[3]。笔者搜索近10年关于临床针刺与康复疗法治疗脑卒中后共济失调的相关文献报道，分析临床疗效，概述如下。

1 针刺治疗

1.1 头项针刺疗法

肖震心[4]将80例共济失调患者随机分组，观察组40例采用头针结合体针治疗，头针选取枕下旁线配合颞后线，体针取风池、颈部夹脊穴；对照组40例仅采用体针。结果根据Berg平衡量表评定观察组总有效率为92.5%；对照组总有效率为57.5%。治疗组疗效明显更优（$P<0.05$）。张静等[5]将随机分组的治疗组60例小脑梗死型共济失调患者采用头项针，头针取调衡三针、调运三针、百会穴，项针取双侧风池、风府、颈3~6夹脊穴，治疗结果显示治疗组总有效率100%，对照组总有效率73.3%，治疗组疗效明显优于对照组（$P<0.05$）。试验表明，头针治疗主要通过刺激大脑皮层相应区域，改善局部血液供应以促进皮层功能的恢复，进而有效促进患者动作平衡精准性。

1.2 全经针刺疗法

周金芝等[6]将脑卒中后偏瘫恢复期患者60例随机分为治疗组及对照组各30例，分别采用全经针刺法与常规针刺法治疗。治疗结束后观察2组患者治疗前后平衡功能的变化，治疗组和对照组治疗前后比较，平衡功能评分差异均有显著统计学意义（$P<0.01$）；2组治疗后比较，治疗组优于对照组（$P<0.05$）。

1.3 针刺躯干肌法

李佩芳等[7]选取60例脑卒中后平衡障碍患者，按随机数字表法分为针刺躯干肌治疗组和康复组对照组，每组各30例。均采用常规内科方案及针刺治疗，其中治疗组对背部和腹部躯干肌上选定穴位进行交替针刺治疗。治疗后组间比较结果显示治疗组明显优于对照组（$P<0.05$）。提示：针刺躯干肌可以加强局部肌力与肌张力，促进躯干平衡协调，改善患者平衡障碍以及日常生活障碍。

1.4 电针疗法

曹丽艳等[8]采用以电项针为主治疗小脑性共济失调患者，项针穴取双侧的风池、供血、翳明。头针穴取平衡区、运动区，针刺用电针刺激双侧风池，以患者头轻微摆动为度，治疗结果根据 Berg 平衡量表进行总疗效评定，评分结果为 78.6%。谢冬玲等[9]观察电针配合小脑电刺激治疗对小脑梗死患者平衡障碍干预的作用，选择 48 例小脑梗死患者，随机平均分组，2 组均予小脑电刺激治疗，治疗组在此基础上还继续加用电针治疗，取穴为双侧枕下旁线，结果组间评价显示，治疗组提高幅度明显优于对照组，差异有统计学意义（$P<0.01$）。电针疗法作为特殊物理疗法，刺激作用于脑部上行网状激动系统，促进神经传导功能，从而改善患者运动功能障碍，提高患者生活能力。

1.5 针药并用

唐学敏等[10]采用加味芍药甘草汤合头针滞针法治疗小脑共济失调，将 180 例患者分为治疗组与对照组各 90 例，治疗组排除脱失有 83 例明显显效，优于对照组（$P<0.01$）。马其江等[11]采用针刺配合定眩汤治疗脑梗死共济失调患者 48 例，同单纯运用常规疗法的对照组 22 例进行疗效比较，治疗结果：治疗组总有效率 91.7%，对照组总有效率 68.2%，治疗组明显优于对照组，比较差异具有统计学意义（$P<0.05$）。

2 康复训练治疗

2.1 Frenkel 训练法

夏齐国等[12]采用 Frenkel 训练配合针灸推拿治疗小脑性共济失调住院患者 12 例。采用 ADLBatherl 指数评分标准，3 例患者评分大于 70 分，7 例患者的评分大于 60 分，1 例评分为 100 分，疗效显著。乐琳等[13]将住院共济失调患者采用 Frenkel 训练法结合平衡仪生物反馈训练作为实验组，结果显示，结合 Frenkel 训练法的组别与单纯平衡仪生物反馈训练组有明显差异（$P<0.05$）。Frenkel 训练法改善患者协调平衡功能及运动能力，保持关节活动范围、肌力、耐力，提高了正常生活动作的正确性、安全度和效率。

2.2 体位康复训练法

针对小脑性共济失调的患者，可以在不同体位下有针对性地进行康复训练。马力[14]将 60 例小脑性共济失调患者采用体位康复训练的方法，分别在卧位、坐位、跪位、膝首位、站位、行走状态下进行训练，治疗后患者的共济失调症状明显改善，日常生活活动能力明显增强。

2.3 核心肌群训练法

袁冰等[15]将 40 例脑卒中住院患者随机分为治疗组与对照组各 20 例，对照组采用常规康复综合治疗，治疗组在常规治疗基础上增加核心肌群训练。治疗后 Berg 量表评分对比，治疗组疗效更优（$P<0.05$）。刘烜玮等[16]选取脑卒中后偏瘫患者 75 例随机

分组，均采用常规药物治疗和康复训练，其中训练组 39 例同时进行腰、胸椎后伸以及旋转训练等核心肌群训练。治疗后评分显示观察组优于对照组（$P<0.05$）。患者平衡和步行功能正常同核心肌群密切相关，加强四肢躯干肌力，对于患者恢复步态平衡、提高日常生活能力有显著疗效。

2.4 康复器材辅助治疗

近年来，多种辅助康复治疗器材在临床配合康复训练法治疗上取得了良好的疗效。目前临床报道中，王建文[17]与李海勇[18]等采用平衡训练仪结合针刺、太极拳步法等其他治疗方法改善卒中后患者的平衡障碍状态，均取得显著疗效（均 $P<0.05$）。另外，孙丰云等[19]采用网格姿势矫正镜训练，将 87 例脑卒中患者中的 47 例与常规康复训练结合，疗效优于单纯康复治疗。通过网格感知提醒患者肢体在空间的移动范围，限制患者躯干的随意控制，以此维持平衡，促进临床疗效。

2.5 其他康复训练

徐玉梅等[20]将 40 例共济失调患者随机分为康复组和对照组各 20 例，其中对照组采用常规的易化技术中医药治疗，康复治疗组在此基础上增加运动疗法与作业疗法训练。结果康复组优于对照组（$P<0.05$，$P<0.01$）。龙耀斌[21]选取脑卒中患者 60 例，将采用 MOTOmed 智能运动训练系统的治疗组 30 例，结果组间评价治疗组疗效更优（$P<0.05$），提示 MOTOmed 训练法作为电动运动治疗系统，能够有效改善患者下肢稳定性与协调性，改善步态平衡。刘娇等[22]将 50 例患者随机分为治疗组和对照组各 25 例，治疗组采用地黄饮子加减配合康复训练，对照组单纯性康复训练，结果疗效评定，地黄饮子加减配合康复训练疗效优于单纯进行康复训练（$P<0.05$）。提示康复训练结合药物治疗疗效亦显著。齐冰等[23]采用脊柱推拿微调手法结合核心力量训练，针对 60 例脑卒中患者的其中 30 例进行治疗，其余 30 例仅采用常规康复手段，结果两组患者治疗后 FMB、MBI 评分治疗组达 3 级以上占 80.0%，对照组占 56.6%，两组比较差异有统计学意义（$P<0.05$），FAC 评级两组比较差异有统计学意义（$P<0.05$）。提示脊柱推拿微调手法安全、易于调控，可避免因过度用力导致的副损伤，对于改善卒中后平衡功能失调疗效显著。

3 针刺与康复结合治疗

传统针刺法同现代多种康复手段相结合，运用经络循经刺激与物理作用配合治疗，在临床治疗上起到了显著收效。曾沛金等[24]将住院的 100 例脑卒中患者，随机均分为实验组和对照组，对照组给予平衡康复训练，实验组采用头针结合康复训练。结果比较，实验组总有效率（显效+有效）为 96.0%，对照组有效率为 84.0%，两组总有效率比较，差异有统计学意义（$P<0.05$）。提示头针结合平衡康复训练疗效相比较尤为突

出。徐春梅等[25]采用康复平衡训练法结合头穴透刺，将 80 例共济失调患者中 40 例分为治疗组，采用康复训练加头穴透刺疗法，治疗组在 Berg 平衡积分、MBI 评分方面与单纯康复治疗组相比差异具有统计学意义（$P<0.05$）。王利春等[26]将 90 例脑梗死患者随机分为电针组、康复组和联合组，电针组只采用电针双侧肝俞穴、肾俞穴；康复组采用三级平衡训练法；联合组则采用两种方法联合治疗，治疗后组间评价显示电针联合康复治疗明显优于单独某种方法治疗，组间比较差异均有统计学意义（$P<0.001$）。

4　结语

综上所述，可以看出针刺和康复训练疗法在脑卒中共济失调的临床治疗上收到了一定的良好收效。但其中不乏存在一些问题。因此笔者在原有基础上对于所存在的问题进行严格的研究方法改进，增强课题设计的严谨性与科学性；在多次的课题试验中寻找出统一的疗效评定标准，确立其规范化；多种康复训练手法应广泛应用在多课题试验上，增强方法的可靠性；加强针刺与康复训练结合治疗力度，提高临床治愈率；扩大样本数量，增强课题的说服力与可信度；加强共济失调的相关机制机理研究，使各项研究的理论机制做到进一步的明晰化与准确化。

参考文献

[1] 张玉莲，王颖．中风后共济失调的研究概况［J］．北京中医药，2008，27（1）：66-67.

[2] 张博，张春红，孟丽娜．针刺治疗脑卒中后共济失调的研究进展［J］．新中医，2012，44（11）：106-109.

[3] Etruseviciene D，Krisciūnas A. Evaluation of activity and effectiveness of occupational therapy in stroke patients at the early stage of rehabilitation［J］. Medicina（Kaunas），2008，44（3）：216-224.

[4] 肖震心．头针结合体针治疗小脑性共济失调疗效观察［J］．针灸临床杂志，2010，26（12）：12-13.

[5] 张静，于金栋，吕丽柯．观察头项针治疗小脑梗死性共济失调的临床疗效及血液动力学血流变学的改变［J］．四川中医，2011，29（4）：120-121.

[6] 周金芝，周国平，王清勇，等．全经针刺法对恢复期脑卒中平衡能力障碍影响的临床观察［J］．中国医药导报，2010，7（9）：49-50.

[7] 李佩芳，郭庆军，浦芳，等．针刺躯干肌治疗脑卒中后平衡障碍临床研究［J］．中医药临床杂志，2013，25（9）：761-764.

[8] 曹丽艳，王东岩，许春月．电项针为主治疗小脑性共济失调 1 例［J］．针灸临床杂志，2013，29（5）：30-31.

[9] 谢冬玲，朱丽芳，刘惠宇，等．电针配合小脑电刺激治疗对小脑梗死患者平衡障碍的疗效

观察［J］. 按摩与康复医学，2011，（17）：29-30.
［10］唐学敏，石景洋，魏小萌，等. 加味芍药甘草汤合头针滞针法治疗卒中后小脑共济失调 83 例［J］. 中医杂志，2012，53（5）：427-428.
［11］马其江，赵世珂，冯树军. 针药结合治疗脑梗死共济失调 48 例［J］. 中医杂志，2004，45（11）：821.
［12］夏齐国，张奕，马桂芝. Frenkel 训练配合针灸推拿治疗小脑性共济失调 12 例临床观察［J］. 中医药学报，2010，38（1）：89-90.
［13］乐琳，郭钢花，李哲. 小脑性共济失调患者平衡功能障碍的康复治疗方案疗效观察［J］. 中国老年学杂志，2012，32（14）：3043-3044.
［14］马力. 小脑性共济失调的体位康复训练法［J］. 中国实用医药，2012，7（31）：243-244.
［15］袁冰，李雪萍，林强，等. 核心肌群训练对脑卒中偏瘫患者平衡功能的影响［J］. 中华临床医学杂志，2013，7（15）：6889-6892.
［16］刘烜玮，赵娜娜，肖鹏. 核心肌群训练对脑卒中患者平衡及步行能力的影响［J］. 中国康复，2012，27（5）：361-362.
［17］王建文，寄婧. 头针结合视觉反馈平衡仪训练治疗脑卒中偏瘫平衡功能障碍 42 例临床观察［J］. 甘肃中医学院学报，2013，30（4）：44-46.
［18］李海勇. 太极拳步法联合 Prokin 平衡训练仪对脑卒中偏瘫患者平衡功能障碍的影响［D］. 苏州：苏州大学，2012.
［19］孙丰云，高亮，苏振峰. 网格姿势镜对卒中后患者共济运动障碍训练的作用［J］. 中国实用医药，2012，7（15）：26-27.
［20］徐玉梅. 康复训练对脑卒中偏瘫患者平衡协调功能的影响［J］. 中国民康医学，2013，25（4）：61-62.
［21］龙耀斌. MOTOmed 智能运动训练系统对脑卒中偏瘫患者步态改善的作用［J］. 中国康复，2012，27（5）：363-364.
［22］刘娇，冯晓东. 地黄饮子加减配合康复训练治疗脑卒中后平衡功能障碍的疗效观察［J］. 中医临床研究，2013，5（9）：18-21.
［23］齐冰，姜慧强. 脊柱推拿微调手法结合核心力量训练对脑卒中患者平衡功能及步行能力的影响［J］. 长春中医药大学学报，2014，30（2）：284-285.
［24］曾沛金，黎高林. 头针结合康复训练对脑卒中患者平衡功能障碍的临床研究［J］. 中国医药导刊，2012，14（12）：2034-2035.
［25］徐春梅，曲红伟，秦楠. 康复平衡训练法结合头穴透刺对中风后小脑性共济失调患者日常生活活动能力的影响［J］. 中国中医药科技，2013，20（4）：403-404.
［26］王利春，王志勇，李孟栋，等. 电针背俞穴联合康复训练治疗脑梗死患者平衡功能障碍的对照研究［J］. 中西医结合心脑血管病杂志，2010，8（11）：1322-1323.

［摘自：吉林中医药杂志，2014. 9（23）：941-944.］

醒脑开窍针法治疗血管性痴呆疗效观察

曹锐[1]，杨进[2]，高淑红[1]

1. 天津中医药大学第一附属医院，天津　300193；

2. 天津中医药大学，天津　300193

摘要　目的：观察“醒脑开窍针法”治疗血管性痴呆的临床疗效。方法：将 80 例血管性痴呆患者按随机数字表分为两组，治疗组采用醒脑开窍针刺法治疗，对照组口服尼麦角林片治疗，运用长谷川痴呆修订量表（HDS）测评。结果：治疗组显效 8 例，有效 23 例，无效 9 例，恶化 0 例，总有效率为 77.5%；对照组显效 2 例，有效 19 例，无效 16 例，恶化 3 例，总有效率为 52.5%，两组总有效率比较差异有统计学意义（$P<0.05$）。治疗组在提高 HDS 评分方面与对照组比较有统计学意义（$P<0.01$）。结论：醒脑开窍针刺法治疗血管性痴呆疗效确切。

关键词　痴呆；血管性；针刺；醒脑开窍；长谷川痴呆修订量表

血管性痴呆（vascular dementia，VD）是指在多次反复发作的脑血管病变基础上形成的以智能障碍为主的症候群。据流行病学调查，在欧美 VD 仅占老年性痴呆的 15%～20%，而在我国其比例高达 60%[1]，且有渐增的趋势，是老年人致残的三大疾病之一。目前对于 VD 的治疗，国内外尚无特效疗法。我们运用针刺治疗该病，并与药物治疗相比较，现报道如下。

1　临床资料

1.1　一般资料

80 例患者均为 2011 年 10 月至 2012 年 10 月天津中医药大学第一附属医院针灸科患者，按随机数字表分为治疗组和对照组。治疗组 40 例，其中男 25 例，女 15 例；年龄最小 55 岁，最大 82 岁，平均（65±4）岁。对照组 40 例，其中男 23 例，女 17 例；年龄 54～80 岁，平均（64±5）岁。两组一般情况比较差异无统计学意义（$P>0.05$）。

1.2　诊断标准

美国精神医学会 DSM-IV 中 VD 的诊断标准及中国中医药学会内科延缓衰老专业委员会制定的《血管性痴呆的诊断标准、辨证及疗效评定标准》属虚证者。

1.3　纳入标准

①脑血管病发病后 1 个月以上，具有典型的记忆力、计算力或定向力障碍，有明显的情绪化或人格障碍；②按长谷川痴呆修订量表（HDS2R）标准[2]，评分≤29 分；③经头颅 CT 或 MRI 检查证实为脑 VD。

1.4 排除标准

①可能干扰认知功能的疾病（如恶性肿瘤）等；②嗜酒或滥用精神性药物者；③有失语、视听障碍不能配合治疗或测评者；④年龄超过 80 岁以上者；⑤有意识障碍，有严重精神疾病；⑥严重心、肺、肝、肾、内分泌和代谢疾病患者。

2 治疗方法

2.1 治疗组

2.1.1 取穴

取水沟、百会、四神聪、风池、完骨、天柱、内关、丰隆、三阴交穴。

2.1.2 操作

水沟用雀啄手法，以患者眼球湿润为度，百会、四神聪采用小幅度捻转补法，风池、完骨、天柱采用捻转补法，内关、丰隆用捻转提插结合泻法，三阴交用提插补法。每穴均行针 1min，留针 30min。每日 1 次，每星期 6 次，连续治疗 1 个月。

2.2 对照组

口服尼麦角林片，每次 10mg，每日 3 次，治疗 1 个月。

3 治疗效果

3.1 观察指标

患者记忆力、计算力、定向力等智能的改善根据 1974 年日本学者长谷川编制的量表（HDS2R）作为标准[2]。

3.2 疗效标准

参照中国中医药学会内科分会延缓衰老委员会制定的《血管性痴呆诊断、辨证及疗效评定标准》制定疗效标准。

疗效指数=［（治疗后积分-治疗前积分）÷治疗前积分］×100%。

显效：疗效指数≥20%。

有效：疗效指数 12%～19%。

无效：疗效指数 0%～11%。

恶化：疗效指数 12%～0%。

3.3 统计学方法

采用 SPSS 11.5 统计软件统计，计量资料用 t 检验，计数资料用卡方检验。

3.4 治疗结果

3.4.1 两组临床疗效比较

两组总有效率比较差异有统计学意义（$P<0.05$）。结果表明治疗组总有效率优于对照组。详见表 1。

表 1　两组临床疗效比较　(n)

组别	n	显效	有效	无效	恶化	总有效率/%
治疗组	40	8	23	9	0	77. 5$^{1)}$
对照组	40	2	19	16	3	52. 5

注：与对照组比较$^{1)}$ $P<0.05$

3. 4. 2　两组治疗前后 HDS 评分比较

两组治疗后 HDS 评分均显著升高（$P<0.01$），两组治疗前后差值比较差异有统计学意义（$P<0.05$），表明治疗组患者治疗后智能的改善显著优于对照组。详见表 2。

表 2　两组治疗前后 HDS 评分比较　($\bar{x}\pm s$)

组别	n	治疗前	治疗后	差值治疗组
治疗组	40	22. 88±5. 40	27. 85±4. 62$^{1)}$	5. 33±1. 35$^{2)}$
对照组	40	23. 11±5. 55	24. 36±4. 50$^{1)}$	3. 42±1. 17

注：与同组治疗前比较$^{1)}$ $P<0.01$；与对照组比较$^{2)}$ $P<0.05$

4　讨论

血管性痴呆属于中医学“痴呆”“善忘”等范畴。中老年人肾精亏损，不能生髓化血，累及心脑；或因痰瘀，浊气上扰脑髓，清窍被蒙，神明失用而成痴呆。本病病位在脑，但与心、肝、脾、肾均有密切的联系，气虚是其发病的根本，其标则为痰、瘀、湿、郁互结为患，以痰瘀多见，出现智能减退及神志异常等表现。故针刺治疗应以补益气虚，调节心、肝、脾、肾功能为主要治疗方法[3-4]。脑为元神之府，为髓海，若髓海空虚，又为痰瘀所扰，则气血逆乱，清窍受蒙，灵机呆钝，导致呆证。水沟为督脉经穴，为醒脑开窍最佳腧穴之一[5-7]；内关为心包经络穴，为调神启闭要穴，两穴共奏醒脑开窍功效；四神聪、印堂、风池为脑部经气出入的要穴，具有开窍启脑，调整脑部气血的作用，是为治标；丰隆、三阴交分别为足阳明胃经和足太阴脾经在下肢的重要穴位，且三阴交为足太阴脾经和足厥阴肝经及足少阴肾经的交会点，针刺二穴具有调整脾、胃、肝、肾诸脏功能，使痰湿瘀郁等病理产物无以产生[8-9]。诸穴合用，可起调理脏腑、行气活血、化痰开窍、标本兼治的功效。本研究通过“醒脑开窍针法”治疗 40 例 VD 患者，疗效显著优于西药治疗，说明针刺对于由血管因素引起的痴呆出现的智能减退有调整和康复作用。

参考文献

[1] 莫飞智，赖新生．针灸治疗血管性痴呆临床研究概况［J］．中国针灸，1998，18（6）：59-61.

[2] 梁亦邓．用于痴呆的修订长谷川量表［J］．日本医学介绍，1992，13（9）：420.

[3] Huang LN, An JM, Su TS, et al. Therapeutic efficacy observation on scalp acupuncture for vascular dementia [J]. J Acupunct TuinaSci, 2012, 10 (1): 38-43.

[4] Teng XY, Lai ZJ. Clinical efficacy observation of scalp-acupuncture-based therapy for vascular dementia [J]. J Acupunct Tuina Sci, 2012, 10 (1): 34-37.

[5] 黄凡，邝伟川，周飞雄，等. 飞经走气针法对脑梗死后血管性认知障碍的影响 [J]. 上海针灸杂志，2011，30 (2)：80-83.

[6] 徐宏超. 针灸用于临床急症四则 [J]. 上海针灸杂志，2010，29 (12)：795.

[7] Lai XS, Huang Y. Specific effects of needling different acupoints of patients with vascular dementia [J]. J Acupunct Tuina Sci, 2007, 5 (1): 21-26.

[8] 李特，万钢，张玉莲. 调神益智针法治疗血管性痴呆疗效观察 [J]. 上海针灸杂志，2013，32 (7)：542-544.

[9] 王伟华，张蕴，张维保. 主客原络配穴法针刺治疗中风后言语功能障碍疗效观察 [J]. 上海针灸杂志，2012，31 (6)：401-403.

[摘自：上海针灸杂志，2014，33 (4)：312-313.]

针刺控制中风后继发癫痫临床观察

苑丽敏[1]，王慧裕[1]，李金坡[2]

1. 天津中医药大学，天津 300193；

2. 天津中医药大学第一附属医院，天津 300193

摘要 目的：比较针刺与西药控制中风后继发癫痫的临床疗效。方法：将 60 例中风患者分别于治疗前检查脑电图，并做过度换气诱发出棘-慢波图形者随机分为两组各 30 例，并进行治疗前后比较。结果：针刺组与西药组疗效相当（$P>0.05$）。结论：针刺具有与西药同等的控制中风后继发癫痫的作用。

关键词 中风；继发癫痫；针刺疗法

中风后继发癫痫为中风患者常见神经系统并发症，发生率为 4.4%~13.8%[1]。脑电图（EEG）是诊断癫痫的重要指标。我院针灸科采用针刺方法与抗癫痫药丙戊酸钠进行临床疗效比较，现报道如下。

1 临床资料

1.1 一般资料

本组 60 例均为我院针灸部住院患者。在常规行 EEG 检查时采用过度换气（HV）的方法均不同程度诱发出棘-慢波图形，提示癫痫发作。按入院先后顺序随机分为针刺组、西药组各 30 例。针刺组男 17 例，女 13 例；年龄 45~72 岁，平均 60 岁；病程最短 28 天，最长 65 天，平均 42 天。西药组男 19 例，女 11 例；年龄 43~75 岁，平均 63 岁；病程最短 32 天，最长 67 天，平均 44 天。两组患者一般资料经齐同性检验无统计学意义（均 $P>0.05$），具有可比性。

1.2 诊断标准

符合第四届全国脑血管病学术会议制定的癫痫的诊断标准[2]：（1）纳入标准：①CT/MRA 诊断为中风病；②全部病例否认癫痫病史；③签署知情同意书；（2）排除标准：①中风病术后、复发或病情加重患者；②不能坚持治疗者。

2 治疗方法

2.1 针刺组

（1）取穴：人中、百会、神门。（2）操作：人中向鼻中隔方向斜刺0.2~0.3 寸，用雀啄泻法，至眼球湿润；百会逆督脉方向沿皮刺 0.5 寸，得气后施捻转泻法 1min；神门避开动、静脉直刺 0.3~0.5 寸，得气后施捻转补法 1min。留针 30min，每日 1 次，疗程 4 周。

2.2 西药组

丙戊酸钠（德巴金，杭州赛诺菲圣德拉堡民生制药有限公司生产，规格 500mg），250mg/次，3 次/日，口服，疗程 4 周。

2.3 观察指标

采用日本光电公司 EEG-4217 型 8 导脑电图机。取标准电压 50μV；增益 1μV；纸速 1.5c/s；时间常数 0.3；高频衰减 30。分别于治疗前后采集患者 HV 后诱发出的棘-慢波图形进行比较[3]，观察疗效。

3 疗效观察

3.1 疗效评定标准

显效：治疗 4 周后复查 EEG，行 HV 后 EEG 呈现正常波形，未诱发出棘-慢波图形；有效：治疗 4 周后复查 EEG，行 HV 后 EEG 仍可诱发出棘-慢波图形，但较治疗前持续时间缩短，电压降低；无效：治疗前后 EEG 均诱发出棘-慢波图形，且前后比较无变化。

3.2 治疗结果

两组疗效比较见表 1。治疗过程中所有患者均未发作癫痫。

表 1 两组疗效比较 （%）

组别	n	显效	有效	无效	总有效
针刺组	30	15（50.0）	14（46.7）	1（3.3）	29（96.7）
西药组	30	17（56.7）	12（40.0）	1（3.3）	29（96.7）

表1经齐同性检验，针刺组与西药组比较总有效率差异无统计学意义（$P>0.05$），说明两组疗效相当。

4 讨论

中风又称脑卒中，是由大脑局部血液循环障碍所导致的神经功能缺损综合征，死亡率、致残率、复发率极高。若继发癫痫发作必定会加重脑损伤。有报道称中风后合并癫痫发作的死亡率与未合并癫痫发作的死亡率分别43.61%、9.57%[3]，具有显著性差异。因此极早诊断和控制中风后癫痫的发作有利于中风的恢复，降低其死亡率。丙戊酸钠是目前公认的首选抗癫痫药，临床疗效显著。但丙戊酸钠存在诸多不良反应，如腹泻、恶心、呕吐等，长期服用可诱发胰腺炎、急性肝坏死及紫癜等。EEG为目前早期确诊癫痫病的唯一指标。在予患者行EEG检查时采用HV方法，造成脑缺氧状态，诱发棘-慢波图形出现，说明患者在脑缺氧状态下存在发作癫痫的可能[3]。中风后继发癫痫是由于患者中风后脏气不平，瘀血阻窍，脑络闭塞，心脑神机失用而致，正如《三因极一病症方论·癫痫叙论》说："夫癫痫病，皆由惊动，使脏气不平……厥而乃成。"故采用醒脑、宁心、安神的治疗原则以平脏气。水沟为醒脑要穴；百会属督脉，督脉为阳脉之海，与脑相通，可辅人中穴醒脑；神门为心经的原穴，可宁心、安神；诸穴合用，共奏醒脑、宁心、安神、平脏气的功效。采用针刺与口服丙戊酸钠进行疗效比较无显著性差异，说明两种方法有同等的控制中风后继发癫痫的效果。而针刺治疗无任何副作用，且对改善中风患者运动、感觉障碍具有良好效果；丙戊酸钠却具有诸多不良反应。《内经》云"上工治未病"，笔者采用针刺方法控制癫痫发作疗效显著，说明针刺具有改善脑缺氧状态的功效。降低了中风患者在脑缺氧状态下继发癫痫的可能性，减少了中风因发作癫痫而增高的死亡风险。

参考文献

[1] 张晓琴，任善玲，陈顺仙．中风后癫痫发作的临床分析［J］．临床内科杂志，1997，14（3）：158.

[2] 吴志刚．丙戊酸钠治疗中风后癫痫患者的疗效分析［J］．中外医疗药物临床，2010（17）：115.

[3] 沈鼎烈．神经系统疾病诊断学［M］．北京：人民卫生出版社，1979：175-192.

[4] 汤克仁，吴伟利．脑血管意外合并癫痫133例临床分析［J］．山东医学，1994，34（3）：29.

［摘自：山西中医，2012，28（6）：26-28.］

李澎教授针刺治疗复视验案

南永杰[1]，Yihyun Kwon[2]，指导：李澎[2]

1. 天津中医药大学，天津　300193；

2. 天津中医药大学第一附属医院，天津　300193

关键词　针刺；复视；肝肾亏虚；医案

李澎教授是天津中医药大学第一附属医院针灸科主任医师，参与编写专著《中华康复全书》《石学敏针灸全集》等书，长期致力于针灸临床及科研工作，在针刺治疗复视方面颇具特色，具有丰富临床经验。兹举老师临床针刺治疗复视验案 1 则，以飨同道。

1　病案举例

王某，男，48 岁，主因视物重影 1 月余，于 2011 年 3 月 12 日前来就诊。时症见：神清，精神可，视物重影，纳可，寐安，二便调，舌暗红，苔厚腻，脉弦滑。查体：血压 160/100mmHg，心率 75 次/min，律齐，眼球向左上偏斜，左眼睑下垂，四肢活动未见异常。查 MR 示：左侧基底节区及脑桥左侧腔隙性梗死；左侧大脑中动脉狭窄，分支变少。既往高血压病病史 10 余年，血压最高值为 180/120mmHg，未系统治疗，否认有慢性病病史。中医诊断为视歧，证属肝肾精亏，邪瘀脑海；西医诊断为复视、脑干梗死、高血压 3 级。中医治以疏通经络，补脑益髓为法。以针灸治疗为主，取穴：光明、风池、人迎、太溪、三阴交、颈夹脊、睛明、承泣、攒竹、四白、阳白、太阳、足三里、丰隆、太冲。手法：光明施提插捻转补法，双侧风池穴针尖向对侧内眼角方向，施小幅度高频率捻转补法，太溪施以捻转提插补法，三阴交施提插补法，均以局部酸麻重胀为度；睛明进针时左手固定眼球，针尖沿眼眶边缘缓缓刺入 8～12mm 后不做捻转提插手法，以局部胀为主，留针 30min。针刺眼部穴位时进针要缓慢，不可大幅度提插，退针时要用消毒干棉球轻压针孔，每日治疗 1 次，2 周为 1 疗程。西药予拜新同 30mg，每周 1 次，以控制血压。经治疗 1 周后，患者自觉视物重影明显减轻，血压控制在 135/80mmHg。同前治疗 3 周，患者复视痊愈，后未有复发。

2　讨论

复视在中医属于视一为二，是机体阴阳失衡、脏腑功能失调的局部反映。中医古代文献中无复视病名记载，此病的描述见于《灵枢・大惑论》：“精散则视歧，视歧见两物。”复视是由于肝肾亏虚，精髓不足，目失所养而成。脑为髓海，髓由肾所生，而目为肝之窍，肝肾精血旺盛则髓海充足、视物正常，反之则出现视物不清或分散。采用光明，风池，人迎，三阴交为主穴，视区、睛明、承泣、攒竹、太阳、足三里、太溪、太冲穴为辅的治疗方法[1]。光明为足少阳胆经之络穴，有联络肝胆气血的作用，是治疗眼部疾病的要穴[2]。人迎位于足阳明胃经上，是足少阳与足阳明经之交会穴，足阳明精气入于人迎，故为气海之输；以用补法针刺人迎具有促进脏腑精气血输布之效，使精气上注于头窍。风池位于足少阳胆经、阳维之会，为头颈部祛风除邪之要穴。现代医学研究[3-4]证明针刺人迎穴和风池穴具有改善脑部血液循环的功能。足三里、太溪、太冲分别为足阳明胃、足少阴肾、足厥阴肝经经穴，针刺可起到补益肝肾，熄灭肝火，运脾和胃，调理脾、肝、肾3经经气的作用。刺视区、患侧睛明、阳白、四白、太阳，使精气直接输布于头目，起到补虚、明目之效。[5]诸穴配伍，局部取穴与整体调节相结合，共奏疏通经络、调和气血、平衡阴阳、祛邪扶正而达到视物正常，治愈复视之功。

参考文献

[1] 张鹏彦．针刺治疗复视［J］．吉林中医药，2003，23（10）：42.

[2] 徐春阳．针刺治疗复视15例［J］．临床中医杂志，2010，26（5）：31.

[3] 吴强汪，红焱赵，书欣．风穴治疗脑卒中后遗症疗效观察［J］．长春中医药大学学报，2011，27（2）：247-248.

[4] 郭颢龙，孟智宏．针刺治疗椎-基动脉供血不足临床研究［J］．吉林中医药，2011，31（8）：778-780.

[5] 金溶宁，韩宝杰．针灸治疗动眼神经麻痹的临床应用［J］．长春中医药大学学报，2011，27（4）：681-682.

［摘自：长春中医药大学学报，2012，28（1）：67.］

针药结合治疗中风后顽固性呃逆30例

魏倩[1]，高旸[2]

1. 天津中医药大学，天津　300193；

2. 天津中医药大学第一附属医院，天津　300193

摘要　目的：观察针药结合治疗中风后顽固性呃逆的临床疗效。方法：将中风后顽固性呃逆患者58例随机分为治疗组30例，予针刺结合胃复安10mg肌注治疗，治疗14天；对照组28例，予单纯胃复安10mg肌注治疗，治疗14天。结果：治疗组治愈18例，有效12例，无效0例，总有效率100%；对照组治愈12例，有效10例，无效6例，总有效率78.6%，差异有显著性意义（$P<0.05$）。结论：针药结合对于治疗中风

后顽固性呃逆有较好的临床疗效，较单纯药物治疗更有优势。

关键词 中风后顽固性呃逆；针刺；胃复安；临床观察

1 临床资料

1.1 一般资料

58例均为天津中医药大学第一附属医院2012年11月至2013年5月收治的患者，采取计算机生成随机数字，随机分为治疗组和对照组，治疗组30例，男性17例，女性13例，年龄51~75岁，平均（61.4±6.2）岁，呃逆病程最短4天，最长1个月，对照组28例，男性17例，女性11例，年龄52~75岁，平均（62.5±5.7）岁，呃逆病程最短5天，最长1个月。以上两组一般资料差异无显著性意义（$P>0.05$）。

1.2 诊断标准

中风参照1996年中华神经学会关于脑血管病的诊断标准[1]，顽固性呃逆参照《中医临床诊断全书》[2]。

1.3 纳入标准

符合诊断标准；年龄在20~75岁；生命体征稳定，神志清楚，能配合查体和治疗；知情同意者。

1.4 排除标准

有意识及智力障碍者；消化道病变所致呃逆者；有严重并发症者；精神病；妊娠及哺乳期妇女；不配合治疗者。

2 治疗方法

2.1 基础治疗

两组原发病（中风病）的治疗均采用脱水、降颅压、降血压及改善脑代谢等常规治疗。

2.2 治疗组

取穴：百会、膻中、攒竹、内关、足三里、太冲。操作：穴位常规消毒，选取华佗牌一次性针灸针，规格为0.25×40mm，百会穴快速刺入后，以快速捻转行针，给予强刺激，攒竹穴平刺，平补平泻，留针20min，出针后按揉攒竹穴，力度以患者能够耐受为度，按揉3~5min，嘱患者深吸气后屏住呼吸3~4s，膻中穴针尖向下，平刺，余穴常规直刺，内关穴行捻转手法，足三里穴行提插手法，平补平泻，太冲行捻转泻法。使患者感觉酸、麻、重、胀为度，留针30min以上，间断行针，保持得气状态。药物采用胃复安10mg肌注，每日1~2次，7天为1疗程，治疗2个疗程，共14天。

2.3 对照组

采用胃复安10mg肌注，每日1~2次，7天为1疗程，治疗2个疗程，共14天。

2.4　疗效评定标准[3]

治愈：呃逆消失，愈后无复发。有效：呃逆持续时间缩短，发作次数明显减少或愈后两周内偶有复发。无效：呃逆症状无明显变化。

2.5 统计学处理

数据采用 SPSS 19.0 统计软件，组间比较采用两独立样本秩和检验，$P<0.05$ 为差异有统计学意义。

表 1　两组治疗结果比较　　（例）

组别	例数	治愈	有效	无效	总有效率（%）
治疗组	30	18	12	0	100% *
对照组	28	12	10	6	78.6%

注：* $P<0.05$

3　治疗结果

两组治疗结果见表 1，两组疗效比较经统计学处理差异有显著性意义（$P<0.05$），提示针刺结合胃复安治疗中风后顽固性呃逆方法可以明显提高临床疗效。

4　讨论

脑卒中后呃逆并非罕见，且呃逆多为顽固性，是因脑卒中后电解质紊乱或酸碱平衡失调、久病卧床导致进食减少胃排空减慢和胃液潴留，迷走神经和膈神经受到刺激，反射性地使膈肌产生间歇性收缩运动而引起[4]的。顽固性呃逆的出现严重地影响患者休息及进食，导致患者失眠，随后出现疲劳、精神萎靡，体质下降。长期的呃逆易引起感染，延缓脑血管疾病的恢复。因此，要及时控制及缓解呃逆。

中风患者因身体虚弱，脏腑阴阳失衡，气机运化失调，易发生顽固性呃逆。《素问·宣明五气》曰："胃为气逆为哕。"中医学认为，呃逆分为寒热虚实，病因复杂，但病机关键还是在于胃失和降，胃气上逆动膈。中风后顽固性呃逆的发生与中风的病机密切相关，中风多为肝风夹痰热，上扰清窍，气机逆乱，引动胃气，胃气夹浊邪上逆动膈引起呃逆，治当醒脑开窍，和胃降逆，调畅气机，宽胸利膈。百会穴为督脉经穴，针刺百会穴以醒脑开窍，统领一身之气，另外行针时给予强刺激，也有助于分散患者的注意力，膻中为气之会，《针灸甲乙经》有云："咳逆上气，唾喘短气，不得息，口不能言，膻中主之。"刺膻中穴具有理气、宽胸、利膈、解郁的作用。攒竹穴为足太阳膀胱经穴，可治疗膀胱经所过之处的病症，针刺攒竹穴能疏泄膀胱经之气，进而达到调理全身脏腑气机，使经络通畅，气血调和，具有良好的调气作用，可行气降气。内关为心包经穴，也是八脉交会穴之一，主治胃、心、胸疾患，此穴别走手少阳，有宁心安神，镇静镇痛，理气和胃的作用。足三里为胃之下合穴，此穴可补中益气，调理脾胃，使阴液生化有源、气机调畅，以止呃逆。太冲为足厥阴肝经原穴，调理中焦气机，具降逆理气之功。胃复安能抑制延髓的催吐化学感应区和脑干的网状结构，使呕吐中枢受抑制，呼吸中枢兴奋性下降，有中枢性止呃逆作用；胃复安还有促进胃运动功能，促进胃排空，利于胃内压降低，减轻对横膈的刺激，减少胃传向中枢的不良刺激[5]。

通过本临床观察显示：针刺配合胃复安治疗，是运用针刺原理结合药物的药理作用，能够标本兼顾治疗顽固性呃逆，比单纯应用胃复安的疗效显著，是值得临床应用的好方法。

参考文献

[1] 中华神经内科学会，中华神经外科学会．各类脑血管疾病诊断要点［J］．中华神经科杂志，1996，29（6）：379.

[2] 张洪义．中医临床诊断全书［M］．天津：天津科学技术出版社，2002：503.

[3] 倪家骧．临床诊疗指南［M］．北京：人民卫生出版社，2008：162.

[4] 毕建忠，朱正寓．脑卒中后呃逆［J］．山东医药，2008，48（22）：107-108.

[5] 刘丽华，殷琼．中药胃复安穴位注射足三里治疗顽固性呃逆［J］．中国康复，2006，21（06）：395.

［摘自：浙江中医药大学学报，2014，38（1）：82-83.］

不同针法针刺天突穴治疗延髓麻痹吞咽障碍疗效比较

朱原[1]，傅立新[2]，指导：石学敏

1. 天津中医药大学，天津　300193；

2. 天津中医药大学第一附属医院，天津　300193

摘要　目的：通过在“醒脑开窍针法”基础上，天突穴芒针刺法与常规刺法的疗效比较研究，探讨延髓麻痹致吞咽障碍的有效治疗方法。方法：将71例延髓麻痹吞咽障碍患者随机分为芒针组（36例）和常规组（35例），两组均以“醒脑开窍针法”针刺水沟、内关、三阴交等穴。芒针组在醒脑开窍针法基础上采用芒针针刺天突穴；常规组则采用常规手法针刺天突穴，两组均每天治疗1次，周日休息，共治疗4周。观察治疗前后患者吞咽情况及标准吞咽功能评价量表（SSA）评分变化，并比较两组疗效。结果：芒针组总有效率为97.2%（35/36），优于常规组的77.1%（27/35，$P<0.05$）；治疗后两组SSA评分较治疗前均显著降低（均$P<0.05$），芒针组治疗后SSA评分相比常规组降低更明显（$P<0.05$）。结论：在“醒脑开窍针法”基础上采用芒针针刺天突穴治疗延髓麻痹吞咽障碍疗效优于常规针刺天突穴。

关键词　延髓麻痹；吞咽障碍；天突穴；芒针

由神经系统疾病引起的吞咽障碍称为神经源性吞咽障碍。吞咽障碍是神经系统疾病患者的常见症状，尤其在脑卒中、颅脑外伤后短期内吞咽障碍的出现更为常见。据统计[1]中国脑卒中后吞咽障碍的发病率高达50%，而外文文献[2]报道脑卒中后吞咽障碍发生率可高达57%～73%，脑干卒中的患者发生率可高达81%，延髓梗死导致的吞咽障碍多为中、重度吞咽障碍。

吞咽障碍严重影响患者的生理及心理健康。吞咽障碍在生理方面的影响主要是可引起误吸、支气管痉挛、肺炎、脱水、营养不良甚至气道阻塞、窒息等并发症，其中肺炎及气道阻塞造成窒息是最主要的致死原因[3-4]；心理方面，吞咽障碍可造成患者出现抑郁、焦虑等心理，不利于患者康复。因此，针对吞咽障碍进行治疗可以有效改善患者的生存质量，降低其病死率及病残率。目前针对脑卒中后吞咽障碍的治疗主要包括康复训练、电刺激治疗、中药治疗和针灸治疗。以上治疗方法对延髓麻痹导致的吞咽障碍效果较差，不能有效地改善患者的生存质量。延髓麻痹吞咽障碍为临床难治性疾病，是科学界尚未解决的难题之一。笔者在醒脑开窍针刺法的基础上，加用芒针针刺天突穴治疗延髓麻痹吞咽障碍，并和常规针刺天突穴作对照观察，现报告如下。

1　临床资料

1.1　一般资料

71例入选病例均系我院2009年至2012年住院患者，按随机数字表法随机分为芒针组（36例）和常规组（35例）。两组患者性别、年龄、病程比较差异无统计学意义（均 $P>0.05$），具有可比性，详见表1。

表1　两组延髓麻痹吞咽障碍患者一般资料比较

组别	例数	性别（例）		年龄（岁）			病程（d）		
		男	女	最小	最大	平均（$\bar{x}\pm s$）	最短	最长	平均（$\bar{x}\pm s$）
芒针组	36	27	9	49	74	66±8	11	89	46.1±89.2
常规组	35	25	10	51	73	65±8	12	93	47.6±94.1

1.2　病例入选标准

（1）诊断标准：参照王维治等主编的《神经病学》[5]及尚克中等主编的《吞咽障碍诊疗学》[6]制定延髓麻痹诊断标准：①声音嘶哑、饮水呛咳、吞咽困难；②咽部感觉缺失，咽反射消失或减弱，舌肌萎缩及震颤；③MRI示脑干梗死。脑梗死诊断标准参照中华医学会神经病学分会脑血管病学组撰写的《中国急性缺血性脑卒中诊治指南2010》[1]制定。

（2）纳入标准：①符合上述诊断标准者；②意识清醒，能配合治疗及检查者；

③年龄 40~75 岁；④自愿参加本研究者。

（3）剔除标准：已入组病例但符合以下之一者，应予剔除：①误诊；②未按时接受针灸或康复治疗者；③无任何检测记录者；④由于采用某种禁用的疗法，以致无法评估疗效者。

2　治疗方法

2.1　西医基础治疗

针对患者情况进行对症基础治疗，包括改善脑循环、改善脑代谢、抗血小板聚集等。

2.2　芒针组

（1）“醒脑开窍针法”：主穴取水沟、内关、三阴交；辅穴取极泉、尺泽、委中、风池、翳风、完骨。操作：嘱患者仰卧位，取 0.25mm×40mm 毫针，内关，直刺 15~25mm，采用捻转泻法，配合提插，双侧同时操作，施手法 1min；水沟，向鼻中隔方向斜刺 10~15mm，行雀啄泻法，以眼球湿润为度；三阴交，沿胫骨内侧缘与皮肤呈 45°角斜刺 25~40mm，行提插补法，以患肢抽动 3 次为度；极泉，原穴沿经下移 1 寸，避开腋毛，直刺 25~40mm，用提插泻法，以患侧上肢抽动 3 次为度；尺泽，屈肘成 120°，直刺 25mm，用提插泻法，以患者手指抽动 3 次为度；委中，仰卧直腿抬高，直刺 15~25mm，施提插泻法，使患侧下肢抽动 3 次为度；风池、翳风、完骨 3 穴均向喉结方向斜刺，进针 25~40mm，施小幅度、高频率捻转补法，双侧同时操作，施手法 1min。各穴除极泉、委中不留针，其余均留针 30min。

（2）芒针针刺天突穴：患者取仰卧位，将枕头置项背部，使胸部抬高，头向后仰，天突穴暴露。取 0.30mm×125mm 芒针，针尖垂直进针 8~10mm 时转入下方，沿胸骨柄后缘缓慢向下进针 75mm，行呼吸泻法，不留针。

2.3　常规组

（1）“醒脑开窍针法”：取穴、操作同芒针组的醒脑开窍针法。

（2）天突穴常规针法：患者仰卧位，取 0.25mm×40mm 毫针，先直刺 5mm，当针尖超过胸骨柄内缘后向下沿胸骨柄后缘、气管前缘缓慢向下刺入 15~25mm，行捻转泻法，不留针。

所有患者针刺治疗每天 1 次，周日休息，连续治疗 4 周。

3　疗效观察

3.1　观察指标

本研究采用信度及效度较好的标准吞咽功能评价量表（SSA）[7]，SSA 由 3 部分组成，第 1 部分：意识、呼吸、唇的闭合、软腭运动、自主咳嗽、咽反射及头与躯干的控制；第 2 部分：让患者吞咽 5mL 水 3 次，观察喉运动、吞咽后喉功能、吞咽时喘鸣及有无重复吞咽等；第 3 部分：如上述无异常，嘱患者吞咽 60mL 水，观察吞咽的具体情况。该量表可以有效评估患者的吞咽功能及误吸情况。最高分为 46 分，最低分为 17 分，分数越低则吞咽功能越好。

3.2 疗效评定标准

目前国际上尚无公认的吞咽障碍疗效评价标准，本研究参照尚克中等主编的《吞咽障碍诊疗学》[6] 制定疗效评定标准。

痊愈：吞咽困难症状基本消失，摄食、吞咽能力正常，饮水无呛咳；SSA 评分可进行到第 3 部分，且<21 分。显效：吞咽障碍症状明显改善，基本上经口进食，饮水偶有呛咳；SSA 评分可进行到第 3 部分。有效：吞咽障碍症状改善，可以缓慢进食流质食物，饮水呛咳；SSA 评分不能进行到第 3 部分。无效：吞咽障碍症状无改善；SSA 评分不能进行到第 3 部分。

并发症评价：观察患者在治疗期间是否出现吸入性肺炎和营养不良症状。

3.3 统计学处理

应用 SPSS 13.0 统计分析软件处理数据。计数资料用 χ^2 检验，计量资料以均数±标准差（$\bar{x}\pm s$）表示，数据符合正态分布时同组前后比较采用配对样本 t 检验，组间比较采用独立样本 t 检验，若不符合则采用秩和检验。$P<0.05$ 为差异有统计学意义。

3.4 治疗结果

（1）两组患者疗效比较（见表 2）

表 2　两组延髓麻痹吞咽障碍患者疗效比较　（例）

组别	痊愈	显效	有效	无效	总有效率
芒针组	36	32	2	1	97.2%$^{1)}$
常规组	35	4	14	8	77.1%

注：与常规组比较，$\chi^2=42.617$，$^{1)}P<0.05$

由表 2 可见，芒针组总有效率为 97.2%，优于常规组的 77.1%，组间差异有统计学意义（$P<0.05$），芒针组疗效优于常规组。

（2）两组患者治疗前后 SSA 评分比较（见表 3）

表 3　两组延髓麻痹吞咽障碍患者治疗前后 SSA 评分比较　（$\bar{x}\pm s$，分）

组别	例数	治疗前	治疗后
芒针组	36	28.11±1.77	19.92±2.81$^{1)2)}$
常规组	35	28.26±2.17	25.63±3.52$^{1)}$

注：与本组治疗前比较，$^{1)}P<0.05$；与常规组治疗后比较，$^{2)}P<0.05$

由表3可见，治疗前两组患者SSA评分比较差异无统计学意义（$P>0.05$），组间具有可比性；治疗后两组SSA评分相比治疗前均有显著降低（均$P<0.05$），但芒针组治疗后评分较常规组降低更显著（$P<0.05$）。说明两组治疗后患者吞咽功能均得到有效改善，且芒针组改善吞咽功能的效果优于常规组。

4 讨论

本病属于中医“中风”“类噎嗝”“喑痱”范畴，以吞咽障碍为主症。其特点为神蒙清窍，关窍受阻，咽喉部闭塞不通。石学敏院士认为延髓麻痹病理机制可概括为“窍闭神匿，神不导气，关窍闭阻”，系由肝、脾、肾脏气衰微，导致气血阴阳寒热失调，风痰瘀血等病理产物阻滞窍络，窍闭神匿，神不导气，致使机窍失灵，证为本虚标实之候，因此治疗关键应施以醒脑开窍、通利膈关、滋补三阴、疏通经络之法[8]。内关为八脉交会穴之一，有养心安神、疏通气血之功；水沟为督脉与手足阳明经之会穴，督脉起于胞中，上行入脑达巅，故泻水沟可调督脉，开窍启闭以健脑宁神；三阴交可补益肝肾，健脾利湿；风池、完骨均为胆经腧穴，胆为中正之官，主决断，胆之经气升则十一经脉气随之而生；风池、完骨、翳风穴具有通利枢纽之功，三穴合用可起到养脑髓、通脑窍、利机关的作用。以上诸穴合用，具有醒脑开窍、通利膈关、滋补三阴、疏通经络之功。中医学认为，咽喉与经络的关系非常密切，是经络循行的要冲。依据中医学“经之所过，主治所及”的原则，可以选取相应的腧穴，以治疗咽喉部的疾病，改善咽喉部的功能。天突又名玉户、天瞿，属任脉，为阴维脉与任脉的交会穴。本穴位居胸腔之上，穴处脉气突起之天部，故名天突。该穴位居至高，其气以通为顺，具有宣肺化痰、下气平喘、利咽开音之功。经多年临床观察，笔者赋予天突穴新的功治，即通络利气、化痰开窍、通利膈关。

现代医学认为，延髓麻痹致吞咽障碍是由于延髓病变导致吞咽中枢受损引起，主要表现为饮水呛咳、吞咽困难，咽部感觉缺失，咽反射消失或减弱。有研究[8]表明风池、翳风、完骨可改善椎-基底动脉的血流供应，降低外周阻力，降低颈部软组织的紧张状态，改善脑干延髓的血液循环，恢复脑干吞咽中枢的功能。天突穴在迷走神经感觉纤维支配区内，芒针针刺天突穴可以更好地刺激咽部周围肌肉收缩，改善周围神经功能，恢复舌咽部的随意运动并能尽早建立起新的突触连接，加速吞咽反射的修复和重建，从而恢复吞咽功能。此外，芒针针刺天突穴可直接刺激咽喉部肌群，加强局部血液循环，同时刺激迷走神经，形成对中枢神经的刺激和激发作用，达到改善脑干吞咽中枢功能的目的，促进吞咽反射弧的重建与恢复，使吞咽动作得以协调和改善，故疗效优于常规针刺天突穴。

本研究结果表明，在常规应用醒脑开窍针刺方案的治疗基础上，加用芒针天突穴，可明显改善延髓麻痹吞咽障碍。本研究结果可为难治性疾病延髓麻痹提供科学、规范、行之有效的新方法、新思路，值得进一步推广应用。但受条件所限本研究纳入的病例数较少，未来将扩大样本量，进行深入研究。

参考文献

[1] 中华医学会神经病学分会脑血管病学组急性缺血性脑卒中诊治指南撰写组．中国急性缺血性脑卒中诊治指南 2010［J］．中国医学前沿杂志：电子版，2010，2（4）：50-59.

[2] Han TR，Paik NJ，Park JW，Quantifying swallowing function after stroke：a functional dysphagia scale based on videofluoroscopic studies［J］. Arch Phys Med Rehabil，2001，82（5）：677-682.

[3] David L，Karyn A，Matthew D. Prevention of pneumonia in elderly stroke patient by systematic diagnosis and treatment of dysphagia：an evidence based comprehensive analysis of literature［J］. Dysphagia，2001，16（4）：279-295.

[4] Crary MA，Groher ME. Introduction to adult swallowing disorders［M］. London：Butterworth Heinemann，2003：77-80.

[5] 王维治，罗祖明．神经病学［M］. 5 版．北京：人民卫生出版社，2004：6.

[6] 尚克中，程英升．吞咽障碍诊疗学［M］．北京：人民卫生出版社，2005：129-136.

[7] 张婧，王拥军，崔韬．脑卒中后吞咽困难 9 个评价量表的信度及效度研究［J］．中国临床康复，2004，8（7）：1201-1203.

[9] 石学敏，杨兆钢，周继增．等．针刺治疗假性延髓麻痹 325 例临床和机理研究［J］．中国针灸，1999，19（8）：491-493.

［摘自：中国针灸，2014，34（11）：1089-1092.］

针刺结合语言康复治疗脑卒中后运动性失语

张浪[1]，指导：许军峰[2]

1. 天津中医药大学，天津　300193；

2. 天津中医药大学第一附属医院，天津　300193

关键词　针灸疗法；语言康复；脑卒中；后遗症；运动性失语；舌面点刺

失语症（aphasia）是语言获得后的障碍，是由于大脑损伤所引起的言语功能受损或丧失，常表现为听、说、读、写、计算等方面的障碍[1]。目前国内外按照不同的分类方法，将失语症分为不同的类型，国内对失语症的分类是以 Benson 为基础的，运动性失语就是其中一种（motor aphasia）。早在《内经》就有失语的记载，《素问·脉解》曰："内夺而厥，则为喑痱，此肾虚也，少阴不至者厥也。"喑者舌强不能语。后世历代医家亦有不同发挥。中医卒中失语的病因可归纳为痰热闭窍、风痰闭阻、肝肾两虚、气虚血瘀、痰阻肝阳上亢、痰阻气虚血瘀、痰阻脾虚、痰阻阳虚等。此例患者因急性脑梗死后出现右侧肢体活动不利，伴语言謇涩。西医以改善循环予以相应对症治疗，然对于卒中后失语疗效欠佳，针刺结合语言康复对此病疗效显著，能显著提高患者的交流能力。

1　病案举例

李某，男，62岁，主因右侧肢体活动不利伴语言謇涩1月余入院。患者1月前突发右侧肢体活动不利伴语言謇涩，遂就诊于外院，查颅脑MRI示左侧额叶低密度灶，脑萎缩。诊断为急性脑梗死，经西医改善循环，降脂，降压等对症治疗后，右侧肢体活动不利略有好转，但语言謇涩状况无明显改善。为求进一步治疗收入我病区，入院时，神清，精神可，右侧肢体活动不利，语言謇涩，纳可，寐安，二便调，舌红，苔黄腻，脉弦细。既往高血压病病史3年。查体：右上肢肌力2级，右下肢肌力2级，膝反射（±），病理反射未引出。西医诊断：脑梗死，运动性失语，高血压病。中医诊断：脑卒中（中经络）。证型：肝阳上亢、脉络闭阻证。针灸治疗及操作。针灸取穴：内关、人中、三阴交，双侧人迎、尺泽、太冲，右侧委中、足三里、阳明经排刺，金津玉液及舌面点刺放血。操作方法：嘱患者仰卧位，内关穴直刺0.5~1寸，采用捻转提插结合泻法，施手法1min，不留针。人中穴采用雀啄手法，至眼球湿润或流泪为度。三阴交穴进针1~1.5寸，用提插补法。人迎穴直刺1.5寸，视针体随动脉搏动节律而晃动时，使用小幅度，高频率捻转补法，捻转频率为120~160转/min，行手法1min，留针30min。尺泽穴直刺0.5~0.8寸，用提插泻法，以手外旋抽动3次为度。太冲穴直刺0.8~1寸，行捻转泻法。委中穴刺入穴位后，进针1~1.5寸，用提插泻法；以下肢抽动3次为度。阳明经排刺，舌面、金津、玉液，舌面点刺放血。语言康复训练及操作：运动性失语主要表现为表达障碍明显于理解障碍。表现为说话量少，找词困难，语言贫乏而呈电报式言语。训练方法：以改善患者语言功能的为目的的Schuell的刺激法，主要以表达训练和文字阅读为主，逐次展开心理疏导，提高肺活量训练，发音训练等。很多患者在卒中后，肢体运动障碍，尤其语言交流障碍，使患者失去了生活的信心，此时心理疏导起着主导作用，多采取疏导心理法，稳定患者的情绪，使患者处于最佳心理状态尤其重要[3]。训练时利用口形及声音训练，同时训练有关发音肌肉[4]。在发音训练的过程中，采用视-教模方法，从英语元音音标开始，然后学喉音，舌音，唇齿音[5]。以改善日常生活交流能力为目的的治疗方法。每次25~30min，1次/天，14天为1个疗程。治疗1个疗程后，患者感觉右侧肢体力量较前增强，能说出简单常用词汇及短句，基本能理解家属语言。针刺结合语言康复治疗第2个疗程后，查体患者右侧上肢肌力4级，右侧下肢肌力4级，言语基本正常，能进行日常交流，临床基本痊愈。

2 讨论

本案患者病机为肝阳上亢，脉络闭阻，脉络失养，舌体得不到濡养。中医学认为，脑卒中失语主要是由于风、火、痰浊、瘀血等病邪，上扰清窍，所致“窍闭神匿，神不导气”引起的舌、耳、目诸窍不利而发[2]。所以取穴以阳经腧穴为主，尤其阳明经为多气多血之经，阳明经气血通畅，正气得以扶助，使机体功能逐渐恢复，分取手足阳经循行路线穴位具有调和气血，疏通经络的作用，泻人中穴，具有启闭、开窍、醒脑的作用；肝脉循行巅顶，泻太冲以平肝潜阳；脾胃者后天之本，亦为生痰之源，针足三里以理脾调胃，使五谷得以腐熟，精气得以化生，提升正气，胃经气机得以宣通，痰湿无法滋生。中风失语病位在心脑，然涉及脾肾等脏腑，舌与诸经脉及其别络联系紧密，故舌是发音器官的重要组成部分，舌面点刺，及金津、玉液点刺放血，使瘀血祛而新血生，舌体脉络通畅，舌得以濡养，达到开窍利音的效果。以上诸穴配合，醒脑开窍，平抑肝阳，疏经活络，利咽开音，标本兼顾。语言康复在国内是一门新兴学科，多数脑卒中患者由于偏瘫、失语等一系列症状，对生活失去了信心，所以心理疏导尤其重要。发音需脑、舌、牙齿、口腔、咬肌等一系列器官的协同作用，所以发音器官的训练也不得搁置，如咬肌，舌体运动，肺活量的训练等。康复师应从患者的日常生活用语入手，使患者逐渐恢复对生活的信心，建立起交流的欲望，听、说、读、写、计算、全面训练。针刺结合语言康复能有效地缩短脑卒中后运动性失语的治疗疗程。

西医对于脑梗死后失语患者，主要通过单纯的语言康复训练进行卒中后的语言恢复，其效果不甚理想。但是中医特别是在针灸结合语言康复治疗卒中后语言障碍，不仅能够有效刺激大脑，利于语言传到系统功能的发挥，使发音器官协同作用，还兼取语言康复治疗的效果，从而达到综合治疗的目的。该方法简单易行，可操作性强，疗效显著，值得同道研究探讨。

参考文献

［1］李胜利．语言治疗学［M］．北京：华夏出版社，2007.

［2］牟蛟，傅立新，卢引明，等．醒脑开窍针刺法配合语言康复治疗脑梗死至运动性失语 30 例临床观察［J］．中医杂志，2010，51（5）：428.

［3］李韬，马长江，刘洋．头针配合语言训练治疗中风后运动性失语 49 例［J］．长春中医药大学学报，2008，24（2）：200.

［4］果彤．脑卒中患者失语康复的护理对策［J］．长春中医药大学学报，2008，24（6）：740.

［摘自：长春中医药大学学报，2013，29（4）：636-637.］

针刺为主治疗脑卒中后肩手综合征30例疗效观察

高志琼[1]，指导：王重新[2]

1. 天津中医药大学，天津　300193；

2. 天津中医药大学第一附属医院，天津　300193

摘要　目的：观察针刺为主治疗脑卒中后肩手综合征的临床疗效。方法：采用手三阳经穴为主，经针刺、锻炼治疗本病30例。结果：总有效率93.3%，痊愈率20%。提示：针刺为主治疗本病具有提高临床疗效，降低致残率的优点。

关键词　针刺；肩手综合征；肢体锻炼

肩手综合征是指脑血管病并发的肩、手疼痛和运动障碍。有人认为我国脑卒中后肩手综合征的发生率可高达30%以上[1]。自2009年12月~2010年8月以来，跟随导师门诊治疗脑卒中后引起肩手综合征患者，经针刺、锻炼等治疗方法，取得较好的疗效，现报道如下。

1　临床资料

1.1　诊断标准

确诊为中风引起，具有肩、手疼痛和运动障碍症状，根据体征及影像学经头颅CT或MRI检查诊断为脑梗死或脑出血。

1.2　纳入标准

①符合诊断标准；②中风患者病情稳定，能配合检查和治疗；③病程大于15天；④体质量在40~80kg，年龄在45~75岁。

1.3　排除标准

①非中风肩手综合征导致的活动障碍；②对针灸治疗反感者，依从性差者；③全身营养状况极差，合并严重的心肝肾造血系统，内分泌系统疾病等严重原发性疾病，精神病患者。

1.4　一般资料

30例脑卒中患者，脑出血18例，脑梗死12例，其中男性15例，年龄56±10.3岁；女性15例，年龄58±9.5岁，病程在2周到6个月之间。

2　治疗方法

2.1　针刺操作

患者取仰卧位，局部皮肤常规消毒，选用0.30mm×40mm华佗牌不锈钢针，取患者手三阳经穴为主，针刺得气候后留针30min，间隔10min行针1次。风池，直刺0.5~

1 寸，施捻转补法 1min；极泉，在原穴下 1 寸处，直刺 1~1.5 寸，施捻转泻法，以患侧上肢抽动 3 次为度；尺泽，直刺 0.5~1 寸，施提插泻法，以患侧前臂及食指抽动 3 次为度；合谷，针刺方向先透向大指，继透向三间处，施提插泻法，以患侧大指，次指抽动 3 次为度；八邪，直刺 0.5~1 寸，施提插泻法，以患侧手指抽动为度；曲池，屈肘取穴，直刺 1~1.5 寸，施提插泻法，以麻胀感到达食指为度；肩髃，直刺 1~1.5 寸，施提插泻法，以麻胀感达肘关节为度。

2.2　痛点刺络拔罐

常规消毒后用三棱针点刺 3~5 点，用闪火法加罐，出血量 5~10ml，隔日 1 次。

2.3　肢体锻炼

被动活动患侧肩、肘、腕、指关节约 10min。

3　治疗效果

痊愈（患侧肩区疼痛不明显，手部肿胀消失）6 例，占 20%；显效（患侧肩区疼痛明显减轻或不疼痛，肿胀明显好转）11 例，占 36.7%；有效（患侧肩区疼痛稍微减轻，手部仍肿胀或肿胀减轻）11 例，占 36.7%；无效（患侧肩区疼痛剧烈并手部仍肿胀不见好转）2 例，占 6.7%。

4　体会

脑卒中后出现肩手综合征，现病因不明确。资料报道极少并无明确治疗标准。症状主要发生在偏瘫肢体，以患侧肩胛周围进行性疼痛和运动受限为首发症状，但也可发生于健侧，表现肩、手指、肘关节疼痛，关节活动受限，较典型的表现为患手肿胀疼痛。中风病为本虚标实之证，本虚指气血阴阳亏虚，标实指痰瘀停滞于经脉。故而，中风后肩手综合征的病机为本虚标实，本虚指气血阴阳亏虚，标实指血瘀、痰湿、水停。脑卒中后 6 个月是肢体康复的关键时刻。如不及时治疗，可致手变形和手的功能丧失，部分患者出现肌腱挛缩、皮肤肌肉萎缩、肩手挛缩畸形等而难以恢复。中风病的疗程一般较长。在脑卒中后肩手综合征患者中运用针刺，被动活动患侧肩、肘、腕、指关节促进气血流通，特别在肢体康复关键时刻，极大缓解肩区疼痛症状，促使手部肿胀减轻，降低肩手综合征的发生。中风发生后早期要指导患者处于良性姿位，功能锻炼要得当，避免瘫肢受伤。适当运用中药，如丹芪偏瘫胶囊，可改善局部循环。但临床仍有 2 例不见好转病例。可能迟缓性瘫痪较重，肢体活动能力极差，肌肉易于萎缩，有肩关节脱位可能。但从治疗效果来看，针刺加患侧被动锻炼在预防和治疗肩手综合征方面是很有疗效的。

参考文献

[1] 张淑云，张通，张立嘉，等．脑卒中后肩手综合征的危险因素分析［J］．中华神经科杂志，2004，17（1）：27-28.

［摘自：四川中医，2012，30（1）：119.］

醒脑开窍针刺法配合三阴经推拿治疗中风后痉挛性瘫痪46例

章燕

天津中医药大学第一附属医院，天津　300193

摘要　目的：观察“醒脑开窍针刺法”结合三阴经推拿疗法治疗脑卒中后痉挛性瘫痪的临床疗效。方法：将90例脑卒中后痉挛性瘫痪患者随机分为治疗组46例和对照组44例，治疗组采用“醒脑开窍”针刺结合三阴经推拿疗法，对照组采用针刺传统腧穴组，两组分别于入组当天、治疗4周末、随访6个月末采用改良的Ashworth量表（MAS）及修订的Barthel指数（MBI）评定治疗效果。结果：两组的改良的Ashworth量表评分及修订的Barthel指数评分，在治疗4周末及随访6个月末均较治疗前显著提高（$P<0.01$），且治疗组的改善作用优于对照组，差异有显著性意义（$P<0.05$）。结论：“醒脑开窍”针刺结合三阴经推拿疗法治疗脑卒中后痉挛性瘫痪的疗效优于传统针刺疗法。

关键词　脑卒中/缺血性中风；改良Ashworth量表（MAS）；修订的Barthel指数（MBI）；痉挛性瘫痪；“醒脑开窍”针刺法；三阴经推拿

脑卒中具有发病率高、死亡率高、致残率高的特点，严重威胁人类生存质量[1]。经急性期治疗后，存活的脑卒中患者通常会遗留不同程度的运动功能障碍，其中较为常见的即是卒中后痉挛性瘫痪，导致患者肢体运动异常，从而降低生活能力，严重影响生存质量，综合性的治疗措施可有效改善痉挛状态，达到确切疗效，从而使患者的运动功能障碍得到改善，提高其日常生活自理能力。本研究旨在通过临床研究，评价以“醒脑开窍”针刺结合三阴经推拿疗法治疗缺血性中风恢复期痉挛性瘫痪疗效，并与单纯推拿疗法做对照观察，现将研究结果报道如下。

1　资料与方法

1.1　一般资料

纳入观察的90例患者均来源于2012年5月~2012年10月天津中医药大学第一附属医院针灸部住院及门诊患者。采用单盲法，依随机数字分为针刺结合推拿组（治疗组）和针刺传统腧穴组（对照组），见表1。

表 1　两组患者治疗前一般资料比较　　($\bar{x}\pm s$)

组别	n	男	女	病程（d）	年龄（岁）
对照组	44	25	19	29. 3±20. 4	61. 2±8. 5
治疗组	46	28	18	30. 52±20. 3	63. 58±8. 2

两组患者的年龄、性别、病程等方面资料比较，差异均无显著性意义（$P>0.05$），具有可比性。

1.2　诊断标准

1.2.1　西医诊断标准　参照 1995 年全国第四届脑血管病学术会议制定的“各类脑血管疾病诊断要点”[2]，并经临床和计算机断层扫描诊断仪（CT）及核磁共振诊断仪（MRI）确诊为脑梗死。

1.2.2　中医诊断标准　参照国家中医药管理局脑病急症协作组 1996 年制定的《中风病诊断与疗效评定标准（试行）》[3]。

1.2.3　肌张力增高诊断标准　临床表现为患肢肌张力升高，腱反射亢进，根据修订的 Ashworth 量表，记分>0 分。

1.3　纳入标准

（1）符合中风病（脑梗死）中、西医诊断标准和肌张力增高诊断标准；（2）首次发病，15d≤病程<180d；（3）年龄在 40～80 岁，且头颅 CT 或 MRI 诊断为脑梗死，神志清楚者；（4）能配合治疗、检查；（5）已经签署进入研究知情同意书的患者。

1.4　排除标准

（1）短暂性脑缺血发作（TIA）；（2）中风病有意识障碍及病情不稳定者；（3）合并心、肝、肺、肾、造血系统及代谢系统等严重疾病，精神病者及痴呆患者；（4）有出血倾向者；（5）妊娠或哺乳期妇女；（6）患者不能合作，正在参加其他临床试验的患者或一个月内参加其他药物临床试验者。

1.5　病例中止治疗退出标准

（1）凡不符合纳入标准而被误入的病例应予剔除。（2）未按规定治疗或资料不全等影响疗效评价者应予剔除；（3）疗程中患者自行退出者、发生严重不良反应或不良事件而不宜继续接受治疗的病例均视为脱落；（4）发生不良反应者应计入不良反应的统计，超过 1/2 疗程因无效而自行退出者应记入疗效分析。

1.6　治疗方法

1.6.1　基础治疗　参照《中国脑血管病防治指南》（卫生部疾病控制司、中华医学会神经病学会，2005）[4]制定基础治疗原则，采用抗血小板、控制血压、控制血糖、调节血脂、改善脑循环、改善脑代谢治疗，结合患者病情采取个体化治疗。

1.6.2　治疗组　采用“醒脑开窍”针刺结合三阴经推拿疗法。

（1）针具：采用苏州生产“华佗牌”一次性无菌针灸针（材质：不锈钢）。

（2）针刺处方：主穴：内关、印堂、上星、百会、三阴交。辅穴：极泉、委中、尺泽（均患侧）；配穴：风池、完骨、天柱（双侧）；上肢痉挛性瘫痪：肩髃、合谷、八邪（均患侧）；下肢痉挛性瘫痪：阳陵泉、丘墟透照海（均患侧）。

（3）针刺方法：主穴：先刺双侧内关，直刺 0.5~1 寸，施捻转提插的复式手法，施术 1min；再刺印堂，向鼻根斜刺，进针 0.3~0.5 寸，采用轻雀啄手法（泻法），以流泪或眼球湿润为度；继刺上星，选 3 寸毫针沿皮平刺透向百会，施用小幅度高频率捻转补法，即捻转幅度小于 90°，捻转频率为120~160 转/min，行手法 1min；三阴交沿胫骨内侧后缘进针 1~1.5 寸，针尖向后斜刺与皮肤呈 45°角，施提插补法，至患侧下肢抽动 3 次为度。辅穴：双侧风池、完骨、天柱针向对侧眼角，进针 1~1.5 寸，采用小幅度高频率捻转补法，施手法 1min；肩髃，向下斜刺 1.5~2 寸，施提插补法，使针感缓慢下传到合谷穴处，同时缓慢外展上肢，使痉挛的上肢变软，施手法 1min；合谷，针向三间穴，进针 1~1.5 寸，施提插泻法，使患者第二手指抽动或五指自然伸展为度；八邪，直刺 0.5~1 寸，施提插补法，使针感传导到各手指末端，手指自然伸展为度；阳陵泉，沿皮肤呈 45°角向下斜刺 2~2.5 寸，使针感缓慢传导到足小趾处；丘墟透照海，先使患足被动尽量摆正，直刺入 2~2.5 寸，使针尖达到照海穴皮下，然后将针撤回 1.5 寸。治疗时间：每日针 1 次，28 天为 1 疗程。

（4）三阴经推拿方法：协助患者平卧，暴露患肢，采用推法按摩肢体肌肉，使痉挛的肢体肌肉放松，平放于床面上，与身体稍分开，将适量的润滑油均匀涂于患肢治疗部位。上肢：操作者左手固定患肢腕部，用右手大拇指及食指指腹依次沿手三阴经的循行，缓缓地向上推至过肘横纹，达肩关节内侧。三条经络交替进行推法，手法要持久、有力、均匀、柔和、深透，每分钟 20~30 次，每次 10min，1 次/d。下肢：操作者左手固定患肢踝关节，用右手大拇指及食指指腹依次沿足三阴经的循行，缓缓地向上推至过腘横纹，达髋关节。手法同前。操作结束后，让患者做下肢关节的主动屈伸运动。

1.6.3　对照组　参照普通高等教育中医药规划教材《针灸学》和《针灸治疗学》[5]中相关治疗方法，上肢运动障碍取患侧大椎、肩髃、曲池、外关、手三里、合谷；下肢运动障碍取患侧环跳、足三里、解溪、昆仑。操作：采用常规针刺法，予以平补平泻手法，得气后留针 30min，每日针刺 1 次。

1.7　*疗效评定方法*

由经过严格培训的评价者采用改良 Ashworth 量表（MAS）评价缺血性中风恢复期患者的痉挛程度；采用修订的 Barthel 指数（MBI）评价缺血性中风恢复期患者的日常

生活能力。评价时间点为：入组当天、治疗4周末、随访6个月末。

1.8 统计方法

采用SPSS 13.0统计分析软件包进行编程统计。除剔除病例外，其余病例均纳入统计分析中，缺失值用线性回归法进行估计和替代（linear trend at point）。计量资料用均数±标准差（$\bar{x}\pm s$）表示，同组治疗前后比较用配对t检验，如果数据为正态分布，采用独立样本t检验进行两组疗效比较，如果数据为偏态分布，采用秩和检验进行两组疗效比较。计数资料用率或构成比表示，两组比较采用卡方检验。所有的统计检验均采用双侧检验，P值小于或等于0.05将被认为所检验的差别有统计学意义。

2 临床观察结果

2.1 改良Ashworth量表（MAS）评定结果见表2、表3。

表2 两组患者肘关节MAS评分比较 （$\bar{x}\pm s$）

组别	治疗前	治疗后4周	随访6个月
对照组	1.96±0.29	1.78±0.31	1.56±0.29
治疗组	1.98±0.32	1.43±0.28	1.39±0.21

治疗组与对照组治疗4周后MAS评分比较，差异有统计学意义（$P<0.05$）；随访6个月末两组MAS评分比较，差异有统计学意义（$P<0.05$）。由上表可以看出，两组治疗后患者肘关节的MAS评分在治疗期间以及随访期逐渐降低，痉挛程度有所改善，且治疗组优于对照组。

表3 两组患者膝关节MAS评分比较 （$\bar{x}\pm s$）

组别	治疗前	治疗后4周	随访6个月
对照组	1.85±0.22	1.69±0.22	1.56±0.23
治疗组	1.88±0.23	1.59±0.37	1.35±0.26

治疗组与对照组治疗4周后MAS评分比较，差异有统计学意义（$P<0.05$）；随访6个月末两组MAS评分比较，差异有统计学意义（$P<0.05$）。由上表可以看出，两组治疗后患者膝关节的MAS评分在治疗期间以及随访期逐渐降低，痉挛程度有所改善，且治疗组优于对照组。

2.2 修订的Barthel指数（MBI）评定结果见表4。

表4 修订的Barthel指数（MBI）比较 （$\bar{x}\pm s$）

组别	治疗前	治疗后4周	随访6个月
对照组	44.01±12.01	53.28±11.92	73.93±9.14
治疗组	43.32±12.92	68.81±11.81	81.22±7.91

两组治疗4周后MBI评分比较，差异有统计学意义（$P<0.05$）；随访6个月末两组MBI评分比较，差异有统计学意义（$P<0.05$）。由上表可以看出，两组患者的MBI评分在治疗期间以及随访期逐渐提高，日常生活能力明显改善，且治疗组优于对照组。

3 讨论

中医学对卒中后遗症的认识最早见于《黄帝内经》，后世医家对其病因病机及治疗亦有诸多论述。历代中医文献中，卒中后遗症有“偏枯”“偏风”“半身不遂”等名称。石学敏院士总结历代医家对中风病的认识，将脑卒中的主要因素归纳为“窍闭神匿”，由于平素气血亏虚，与心、肝、肾三脏阴阳失调加之诸多外邪因素相互作用，最终导致气血上逆，蒙蔽清窍，神不导气而发中风，故提出“醒脑开窍，滋补肝肾，疏通经络”的治法。其中醒脑开窍以醒神、调神、开窍启闭为治法，以改善元神之府大脑的生理功能为目的。针对脑卒中恢复期患者，选用印堂、上星、百会一组穴位为主穴，其中印堂为经外奇穴，位于督脉之上，与督脉相通，刺之可推动督脉气血运行，百会、上星均归属督脉，百会为手足三阳与督脉交会之穴，为督脉经络上的重要穴位，上星取意督脉气血在此吸热后缓慢蒸升，此三穴均与督脉联系密切，督脉归属于脑，故此组穴位共奏醒脑开窍之功，意在开窍启闭，醒元神，调脏腑。内关为心包经穴，又通阴维，系八脉交会穴，刺之可达宁心调神、安神之效。增强心肌收缩力，改善全身供血，促使全身各部分功能得以恢复。三阴交为三阴经脉交会之所，刺之则对肝、脾、肾三脏均有调节作用，达到滋补肝肾作用。临床妙用阴经穴可治疗阳缓阴急，降低过高的肌张力。极泉、尺泽、委中等穴为方中佐使，与君臣诸穴协调一致，使经络疏通，窍道通畅，阴阳协调。目前，中医对中风后痉挛性瘫痪的研究在逐渐增多，较为突出的是针刺治疗痉挛性瘫痪。大量临床研究证实了针灸治疗脑卒中偏瘫具有改善中枢神经功能的作用，对于脑损伤后功能重塑有积极作用，是治疗、缓解脑卒中偏瘫肢体痉挛的重要方法。而“醒脑开窍针刺法”对中风患者血液流动学、血液流变学，脑功能及血脂异常均有良好的调节作用[6]。推拿手法治疗则具有行气活血，舒筋活络，调整人体气血的功能，可促进血肿的吸收和血栓的松动，使脑组织尽快恢复功能，以减少不必要的坏死[7]。研究表明，推拿手法具有兴奋腱器官、运动神经元的作用，有利于抑制脑干网状结构异化，从而降低肌张力，缓解痉挛；运动关节有利于兴奋痉挛劣势侧伸肌的肌梭，使其肌张力增强，从而缓解中风偏瘫上肢屈肌优势痉挛状态[8]。三阴经推拿是根据经络在人体特定的循行通路、内属脏腑、外络肢节的特性，本着急则治标、缓则治本、标本兼治的原则循经推拿，从而调理手足三阴经经气，松弛局部肌肉，达到解除屈肌痉挛、平衡伸屈肌肌力的作用。

综上所述，“醒脑开窍针刺法”结合三阴经推拿疗法能有效提高缺血性中风痉挛性瘫痪的治疗效果，三阴经推拿是对“醒脑开窍针刺法”的有力补充。“醒脑开窍针刺法”结合三阴经推拿疗法在改善缺血性中风恢复期患者痉挛程度及提高患者日常生活能力方面，疗效肯定，明显优于传统针刺法。

参考文献

［1］张国瑾，赵增荣．国外脑血管疾病研究进展［M］．北京：中国医药科技出版社，2000：186.

［2］中华神经医学会．各类脑血管疾病诊断要点［J］．中华神经科杂志，1996，29（6）：379.

［3］国家中医药管理局脑病急症协作组．中风病诊断与疗效评定标准（试行）［J］．北京中医药大学学报，1996，19（1）：55.

［4］饶明俐．中国脑血管病防治指南［M］．北京：人民卫生出版社，2008：1.

［5］邱茂良．针灸治疗学［M］.23 版．上海：上海科学技术出版社，1997：212-213.

［6］石学敏．中风病与醒脑开窍针刺法［M］．天津：天津科学技术出版社，2000：187-193.

［7］徐力．推拿治疗卒中后遗症 110 例［J］．中国水电医学，2006，12（1）：19-20.

［8］郭泽新，陈卫华．缓解中风偏瘫痉挛状态推拿手法及其机理探讨［J］．按摩与导引，2003，19（1）：2.

［摘自：现代中医药，2014，34（1）：53-55.］

合谷透三间对降低中风致全手肌张力增高的临床疗效观察

常颖慧，申鹏飞，石学敏

天津中医药大学第一附属医院，天津　300193

摘要　目的：观察针刺合谷透三间穴降低卒中后遗症全手肌张力增高的临床疗效。方法：将符合标准的 60 例患者随机分为两组，均采用醒脑开窍针刺法，治疗组加用合谷透三间穴，对照组加传统合谷穴。治疗前和治疗后 15 天及治疗后 30 天，分别采用 Ashworth 量表和 FMA 量表评分比较。结果：治疗后，治疗组 Ashworth 量表评分及 FMA 量表评分改善明显优于对照组（$P<0.01$），两组治疗后较治疗前有明显改善（$P<0.05$）。结论：针刺合谷透三间穴对缓解中风后全手肌张力增高有显著疗效，能明显改善手的运动功能。

关键词　针刺；醒脑开窍法；合谷；三间；中风；肌张力增高

肌张力增高是脑卒中进入恢复期后，甚至在急性期就出现的常见的病理现象，如没有正确、及时的治疗，将会严重影响患者的日常生活自理能力，脑卒中休克期过后大多数患者会出现某些肌群肌张力增高，同时伴有腱反射的亢进、病理反射阳性等。

被动活动时，肌张力增高，呈折刀样改变，这种肌张力增高是临床康复治疗的一大难点，如果持续的肌张力增高状态不能得到临床康复医生足够的认识并及时正确的治疗，可导致永久性的关节挛缩，使患者终生残疾。因此，如何缓解肌张力异常增高是脑卒中早期康复的重点，且上肢功能的恢复尤其是手的功能恢复对脑卒中患者恢复生活自理能力起着决定性作用。在针灸临床工作中，笔者发现针刺合谷穴向三间穴方向透刺能缓解中风引起的手部肌张力异常增高的问题，即刻效应显著。

1 资料与方法

1.1 一般资料

60例均来自天津中医药大学第一附属医院针灸科病房，均经头颅CT或MRI检查确诊为脑梗死或脑出血，且伴有不同程度的手部肌张力增高。按入院顺序随机分为两组，其中男性39例，女性21例，年龄在40~75岁之间，平均56.5岁，病程在16天到6个月之间。两组在年龄、性别、病程方面无显著性差异（$P>0.05$）。

1.2 诊断标准

西医诊断参照1995年全国第四届脑血管病会议上通过的《各类脑血管疾病诊断要点》中，中风（脑梗死、脑出血）的诊断标准[1]。中医诊断参照1996年1月国家中医药管理局脑病急症协作组公布的《中风病诊断与疗效标准（试行）》[2]。

1.3 纳入标准

①符合脑梗死、脑出血诊断标准，并经头颅CT或MRI确诊；②临床表现为一侧肢体瘫痪，呈痉挛性；③肌张力增高，腱反射亢进，引出或引不出病理反射；④近期未服用过镇静药物及肌肉松弛剂；⑤首次中风患者，非首次中风者，此次病灶与以前病灶不在同一侧大脑半球。

1.4 排除标准

①急性期、昏迷或合并严重心肾疾病、恶性高血压等；②其他肌张力异常的锥体外系疾病（如帕金森氏病等）；③精神性疾病；④患侧手部外伤性疾病、周围神经损伤等。

1.5 治疗方法

1.5.1 取穴　两组均采用“醒脑开窍针刺法”进行治疗，主穴：内关（手厥阴心包经）、人中（督脉）、三阴交（足太阴脾经）。辅穴：极泉（手少阴心经）、尺泽（手太阴肺经）、委中（足太阳膀胱经）。治疗组加合谷透三间治疗手指握固；对照组加合谷治疗手指握固。

1.5.2 操作方法　两组均按“醒脑开窍针刺法”的操作规范：用华佗牌0.25mm×40mm毫针，先刺双侧内关，直刺0.5~1寸，采用捻转提插结合泻法，施手法1min；继刺人中，向鼻中隔方向斜刺0.3~0.5寸，用重雀啄法，至眼球湿润或流泪为度；再刺三阴交，沿胫骨内侧缘与皮肤呈45°角斜刺，进针1～1.5寸，用提插补法，使患侧下肢抽动3次为度。极泉，原穴沿经下移1寸，避开腋毛，直刺1～1.5寸，用提插泻法，以患侧上肢抽动3次为度；尺泽，屈肘成120°，直刺1寸，用提插泻法，使患者前臂、手指抽动3次为度；委中，仰卧直腿抬高取穴，直刺0.5～1寸，施提插泻法，使患侧下肢抽动3次为度。治疗组合谷针向三间穴，进针1～1.5寸，采用提插泻法，使患者第二手指抽动或五指自然伸展为度；对照组合谷穴采用常规针刺法，直刺0.5～1寸。留针20min，每日治疗1次，15天为1个疗程，疗程间休息3天，治疗2个疗程，每个疗程后进行1次疗效评定。

1.6　疗效评定方法

治疗前、治疗后15天和治疗后30天分别进行手部的痉挛程度运动功能的评定。

1.6.1　Ashworth痉挛量表　采用临床常用的改良Ashworth评分法[3]来评定痉挛程度：令0级至4级分别为0分至5分。0级：无肌张力增高，0分；1级：肌张力稍有增高，受累部位在关节活动范围内被动屈曲或伸展时出现“卡住”后“突然释放感”，或在关节活动范围内最后出现最小的阻力，1分；1+级：肌张力稍有增高，表现为轻微的卡住感，并且在剩余的关节活动范围内（1/2ROM）一直伴有最小阻力，2分；2级：在大部分关节活动范围内肌张力明显增高，但受累部位，被动活动容易，3分；3级：肌张力严重增高，被动活动困难，4分；4级：受累部位僵直于屈曲或伸展位，5分。所有评定工作均由专门护师进行。每次痉挛程度的测定做5次，取平均值，排除评定时的各种干扰因素。

1.6.2　肢体运动功能测定　用Fugl-Meyer运动功能积分评定法[4]来评定，对上肢及手运动功能进行3级评测。0分：不能做某一动作；1分：部分能做；2分：能充分完成。上肢9项，总积分66分。评测固定由同一位医师完成。治疗组与对照组在治疗前后均采用Fugl-Meyer评价法对瘫肢进行运动功能评定。治疗前后均由同一名医师评定。

1.7　统计学方法

应用SPSS 11.5统计分析软件，数据以$\bar{x}\pm s$表示，应用t检验。

2　结果

2.1　两组Ashworth量表评分分值比较

具体见表1。

表1　治疗前后Ashworth量表评分分值比较　　($\bar{x}\pm s$)

分组	治疗前	治疗后15天	治疗后30天
治疗组	7.17±2.02	6.13±2.10*#	4.00±2.61*■
对照组	6.97±2.34	6.37±2.27*	5.10±2.95*

注：与治疗前比较，*$P<0.05$；与对照组比较，#$P>0.05$，■$P<0.01$。

60例患者在治疗前、治疗后15天和治疗后30天分别进行了Ashworth评分，Ashworth评分越高，肌张力越高，手的功能越差。治疗组治疗前和治疗后比较$P<0.05$，差异有统计学意义；对照组治疗前与治疗后比较$P<0.05$，差异有统计学意义；治疗后30天治疗组与对照组比较$P<0.01$，有显著性差异。说明：两组患者接受的治疗方法都能不同程度的改善患者肌张力；治疗30天后，治疗组效果明显优于对照组。

2.2　FMA量表评分比较

具体见表2。

表2　两组患者治疗前后FMA量表评分比较　($\bar{x}\pm s$)

分组	治疗前	治疗后15天	治疗后30天
治疗组	22.23±10.96	26.93±11.44*■	30.04±18.67*■
对照组	21.07±12.08	23.27±12.08*	27.23±12.22*

注：与治疗前比较，*$P<0.05$；与对照组比较，■$P<0.01$。

60例患者在治疗前、治疗后15天和治疗后30天分别进行了FMA量表评分，评分越高，手的功能越好。治疗组治疗前和治疗后比较$P<0.05$，差异有统计学意义；对照组治疗前与治疗后比较$P<0.05$，差异有统计学意义；治疗后15天和治疗后30天治疗组与对照组比较$P<0.01$，有显著性差异。说明：两组患者接受的治疗方法都能不同程度的改善患者肢体运动功能，治疗组效果明显优于对照组。

3　讨论

当前，脑卒中患者的肢体功能障碍已成为严重影响患者生活质量的一大难题，针灸已经成为中风后肢体功能障碍的最主要的治疗方法之一，它对促进患者受损功能的恢复，提高其生活质量起到了积极的作用。石学敏院士在1972年开展针刺治疗中风的临床研究之初，就果断地摒弃了中医中风病机学说以及针刺治则、治法中的不合理成分，并依据中医基本理论，结合脑与神的更新认识，大胆地提出了中风病“窍闭神匿”的病机新说，并提出了“醒脑开窍针刺法”。其中对手指握固者用合谷透三间的方法，认为“经之所过，病之所在，主治所及”，《灵枢·经脉》中说：“大肠手阳明之脉，起于大指次指之端，循指上廉，出合谷两骨之间，上入两筋之中。”《灵枢·本输》曰：“过于合谷，合谷，在大指歧骨之间，为原。”《灵枢·本输》：“注入本节之后三间”为输穴，输穴为脏腑经络之气输注之所在，脏腑经络发生病变会相应地反应到输穴上来，输穴也可以治疗相应的疾患。故合谷透三间能调整脏腑生理，调节手阳明之经络。《素问·调经论》云：“手屈而不伸者，其病在筋。”所以，无论是气虚血滞、脉络瘀阻引起的气虚不能运血、气不能行、血不能荣、气血瘀滞、脉络痹阻而导致的患手拘急，或是脉络瘀滞引起的肝阳上亢，火升风动、气血并逆于上、络破血溢、经脉阻塞而致的患手僵硬拘挛，都可以用合谷透三间来疏通经络之气，从而达到治疗作用。本研究通过 Ashworth 量表和 FMA 量表评分证实了针刺合谷透三间穴比传统针刺合谷穴对缓解中风后手痉挛的效果好。体针透刺可获得较强针感，进而提高疗效。透刺针法是金、元时期的针灸家提出的，是从一穴而入，然后向其他穴方向透刺的一种疗法，采用一针两穴（或两穴以上），可使穴位相互作用，采用透刺可相互协同，扩大治疗范围及作用。宋代马丹阳《十二穴治杂病歌》云："合担用法担，合截用法截"，其担法即透刺法。透刺法具有刺激强烈、取穴精简、创痛轻微以及刺激面广、经气感应强、作用面宽的特点。首先，疏通本经，在同一条经脉上，同时刺激若干邻近穴位，避免了多穴多针，刺穴位的同时又刺经脉，其疗效远远优于常规刺法；其次，疏通邻穴经气，即增强了腧穴的治疗效果，又扩大了腧穴的主治范围。此外，现代医学研究表明，同一经络的各个穴位在脊髓后角胶状质区可能形成一条相互交联的神经网链，只要每个穴位的传入纤维能在中枢神经系统的某一部位形成神经网络，同经相邻穴位的网络能发生线性或非线性的双重交联或多种交联[5]。通过阳明透刺可将各个穴位首尾相连，加强同一经络的刺激，起到对神经网络链的兴奋和刺激，而利于肢体功能的恢复。现代医学研究还表明，在多数情况下，针感在经络较非经络部位为强，而且较出现循经扩散，越接近经络，针感越强，越容易出现循经扩散。这点表明，若加强对经络的刺激，使患者容易得气，而气至针尖所处组织的 PO_2 明显升高，使穴位组织中血管扩张，血流量增大，提高经穴的代谢水平，激活经穴的功能，从而更进一步提高经穴治疗的目的。从解剖学角度来讲，外展手关节的肌肉主要有桡侧腕屈肌、桡侧腕长伸肌、桡侧腕短伸肌和示指伸肌等，合谷透三间穴的位置恰好位于手部的示指伸肌，针刺此穴是针刺激到了桡神经浅支附近，使桡神经由兴奋状态变为抑制状态，从而缓解了手部内、中、外肌群的肌肉张力的紧张状态。当然，中风患者痉挛期肌张力增高，是临床康复治疗的一大难点，临床中应用针灸改善患者高肌张力的疗效以及机理的探讨还有待于进一步的研究。

参考文献

[1] 中华神经科学会．各类脑血管疾病诊断要点［J］．中华神经科杂志，1996，29（6）：379.

[2] 国家中医药管理局脑病急症协作组．中风病诊断与疗效标准（试行）［J］．北京中医药大学学报，1996，19（1）：55.

[3] Bohannon RW ，Smith MB. Interraterre liability of a modified Ashworth Scale of muscle spasticit ［J］．Phys Ther，1987，67：206.

[4] 于兑生，恽小平．运动疗法与作业疗法［M］．北京：华夏出版社，2002：115.

[5] 林文注．足阳明胃经脊髓脑干神经网络［J］．上海针灸杂志，1994，13（5）：225.

［摘自：针灸临床杂志，2010，26（6）：30-32.］

针刺足少阳经穴治疗中风后足内翻60例

赵　琦

天津中医药大学第一附属医院，天津　300193

摘要　目的：观察针刺足少阳经穴治疗中风后足内翻的临床疗效。方法：对偏瘫患者整体采用“醒脑开窍针刺法”并配以足少阳经分布于小腿及足部的诸穴治疗足内翻。结果：观察组60例中，痊愈21例，显效28例，有效6例，无效5例，总有效率90.17%。结论：针刺足少阳经分布于小腿及足部穴位对缓解偏瘫后痉挛性足内翻有显著疗效。

主题词：中风；并发症；针刺疗法；内关；人中

足内翻是脑中风半身不遂的常见症候之一。主要表现为小腿内侧肌群痉挛，全足内翻，病足外旋、外展、背曲受限，故也是致残的主要因素，且极大影响患者的运动功能，并对日常生活产生严重不良影响[1]。笔者运用针刺足少阳经分布于小腿及足部穴位治疗该病收到满意疗效。

1　临床资料

所有病例均为本院针灸科近五年住院患者，且全部患者均经颅脑CT或MRI检查并确诊为中风病患者，同时均表现为小腿内侧肌群痉挛，全足内翻。其中男性38例，女性22例；年龄在35至75岁之间；脑梗死44例，脑出血16例；病程最短30天，最长90天。

2　诊断标准

中医诊断标准：参照1996年国家中医药管理局脑病协作组《中风病诊断与疗效评分标准》[2]。

西医诊断标准：中风病诊断参考1995年中华神经病学会、中华神经外科学会全国脑血管疾病第四次会议通过修订的《各类脑血管疾病诊断要点》[3]。

3　纳入标准

①符合本病诊断标准；②年龄在35岁以上，75岁以下；③意识清楚，病情基本稳定；④均经头颅CT或MRI证实为脑梗死或脑出血；⑤可独立行走或借助拐杖行走，但在步行时出现小腿内侧肌群痉挛，全足内翻，足跟难以着地，有划圈步态。

4　治疗方法

对偏瘫患者整体采用“醒脑开窍针刺法”为主，取穴：内关、人中、三阴交、极泉、尺泽、委中、风池、完骨、天柱。并配以足少阳经分布于小腿及足部的阳陵泉、阳辅、悬钟、丘墟、足临泣诸穴治疗足内翻。手法：醒脑开窍针刺法：双侧内关，进针0.5~1寸，施提插捻转泻法，施术1min；人中，向人中隔方向斜刺0.3寸，施雀啄泻法，以眼球湿润为度；三阴交，沿胫骨后缘与皮肤成45°角斜刺，进针1~1.5寸，施提插补法，以下肢抽动3次为度；极泉，原穴沿经下移1寸，避开腋毛，直刺1~1.5寸，用提插泻法，以患侧上肢抽动3次为度；尺泽，屈肘成120°角，直刺1寸，用提插泻法，以患者手指抽动3次为度；委中，仰卧直腿抬高，直刺0.5~1寸，施提插泻法，使患侧下肢抽动3次为度；风池、完骨、天柱，均针向结喉，进针1.5~2寸，施小幅度高频率捻转补法。足少阳经穴：阳陵泉直刺或斜向下刺1~1.5寸；阳辅直刺0.5~0.8寸；悬钟直刺0.5~0.8寸；丘墟直刺0.5~0.8寸；足临泣直刺0.5~0.8寸，以上五穴采用平补平泻法，以局部酸胀感或有麻电感向足部放散为度。针灸每天1次，每次留针30min，每周6次，2周为1个疗程，治疗2个疗程。

5 疗效标准

针对患者治疗前与治疗2个疗程后肌痉挛强度（采用修改的Ashworth痉挛评定法[4]），足内翻的度数进行比较。痊愈：足内翻完全消失，功能恢复正常；显效：肌痉挛降低1~2个等级，足内翻度数降至<5°；有效：肌痉挛降低<1个等级，足内翻度数降至<10°。无效：肌痉挛无明显改善，足内翻>10°

6 治疗结果

本组患者痊愈者21例，显效28例，有效6例，无效5例，总有效率90.17%。

7 典型病例

患者吴某，男性，54岁，既往高血压病、冠心病史，未系统治疗。2009年1月8日晨起突发左半身不遂伴左口㖞，遂就诊于某西医医院，查颅脑CT示：右基底节脑血肿（出血量约10mL）。经降颅压、改善脑代谢及对症治疗，经治好转，于2月7日复查颅脑CT示：右基底节脑血肿基本吸收，患者为进一步治疗转我院针灸科继续治疗。入院时，查患者左上肢肌力3级，左下肢肌力4级，左巴宾斯基征（+），行走时出现小腿内侧肌群痉挛，足跟难以着地，有划圈步态，全足内翻。除采取“醒脑开窍针刺法”治疗偏瘫外，针刺足少阳分布于左下肢的经穴治疗2个疗程，患者行走时小腿内侧肌群痉挛明显减弱，足跟基本着地，足内翻基本消失。

8 讨论

祖国医学认为足内翻发生于中风病恢复期，多是由于气血运行不畅，经脉瘀阻，筋失濡养，阴阳失去平衡而致肢体内侧拘急而外侧弛缓。根据阴阳互根理论，笔者选取足少阳胆经的阳陵泉、阳辅、悬钟、丘墟、足临泣诸穴，取其填精益髓，舒筋活血通络之功，以达到调整内外、阴阳和经络系统，使其内外通达，阴阳平衡，经络功能恢复，疾患好转、治愈[5]。现代医学则认为中风恢复期出现足内翻是由于肌肉牵张反射的控制紊乱所致[6]。患侧下肢内侧肌张力升高，出现肌肉痉挛；而患肢外侧肌肉出现弛缓，肌张力下降，从而导致患侧肢体内侧、外侧的肌张力出现失衡的状态，故导致小腿内侧肌群痉挛、足不能平放而内翻。针刺的作用就在于通过刺激兴奋弛缓的一侧肌群，而去抑制拘挛一侧的肌群，从而对内外侧的肌张力起到调节，并使之达到平衡的状态，最终使足可以平放而对足内翻起到治疗的作用。笔者在大量的临床病例中还总结出：中风病发病后越早接受针灸治疗，出现足内翻的概率越低，且中风病患者在发病后，患侧肢体关节能及时得到被动的运动并及时纠正患肢的摆放姿势也在减少足内翻发生率方面起到重要作用。一旦出现足内翻，更应及时接受针灸治疗，并配合关节的活动，从而减少中风病致残率，提高患者生活质量。

参考文献

[1] 张雅丽，王立军，王玉．透穴刺法治疗中风后足内翻的临床观察［J］．黑龙江中医药，2002，45（3）：52-53.

[2] 国家中医药管理局脑病急症协作组．中风病诊断与疗效评定标准（试行）［J］．北京中医药大学学报，1996，19（1）：55.

[3] 中华神经科学会，中华神经外科学会．各类脑血管疾病诊断要点［J］．中华神经科杂志，1996，29（6）：379-382.

[4] 中华人民共和国卫生部医政司．中国康复医学诊疗规范（上海）［M］．北京：华夏出版社，1998：59.

[5] 吴敬，李琛，王占国．电针治疗中风病足内翻临床观察［J］．天津中医药，2006，23（2）：137.

[6] 于洪梅．针刺结合运动疗法治疗脑中风后足内翻30例［J］．中医外治杂志，2008，17（3）：40-41.

［摘自：陕西中医，2011，32（11）：1528-1529.］

石学敏针刺治疗中风后多汗症验案1则

王晨瑜[1]，指导：石学敏[2]

1. 天津中医药大学，天津　300193；

2. 天津中医药大学第一附属医院，天津　300193

关键词　中风后多汗症；针刺；验案

中风患者多因年老体衰或平素劳累，嗜烟酒耗伤正气，阴阳失去平衡，阴虚阳亢，阳化风动，上扰清窍，窍闭神匿，神不导气所致。阴虚则阳亢，阳亢则热。阴阳失衡，阴虚不能敛阳，至阳热蒸，津液外泄，腠理不固则汗出。石学敏院士立足“治神”学术思想，创立了“醒脑开窍针刺法”，在中风病的针灸治疗中发挥了重要作用，现举例介绍如下。

郑某，男，53岁，因双侧肢体无力伴汗出5个月余，于2015年3月23日初诊。患者诉于2014年10月某天夜间生气着急，次日受风后突发右侧肢体活动不灵活，言语不利，口角下垂，闭目露睛，遂就诊于当地医院。颅脑CT示：左侧腔隙性梗死。经治疗27天后肢体活动无力伴汗出等症状无缓解。为求进一步治疗，遂就诊于天津中医药大学第一附属医院特需门诊，患者被扶入诊室，症见：神清，精神可，语声低微，双侧肢体无力，右侧肢体可抬离床面45°，左侧肢体可抬离床面90°，肩关节外展内收均受限，多汗，汗液可湿透内衣，右嘴角低垂，易烦躁，不能久卧，纳少，寐欠安，大便4~7日一行，舌暗红，脉弦。既往糖尿病史23年，注射胰岛素诺和锐，早、中、晚各16IU，空腹血糖8~9mmol/L，餐后未检测。查：双侧巴宾斯基征（-），腱反射（+），右上肢肌力3级，右下肢肌力3级，左上肢肌力3级，左下肢肌力3级，神经功能缺损评分（NIHSS）：8分，Barthel指数（BI）：50分。西医诊断：脑梗死；糖尿病。中医诊断：中风（阴虚风动证）。治疗原则：醒脑开窍，滋补肝肾，疏通经络。石院士查看患者后认为，患者糖尿病20余年，由于其胰岛素分泌不足引起的糖代谢紊乱，会造成对其靶器官即心脑肾的损害，易引起缺血性脑卒中。嘱控制血糖，予醒脑开窍针刺治疗，同时口服丹芪偏瘫胶囊，并辅以筋骨针治疗。取穴及操作：（1）双内关：捻转提插泻法1min。（2）人中：雀啄泻法至眼球湿润为度。（3）双三阴交：提插补法至肢体抽动3次为度。（4）双侧极泉、尺泽、委中：提插泻法至肢体抽动3次为度。（5）风池、完骨、天柱：捻转补法。（6）曲池、合谷、外关：肩髃、肩髎、肩前；足三里、阴陵泉；地仓、阳白、颊车。另加筋骨针：肩关节，每2天1次。治疗4天后，患者诉双侧肢体无力较前明显好转，汗出明显减少，但仍稍有汗出，皮肤潮润的微汗，肩关节可外展45°角，可平卧，其NIHSS：6分，BI：50分。治疗2周后，患者可步入诊室，可自己独立完成穿衣、洗澡等日常活动，无异常汗出，肩关节外展内旋基本恢复正常，精神愉悦，两侧嘴角基本对称，无烦躁不安等症状，胰岛素用量同前，空腹血糖控制在7.0~8.0mmol/L。NIHSS：2分，BI：75分。

按：石院士立足“治神”学术思想，创立了“醒脑开窍针刺法”，在中风病的针灸治疗中发挥了重要作用。石院士认为中风病的病位在脑，强调“神”在中风病发病中的主导作用，重视对“神”的调理。“醒脑开窍针刺法”治疗中风病临床疗效显著；主副穴相配，体现了“醒脑开窍、滋补肝肾、疏通经络”的治疗原则。“醒脑开窍针刺法”，临床上除了注意选穴配方外，还对针刺操作上的手法量学提出了其特殊的要求和规定，从而体现出其科学性，并对人体多系统均有良性导向作用。

［摘自：湖南中医杂志，2016，32（8）：130.］

针刺配合熏洗治疗脑卒中后肢体麻木症疗效观察

李大军

天津中医药大学第一附属医院，天津　300193

摘要　目的：观察针刺配合“针灸外洗液”治疗脑卒中后肢体麻木症的临床疗效。方法：将90例脑卒中患者按就诊顺序随机分为治疗组52例和对照组38例。治疗组采用针刺配合“针灸外洗液”治疗，对照组采用单纯针刺治疗，治疗2个疗程后统计疗效。结果：治疗组总有效率为92.3%，对照组为81.6%，两组比较差异具有统计学意义（$P<0.05$）。结论：针刺配合“针灸外洗液”治疗是一种治疗脑卒中后肢体麻木症的有效方法。

关键词　针刺疗法；麻木；卒中后遗症

脑卒中所致的肢体麻木症在临床上是较常见的，此症为患者的自觉症状，具有病程长、疗效差等特点。主要表现以患侧前臂至手指末端及小腿至趾端部位麻木为主，虽然对患肢的运动功能没有影响，但严重影响了患者的生活质量，甚则给患者造成很大的心理负担，以致影响正常的生活。笔者采用针刺配合“针灸外洗液”治疗脑卒中后肢体麻木症52例，并与单纯药物治疗38例相比较，现报告如下。

1　临床资料

1.1　一般资料

90例脑卒中后肢体麻木症患者均为天津中医药大学第一附属医院针灸科门诊患者，均为首次发病，按就诊先后顺序随机分为治疗组52例和对照组38例。治疗组中男32例，女20例；年龄最小45岁，最大75岁，平均（62±3）岁；病程最短30d，最长243d，平均（190±6）d；脑出血10例，脑梗死42例。对照组中男25例，女13例；年龄最小43岁，最大72岁，平均（60±3）岁；病程最短35d，最长306d，平均（226±5）d；脑出血8例，脑梗死30例。两组患者性别、年龄、病程及发病类型比较，差异无统计学意义（$P>0.05$），具有可比性。

1.2　纳入标准

①符合脑卒中西医诊断标准；②病程30d至1年，神志清楚，且生命体征平稳；③年龄40~75岁。

1.3 排除标准

①排除其他疾病引起的肢体麻木；②无心、肺、肾、血液等重大疾病；③知情同意并签署知情同意书。

2 治疗方法

2.1 治疗组

2.1.1 针刺治疗　以局部取穴为主，上肢取曲池、合谷、外关、八邪、十宣穴，下肢取伏兔、足三里、丰隆、阳陵泉、八风、涌泉穴。常规消毒后，选用苏州医疗用品厂有限公司出品的华佗牌无菌针灸针 0.25mm×40mm 一次性毫针，十宣穴直刺，进针 0.1~0.2 寸，使针能立于皮肤之上，不行针；余穴均直刺，进针 1~1.5 寸，采用提插捻转补法，留针 30min。每日治疗 1 次，14d 为 1 个疗程，连续治疗 2 个疗程，疗程间休息 2d。

2.1.2 “针灸外洗液”治疗　起针 1h 后开始进行“针灸外洗液”熏洗治疗，“针灸外洗液”是天津中医药大学第一附属医院院内制剂，药物组成为生川乌、生草乌、乳香、没药等。将“针灸外洗液”100mL 稀释于 800mL 温水中，对患者麻木部位进行熏洗。每次 30min，每日 2 次，分别于每日上、下午各 1 次。

2.2 对照组

采用单纯针刺治疗，取穴、操作及疗程同治疗组。

3 治疗效果

3.1 疗效标准

由于麻木感是自觉主观症状，目前尚无客观指标判定疗效，故仅能以患者自我感觉判定。分别在治疗前、治疗后 14d 及治疗结束时，先将患者的麻木部位用笔划出，并测量计算其面积。治疗前以 100%表示。

痊愈　麻木症状消失。

显效　占治疗前面积的 30%。

有效　占治疗前面积的 60%。

无效　治疗前后无明显变化。

3.2 统计学方法

采用 SPSS 13.0 软件进行统计分析，组间分析采用方差分析，计数资料比较采用卡方检验，以 $P<0.05$ 表示差异有统计学意义。

3.3 治疗结果

由表 1 可见，治疗组总有效率为 92.3%，对照组为 81.6%，两组比较差异具有统计学意义（$P<0.05$），提示治疗组总有效率优于对照组。

表1　两组患者临床疗效比较　　[n（%）]

组别	n	痊愈	显效	有效	无效	总有效率（%）
治疗组	52	27（51.9）	16（30.8）	5（9.6）	4（7.7）	92.3[1)]
对照组	38	15（39.5）	11（28.9）	5（13.2）	7（18.4）	81.6

注：与对照组比较[1)] $P<0.05$

4　讨论

肢体麻木症常见于脑卒中发病后期，其病机当属内伤，或气血虚弱，络脉空虚，或风、痰、瘀邪乘虚阻滞络脉所致。《金匮要略·中风历节病脉症并治》：“邪在于络，肌肤不仁。”指出邪在络脉而致皮部失养而成，治疗以通络为主要原则。针刺络脉，一方面可疏通络脉，达到气血渗灌、调和营卫、疏通经络之功；另一方面，还必须强调清除造成脑络损伤的各种病理产物[1]。“针灸外洗液”可以起到温经通络的作用，通过药物起到营养气血、活血通络，从而改善肢体血液流速，改善微循环，从而改善周围神经的供血供氧，消除麻木感，对肢体的运动功能也有较好疗效[2]。两者结合相得益彰，可以得到事半功倍的效果。这也是笔者在运用针刺和“针灸外洗液”治疗偏瘫患者肢体麻木时的重要依据。从现代医学角度分析，麻木感的产生机制尚不明确，有人认为是触觉传导通路中的感受器、神经纤维、传导束或大脑皮质中枢的受损而引起的感觉异常。针刺局部穴位，这一刺激可以引起神经感受器兴奋，刺激信息沿脊神经与脑神经传入中枢，及大脑病灶区，使病灶部位得以修复，起到通经活络的作用，并在中枢神经系统的不同水平与伤害性刺激引起的麻木传入信息相遇，通过整合作用，针刺的传入信息抑制了伤害性刺激的传入信息[3-5]，从而缓解麻木感。十宣穴位于手足指（趾）端部，该部位在解剖学上有末梢神经（感受器）、末梢血管。在此放血或针刺，对脑内 K^+、Na^+浓度有重要的良性调整作用，有利于缓解脑水肿发生、发展，出现肢体麻木感[6-8]，针刺十宣穴可以调节离子平衡，改善微循环，通过传出神经使末梢血管循环得以恢复，从而使麻木感消失，达到治愈目的。

参考文献

[1] 吴以岭．络病学［M］．北京：中国科学技术出版社，2004：435.

[2] 石学敏．脑卒中与醒脑开窍［M］．北京：中国科学技术出版社，2007：672.

[3] 胡新耀，李喜忠．腕踝针治疗疼痛及麻木性疾病的疗效观察［J］．中国针灸，2004，24（2）：99-100.

[4] 陈夏燕．井穴刺血法治疗肢端麻木 28 例［J］．上海针灸杂志，2011，30（2）：126.

[5] 任红．穴位注射治疗后天性外展神经麻痹疗效观察［J］．上海针灸杂志，2008，27（1）：

11-12.

[6] 周智梁，杨家荣．刺血疗法治疗脑血管疾病偏身感觉障碍疗效观察［J］．上海针灸杂志，2004，23（5）：6-7.

[7] 肖会，覃健，王兴桂．十宣穴点刺放血治疗糖尿病周围神经病126例［J］．上海针灸杂志，2011，30（7）：479.

[8] 倪欢欢，崔晓，胡永善，等．针刺十宣、小海穴配合功能训练治疗中风后手功能障碍疗效观察［J］．上海针灸杂志，2012，31（5）：293-295.

［摘自：上海针灸杂志，2012，31（11）：792-793.］

针刺加穴位敷贴治疗脑卒中后腹胀的临床观察

房爱芹[1]，武峻艳[2]

1. 天津市第一中心医院，天津　300192

2. 天津中医药大学第一附属医院，天津　300193

摘要　目的：证实针刺加穴位敷贴对脑卒中腹胀患者改善的效果。方法：将50例脑卒中腹胀患者随机分为两组，分别采针刺加穴位敷贴和常规治疗，观察并比较两种方法效果。结果：采用针刺加穴位敷贴治疗脑卒中腹胀患者，排便、自觉症状及腹平片改善情况优于常规治疗方法。结论：采用针刺加穴位敷贴治疗方法较常规治疗方法治疗脑卒中腹胀患者疗效更加显著。

关键词　脑卒中；腹胀；针刺；穴位敷贴

腹胀是脑卒中卧床患者常见的并发症之一，不仅给患者带来心理、身体的痛苦，而且是脑出血、蛛网膜下腔出血的诱因，不利于疾病的恢复。为此，对2008年07月~2009年04月我院收治的脑卒中长期卧床患者中发生腹胀的50例患者运用针刺加穴位敷贴的方法进行治疗，取得较好效果，介绍如下。

1　资料与方法

1.1　资料

2008年07月~2009年04月于我院脑卒中后长期卧床而发生腹胀患者共50例。其中男21例，女29例，年龄最大86岁，最小46岁，平均63.05±11.07岁。卧床时间最长61天，最短7天，平均31天。其中脑出血17例，蛛网膜下腔出血4例，脑梗死29例。按入院先后顺序随机分为观察组与对照组各25例。两组病例年龄、性别、疾病诊断、病情程度，无显著性差异 $P>0.05$，具有可比性。

1.2　诊断标准

中风病诊断标准[1]：神志恍惚、迷蒙甚至昏迷或昏聩，半身不遂，舌歪斜、舌强、言謇或不语，偏身麻木，具有2个以上症状，结合颅脑CT或MRI检查可确诊。排除标准为已有明确肠道病变或恶性肿瘤。

腹胀诊断标准：本组50例无腹胀病史。出现腹部胀满、疼痛，肛门未矢气，自行排便天数延长，腹部叩诊为鼓音，腹平片：小肠积气，确诊为肠胀气。

排除标准：肿瘤及其他原因引起肠胀气，腹平片排除肠梗阻。

1.3　治疗方法

1.3.1　观察组　外贴治疗，组方：小茴香、莱菔子、大黄、陈皮、厚朴、木香、枳实、大腹皮，粉剂各10g，香油调糊状，6g/次，纳入医用胶布敷于神阙穴、中脘、阿是穴上，1次/d。配合针刺足三里、下脘、上巨虚、下巨虚、脾俞、胃俞、气海、关元、支沟、阳陵泉。

1.3.2　对照组　（1）禁食水。（2）肛管排气。（3）保持水电解质及酸碱平衡。（4）应用胃肠动力药：舒丽启能。（5）开塞露灌肠。

1.4　统计学方法

所有数据采用SPSS 11.5软件处理，计数资料用χ^2检验，$P<0.05$为差异有统计学意义。

2　结果

2.1　两组5天内排便情况比较

见表1。结果示：观察组3天内排便达76%，对照组为48%，两组比较差异有显著性（$\chi^2=4.161$　$P=0.040$）。

表1　两组5天内排便情况比较

组别	第1日（例）	第2日（例）	第3日（例）	第4日（例）	第5日（例）	第6日（例）
观察组	3	6	10	4	2	0
对照组	2	3	7	6	5	2

2.2 经治疗7天后腹胀症状改善情况比较

见表2。结果示：观察组显效占68%，有效占28%，总有效率96%，对照组显效占36%，有效占24%，总有效率60%，两组比较差异有显著性（$P<0.05$）。

表2　经治疗7天后腹胀症状改善情况比较

组别	显效（例）	有效（例）	无效（例）	χ^2值	P值
观察组	17	7	1	9.902	0.007
对照组	9	6	10		

2.3　治疗7天后腹平片改善情况

见表3。结果示：观察组显效占60%，有效占36%，总有效率96%，对照组显效占36%，有效占32%，总有效率68%，两组比较差异有显著性（$P<0.05$）。

表3　治疗7天后腹平片改善情况

组别	积气消失（例）	积气改善（例）	积气无改善（例）	χ^2值	P值
观察组	15	9	1	7.003	0.030
对照组	9	8	8		

3　讨论

患者脑卒中后极易出现腹胀，约占13.39%[2]。长期卧床过程中，极易因卧床多静少动以及患者精神紧张产生恐惧心理，使人体内气机阻滞不通，气血不畅，脾胃内伤，阳气失宣，水液内停，排气障碍，从而腹胀。腑气不通，浊气不降，胃肠蠕动减弱，纳运失调而致肠中宿便[3]。由上述病机特点可以看出，在临床运用通腑法治疗脑卒中腹胀时，应根据症状理气通腑之药，以舌苔减退、腑气通畅为度。

众多研究表明，许多中药对肠功能有改善作用，能改善微循环增加血流量，对肠黏膜屏障作用有直接保护、防止细菌易位、促进肠蠕动等作用[4]。小茴香具温和热力，温通经脉，莱菔子、陈皮、厚朴、木香、枳实更可促进诸穴调整气机，大腹皮运化水液，从而使腹胀消除，大黄苦寒，归肺胃大肠、心、肝经，可泻下攻积，清热泻火，枯血祛瘀。天枢为大肠募穴，是大肠腑气汇聚之处，上巨虚为大肠下合穴，可运化湿滞，足三里可疏通气机，和胃降逆[5]。脾俞、胃俞、气海、关元补益正气，支沟、阳陵泉宣通三焦气机。通过针刺以上诸穴和穴位敷贴两种方式联合应用，发现明显增强胃肠蠕动，促进排便，减轻腹胀等症状，疗效显著。

参考文献

［1］国家中医药管理局．中医病证诊断与疗效标准［M］．南京：南京大学出版社，1994：24.

［2］王莹莹，杨金生．216例中风病急性期痰热腑实证患者症状分析［J］．北京中医药大学学报，2008（31）5：347-350.

［3］周帅，罗建君．益气通便方治疗脑血管意外急性期便秘42例［J］．吉林中医药，2009（29）5：396-397.

［4］稽晓东，潘辛，武传慧，等．活血化瘀通腑理气法治疗黏连性小肠梗阻93例［J］．陕西中医，2006（26）9：1055.

［5］郑鑫众，宣丽华．针刺胃肠下合穴治疗消化系统疾病举隅［J］．吉林中医药，2009（29）5：417-415.

［摘自：黑龙江中医药，2009，（6）：39-40.］

头体针结合治疗脑卒中后尿失禁

赵颖[1]，王琪[2]

1. 天津中医药大学第一附属医院，天津　300193；

2. 天津中医药大学，天津　300193

摘要　目的：探讨头体针结合法治疗中风后尿失禁的疗效。方法：将 80 例脑卒中（包括脑梗死、脑出血）恢复期尿失禁患者分为两组，治疗组使用头体针结合针刺治疗，对照组使用常规针刺治疗，连续治疗 4 周观察疗效。结果：头体针结合法在改善患者尿失禁症状方面均优于对照组，差异有显著性意义（$P<0.05$）。结论：头体针结合针刺法是治疗中风后排尿功能障碍有效、简便、适于推广的疗法。

关键词　头体针；针刺；脑卒中；尿失禁

脑卒中后尿失禁是临床常见的卒中后遗症之一，发生率为 37%~58%[1]。急性期尿失禁的部分患者，在后遗症期可以恢复排尿控制，但仍有部分患者不能恢复，造成持续性尿失禁，引发褥疮、尿路感染、抑郁症等，严重影响疾病康复和生存质量。笔者应用头体针结合治疗本病，取得良好疗效。

1　临床资料

1.1　一般资料

全部病例来自 2007 年 1 月至资料统计日的天津中医药大学第一附属医院针灸科病房的住院患者，本研究共纳入脑卒中恢复期患者 80 例，采用完全随机方法（随机数字表）分为治疗组 40 例，对照组 40 例。治疗前两组间性别、年龄、脑卒中种类、脑卒中病程差异无显著性意义，均 $P>0.05$，见表 1。

表 1　2 组中风后尿失禁患者一般情况比较

组别	例数	性别		年龄（岁）	病程（天）	原发病	
		男	女			脑梗死	脑出血
治疗组	40	22	18	63.2±3.74	72.23±9.34	27	13
对照组	40	23	17	61.9±4.65	73.89±10.76	24	16

1.2　纳入标准　①符合 1995 年中华医学会全国第四次脑血管病学术会议修订的诊断标准[2]，经过 CT 或 MRI 确诊为中风（脑出血或脑梗死）的患者；②符合《中医病症诊断疗效标准》[3]中对癃闭的诊断标准或国际尿控学会对急迫性尿失禁的诊断标准；③发病时间 1~6 个月；④年龄 40~75 岁；⑤患者中风后各项生命体征平稳，意识清晰，语言功能不影响一般医患交流的。

1.3 排除标准 ①合并严重的心、肝、肾等重要脏器功能不全患者；②脑卒中发病前即存在慢性尿潴留、尿失禁患者；③因严重失语、交流困难或有严重认知障碍患者。

2 治疗方法

2.1 治疗组 取穴：足运感区、八髎穴、双侧肾俞穴。足运感区位于前后正中线的中点旁开左右各 1cm，向后引平行于正中线的 3cm 长的直线。患者取侧卧位，常规消毒。采用 0.30mm×50mm 针灸针，针体与皮肤呈 15°角沿头皮快速进针，待针体进入帽状腱膜下层，指下不紧不松而有吸针感时，行小幅高频捻转约 200 次/分钟，捻转角度 90~180 度，毫针刺入捻转得气后，选用 G6805-2A 型电针治疗仪（上海华谊医用仪器厂生产），采用疏密波，频率 80~100 次/分钟，强度以患者能耐受为度，通电 30 分钟。用 1.5 寸毫针直刺八髎穴 0.8~1 寸，行捻转提插手法，平补平泻，针感向下腹部放射，并有酸、胀、麻等感觉。用 1.5 寸毫针直刺肾俞穴 0.8~1 寸，行捻转提插手法，平补平泻，局部酸胀感。留针 30min，1 周为 1 个疗程。

2.2 对照组 取穴：双侧肾俞、双侧命门、双侧膀胱俞、秩边、中极、气海、关元。患者取侧卧位，常规消毒。采用 1.5 寸毫针直刺诸穴 0.8~1 寸，行捻转提插手法，平补平泻，留针 30min，1 周为 1 个疗程。

2.3 统计学处理

数据以 $\bar{x} \pm s$ 表示。组间临床疗效比较采用 Ridit 分析。

3 疗效评定标准与结果

3.1 疗效评定标准

基本痊愈：治疗后能自行排尿并随意控制排尿，无紧迫性排尿、尿频、尿淋漓或排尿不畅等症状。显效：治疗后基本能自行及控制排尿，偶有轻度排尿障碍症状频率<2 次/周。有效：治疗后稍能自行及控制排尿，排尿障碍症状较前减轻，频率≤2 次/天。无效：治疗后仍不能自行及控制排尿，排尿障碍症状较前无变化[3]。

3.2 治疗结果

两组患者均观察 4 个疗程后，两组患者疗效比较见表 2。

表 2 两组中风后尿失禁患者疗效比较 例（%）

组别	例数	基本痊愈	显效	有效	无效	总有效率（%）
治疗组	40	21（52.5）	9（22.5）	7（17.5）	3（7.5）	92.5
对照组	40	13（32.5）	7（17.5）	9（22.5）	11（27.5）	72.5

表 2 显示，治疗组在痊愈率、总有效率方面均优于药物组。Ridit 分析表明，2 组

患者临床疗效比较差异有显著性意义（$\mu=2.4316$，$P<0.05$），提示治疗组临床疗效明显优于对照组。

4 讨论

支配膀胱的神经分5级，即大脑旁中央小叶、丘脑下部排尿中枢、脑干中枢、脊髓中枢与周围神经，而足运感区该处颅内为旁中央小叶，是高级排尿中枢，针刺足运感区可以兴奋大脑高级排尿中枢的功能，是皮层下排尿中枢的调节，可治疗皮层性多尿。脊髓中枢位于骶髓2-4侧角细胞，前根出骶孔形成盆腔神经丛形成盆腔神经，至膀胱的副交感神经节发出节后纤维支配膀胱的逼尿肌和内括约肌。八髎穴分别位于第1、2、3、4骶后孔，取穴部位有第1、2、3、4骶神经后支。针刺八髎穴可以直接刺激S_{2-4}神经根，被动引起逼尿肌和膀胱内括约肌节律性收缩舒张运动，有利于排尿反射的形成[4]。中医学认为，刺激八髎穴能疏通经气[5]、活血化瘀，从而达到行气血、营阴阳、利关窍[6]、恢复排尿功能的作用。肾俞可以补肾气，益先天之精而固摄有权。现代神经生理学认为，针刺肾俞兴奋了交感神经，抑制了膀胱逼尿肌收缩，同时使尿道内括约肌收缩，而使膀胱容量增大，减少了排尿次数。针刺不仅激活了下位排尿中枢，同时也将神经冲动传向上位排尿中枢，引起效应器膀胱和尿道的功能改变。

诸穴相配可以整体调节支配膀胱的各级神经、激活各级排尿中枢，共奏补肾气、通经络、利关窍之功，治疗小便失禁，效果甚佳，值得推广。

参考文献

1. 苏雅茹，蒋雨平．尿失禁与脑血管意外［J］．中国临床神经科学，2003，11（1）：92-4.
2. 中华医学会全国第四届脑血管病学术会议．各类脑血管疾病诊断要点［J］．中华神经科杂志，1996，29（6）：379-381.
3. 张晖，李继英．通脑利尿针刺法治疗卒中后排尿障碍的临床观察［J］．针灸临床杂志，2004，20（11）：31-33.
4. 柏强．针刺八髎穴治疗中风尿潴留疗效观察．现代中西药结合杂志［J］.2006，15（8）：1079-1080.
5. 曹忠梅，刘跃中．电针灸八穴治疗脑损伤后排尿障碍36例［J］．中国临床康复，2002，6（22）：3423.
6. 俞昌德，俞兰英，黄宗勖．针灸治疗创伤性排尿障碍临床观察［J］．中国针灸，2001，21（6）：345-346.

［摘自：针灸临床杂志，2009，25（4）：22-23.］

针药并用治疗脑卒中后痛风性关节炎 36 例

程宇，边丽娜

天津中医药大学第一附属医院，天津　300193

关键词　针刺；刺血疗法；针药并用；痛风性关节炎

痛风性关节炎是嘌呤代谢紊乱的全身性疾病。我院针灸科收治脑卒中患者居多，其中少数患者于脑卒中后出现急性痛风性关节炎初次发作，或间歇期、慢性期诱发急性发作。笔者采用毫针、刺络方法配合新癀片外用治疗该病 36 例，现报道如下。

1　临床资料

1.1　一般资料

36 例患者中男 35 例，女 1 例；年龄最小 43 岁，最大 78 岁，平均 63 岁；脑梗死 22 例脑出血 14 例；否认既往痛风病及高尿酸血症史患者 11 例，处于间歇期或慢性期未发作患者 18 例，高尿酸血症 7 例。

1.2　纳入标准

①符合《中医病证诊断疗效标准》[1]中本病的诊断；②排除糖尿病、血液疾病、严重心脏疾病或肝肾功能不全者，及风湿性关节炎或类风湿性关节炎患者。

2　治疗方法

2.1　毫针针刺

取双侧曲池、阴陵泉、大都、太白、足三里、太溪穴。常规消毒后，快速进针，行捻转泻法，足三里、太溪行捻转补法，10min 行针 1 次，留针 30min 后出针。

2.2　刺络放血

选择红肿痛最甚 1~2 处为阿是穴，皮肤严格消毒后，用三棱针点刺后拔罐放血 5mL，如不能拔罐则点刺放血 6~10 滴，用乙醇棉球擦去血迹，以防感染。

2.3　新癀片外敷

视病变红肿部位面积大小而定，每次 2~4 新癀片磨粉后，用冷开水调化，以消毒棉签外涂于红肿部位（注意避开刺络放血处），然后用消毒纱布包裹。3 种治疗方法均每天治疗 1 次，7 次为 1 个疗程。

2.4　观测指标

患者均于治疗前及治疗 2 个疗程后进行疼痛评分及血尿酸含量的观察。疼痛评分采用 Budzyuski 推荐之六点行为评分法[1]。

3 治疗效果

3.1 疗效标准[2]

痊愈 症状消失，实验室检查正常。

好转 关节肿消减，疼痛缓解，实验室检查改善。

未愈 症状及实验室检查无变化。

3.2 治疗结果

3.2.1 疗效结果 36 例中痊愈 7 例（19.4%），显效 19 例（52.8%），有效 9 例（25.0%），无效 1 例（2.8%）；总有效率为 97.2%。

3.2.2 患者治疗前后疼痛积分及血尿酸比较 由表 1 可见，患者治疗后疼痛积分及血尿酸与治疗前比较，差异均具有统计学意义（$P<0.05$）。

表 1 患者治疗前后疼痛积分几血尿酸比较 （$\bar{x}\pm s$）

时间	n	疼痛积分（分）	血尿酸（μmol/L）
治疗前	36	4.07±0.92	546.38±106.59
治疗后	36	1.76±1.13	310.26±97.20

4 讨论

痛风性关节炎属于中医学的“痹证”“历节风”范畴，多为湿热痹，以脾肾亏虚为本，湿浊瘀毒闭阻经脉、骨节为标。治疗上多取脾肾二经的穴位。曲池、阴陵泉清热祛湿；大都、太白为脾经的荥穴和输穴，两穴合用达到“荥主身热，输主体重节痛”的作用，同时又属于局部取穴；足三里、太溪两穴相配扶正培元效佳。诸穴合用共奏清热利湿、健脾补肾之功。采用刺络放血疗法则符合“菀陈则除之”之意。新癀片中含有三七、人工牛黄、肿节风等药物，具有清热消肿、活血止痛的作用。诸法合用，相得益彰，以促病愈。

参考文献

[1] 国家中医药管理局. 中医病证诊断疗效标准 [S]. 南京：南京大学出版社，1994：31-32.

[2] 李仲廉. 临床疼痛治疗学 [M]. 天津：天津科技出版社，1994：3.

［摘自：上海针灸杂志，2010，29（12）：791.］

二、高血压

捻转补法针刺人迎穴干预原发性高血压亚急症的效应观察

申鹏飞，卞金玲，孟志宏，指导：石学敏

天津中医药大学第一附属医院，天津　300193

摘要　目的：观察不同手法针刺人迎穴对高血压亚急症患者血压的影响。方法：将 60 例高血压亚急症患者随机分为观察组（捻转补法针刺人迎穴）、对照组（无手法针刺人迎穴），比较治疗前、治疗后 3 至 360min 期间的血压变化。结果：与对照组比较观察组具有降压效果迅捷、稳定、持续时间长等特点。结论：捻转补法针刺人迎可起到治疗原发性高血压亚急症的较佳效应。

关键词　高血压亚急症；针刺；刺法；量效关系

近年来，人迎穴以其特殊的解剖位置，常被用作治疗高血压的主穴，但关于人迎穴的针刺法，目前鲜有报道，也导致了临床疗效的不确定及重复性低。以量化的捻转补法针刺人迎穴治疗原发性高血压病，是石学敏院士的学术思想主要组成之一，我们以高血压亚急症作为载体，观察了针刺人迎穴降压的量效关系，现报道如下。

1　临床资料

1.1　纳入标准

根据美国 JNC7（美国高血压预防、检测、评价和治疗的全国联合委员会第七次报告）对高血压亚急症的定义[1]，选择原发性高血压患者，血压≥180/120mmHg，开始治疗时没有靶器官损害，年龄在 40~70 岁之间；排除继发性高血压患者及合并严重靶器官损害者，排除合并其他严重心、脑、肾等疾病以及年龄不符合要求者。

1.2　一般资料

60 例患者均为 2009 年 4 月至 6 月天津中医药大学第一附属医院针灸科病房及急症科患者，血压≥180/120mmHg，均经本院或者外院诊断为原发性高血压病。采用随机数字法分为两组，观察组和对照组，每组 30 例，两组患者基本情况见表 1。两组患者在男女比例、平均年龄、病程等方面比较，差异无统计学意义（$P>0.05$），说明基线一致，具有可比性。

表 1　两组患者一般情况比较

组别	n	男性	女性	平均年龄（岁）	病程（年）
治疗组	30	17	13	51±19	4.73±1.28
对照组	30	18	12	50±17	4.58±1.19

2　治疗方法

两组患者均针刺人迎穴。

2.1　观察组

直刺 1~1.5 寸，见针体随动脉搏动而摆动，采用石学敏院士捻转补法第二定义[2]，即小幅度（小于 90°），高频率（120~160 次/min）捻转，施术 1min；留针 30min。

2.2　对照组

直刺 1~1.5 寸，见针体随动脉搏动而摆动，不作手法，留针 30min。

3　治疗效果

3.1　观察方法

分别于治疗前，治疗后 3min、15min、30min、60min、120min、240min、360min 测量血压。采用水银柱血压计手动测量右上臂血压，遵循世界卫生组织和国际高血压学会倡导的血压测量原则，收缩压读数取柯氏音第 I 时相（第 1 音），舒张压读数取柯氏音第 V 时相（消失音）。

3.2　统计学方法

应用 SPSS 13.0 统计软件。计量资料以（$\bar{x}\pm s$）表示，采用卡方检验和 t 检验。

3.3　结果

两组患者治疗前及治疗后各时段收缩压和舒张压数值情况见表 2、表 3 及图 1、图 2。

表 2　两组患者治疗前后收缩压比较　（$\bar{x}\pm s$，mmHg）

	针刺前	3min	15min	30min	60min	120min	240min	360min
观察组	209.37±13.18	190.13±15.03$^{1)}$	145.35±10.33	147.51±11.47$^{2)3)}$	144.32±10.38$^{2)3)}$	145.17±12.80$^{2)3)}$	143.42±13.19$^{2)3)}$	168.24±15.52$^{1)3)}$
对照组	207.23±16.57	191.09±17.18$^{1)}$	184.32±15.27$^{1)}$	189.64±13.22	209.88±13.36	203.43±15.27	207.27±15.93	206.03±16.25

注：与治疗前比较$^{1)}P<0.05$，$^{2)}P<0.01$；与对照组比较$^{3)}P<0.05$

表 3　两组患者治疗前后舒张压比较　（$\bar{x}\pm s$，mmHg）

组别	针刺前	3min	15min	30min	60min	120min	240min	360min
观察组	121.93±10.21	103.80±9.11$^{1)}$	94.25±7.03$^{1)}$	92.81±8.14$^{1)2)}$	90.75±8.08$^{1)2)}$	91.29±7.12$^{1)2)}$	88.30±6.09$^{1)}$	93.02±5.52$^{1)}$
对照组	120.35±10.44	110.13±10.52$^{1)}$	107.18±10.03$^{1)}$	110.12±11.33$^{1)}$	123.15±9.87$^{1)}$	120.21±9.03	120.52±10.24	124.37±11.10

注：与治疗前比较$^{1)}P<0.05$；与对照组比较$^{2)}P<0.05$

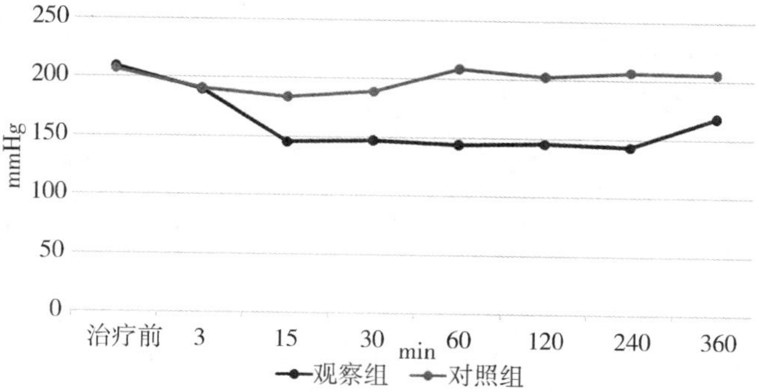

图1　两组患者治疗前后收缩压变化趋势

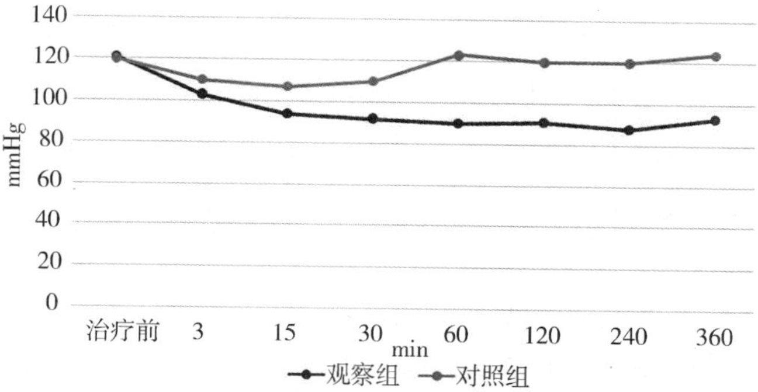

图2　两组患者治疗前后舒张压变化趋势

4　讨论

血压急剧升高是高血压急症的共同特征，也是心、脑、肾等靶器官损害的基本原因。虽然高血压亚急症尚未出现靶器官损害，但需要立即降压以预防或减少靶器官损伤的情况，因此迅速降低血压，降低外周阻力，改善血液动力学等，是防治靶器官受损的主要措施。

近年来，人迎穴常被用作治疗高血压的主要穴位，这与其毗邻颈动脉窦压力感受器密切相关，针刺人迎穴，可以刺激感受器，使兴奋传导到延髓心血管中枢，此时兴奋心迷走中枢、抑制心交感中枢来降低心率，同时抑制交感缩血管中枢使血管舒张，来降低外周阻力[3,4]。心率和外周阻力的降低最终使偏高的血压下降。但是当刺激作用于感受器一定时间后，其感觉冲动发放的频率逐渐下降，这一现象称为压力感受器的适应[5]。颈动脉窦压力感受器适应慢，只有刺激作用的初期其冲动发放频率有些下降，但此后感受器发放冲动的频率在整个刺激过程中很少改变[6,7]。所以采用正确的手法，使降压效果持久稳定，在治疗过程中尤为重要。我们通过长期的临床观察发现，应用小幅度、高频率的捻转补法针刺人迎穴时，可以达到最佳的降压效应。本研究显示，观察组于治疗后3min血压开始下降，平稳状态一直持续到针刺后240min，此后血压呈略上升趋势，直至针刺后360min，血压仍显著低于针刺前水平，其降压效应可持续360min；对照组也于治疗后3min血压开始下降，呈缓慢下降趋势，于针后30min血压开始回升，于治疗后60min达到服药前水平。证实了捻转补法针刺人迎穴可达到迅捷、稳定、持久的最佳降压效应。

参考文献

［1］Chobanian AV，Bakris GL，Black HR，et al. The seventh report of the joint national committee on prevention，detection，evaluation，and treatment of high blood pressure［J］. JAMA，2003，289：2560-2572.

［2］卞金玲，张春红．石学敏院士针刺手法量学的概念及核心［J］．中国针灸，2003，23（5）：287-289.

［3］殷颖．人迎穴特异性探讨［J］．山东中医杂志，2009，28（3）：182-183.

［4］卫彦，孙忠人，寇吉友，等．针刺人迎穴治疗高血压病120例临床观察［J］．针灸临床杂志，2006，22（2）：4-5.

［5］Lohmeier TE. Renal denervation does not abolish sustained baroreflex mediated reductions in arterial pressure［J］. Hypertension，2007，49（2）：373-379.

［6］Lohmeier TE，Barrett AM，Irwin ED. Prolonged activation of the baroreflex：a viable approach for the treatment of hypertension［J］. Curr Hypertens Rep，2005，7：193-198.

［7］Lohmeier TE，Hildebrandt DA. Prolonged Activation of the Baroreflex Decreases Arterial Pressure Even During Chronic Adrenergic Blockade［J］. Hypertension，2009，53（5）：833-838.

［摘自：上海针灸杂志，2010，29（2）：71-73.］

针刺人迎穴治疗原发性高血压亚急症患者的观察与护理

杨冬梅

天津中医药大学第一附属医院，天津　300193

摘要　目的：探讨针刺人迎穴治疗原发性高血压亚急症患者的疗效与护理干预。方法：对符合纳入标准的60例原发性高血压亚急症患者，施以针刺人迎穴并实施护理干预措施，测定治疗前、治疗后3min~6h期间的血压变化。结果：通过针刺人迎穴并实施护理干预，患者血压得到了有效控制。结论：针刺人迎穴治疗原发性高血压亚急症及实施护理干预，降压效果迅捷、稳定、持续时间长。

关键词　高血压亚急症；针刺；人迎穴；护理

高血压亚急症是高血压病程中的一种特殊临床现象，指血压显著升高［≥180/

120mmHg（1mmHg=0.133kPa）]，但不伴靶器官的损害。本病病情危重，病因复杂，如不及时控制血压至安全水平，则可导致严重的靶器官损害，甚至危及生命。高血压亚急症目前治疗以口服降压药为主，但存在疗效不稳定、剂量不容易控制等问题。近年来，人迎穴常被用作治疗高血压的主要穴位，这与其毗邻颈动脉窦压力感受器密切相关。针刺人迎穴，可以刺激感受器，使兴奋传导到延髓心血管中枢，此时兴奋心迷走中枢、抑制心交感中枢来降低心率，同时抑制交感血管中枢使血管舒张，来降低外周阻力。心率和外周阻力的降低最终使偏高的血压下降[1]。我科采用针刺人迎穴治疗原发性高血压亚急症，实施护理干预措施，获得良好疗效，现报道如下。

1 临床资料

1.1 一般资料

60例均经本院或者外院诊断为原发性高血压病并排除靶器官损害，血压≥180/120mmHg。男36例，女24例，年龄42~68岁，平均（50.60±8.85）岁。

1.2 治疗方法

使用一次性无菌针灸针。针刺人迎穴，直刺1~1.5寸，见针体随动脉搏动而摆动，采用捻转补法[2]，即小幅度（小于90°），高频率（120~160次/分钟）捻转，施术1min，留针30min。每日2次，14天为1疗程。

1.3 观察方法

所有患者均为首次接受针刺人迎穴降压治疗。分别于治疗前，治疗后3min、15min、30min、60min、2h、4h、6h测量血压。采用符合计量标准的水银柱血压计手动测量右上臂血压。

1.4 统计学处理

全部数据资料采用SPSS 13.0统计软件进行分析。计量资料以（$\bar{x}\pm s$）表示，统计方法采用t检验。

2 结果

患者治疗前及治疗后各时段收缩压、舒张压数值情况见表1、表2。

表1 两组患者治疗前、后收缩压比较 （$\bar{x}\pm s$，mmHg）

组别	针刺前	3min	15min	30min	60min	2h	4h	6h
收缩压	209.37±13.18	190.13±15.03	145.35±10.33	147.51±11.47	144.32±10.38	145.17±12.80	143.42±13.19	168.24±15.5
t		7.46	29.6	27.42	30.03	27.07	27.4	15.66
P		<0.01	<0.01	<0.01	<0.001	0.000	<0.001	<0.001

各时段与治疗前比较，$P<0.01$。

表2 两组患者治疗前、后舒张压比较 ($\bar{x}\pm s$, mmHg)

组别	针刺前	3min	15min	30min	60min	2h	4h	6h
舒张压	121.37±10.21	103.80±9.11	94.25±7.03	92.81±8.14	90.75±8.08	91.29±7.12	88.30±6.09	93.02±5.52
t		9.94	16.9	16.1	18.2	18.7	21.5	18.9
P		<0.001	<0.001	<0.001	<0.001	<0.001	<0.001	<0.001

各时段与治疗前比较，$P<0.01$。

经治疗后，所有病例均未出现靶器官损害症状，遂每日予针刺降压治疗，病情平稳。

3 护理干预措施

3.1 心理护理

由于此病发病急、病程进展迅速，多数患者有焦虑、紧张的不良心理反应。常表现为情绪低落，烦躁不安，思虑过度等。对此，护士对待患者耐心、亲切、和蔼、周到，以平等的态度与患者交流，针对每个患者的心理特点，做好解释与心理疏导工作。指导患者正确地了解原发性高血压亚急症的病因及本治疗方法的优点、方法、效果，消除患者的心理负担。同时有针对性地指导患者予音乐疗法或深呼吸放松压力，保持平静的心境，避免情绪激动。尽最大努力取得患者的信任，使其树立战胜疾病的信心，积极配合治疗，以取得最佳疗效。

3.2 治疗护理

3.2.1 治疗环境 保持室内环境清洁、舒适、安静，光线柔和，避免噪音干扰；室内空气新鲜，温湿度适宜。

3.2.2 治疗前 针刺前评估患者，当前主要症状、临床表现及既往史；针刺取穴部位的局部皮肤情况；对疼痛的耐受程度等。做好准备和解释工作，交待施术中的感觉和注意事项，消除患者的紧张心理，为顺利施术提供有利条件。根据患者的体质、年龄、胖瘦等因素，选择适当的针具。备好各种抢救药品与物品，以备必要时使用。提供保护性护理措施。取适宜体位，为仰卧位，做好保暖和体位固定的护理。

3.2.3 治疗中 严格执行操作规程，注意观察患者神色变化、效果和反应。严密观察病情变化，注意有无头痛、恶心、呕吐、视力模糊、抽搐、惊厥等症状，认真观察血压、神志、心率、心律、呼吸、尿量、血氧饱和度的变化，及时发现心、脑、肾等重要器官损害并积极采取措施。

3.2.4 治疗后 针刺完毕，起针后用棉球按压片刻，力量适中，以防止出血。协助患者穿好衣服，安置舒适体位。观察针刺后的反应，并做好记录。使用后的一次性针灸针弃至黄色医疗废物专用锐器盒内，避免针刺伤。指导患者合理膳食。嘱患者进食低热量低盐低脂、清淡易消化的食物，少食多餐，避免过饱，切忌暴饮暴食。忌食辛辣、肥腻、烟酒之品。做好情志调护。关心体贴患者，减少情绪激动的刺激，使其心情舒畅，保持良好的心理状态。

3.3 健康指导

针对患者的接受能力及具体病情，以各种形式进行健康指导。利用我科病区的健康宣传栏，让患者了解高血压病的病因、症状、并发症、治疗原则等知识，认识到高血压病及其并发症的危害性。入院时，发放高血压病健康教育手册，指导患者戒烟、减轻体重、减少过多的酒精摄入、适当运动、减少盐的摄入量、多吃水果和蔬菜，减少食物中饱和脂肪酸的含量和脂肪总量、减少精神压力，保持心理平衡等生活方式。使患者认识到了不良生活方式的改变利于血压的控制[3]。住院期间，为每位患者建立健康处方，每天进行健康咨询，有针对性地教会患者自我护理的知识，同时利用病室的音像设施，每周定期播放科普录像，介绍高血压病的治疗方案，针刺人迎穴治疗高血压的方法及优势，24小时动态血压监测方法等内容，使患者能够积极配合治疗。

4 体会

血压急剧升高是高血压急症的共同特征，也是心、脑、肾等靶器官损害的基本原因。虽然高血压亚急症尚未出现靶器官损害，但需要立即降压以预防或减少靶器官损伤的情况，因此迅速降低血压，降低外周阻力，改善血液动力学等，是防治靶器官受损的主要措施。

本组患者治疗后3min血压开始下降，并一直持续到针刺后4h，此后血压成略上升趋势，直至针刺后6h，血压仍显著低于针刺前水平，其降压效应可持续6h，证实了针刺人迎穴可达到迅捷、稳定、持久的降压效应。在治疗过程中，护理干预是尤为重要的。通过护理干预，有针对性地对高血压患者进行心理护理，让患者正确地认识到自身病情及治疗效果，消除患者的心理负担，保持良好的心理状态；及时跟进的健康指导，使患者掌握了高血压病的预防和治疗知识，建立良好的健康生活方式，提高了患者的自我保健、自我护理能力，使患者血压相对稳定；通过认真地做好生命体征监测，观察病情变化，做好针刺治疗的护理，保证了患者的安全，提高了治疗效果。

参考文献

[1] 殷颖．人迎穴特异性探讨［J］．山东中医杂志，2009，28（3）：182-183.

[2] 申鹏飞，卞金玲，孟志宏．捻转补法针刺人迎穴干预原发性高血压亚急症的效应观察［J］．上海针灸杂志，2010，29（2）：71-73.

[3] 中国高血压防治指南修订委员会．中国高血压防治指南（2005年修订版）［M］．北京：人民卫生出版社，2006：1-25.

［摘自：天津护理，2011，19（4）：226-227.］

针刺对轻中度原发性高血压患者血压变异性的影响

张鹏

天津中医药大学第一附属医院，天津　300193

摘要　目的：通过应用动态血压监测（ABPM）观察针刺对轻中度原发性高血压患者血压变异性（BPV）的影响。方法：以人迎穴为主穴进行针刺，观察患者治疗前后24h、日间、夜间平均血压水平及日间、夜间血压负荷、血压变异性。结果：患者治疗前后24h、日间、夜间平均血压水平及日间、夜间血压负荷、血压变异性都呈下降趋势。结论：针刺治疗可以降低高血压患者的日间及夜间血压负荷值，能够平稳降压，减少血压波动，有助于保护靶器官。

关键词　针刺；高血压；血压变异性；人迎穴

当前高血压患病率呈持续增长趋势，并已成为世界重要的公共卫生问题之一[1]。近年来随着动态血压监测研究的发展，血压变异性（BPV）已被作为有别于血压的一项独立的反映心血管活动的指标，蕴含了自主神经系统对心血管调节的重要信息，在高血压及其并发症的防治中有广阔的临床应用价值及研究前景。石学敏院士的重要临证经验之一是以人迎穴为主针刺治疗高血压病。本研究旨在通过应用动态血压监测（ABPM）观察针刺对轻中度原发性高血压患者血压变异性的影响，报道如下。

1　临床资料

1.1　一般资料

所有病例来源于2009年6月~2013年1月本医院针灸科门诊及住院病例，共62例高血压患者纳入观察，男33例，女29例；年龄32~67岁，平均（41.3±11.02）岁。

1.2　纳入标准

参照2005年中国高血压防治指南的诊断标准，选取1级或2级原发性高血压患者。

1.3　排除标准

各种继发性高血压；高血压3级以上者；妊娠或哺乳期妇女；伴有严重的心、肝、肾功能障碍者；伴中重度糖尿病者；伴恶性肿瘤、精神病患者。

2　治疗观察方法

2.1　治疗方法

首先经过1周的停药洗脱期，然后给予针刺治疗。针刺取穴人迎、合谷、太冲、曲池、足三里。人迎穴：患者取平卧位，充分暴露颈部，以手扪及动脉搏动处，穴位常规消毒后，垂直进针，缓缓刺入1~1.5寸，见针体随动脉搏动而摆动，施以小幅度（<90°）、高频率（>120r/min）捻转补法1min，留针20min。合谷、太冲穴：垂直进针

0.8~1寸，施以捻转泻法，即医者采用面向患者的体位，以任脉为中心，拇指捻转作用力为离心方向，捻转1min，留针20min。曲池、足三里：垂直进针1寸，施以小幅度（<90°）、高频率（>120r/min）捻转补法1min，留针20min。每日2次，每次30min，30天为1疗程。经治疗3疗程后评价疗效。

2.2 监测方法

要求所有患者的生活作息节律一致，均于治疗前、治疗后90d进行动态血压监测。采用德国生产的MOBIL-O-GRAPH型号动态血压分析仪无创型携带式动态血压监测仪进行监测，将袖带绑缚于患者左上臂测肱动脉血压处，并设定日间（7：00~22：00）间隔15min；夜间（22：00~次日7：00）间隔60min自动测1次血压、心率和平均脉压差，连续纪录24h。监测期间患者的日常活动不受限制，但应该避免剧烈运动、情绪激动。计算机软件自动剔除无效数据（所测数据应80%以上有效）。

2.3 观察指标

检测完成后，通过计算机分析系统获得24h、日间、夜间的平均舒张压、收缩压水平。白昼收缩压负荷（dSBPL,%）、白昼舒张压负荷（dDBPL,%）、夜间收缩压负荷（nSBPL,%）、夜间舒张压负荷（nDBPL,%）。24h收缩压变异、24h舒张压变异（24h SBPV、24h DBPV）；白昼收缩压变异、白昼舒张压变异（dSBPV、dDBPV）；夜间收缩压变异、夜间舒张压变异（nSBPV、nDBPV）。动态血压正常参考值：24h m$BP<130/80$mmHg（1mmHg=0.133 kPa），日间$BP<135/85$mmHg，夜间$BP<120/75$mmHg；血压负荷指测量过程中血压超过正常标准值的次数在总测量次数中所占比例；以ABPM监测的日、夜血压的标准差（SSD）作为长时血压变异的指标。

2.4 统计方法

采用SPSS 13.0软件进行统计学处理，所有计量资料均以均数±标准差表示，前后比较采用配对t检验。取$\alpha=0.01$为检验水准。

3 治疗结果

3.1 针刺对24h、日间、夜间血压平均值的影响

针刺治疗3个月后，患者24h平均收缩压、舒张压，日间平均收缩压、舒张压，夜间平均收缩压、舒张压与治疗前比较均有显著性降低（$P<0.01$），表明针刺可以降低高血压患者的24h、日间、夜间平均血压水平，使患者日间、夜间的血压均得到有效控制。见表1。

表 1　24h 动态血压治疗前后变化的比较　　($\bar{x}\pm s$, mmHg)

时间	SBP		DBP	
	治疗前	治疗后	治疗前	治疗后
24h 动态血压	145. 98±17. 53	132. 68±13. 84*	93. 54±4. 13	84. 33±11. 63*
日间血压	152. 60±18. 09	135. 75±11. 82*	98. 42±11. 51	87. 85±9. 02*
夜间血压	141. 45±11. 23	122. 64±16. 88*	88. 18±7. 78	79. 49±10. 38*

注：与治疗前比较* $P<0.01$

3.2　针刺对血压负荷和血压变异性的影响

高血压患者在针刺治疗后，日间及夜间血压负荷都呈下降趋势；各项差异前后比较均有统计学意义（$P<0.01$）。表明针刺治疗可以降低高血压患者的日间及夜间血压负荷值。针刺治疗后日间及夜间血压变异性与治疗前相比都呈下降趋势，差异均有统计学意义（$P<0.01$）。见表 2。

表 2　治疗前后血压负荷的比较　　($\bar{x}\pm s$, mmHg)

观察指标	收缩压		舒张压	
	治疗前	治疗后	治疗前	治疗后
血压负荷（%）（日间）	22. 73±9. 79	11. 30±4. 54*	21. 91±9. 70	14. 63±6. 13*
血压负荷（%）（夜间）	23. 94±9. 68	10. 30±4. 17*	20. 29±8. 05	16. 63±6. 11*
血压变异性（日间）	10. 69±2. 71	5. 62±2. 61*	11. 29±4. 69	6. 44±3. 01*
血压变异性（夜间）	10. 01±3. 24	6. 64±3. 01*	10. 04±4. 32	5. 78±2. 14*

注：与治疗前比较* $P<0.01$

4　讨论

针灸具有调节人体经络气血运行及阴阳平衡之作用，因此成为治疗高血压病的一种重要手段。基于中医气海理论以人迎穴为主穴的针刺方法治疗高血压病，是著名针灸学家石学敏院士的重要学术思想之一，有着明确规范的手法量学标准和量效关系，应用于临床疗效显著。随着 24h 动态血压监测（ABPM）技术普及，越来越多的证据表明[2-3]，仅仅控制血压水平还不足以保护靶器官，还应该平稳降压、减少血压波动性。故选择以血压负荷和血压变异性为观察指标，探讨针刺对轻中度高血压患者平稳降压的作用。血压变异性表示一定时间内血压的波动程度，主要反映交感和迷走神经对心血管调节的动态平衡。原发性高血压患者血压变异性增大，提示自主神经功能失调[4]。本研究结果显示，62 例轻中度原发性高血压患者在针刺治疗 3 个月后，其 24h 平均收缩压、舒张压，日间平均收缩压、舒张压，夜间平均收缩压、舒张压水平与治疗前比较均有显著性降低（$P<0.01$），患者日间、夜间的血压均得到有效控制，显示出良好的降压效果；治疗前后血压负荷和血压变异性比较有显著性差异（$P<0.01$），

表明针刺治疗可以降低高血压患者的日间及夜间血压负荷值，能够平稳降压，减少血压波动，有助于保护靶器官。

参考文献

[1] Bisognano JD, de Leeuw P, Bach DS, et al. Improved functional capacity and cardiovascular structure after baroreflex activation therapy ™ in resistant hypertension patients with symptomatic heart failure: results from european and united statestrials of the rheos® system [J]. Journal of Cardiac Failure, 2009, 15 (6): 63.

[2] 马文英，竺清瑜，沈毅，等．动态血压监测在评价高血压靶器官损害中的预测价值［J］．临床心血管病杂志，2000，16（7）：399-401.

[3] Otsuka K, Cornelissen G, Halberg F, et al. Excessive circadian amplitude of blood pressure increases risk of ischaemic strokeand nephropathy [J]. J Med Eng Technol, 1997, 21: 23-30.

[4] 卓德华，潘扬，曹宸，等．高血压病患者血压变异性及其与左室肥厚的关系［J］．高血压杂志，2002，10（1）：27-29.

［摘自：山东中医杂志，2014，33（10）：824-825.］

针刺治疗亚急性原发性高血压病 30 例

申鹏飞，指导：石学敏

天津中医药大学第一附属医院，天津 300193

高血压亚急症是高血压病程中的一种特殊的临床现象，指血压显著升高（≥180/120mmHg），但不伴靶器官的损害，美国“高血压预防、诊断、评价与治疗联合委员会第七次报告”（JNC7）[1]认为，本病病情危重，病因复杂，如不及把血压控制到安全水平，则可导致严重的靶器官损害，甚至危及生命。高血压亚急症目前治疗以口服降压药为主，但存在疗效不稳定、剂量不容易控制等问题。以活血散风、平肝降逆为法则的针刺疗法，是石学敏院士的重要临证经验之一，我们将之用于治疗高血压亚急症获得显著的的临床效应，现报道如下。

1 临床资料

1.1 病例选择

根据 JNC7 对高血压亚急症的定义，选择标准为原发性高血压患者，血压≥180/120mmHg，开始治疗时没有靶器官损害，年龄在 40~70 岁之间；排除继发性高血压患者及合并严重靶器官损害者，排除合并其他严重心、脑、肾等疾病者。

1.2 一般资料

患者 60 例均为 2009 年 4~6 月天津中医药大学第一附属医院针灸科病房及急症科

患者，血压≥180/120mmHg。均经本院或者外院诊断为原发性高血压病。采用随机数字法分为针刺组和对照组。针刺组 30 例，男 17 例，女 13 例；平均年龄（50.60±8.85）岁；平均病程（4.73±1.28）年。对照组 30 例，男 16 例，女 14 例；平均年龄（51.13±6.31）岁；平均病程（4.67±1.24）年。两组患者在男女比例、平均年龄、病程等方面比较，差异无显著性，具有可比性（$P>0.05$）。

2 治疗方法

2.1 治疗组针刺治疗

①原则：活血散风，平肝降逆。②取穴：人迎、合谷、太冲、曲池、足三里。③操作规范：人迎：直刺 1~1.5 寸，见针体随动脉搏动而摆动，施用捻转补法第二定义 1min；留针 30min；合谷、太冲：均直刺 0.8~1 寸，施用捻转泻法第一定义 1min，留针 30min；曲池、足三里：直刺 1 寸，施用捻转补法第一定义 1min，留针 30min[2]。

2.2 对照组药物治疗

1 次舌下含服硝苯地平 10mg，即刻。

2.3 观察方法

分别予治疗前，治疗后 3min、15min、30min、60min、2h、4h、6h 测量患者血压。

3 疗效观察

3.1 两组治疗前及治疗后各时段收缩压数值变化比较

针刺组 30 例，针刺前，针刺后 3min、15min、30min、60min、2h、4h、6h 收缩压分别为（209.37±13.18）mmHg、（190.13±15.03）mmHg、（145.35±10.33）mmHg、（147.51±11.47）mmHg、（144.32±10.38）mmHg、（145.17±12.80）mmHg、（143.42±13.19）mmHg、（168.24±15.52）mmHg。对照组 30 例，分别为（204.87±19.12）mmHg、（199.30±15.38）mmHg、（191.49±13.47）mmHg、（188.32±14.30）mmHg、（174.92±14.34）mmHg、（163.86±14.23）mmHg、（185.33±14.39）mmHg、（198.73±15.64）mmHg。针刺组针刺后 3min~6h，7 个时段收缩压均值与治疗前比较均有明显下降（$P<0.05$ 或 $P<0.01$），对照组服药后 15min~4h 5 个时段收缩压均值与治疗前比较亦有明显下降（$P<0.05$）。组间比较针刺组疗效明显优于对照组（$P<0.05$）。

3.3 两组治疗前及治疗后各时段舒张压变化比较

针刺组 30 例，针刺前，针刺后 3min、15min、30min、60min、2h、4h、6h 舒张压均值分别为（121.93±10.21）mmHg、（103.80±9.11）mmHg、（94.25±7.03）mmHg、（92.81±8.14）mmHg、（90.75±8.08）mmHg、（91.29±7.12）mmHg、（88.30±6.09）mmHg、（93.02±5.52）mmHg。对照组 30 例，分别为（124.77±10.10）mmHg、（119.53±10.06）mmHg、（104.07±9.93）mmHg、（108.71±10.30）mmHg、（98.56±

9. 14）mmHg、（93. 36±8. 50）mmHg、（105. 36±10. 84）mmHg、（128. 85±11. 04）mmHg。针刺后 3min～6h，7 个时段针刺组舒张压均值均有明显下降（$P<0.05$ 或 $P<0.01$），对照组服药后 15min～4h，5 个时段舒张压均值亦有明显下降（$P<0.05$）。组间比较，针刺组疗效明显优于对照组（$P<0.05$）。

4 讨论

石学敏院士在深入研究古医籍基础上，结合现代医学理论，根据大量临床观察，对中医“气海”理论以及“无虚不作眩，无痰不作眩，无风不作眩”进行了深刻的探索和思辨，确立了以“活血散风，平肝降逆”为主的治法，创立了以人迎等为主穴的、有规范明确手法量学标准和量效关系的针刺方法。本研究结果显示，两组患者治疗前后收缩压及舒张压水平无统计学差异，针刺组于治疗后 3min 血压开始下降，在针刺后 15min 患者血压下降到较为理想水平，并一直持续到针刺后 4h，此后血压成略上升趋势，直至针刺后 6h，第 2 次针刺前，血压仍显著低于针刺前水平。对照组服药后 15min，患者血压开始下降，成缓慢下降趋势，于服药后 2h 血压开始回升，在服药后 6h 达到服药前水平。证实了针刺组治疗本病具有效果迅捷、稳定、持续时间长等特点。

参考文献

[1] Chobanian AV，Bakrist GL，Black HR，et al. The seventh report of the joint national committee on prevention，detection，evaluation，and treatment of high blood pressure：the JNC7 report [J]. JAMA，2003，289（19）：2560-2572.

[2] 卞金玲，张春红. 石学敏院士针刺手法量学的概念及核心 [J]. 中国针灸，2003，23（5）：287-289.

[摘自：中医杂志，2010，51（1）：57-58.]

针刺治疗痰湿壅盛型原发性高血压临床研究

邢瀚[1]，张妍[2]，刘晓东[1]，张洪[1]，

吉鸿林[1]，刘静[1]，张庆云[1]，刘釜秀[1]

1. 四川省绵阳市第三人民医院，四川绵阳　621000；

2. 天津中医药大学第一附属医院，天津　300193

摘要　目的：对比针刺与卡托普利治疗痰湿壅盛型原发性高血压临床疗效的差异。方法：将符合标准的 68 例原发性高血压患者随机分为西药组和针刺组。西药组予口服卡托普利片；针刺组取穴阴陵泉（双侧）、足三里（双侧）、中脘、丰隆（双侧）、太白（双侧）、太渊（双侧）、水道（双侧）、气海。结果：两组血压随治疗时间的延长

均明显下降（$P<0.01$），治疗第21天针刺组降低收缩压和舒张压效果均明显优于西药组（$P<0.05$），且在治疗第28天针刺组降低舒张压效果有优于西药组的趋势；两组中医证候积分均随治疗时间的延长而下降（$P<0.01$），在治疗后的每一记录时点上针刺组在改善中医证候积分方面均明显优于西药组（$P<0.05$）；针刺组发生不良反应例数少于西药组。结论：针刺治疗痰湿壅盛型原发性高血压疗效确切，降压更平稳，改善临床症状疗效更佳，不良反应更少。

关键词 原发性高血压；痰湿壅盛；针刺疗法

原发性高血压是以体循环动脉压升高为主要临床表现的临床综合征，并伴有心、脑、肾及血管结构与功能的进行性损害，最终导致器官的功能衰竭[1]。目前已有大量临床随机对照研究证实，针刺治疗肝阳上亢证、阴虚阳亢证型高血压取得了良好效果[2-3]，而对痰湿壅盛证研究甚少。故本研究选取原发性高血压患者中证属痰湿壅盛证者为观察对象，采用针刺治疗与单纯药物治疗对比，以期为治疗痰湿壅盛型高血压提供更优的治疗方法。

1 临床资料

1.1 一般资料

68例病例均来源于2012年10月至2015年4月四川省绵阳市第三人民医院康复科和天津中医药大学第一附属医院的患者，按照就诊的先后顺序编号，采用随机数字表法分为西药组和针刺组各34例，年龄最小31岁，最大72岁；病程最短3个月，最长4年。两组患者性别、年龄、病程、体重指数等方面比较，差异无明显统计学意义（$P>0.05$），具有可比性，详见表1、表2。

表1 一般资料比较 （n=34）

	性别（男,%）	年龄（$\bar{x}\pm s$，岁）	病程（$\bar{x}\pm s$，年）
西药组	19（59.4）	57.14±9.33	3.16±3.98
针刺组	16（51.6）	61.83±9.10	3.23±4.89

表2 体重指数分布情况比较（n=34） 例（%）

	西药组	针刺组
偏低	1（3.1）	1（3.2）
适中	10（31.3）	8（25.8）
超重	16（50.0）	19（55.6）
严重超重	5（15.6）	3（12.7）

1.2 诊断标准

1.2.1 西医诊断标准　参照1999年世界卫生组织国际高血压协会（WHO/ISH）

和《中国高血压防治指南》（2005年修订版）的高血压分类标准中的1、2级高血压（轻、中度高血压）诊断标准即未使用降压药的情况下，收缩压为140～179mmHg和（或）舒张压为90～109mmHg（1mmHg=0.133kPa）。本研究选取轻、中度高血压患者中痰湿壅盛证者为研究对象，纳入条件相对严格，以避免必须服用药物给结果带来干扰。

1.2.2　中医证候分型诊断标准　痰湿壅盛证诊断标准参照2002年《中药新药临床研究指导原则》，主症为：眩晕、头痛、头如裹、胸闷、呕吐痰涎；次症为：心悸、失眠、口淡、食少、舌胖苔腻、脉滑。

1.3　纳入排除标准

1.3.1　纳入标准　①符合上述诊断标准，中医辨证为痰湿壅盛证；②年龄18～65岁，性别不限；③未规律服用降压药物治疗；④自愿参加本研究，签署知情同意书者。

1.3.2　排除标准　①规律服用降压药物血压已达标者；②继发性高血压：如肾性高血压、库欣综合征等；③高血压Ⅲ级及以上者；④白大衣高血压；⑤高血压并发严重心、脑、肾损害者；⑥严重肝肾功能不全者；⑦甲亢等严重内分泌疾病患者；⑧精神病患者；⑨妊娠或哺乳期妇女；⑩近1个月内参加其他研究者。

1.3.3　病例剔除、脱落及中止标准　①参加本研究期间自行服用非研究指定的降压药物者或自行调整药物服用方法者，予以剔除；②研究过程中患者出现严重并发症、严重不良反应、病情突然恶化以及其他不可预知的严重情况，应详细记录并立即停止研究。

2　治疗方法

2.1　针刺组

取穴：阴陵泉（双侧）、足三里（双侧）、中脘、丰隆（双侧）、太白（双侧）、太渊（双侧）、水道（双侧）、气海。针刺前嘱患者排空膀胱。根据《针灸学》[4]中描述取穴定位，行局部常规消毒，选用0.3mm×40mm的不锈钢毫针；于足三里、阴陵泉2穴直刺1～2寸，中脘、气海、水道、丰隆4穴直刺1.0～1.5寸，太白2穴直刺0.5～0.8寸，太渊穴直刺0.3～0.5寸（操作时注意避开桡动脉），所有穴位均采取提插捻转泻法，以患者感觉酸胀为度，每10min行针1次，留针30min。每天针刺1次，6d为1个疗程，休息1d，再进行第2个疗程。治疗期间不用降压药物，若有突发血压升高，难以忍受时可予临时对症处理，并详细记录。嘱患者低盐低脂饮食，禁烟禁酒，保持情绪平稳，适量活动。

2.2　西药组

常规服用卡托普利片（12.5mg，中美上海施贵宝制药有限公司，国药准字H31022986），每次口服6.25～12.5mg（由医师根据患者血压情况制定服用方案），每天 3 次，1 周为 1 个疗程，连续服用 4 周，一天之中服药时间分别为 7：00、13：00、18：00。治疗期间不可服用中药汤剂及研究规定以外的降压药。嘱患者低盐低脂饮食，禁烟禁酒，保持情绪平稳，适量活动。两组治疗 4 个疗程后比较疗效。

3　疗效观察

3.1　疗效评价指标

①嘱患者测量前休息 30min，采用欧姆龙 HEM-7200 血压计，测量治疗前、治疗第 7 天、第 14 天、第 21 天、第 28 天的血压值；②评价每一时点中医证候积分；③治疗 4 个疗程后的临床疗效情况；④治疗过程中的不良反应。

3.2　疗效标准

疗效判断标准参照《中药新药临床研究指导原则》制定的标准。

3.2.1　血压疗效标准　临床痊愈：收缩压和舒张压均在正常范围内；显效：①舒张压下降 10mmHg 以上，并达到正常范围；②舒张压虽未降至正常，但已下降 20mmHg 或以上；有效：①舒张压下降不及 10mmHg，但已达到正常范围；②收缩压较治疗前下降 10~19mmHg，但未达到正常范围；③收缩压较治疗前下降 30mmHg 以上，须具备其中 1 项；无效：降压未达上述标准。

3.2.2　中医证候标准　临床痊愈：主症和次症均消失；显效：证候积分减少≥70%；有效：证候积分减少≥30%；无效：证候积分减少不足 30%。各证候评分标准见表 3。

表 3　中医证候积分标准

	症状	轻	中	重
主症	眩晕	头晕眼花，时作时止	视物旋转，不能行走	眩晕欲仆，不能站立
	头痛	轻微头痛，时作时止	头痛可忍，持续不止	头痛难忍，上冲巅顶
	头重如裹	微觉头沉	头重似蒙布	头重如戴帽而紧
	胸闷	轻微胸闷	胸闷明显，时见太息	胸闷如窒
	呕吐痰涎	恶心偶见痰涎清稀	干呕时吐痰涎如唾	呕吐痰涎量多
次症	心悸	偶见轻微心悸	心悸阵作	心悸怔忡
	失眠	睡眠稍有减少	时见失眠	不能入睡
	口淡	口中轻微无味	口淡较重	口淡不欲饮食
	食少	饮食稍有减少	饮食减少	饮食明显减少

注：主症无、轻、中、重分别计 0、2、4、6 分；次症无、轻、中、重分别计 0、1、2、3 分。

3.3　分析人群及统计方法

3.3.1　分析人群　全分析（full analysis set，FAS）人群：意向治疗集定义为合格病例和脱落病例的集合（剔除病例除外）。将其中未能观察到全部治疗过程的病例资料，采用最接近一次观察数据的结转（LOCF）的方法估计，对疗效进行意向性分析。

以下统计结果均基于 FAS 人群。

3.3.2 统计学方法 所有统计均采用 SPSS 17.0 软件进行统计学分析，采用双侧检验。计量资料均以$\bar{x}\pm s$表示，符合正态分布者，观察组内前后变化情况采用配对 t 检验；观察组间差异情况，采用两独立样本 t 检验；观察组间差异情况，采用 Wilcoxon 秩和检验；对重复测量的数据采用一般线性模型的方差分析；计数资料用频数描述，采用卡方检验。采用末次数据截转补齐脱落数据。取 $\alpha=0.05$ 为检验水准。

4 研究结果

4.1 病例纳入、剔除及脱落情况

本研究从 2012 年 10 月开始纳入病例，至 2015 年 4 月结束，共纳入 68 例，其中西药组 34 例，针刺组 34 例。西药组剔除 2 例，其中 1 例患者参加本研究期间于其他医院口服中药汤剂，1 例入组当天要求退出（未口服卡托普利治疗）；针灸组剔除 3 例，均为研究期间自行每日口服药物降压药物。西药组 2 例治疗过程中出现干咳而退出，计入脱落病历，至研究结束时针刺组无病例脱落。

4.2 疗效

4.2.1 两组患者治疗前、治疗第 7 天、第 14 天、第 21 天、第 28 天血压值比较时间因素以及时间因素和分组的交互作用有统计学意义，说明两组收缩压、舒张压均随治疗时间的延长而下降（$P<0.01$），并且时间因素的作用随着分组的不同而有差异（$P<0.05$），在治疗第 7 天和第 21 天时两组之间收缩压差异有统计学意义（$P<0.05$）；在治疗第 28 天时针刺组降低舒张压效果有优于西药组的趋势。见表 4~7。

4.2.2 两组患者治疗前、治疗第 7 天、第 14 天、第 21 天、第 28 天时中医证候积分比较从表可以看出，时间因素、分组因素以及时间因素和分组的交互作用均有统计学意义，说明两组中医证候积分均随治疗时间的延长而下降（$P<0.01$），且因分组效应的不同而有差异（$P<0.05$），在治疗后的每一记录时点上两组之间积分差异均有统计学意义（$P<0.05$）。见表8~9。

4.2.3 两组患者治疗 4 个疗程后临床疗效比较

4.2.3.1 血压疗效比较 两组患者治疗 4 个疗程后血压疗效差异无明显统计学意义（$P>0.05$），说明针刺与口服卡托普利降压效果相当。见表 10。

4.2.3.2 中医证候疗效评价 两组患者治疗 4 个疗程后中医证候疗效差异有统计学意义（$P<0.05$），说明针刺组在改善证候方面疗效优于西药组。见表 11。

4.2.4 两组患者治疗过程中不良反应 西药组 4 例发生不良反应，其中 2 例发生干咳，1 例发生低血压，1 例发生皮疹。针刺组 1 例初次针刺发生轻度晕针现象，休息后缓解，再次针刺未发生晕针。

表 4　收缩压比较　（$\bar{x}$±s，mmHg）

时间	分组		t	p
	西药组（n=32）	针刺组（n=31）		
治疗前	159.74±11.62	160.64±14.49	-0.19	0.85
第 7 天	136.29±7.40	140.65±9.88☆	-2.01	0.04
第 14 天	133.58±6.31	135.05±9.12	-1.73	0.09
第 21 天	143.77±0.15	132.46±6.73★	-2.58	0.01
第 28 天	135.21±9.38	134.15±8.20	-1.38	0.17

注：同一时间点上，与西药组相比★P≤0.01，☆P<0.05

表 5　收缩压比较的一般线性模型的方差分析

	时间效应	分组效应	时间×分组交互效应
检验统计量	209.544	0.034	3.904
P	0.000	0.853	0.033

表 6　两组不同时间点舒张压比较　（$\bar{x}$±s，mmHg）

时点	分组		t	p
	西药组（n=32）	针刺组（n=31）		
治疗前	102.85±10.34	104.27±12.14	1.17	0.24
第 7 天	86.77±11.05	91.01±8.77☆	-2.14	0.03
第 14 天	83.89±9.13	85.91±8.39	-1.62	0.11
第 21 天	92.90±10.77	84.75±10.43★	-2.44	0.01
第 28 天	85.87±8.43	82.50±7.41	1.165	0.25

注：同一时间点上，与西药组相比★P≤0.01，☆P<0.05

表 7　舒张压比较的一般线性模型的方差分析

	时间效应	分组效应	时间×分组交互效应
检验统计量	410.878	0.089	3.817
P	0.000	0.766	0.02

表 8　中医证候积分比较　（$\bar{x}$±s，分）

时点	分组		检验统计量	p
	西药组（n=32）	针刺组（n=31）	(z/t)	
治疗前	28.08±5.67	28.74±4.39	0.419（t）	0.675
第 7 天	23.61±6.03	19.83±7.82★	-2.28（z）	0.02
第 14 天	18.91±4.13	12.06±3.74☆	-3.31（z）	0.00
第 21 天	15.01±7.46	10.20±5.67★	-2.46（z）	0.01
第 28 天	15.59±5.47	7.85±3.92☆	-3.80（z）	0.00

注：同一时间点上，与西药组相比★P≤0.01，☆P<0.05

表 9　中医证候积分比较的一般线性模型的方差分析

	时间效应	分组效应	时间×分组交互效应
检验统计量	244.23	6.39	2.92
P	0.00	0.01	0.04

表 10　血压疗效比较

分组	临床痊愈（例）	显效（例）	有效（例）	无效（例）	总有效率（%）
西药组（n=32）	5	15	12	0	100.0
针刺组（n=31）	5	14	12	0	100.0

注：与西药组比较 $P=0.958$

表 11　中医证候疗效比较

分组	临床痊愈（例）	显效（例）	有效（例）	无效（例）	总有效率（%）
西药组（n=32）	4	11	14	3	90.6
针刺组（n=31）	7	16	7	1	96.8*

注：与西药组比较 * $P=0.033$

5　讨论

原发性高血压属于中医、头痛、肝风等范畴。在临床实践中，痰湿壅盛型高血压的病机主要为不良生活方式导致脾胃受损，运化失司，进而聚湿生痰，痰湿中阻，以致清阳不升，浊阴不降，痰浊上扰清窍而引发临床诸症。故取脾胃经之合穴阴陵泉和足三里以调理脾胃升降之气机，改善脾胃运化输布功能，以达到水津四布，痰湿自消；取胃之募穴和阳明之络穴中脘和丰隆以运中焦脾胃之气，蠲化痰浊；“脾为生痰之源，肺为储痰之器”，故取肺脾经之原穴太白和太渊，以运脾化湿、宣肺化痰；取气海穴与水道穴意在醒脾化湿。诸穴合用，共奏祛湿化痰之功。

本研究选取轻、中度高血压患者中痰湿壅盛证者为研究对象，纳入条件相对严格，以避免必须服用药物给结果带来干扰。统计结果显示，针刺治疗痰湿壅盛型高血压疗效确切，长期降压效果与卡托普利相当；在治疗过程中，西药组血压在渐降过程中呈现波动，而针刺组则体现出平稳降压，且对舒张压的降压效果优于西药组；在改善中医证候方面，针刺组有西药组无法比拟的优势；针刺组的不良反应发生率及程度低于西药组，扩大样本量可能得出阳性结果。由此可以看出，针刺治疗痰湿壅盛型高血压提高了患者的就医体验及生活质量。

现代医学认为原发性高血压属于内分泌体液调节功能紊乱和中枢神经系统功能失调导致的全身慢性血管性疾病[5]，所以原发性高血压一经确诊，则建议长期口服降压药物将血压控制在目标范围。而我们认识到血压随季节而波动，故原发性高血压患者为降压药物的调整而烦恼，这就给患者带来了经济上和精神上的双重压力。无论是本研究还是前期的相关报道，均表明针刺治疗高血压具有平稳降压、无明显不良反应的优势[6]，并能提高患者的生活质量。因此，针刺治疗原发性高血压疗效肯定。但目前仍存在以下几方面问题亟待解决：尚缺乏更大规模的严格设计的随机对照试验来进一步证实针刺治疗痰湿壅盛型原发性高血压疗效；进一步探索更优化的、标准化的选穴及针刺方案；研究最佳针刺治疗疗程，持续的还是间歇的；或可增加长期随访，通过不同试验设计以期得出具体多少天为一个疗程、治疗多少个疗程血压维持达标时间最久；针刺不同穴位治疗高血压的机制仍需继续深入研究。

参考文献

［1］叶任高，陆再英．内科学［M］．北京：人民卫生出版社，2004：247.

［2］郝培远，王侠，文旺秀，等．针刺太冲穴治疗肝阳上亢型高血压病 30 例临床观察［J］．中医杂志，2009，50（11）：999-1001.

［3］谢波，林亚平．针刺诊疗阴虚阳亢型原发性高血压病临床疗效观察［J］．中国针灸，2014，34（6）：547-550.

［4］孙国杰．针灸学［M］．上海：上海科学技术出版社，1997：33.

［5］周华谱，柏惠英，朱珏，等．SHR 脑内单胺类神经递质变化［J］．解剖学杂志，1990，13（4）：3018.

［6］郑秀英，王升旭，陈莹．高血压的针灸治疗研究概况［J］．亚太传统医药，2010，6（6）：136-138.

［摘自：山东中医杂志，2016，35（9）：802-806.］

针刺治疗难治性高血压 135 例疗效观察

申鹏飞，王舒

天津中医药大学第一附属医院，天津　300193

摘要　目的：观察针刺人迎穴为主的选穴处方对难治性高血压病患者的临床疗效。方法：135 例难治性高血压患者口服药物不变，再行人迎穴为主的处方针刺治疗，治疗前后分别进行 24h 动态血压监测，评价其 24h 动态血压变化、24h 平均脉压及心率、昼夜节律逆转率的变化。结果：经治疗 90d 后，135 例患者的血压与治疗前比较均有所下降（$P<0.05$），其中显效 36 例，有效 77 例，无效 22 例，总有效率为 83.71%。结论：针刺人迎穴为主的处方对治疗难治性高血压有显著疗效。

关键词　针刺；人迎穴；难治性高血压

难治性高血压患者往往血压较高、病程较长、心脑血管疾病并发症多，是高血压防治领域的一大难题。笔者采用针刺为主的方法，治疗本病获得较好的疗效，现报道如下。

1　资料与方法

1.1　试验设计

以难治性高血压患者为研究对象，前后对照研究。资料来源：2010 年 6 月-2011 年 11 月天津中医药大学第一附属医院针灸科高血压门诊收治高血压患者 674 例。

1.2　诊断标准

根据《2005 中国高血压防治指南》[1]中难治性高血压的诊断标准，即在应用改善生活方式和包括利尿剂在内的合理搭配足量的至少 3 种抗高血压药治疗措施，仍不能将收缩压和舒张压控制在目标水平者。

1.3　纳入标准

符合难治性高血压的诊断标准，排除继发性高血压，年龄在 18~70 岁之间，发病后生命体征稳定。

1.4　排除标准

已知或怀疑有继发性高血压者；严重的内科疾病，包括心血管系统、消化系统、泌尿系统、内分泌系统等方面的严重疾病；妊娠期或哺乳期妇女；针刺穴位或穴位附近皮肤有感染者；患有精神疾病，不能配合治疗者。

1.5　治疗方法

1.5.1　口服药物　维持入组前口服药物品种及方式。

1.5.2　针刺治疗　取穴：人迎、合谷、太冲、曲池、足三里。操作：人迎穴，直刺 0.5~1 寸（同身寸，下同），视针体随动脉搏动而摆动，施用石氏捻转补法第二定义 1min[2]，即小幅度（捻转幅度小于 90°），高频率（捻转数率达到 120~160 次/min），留针 30min；合谷、太冲穴，均直刺 0.8~1 寸，施用石氏捻转泻法第一定义 1min[2]，即医者采用面向患者体位，以任脉为中心，机体左侧逆时针，机体右侧顺时针；曲池、足三里穴，均直刺 1 寸，施用石氏捻转补法第一定义 1min[2]，即医者采用面向患者体位，以任脉为中心，机体左侧顺时针，机体右侧逆时针。留针 20min，治疗 90d。

1.6　观测指标及疗效判定

1.6.1　偶测血压指标　使用中国认证的水银柱血压计测量血压。测量前需静止 5min，观察期间每日同一时段测血压 1 次。统计结果时取治疗前 3d 和治疗结束时前后 3d 同一时段血压平均值进行比较。

1.6.2　24h 动态血压监测指标　采用德国生产的 MOBIL-O-GRAPH 型号动态血压

分析仪无创型携带式动态血压监测仪进行监测。监测过程中，要求所有患者生活作息节律一致，日常活动不受限制，但避免剧烈运动、情绪激动。

1.6.3　血压达标率　达标判定标准根据《2005 中国高血压防治指南》[1]要求，一般高血压的降压基本目标<140/90mmHg（1mmHg≈0.133kPa，下同），糖尿病、肾病血压目标<130/80mmHg，老年人收缩压<150mmHg。

1.6.4　疗效评定标准　降压疗效评定标准参照《中药新药临床研究指导原则》[3]制定的标准执行。显效：具备以下其中一项：①舒张压下降 10mmHg 以上，并达到正常范围。②舒张压虽未降至正常范围，但已下降 20mmHg 或以上。有效：具备以下其中一项：①舒张压下降不及 10mmHg，但已达到正常范围。②舒张压较治疗前下降 10~19mmHg，但未达到正常范围。③收缩压较治疗前下降 30mmHg 以上。无效：治疗后血压下降未达到上述标准者。

1.7　统计学方法

运用 SPSS 18.0 软件进行处理。计量资料用均数±标准差（$\bar{x}\pm s$）表示，治疗前后比较采用配对 t 检验，计数资料的比较采用配对卡方检验，$P<0.05$ 为差异有统计学意义。

2　结果

2.1　患者一般情况

674 例高血压病患者中，最终符合诊断、纳入、排除标准以及能完成本研究的患者有 135 例，其中男 78 例，女 57 例。平均年龄（54.69±13.92）岁，平均病程（8.83±7.16）年。

2.2　24h 血压监测指标治疗前后对比结果　见表 1。

表 1　治疗前后 24h 血压监测指标的比较　（$\bar{x}\pm s$，mmHg）

观察指标	收缩压		舒张压	
	治疗前	治疗后	治疗前	治疗后
24h	139.78±10.53	131.90±10.84*	91.55±5.13	82.31±7.63*
日间	141.60±11.09	134.05±12.80*	88.75±6.52	83.69±11.17*
夜间	133.45±9.23	124.64±6.88*	84.68±7.14	80.53±10.51*
血压负荷（%）（日间）	37.56±15.97	26.58±11.35*	31.91±8.70	25.11±6.08*
血压负荷（%）（夜间）	45.94±14.68	28.35±14.56*	32.89±12.05	24.10±5.97*
血压变异性（日间）	10.79±2.61	6.52±2.66*	11.29±4.69	5.44±4.01*
血压变异性（夜间）	8.65±3.24	5.34±4.81*	11.04±4.32	5.78±4.74*

注：与治疗前比较，* $P<0.05$。

2.3　血压达标率前后比较

135 例患者针刺治疗前血压达标率为 52.59%（71/135mmHg）。行针刺治疗后，血压达标率 79.26%（107/135mmHg）。前后达标率比较差异有统计学意义，表明通过针刺治疗能有效促进高血压患者血压值的达标。

2.4 *疗效* 显效36例，有效77例，无效22例，总有效率为83.71%。

3 讨论

难治性高血压又称顽固性高血压，是指使用了包括利尿剂在内的3种以上的药物，血压控制仍不理想的高血压病。针刺作为重要的非药物手段，在治疗本病上日益受到重视。人迎穴属多气多血的足阳明胃经，历来是治疗高血压病的重要穴位。人迎穴位于咽喉，脏腑经络需要在人迎穴的调控下，完成气血运行及精气输注，正如《黄帝内经太素》所述："结喉两箱，足阳明脉迎受五藏六府之气以养于人，故曰人迎。"人迎穴又是头气街与胸气街的连接处，有使气血在脉内脉外自如运行，使营卫之气相会相通的作用。合谷、太冲为固定配伍，称为四关，合谷属多气多血之阳明经穴，偏于补气、行气、活血，太冲属少气多血之厥阴经穴，偏于补血、调血，两穴相伍达通调气血、平衡阴阳之功。曲池、足三里穴归属于阳明经，为多气多血之经，两穴都是"合穴""合主逆气而泄"，针刺之能摄纳阳明气血，使气血和调。本研究证实，针刺能够平稳的降低患者24h血压，有效改善血压负荷，促进血压达标，有利于靶器官的保护，值得临床进一步推广。

参考文献

[1] 中国高血压防治指南修订委员会. 中国高血压防治指南（2005年修订版）[S]. 北京：人民卫生出版社，2006：1-59.

[2] 申鹏飞，石学敏. 动态血压监测评价"活血散风、平肝降逆"针刺治疗原发性高血压病的临床疗效分析[J]. 世界科学技术-中医药现代化，2010，12（1）：44-46.

[3] 郑筱萸. 中药新药临床研究指导原则（试行）[S]. 北京：中国医药科技出版社，2002：73-77.

[摘自：天津中医药，2012，29（3）：241-242.]

三、神经系统疾病

针刺配合刺络拔罐治疗血管神经性头痛疗效观察

张伟，常虹，张玉芝，王颖

天津中医药大学第一附属医院，天津 300193

摘要 目的：观察针刺配合刺络拔罐治疗血管神经性头痛的临床疗效。方法：

将64例患者随机分为两组，每组32例。治疗组运用针灸配合刺络拔罐治疗，对照组采用单纯刺络拔罐治疗。每3日1次，4次为1个疗程，治疗2个疗程后比较疗效。结果：治疗组的总有效率96.88%，明显优于对照组75.00%（$P<0.05$）。结论：针刺配合刺络拔罐疗效优于单纯刺络拔罐。

关键词 血管神经性头痛；针刺；刺络拔罐

血管神经性头痛是头颅血管舒缩功能障碍及大脑皮层功能失调为主要特点的临床综合征，属中医头痛、头风范畴。属临床常见病，患者以女性居多，主要表现为一侧头部跳痛、刺痛或胀痛，也可两侧交替性反复发作。2010年1月至2013年12月，笔者采用针灸配合刺络拔罐治疗本病32例，疗效很好，现报道如下。

1 临床资料

1.1 一般资料

所有病例均来我院针灸科收治的门诊及住院患者，参照《中药新药临床研究指导原则》[1]相关标准，颅脑CT检查及经颅多普勒检查，提示脑血管紧张度增强及脑动脉供血不足，除外其他器质性疾病。60例随机分为两组各32例。治疗组32例，男11例，女21例；年龄18~69岁，平均45.15岁；病程平均18.6个月。对照组32例，男10例，女22例；年龄16~73岁，平均44.17岁；病程平均19.7个月。两组一般资料比较差异无显著意义（$P>0.05$），具有可比性。

1.2 诊断标准

按照国家中医药管理局1994年发布的《中医病证诊断疗效标准》[2]中“头风”的诊断及排除标准确定：①头痛部位多在头部一侧额颞、前额、巅顶，或左或右辗转发作，或呈全头痛。头痛的性质多为跳痛、刺痛、胀痛、昏痛、隐痛，或头痛如裂等。头痛每次发作可持续数分钟、数小时、数天，也有持续数周者。②隐匿起病，逐渐加重或反复发作。③应查血常规，测血压，必要时做腰穿、骨穿、脑电图、CT、磁共振等排除其他器质性疾病。

2 治疗方法

2.1 治疗组

采取主穴与辨证配穴相结合的针刺方法。主穴：列缺、颔厌、太阳、上星、印堂、四神聪、风池，施以捻转平补平泻手法。肝阳上亢型加太冲、丘墟，施以捻转泻法。痰浊上扰加中脘、丰隆，施平补平泻手法。瘀血阻滞型加血海、膈俞，施平补平泻手法。气血亏虚型加气海、足三里，施补法。肝肾亏虚型加肝俞、肾俞、三阴交，施补法。每日1次，12次为1个疗程。同时配合刺络拔罐：以大椎穴为主。操作方法：用75%乙醇局部消毒，左手捏住穴位周围皮肤，右手以三棱针实施点刺放血，深度为

0.5～1.0cm，待血液自然流出后拔火罐，使出血大约3～5mL，5min后取下，擦拭干净血液。每3日1次，4次为1个疗程。2个疗程后评定疗效。

2.2 对照组

大椎穴刺络拔罐，操作同上，每3日1次，4次为1个疗程。2个疗程后评定疗效。

3 疗效观察

3.1 疗效标准

依据国家中医药管理局《中医病证诊断疗效标准》[2]中头痛的疗效标准进行评定。痊愈：头痛及伴随症状消失，随访半年未复发；显效：头痛发作次数减少，头痛程度及伴随症状明显减轻；有效：头痛发作次数有所减少，头痛程度及伴随症状减轻；无效：头痛程度、发作次数及伴随症状无变化。

3.2 治疗结果

见表1。

表1 两组疗效比较

组别	n	痊愈	显效	有效	无效	总有效率（%）
治疗组	32	11	12	8	1	96.88[1)]
对照组	32	7	8	9	8	75.00

注：[1)]与对照组比较，$P<0.05$。

4 讨论

血管神经性头痛属于中医学头风范畴，病因很多，可因肝阳上亢、痰浊上扰、瘀血阻滞致清阳不升，清窍失养而致的头痛，属“不通则痛”。另外气血素虚，血行无力不能供养头部，肝肾经脉空虚也可造成头痛，属“不荣则痛”。病因虽多，归根到底，不外乎各种致病因素作用下所致的“不通”和“不荣”，临床治疗时应分清虚实。采取主穴与辨证配穴相结合的针刺方法，针刺头部穴双侧太阳、上星、印堂相配有调神醒脑之功，并配合风池疏通脑部气血，颔厌穴在《针灸甲乙经》有云：“目眩无所见，偏头痛，引外眦而急，颔厌主之。”加配远端列缺，《灵光赋》中：“偏正头痛泻列缺”；《天星十二穴治疗杂病歌》说列缺“善疗偏头患”。在主穴的基础上应辨证加减，并施以不同的手法，会取得临床满意的效果。大椎放血，选大椎穴，因大椎为督脉要穴、诸阳之会，是全身气血灌注头部之关隘，通之则有助于改善头部血液循环。早在《灵枢·厥病》就有泻血治头痛的记载：“厥头痛，头痛甚，耳前后脉涌有热，泻出其血。”针对经络“不通”，属实证，可多针深刺，出血量较多，可直接去瘀血、泻热毒、清肝火。针对“不荣”，属虚证，宜少针浅刺，以激发局部经气，引经脉之气加速运行，改善局部气血运行状况。总之，针灸配合刺络拔罐治疗血管神经性头痛，见效快，疗效好，疗程短，值得临床推广应用。

参考文献

[1] 中华人民共和国卫生部．中药新药临床研究指导原则（第2辑）[S]．北京：中国医药科技出版社，1995：199-202.

[2] 国家中医药管理局．中医病证诊断疗效标准[S]．南京：南京大学出版社，1994：22-23.

[摘自：山西中医，2014，30（5）：33-34.]

针刺推拿及针推结合治疗枕大神经痛的疗效比较

杜宇征，孙庆，石江伟，张继庆

天津中医药大学第一附属医院，天津　300193

摘要　目的：观察针刺结合推拿治疗枕大神经痛的效果，并与单纯针刺、单纯推拿比较。方法：选择门诊就诊患者126例，按就诊顺序分为3组，针推组、针刺组、推拿组各42例。针刺组采用针刺治疗，推拿组采用推拿治疗，针推组则在针刺治疗后立即实施推拿治疗。3组患者治疗1月后评估疗效。结果：针推组、针刺组、推拿组的总有效率分别为92.86%、70%和63.41%，针推组的总有效率显著高于针刺组和推拿组（$P<0.01$），针刺和推拿组相比差异无显著性意义（$P>0.05$）。结论：针刺结合推拿治疗枕大神经痛的疗效明显优于单纯针刺和单纯推拿治疗。

关键词　枕大神经痛；针灸；推拿

枕大神经痛是枕骨下和后头部枕大神经分布区的疼痛，常有局限性体征，疼痛呈局限性，病因如颈椎病、颈髓肿瘤、颅后窝疾病等。在祖国医学属头项痛范畴。本文主要观察针刺结合推拿治疗枕大神经痛的效果，并和单纯针刺、单纯推拿进行比较。

1　临床资料

1.1　一般资料

选择2001年1月~2005年1月在本院门诊就诊的患者126例。126例患者中，男66例，女60例；年龄18~65岁；病程1个月~6年。按就诊先后顺序分为3组，针刺结合推拿组（简称针推组）、针刺组、推拿组各42例。各组患者的年龄、性别、病程相比差异无显著性意义（$P>0.05$）

1.2　纳入标准

①诊断标准：枕部及颈部发作性疼痛，向患侧头顶部放射，可有阵发性加剧。有长短不等的无痛间歇期。查体有颈部僵直，枕大神经出口处（相当于风池穴）压痛及枕大神经分布区痛觉过敏或痛觉减退。②年龄18~65岁。③至少完成1个疗程的治疗。

④均知情同意。

1.3　排除标准

①由颈椎结核、转移癌等引起的枕大神经痛，以及眼病头痛、偏头痛的患者。②治疗前2周内接受过与本病有关的中西药治疗者。③妊娠或哺乳期妇女。④合并心、肝、肾、造血系统等严重原发疾病及精神病患者。⑤未完成治疗疗程、无法判断疗效或资料不全者。

2　治疗方法

2.1　针刺组

采用0.30mm×40mm不锈钢毫针，取风池、完骨、天柱穴，均直刺进针，得气后风池、完骨穴施提插之泻法，运针1min；天柱穴施捻转之泻法，捻转1min。3穴完成一次手法后留针10min。然后再施手法1次，针感同前，仍留10min，最后施第3次手法仍留针10min后即可起针。治疗完毕嘱患者休息10min后再活动，这样全过程是完成1次治疗。每日1次，每10次为1个疗程。

2.2　推拿组

患者取坐位，用揉法、拿法使颈部肌肉放松3~5min，掌揉痛区3~5min，力量逐渐由轻到重，点揉风池、完骨、天柱及阿是穴，每穴1min，力量以能耐受为度并沿着疼痛走行方向指推10~20次，用五指轻叩头皮5min，最后以轻柔手法拿捏颈部肌肉5min，结束治疗。每日1次，每10次为1个疗程。

2.3　针推组

针刺治疗后立即实施推拿治疗。疗程：每日1次，每10次为1个疗程。

3　疗效评定

3组患者治疗1个月后评估疗效。

3.1　疗效标准

参照国家中医药管理局1994年发布的《中医病证诊断疗效标准》进行疗效判定。①痊愈：头疼完全消失，头颈部活动自如，治疗1年后未复发；②显效：治疗后头疼消失，但偶有复发，疼痛程度显著减轻，不影响正常工作；③好转：头疼程度减轻，但发作时要服镇痛剂；④无效：治疗前后症状无明显改变或短暂的止痛。

3.2　枕大神经疼痛积分

采用简化McGill疼痛询问量表[1]，量表共分3部分：疼痛分级指数（painratingin-dex，PRI）含有是11个感觉性词和4个情绪性词，程度分无、轻、中、重4级，分别计0、1、2、3分，可计算出PRI感觉分，情绪分和总分；目测类比定级法（visualanalogues-cale，VAS）为一条长10cm的线段，两端分别代表无痛和剧痛，患者在其中标出疼痛程度；现有疼痛强度（presentpainintensity，PPI），分无痛、轻度不适、难受、苦恼、可怕的疼痛和极为痛苦6级，分别计0、1、2、3、4、5分。

3.3　自拟颈部肌肉僵硬症状改善情况评价标准

痊愈：查体时颈部肌肉无僵硬感，未及条索样改变，颈部活动自如；显效：上述症状基本消失，但遇天气变化或劳累后仍有轻度不适；有效：上述症状明显改善，仍有轻度不适；无效：经治后上述症状、体征无明显缓解。

3.4　观察指标

3组患者治疗1个月后的疗效及头痛、颈部肌肉僵硬症状改善情况。

3.5　统计学分析

应用SPSS 10.0软件进行统计学处理，采用χ^2检验。

4　治疗结果

4.1　病例纳入剔除及脱落情况

参与者数量分析纳入126例患者，共有123例完成临床研究，其中针推组纳入42例，无脱落；针刺组纳入42例，脱落2例，脱落率为4.8%；推拿组纳入42例，脱落1例，脱落率为2.4%。

4.2　疗效比较　见表1。

表1　3组疗效比较

组别	n	痊愈	好转	有效	无效	总有效率（%）
针刺组	40	0	18	10	12	70.00*
推拿组	41	0	13	13	15	63.41*△
针推组	42	0	32	7	3	92.86

注：经χ^2检验，针推组与针刺组相比，总有效率具有显著性差异，*$P<0.01$（$\chi^2=7.161$）；针推组与推拿组相比，总有效率具有显著性差异，*$P<0.01$（$\chi^2=10.589$）；针刺组与推拿组相比，总有效率无显著性差异，△$P=0.53$（$\chi^2=0.359$）。提示针推组疗效明显优于针刺组和推拿组，而针刺组和推拿组疗效无差异。

4.3 主要症状的改善情况比较　见表2、3。

表2　3组疼痛症状的改善情况比较

组别	n	治疗前	治疗后改善	治疗后无效
针刺组	40	40	29	11※
推拿组	41	41	19	22*△
针推组	42	42	39	3

注：经χ^2检验，针推组与针刺组相比，疼痛症状改善率具有显著性差异，※$P=0.014$（$\chi^2=5.997$）；针推组与推拿组相比，疼痛症状改善率具有显著性差异，*$P<0.01$（$\chi^2=21.328$）；针刺组与推拿组相比，疼痛症状改善率有显著性差异，△$P=0.017$（$\chi^2=5.739$）。提示针推组疼痛症状改善率明显优于针刺组和推拿组，而针刺组则优于推拿组。

表3　3组颈部僵直症状的改善情况比较

组别	n	治疗前	治疗后改善	治疗后无效
针刺组	40	40	19	21*
推拿组	41	41	29	12*△
针推组	42	42	39	3

注：经χ^2检验，针推组与针刺组相比，颈部僵硬改善率具有显著性差异，* $P<0.01$（$\chi^2=20.36$）；针推组与推拿组相比，颈部僵硬改善率具有显著性差异，* $P<0.01$（$\chi^2=6.86$）；针刺组与推拿组相比，颈部僵硬改善率有显著性差异，△ $P=0.033$（$\chi^2=4.526$）。提示针推组颈部僵硬症状改善率明显优于针刺组和推拿组，而推拿组则优于针刺组。

表2、3结果显示：针刺对枕大神经痛的治疗作用主要在于镇痛，推拿疗法则在解痉、缓解颈部肌肉僵直方面较为突出，两者结合治疗能相辅相成，达到最佳治疗效果。

5　讨论

枕大神经痛，祖国医学认为是太阳、少阳二经发病。太阳主一身之表，为人身之藩篱，其经脉上行巅顶，循项背。少阳居于半表半里之间循行达到后头及顶部。多数患者病因是由于风寒袭于表，阻遏太阳经气，或居于半表半里之间，则气血不和，经脉受阻，气血不能上荣于脑“不通则痛”而致本病。虽然以头项痛为主症，但治疗以调其太阳、少阳经气为主，足少阳胆经风池穴是治疗头项强痛的要穴。因该穴与枕大神经穿出部位重合，故选此穴为主穴。

完骨穴是足太阳、少阳之会；风池是足太阳、阳维之会；天柱是太阳经穴，3穴经气相通。《针灸聚英》云：“天柱穴主治脑痛，头风，脑重如脱项如拔，项强不可回顾……”，3穴配合，手法准确，以达疏通少阳、太阳之经气，使风寒之邪从太阳而解，和解少阳气血使其上注于脑，以达通络止痛。选用此组穴治疗枕大神经痛针对性强，优于其他腧穴，取穴少，效果佳。风池、天柱穴又位于头气街中，与督脉相通，取之可加强督脉和太阳经的经气，调和头之气街气血的作用。

完骨、风池、天柱此组穴是本科治疗中风病、高血压脑病、老年性痴呆症、血管性痴呆症、椎-基底动脉供血不足等病，改变脑供血的特效穴，对于营养脑及脑神经优于某些药物，笔者根据经络辨证、异病同治法则，密切结合临床，选用此组穴位治疗枕大神经痛收到显著效果。

现代医学认为，寰枢椎和寰枢关节活动度较大且椎间孔较狭窄，颈2神经在此处容易受到刺激或卡压，引起周围组织痉挛、渗出或粘连，诱发以枕大神经痛为主的症群[2]。枕大神经是颈2神经的主要分支，起于颈2神经后支，穿斜方肌起始腱（风池穴处）至皮下，支配枕部、颈部和头顶直达冠状缝的皮肤[3]。针刺风池、天柱穴正是枕大神经分布及支配的区域，因此可刺激局部的神经感受器，加强了传入的粗神经纤维活动，减弱了传入的细纤维活动，从而抑制了痛觉的传导，起到了镇痛的作用。还有研究发现，针刺风池穴可通过高位中枢传入途径，进而刺激脑垂体释放内源性阿片类物质，达到镇痛作用[4]。而推拿治疗可以恢复颈椎的微小移位，松解粘连，疏通经脉，改善局部血液循环，缓解肌肉痉挛，所以针刺与推拿联合使用收效甚佳。

参考文献

[1] MelzackR. The Short form Mc Gill Pain Questionnarie [J]. Pain, 1987, 30: 191.

[2] 姜劲挺，马喜凤．颈椎旋扳法治疗枕大神经卡压综合征 [J]．中医正骨，2004，5 (16)：40.

[3] 裘法祖．外科学 [M]．4版．北京：人民卫生出版社，1995：136.

[4] 方剑乔，刘元亮．电针巨刺与患侧针刺镇痛的临床与实验研究 [J]．中国中西医结合杂志，1994，14（10）：581.

[摘自：辽宁中医杂志，2007，34（6）：822-823.]

针刺治疗颞动脉炎所致偏头痛

张世新[1]，杨白燕[2]

1. 天津中医药大学，天津　300193；

2. 天津中医药大学第一附属医院，天津　300193

关键词　颞动脉炎；偏头痛；针刺疗法；气血亏虚证

颞动脉炎（Temporal Arteritis，TA）是一种免疫介导的慢性血管炎，发病年龄以50岁以上多见，且女性居多，主要侵犯颞浅动脉和眼动脉，临床以头痛及视觉症状为主要表现。因其疼痛呈强烈的搏动性和持续性剧痛，给患者带来很大痛苦，而糖皮质激素是目前治疗此病最为有效的药物[1]。其主要通过抑制免疫及炎症反应起作用，但不良反应多。笔者在跟随杨白燕教授出诊期间，发现针刺对此病具有良好的治疗效果，且无明显不良反应，现报道如下。

1　典型病例

周某，女，63岁，2011年12月20日初诊。主诉左颞部持续胀痛1a余，加重2d。患者1a前因间断发热伴左耳及左颞部疼痛10d入院，经外院诊断为颞动脉炎，经治病情好转，出院后一直服用甲强龙维持治疗。现患者左颞部持续胀痛加重，疼痛连及项部，梳头及咀嚼食物时疼痛加重，疼痛难以入睡，伴头晕乏力，无恶心呕吐及语言障碍，神清，倦怠，活动灵活，舌淡红，苔薄白，脉沉细。既往无特殊。神经系统检查未见异常。西医诊断：颞动脉炎。中医辨证：少阳头痛，气血亏虚证。治则：补益气血，通经止痛。针刺选穴：百会、四神聪、头维、太阳、率谷、风池、完骨、天柱、列缺、合谷、太冲、足三里、太溪、三阴交。除百会、四神聪外余穴均取双侧。操作：患者平卧位，选用华佗牌 0.30mm×40.00mm 不锈钢毫针，针刺风池穴时向鼻尖方向斜刺，进针 1.5 寸，余穴常规针刺；风池、完骨、天柱、足三里、三阴交、太溪行捻转补法，合谷、太冲、内关行捻转泻法，余穴平补平泻，进针得气后，留针 30min，每日 1 次，14d 为 1 个疗程。针刺 7 次后患者自觉头痛明显减轻，无头晕，心情好转；1 个疗程后头痛偶有发作，且寐安；针刺 2 个疗程后头痛消失。

2 讨论

TA 又称巨细胞动脉炎，其发病机制目前尚不清楚，可能与 HLA 遗传多态性和病原体感染有关，血管壁细胞和免疫细胞已经被证实参与了 TA 的免疫病理损伤[2]。中医学中没有关于颞动脉炎的记载，但按其疼痛部位属于偏头痛，偏头痛在中医学又称“偏头风”，源于《素问·风论》。从病机来看，脑为髓海，依赖于肝脾肾精血和脾胃精微物质濡养，肝失疏泄，脾虚致气血亏虚，头窍失养，肾精不足，无以生髓，髓海空虚，皆可引起头痛的发生。故内伤头痛多与肝脾肾三脏功能失调有关。从经络而言，偏头痛部位在颞侧，主要为足少阳经循行部位，经脉所过，主治所及。故临床针灸治疗此病以脏腑辨证取穴结合循经取穴施治。本病例中，所选胆经头部之穴，可疏通头部经络气血之壅滞，风池、完骨、天柱三穴可改善头部气血不足，列缺、太冲、合谷，为治头痛之要穴，足三里、三阴交、太溪可调节三脏功能，化生脑髓。诸穴合用，则经脉气血通畅，头痛自平矣。

参考文献

[1] 黄坚，王君，罗世坚．巨细胞动脉炎概述［J］中国现代医药杂志，2008，10（9）：130-133.

[2] 全瑛，张进安．巨细胞动脉炎 13 例临床分析［J］．当代医学，2009，15（6）：53-54.

[3] 段方胜，吴钢，郑依勇，等．针刺四关穴对头痛患者脑血流动力学的影响［J］．上海针灸杂志，1996，15（1）：5-7.

［摘自：河南中医，2013，33（11）：1995.］

针刺配合高压氧治疗急性一氧化碳中毒迟发脑病 60 例

贺军

天津中医药大学第一附属医院，天津　300193

摘要　目的：观察针刺联合高压氧治疗急性一氧化碳中毒迟发性脑病的临床疗

效。方法：观察60例住院患者，随机分为治疗组（针刺+高压氧）和对照组（单纯高压氧）两组。采用“醒神开窍、通利机关”的方法结合高压氧，用神经功能缺损程度评分标准评定神经功能缺损。结果：治疗组总有效率96.67%；对照组有效率86.67%，治疗组疗效优于对照组（χ^2检验，$P<0.05$）。结论：针刺联合高压氧治疗急性一氧化碳中毒迟发性脑病疗效显著。

关键词 针灸疗法；迟发性脑病；一氧化碳中毒；高压氧

急性一氧化碳中毒迟发性脑病系指一氧化碳中毒患者经治疗在急性中毒症状消失后有一段（约1~4周）完全正常的清醒期（假愈期），而后突然出现以痴呆为主的精神、神经症状。因其病情较重，临床症状复杂多变，病程长，临床上治疗比较棘手。几年来，笔者采用针刺配合高压氧治疗本病，取得较好疗效，现总结如下。

1 临床资料

1.1 诊断标准

①有明确的一氧化碳中毒史，急性中毒症状消失后有一段完全正常的清醒期（假愈期），时间2~30天不等，甚至更久（参考《实用内科学》[1]）。②清醒期后突然出现精神神经症状：精神症状：出现器质性痴呆及人格变化，表现为定向力障碍，胡言乱语，行为异常，表情茫然，反应迟钝，记忆力缺损，病情迅速加重，短期内丧失日常生活能力，领悟困难，语言减少，发音不清，大小便失禁等。神经症状：大脑局灶性损害，如震颤麻痹，舞蹈样运动。瘫痪，失语，共济失调，癫痫发作等。③颅脑CT或MRI显示脑白质稀疏，苍白球出现对称性软化灶，脱髓鞘改变等。

1.2 一般资料

观察病例共60例，均为住院患者，随机分为治疗组（针刺+高压氧）和对照组（单纯高压氧）两组。治疗组30例中，男17例，女13例；年龄14~72岁，平均（34.4±16.8）岁；病程6~20天，平均（10.2±4.0）天。对照组30例中，男16例，女14例；年龄15~71岁，平均（32.4±16.2）岁；病程5~21天，平均（12.0±4.5）天。两组性别、年龄、病程、临床表现等经统计学处理，无明显差异（$P>0.05$），两组间具有可比性。

2 治疗方法

2.1 针刺方法

2.1.1 治则醒神开窍，通利机关。

2.1.2 取穴 主穴：内关、人中、三阴交、百会、四神聪、风池、完骨、天柱、合谷、太冲。配穴：语言障碍加廉泉、金津、玉液；伴偏瘫、震颤麻痹、舞蹈样运动、共济失调者上肢加极泉、尺泽，下肢加委中、阳陵泉；二便失禁加中极、水道、归来。

2.1.3 操作方法 内关，直刺1.5寸，提插捻转泻法；人中，直刺，雀啄泻法；三阴交进针1.5寸，提插补法；百会、四神聪进针0.5寸，捻转补法；风池、完骨、天柱进针1寸，小幅度捻转补法；廉泉、合谷、太冲，直刺1寸，捻转泻法；极泉、尺泽、委中，提插泻法不留针，令肢体抽动；阳陵泉提插泻法；中极、水道、归来直刺2寸，捻转补法；金津、玉液点刺放血。每穴均留针20min，每日针刺2次，45天观察疗效。

2.2 高压氧治疗方法

全部病例均在90－IIC型单人舱内进行，治疗压力为0.2MPa，加压35min，0.02MPa时连续洗舱5min，稳压30min，减压25min，每日1次，10次为1个疗程，疗程间休息1天，治疗3~6个疗程。

3 疗效判定标准与结果

3.1 疗效判定标准

参照有关文献[2]中疗效标准拟订。临床痊愈：临床症状、体征消失，思维正常，恢复病前工作或学习；显效：临床症状大部分消失，思维正常，记忆力略减退，动作略迟缓，生活基本自理，未恢复病前工作或学习；有效：主要症状、体征较前有所改善，生活不能自理；无效：临床症状及体征基本同前或无明显进步，治疗无效。

3.2 结果

治疗60例一氧化碳中毒迟发性脑病疗效分析见表1。

表1 两组一氧化碳中毒患者疗效比较 [例（%）]

分组	痊愈	显效	好转	无效	有效率（%）
治疗组	10（33.3）*	13（43.3）	6（20.0）*	1（3.33）	96.67**
对照组	6（20.0）	10（33.3）	10（33.3）	4（13.33）	86.67

注：经统计学处理，*与对照组相比 $P>0.05$，无显著性差异；**与对照组相比，$P<0.05$，有显著性差异。

3.3 观测指标

针刺对患者神经功能康复的影响，用全国第二届脑血管学术会议通过的《临床用神经功能缺损程度评分标准》评定神经功能缺损，分别在治疗15天和30天后评定。结果见表2。

表2 治疗前后神经功能日常生活能力及MMSE变化比较

时间	神经功能	日常生活能力	MMS无变化
治疗前	25.50±10.94	43.33±18.56	23.80±7.1
治疗15天后	14.29±7.32*	50.32±27.85*	25.32±5.8*
治疗30天后	10.06±6.59△	58.37±30.12△	28.10±4.3△

注：与治疗前比较，*$P<0.05$，△$P<0.01$。

4 讨论

一氧化碳中毒迟发脑病可归属于中医的痴呆、癫狂、痫、痉证等范畴，其主要病机可概括为毒邪内攻，心窍被蒙，余邪未尽，耗气伤血，心神失养，清窍闭蒙，神不守舍，神气不使而发诸症，故针刺治疗应以醒神开窍为主，辅以配穴治疗。针刺选用心包经之络穴内关，其又通阴维，系八脉交会之一；取督脉之人中穴，有良好的醒神开窍之功；三阴交可补三阴，益脑髓，调气血。三穴合用具有醒元神、开窍启闭之功。百会、四神聪、风池、完骨、天柱等脑部穴位可以通调髓海、平衡阴阳、健脑安神；合谷、太冲，一阳一阴，一气一血，一上一下，名谓“四关”，又分别为阳明、厥阴经穴，并有交通阴阳、通行气血的作用。配局部取穴以达到通经活络的作用。肢体瘫痪、震颤选极泉、尺泽、委中，可疏经理脉，活血通络。二便失禁选中极、水道、归来，可强肾助关，疏理开合，故临床收到较好的疗效。

急性 CO 中毒后严重损害了对缺氧极为敏感的脑组织，大脑白质苍白球广泛脱髓鞘病变，并逐渐软化，继之脑部小动脉管壁内皮细胞因缺氧而变性，形成闭塞性动脉内膜炎，导致血栓形成和缺血出血[3]。这种继发的血管病变所需的时间，大体上与患者的假愈期一致。

现代研究证明[4]，针灸治疗可以明显提高大脑皮层的兴奋性，能使患者微循环血流加速，血流状态得到改善，组织灌注量增加，对患者的脑组织康复有直接作用。同时高压氧治疗可使脑组织血氧含量增加，纠正脑组织的缺氧状态，有利于因缺氧而受到损害的脑细胞功能恢复，同时也改善了血管壁细胞的营养状况，阻止脑血管缺血缺氧性损害的继续恶化，促使血管内膜损伤的修复，减轻或避免脑部广泛的闭塞性血管内膜炎以及血栓形成和出血的发生，促使脑血管侧支循环的结构与功能的修复[5]。

本观察显示，针刺与高压氧联合应用，二者相互促进，相得益彰，可取得较满意的疗效。

参考文献

[1] 陈灏珠．实用内科学［M］．11 版．北京：人民卫生出版社，2002：767-768.

[2] 常金萍．高压氧综合治疗急性一氧化碳中毒迟发性脑病［J］．现代医药卫生，2000，16（6）：510.

[3] 刘亚南，徐礼鲜．高压氧治疗缺血缺氧性疾病部分作用机制初探［J］．心脏杂志，2002，14：553.

[4] 黄秋贤，周旭明，韩晶，等．针刺与高压氧结合治疗一氧化碳中毒迟发性脑病的临床观察［J］．中医药学报，2003，31（2）：30-31.

[5] 匡爱华，贾绍斌．高压氧治疗急性 CO 中毒迟发性脑病的临床观察［J］．宁夏医学杂志，2002，24（6）：343-344.

［摘自：辽宁中医杂志，2007，34（11）：1630-1631.］

醒脑开窍针刺法治疗橄榄-桥脑-小脑萎缩验案 1 则

陈宵伊[1,2]，指导：石学敏

1. 天津中医药大学第一附属医院，天津　300193；

2. 天津中医药大学研究生院，天津　300193

关键词　醒脑开窍；针刺；橄榄-桥脑-小脑痿缩（OPCA）

橄榄-桥脑-小脑萎缩（olivoponto cerebellar atrophy，OPCA）由 Dejerine 和 Thomas 于 1900 年提出命名，是一种以桥脑和小脑明显萎缩为病理特点，小脑性共济失调为特征的进行性神经系统变性疾病。笔者跟随石学敏院士治疗 OPCA，疗效满意，现介绍如下（患者家属已签署知情同意书）。

1　病例介绍

强某，女，52 岁，2013 年 8 月 23 日就诊主诉：双上肢静止性震颤 1 年。患者于 4 年前，无明显诱因出现右侧肩部疼痛、随后出现右上肢震颤，就诊于香港某诊所，查颅脑 MRI 示脑萎缩，诊断为帕金森病，予药物对症治疗（具体追述不详），经治症状无明显改善。患者 1 年前，出现双上肢震颤，行动迟缓，语言含混、饮水呛咳、情绪波动等症状，服用药物（具体追述不详）症状缓解不明显。现为进一步系统治疗，收入天津中医药大学第一附属医院针灸特需病房。入院症见：神清，精神弱，面无表情，时而焦虑不安，语言不清畅；双上肢静止性震颤，精神紧张时加重，睡眠时消失，双侧肢体肌张力高、下肢为著、呈齿轮样肌强直，双上肢肌力正常，双手指搓丸样动作、精细动作不能，双下肢可抬离床面但对抗阻力较正常差，不能行走，起坐翻身困难；头晕，饮水偶有呛咳，寐安，小便自控力差，大便正常，舌红、少苔，脉弦细。神经系统查体：双侧腱反射（+++），双侧指鼻试验、轮替试验、跟膝胫试验缓慢不协调，Romberg 无法检查，双 Babinski 征（-），右 Hoffmann 征（+）；颅脑 MR：脑干、小脑萎缩，可见十字征，桥前池增宽，脑室扩大。中医诊断为颤证，肝肾阴虚型；西医诊断为帕金森叠加综合征，多系统萎缩，OPCA。在原药物对症治疗基础上，加强针刺治疗。针灸取穴，上午针刺内关（双侧）、人中、三阴交（双侧）、太溪（双侧）、血海（双侧）、足三里（双侧）、合谷（双侧）、太冲（双侧）、关元（双侧）、百会。先刺内关，直刺 0.5～1 寸，提插捻转泻法 1min。继刺人中，向鼻中隔方向斜刺 0.3～0.5

寸，重雀啄法，以眼球湿润为度。三阴交，沿胫骨内侧缘与皮肤呈45°角斜刺，进针1~1.5寸，提插补法，以患侧下肢抽动3次为度。太溪、血海、足三里，直刺0.5~1寸，提插捻转补法1min。合谷、太冲，直刺0.5寸，提插捻转泻法1min。关元，针刺前嘱患者尽量排空小便，直刺1~1.5寸，捻转补法以针感向会阴部放射为度。百会，捻转补法1min。下午针刺风池（双侧）、后颅凹排刺。风池：嘱患者坐位，沿鼻尖方向进针1寸，得气后行小幅高频捻转补法1min。后颅凹排刺（头针平衡区）：嘱患者坐位，沿枕外粗隆水平线，旁开前后正中线3.5cm，向下引垂线4cm取穴，斜刺0.5寸，得气后行小幅度高频率捻转补法1min。针后加电针，疏密波以患者耐受为度，持续20min。每天上下午各针刺1次，每次留针20min，针刺6天休息1天，4周为1疗程，共治疗2疗程。

经治4周，患者情绪平稳，双上肢震颤幅度减小、动作较前自如但仍迟缓，小便自控，面部表情丰富，自行起坐，头晕间作。经治8周，患者双上肢静止性震颤幅度及频率均减少，肌张力较前减低，搀扶下可行走，呈慌张步态、头部前倾、躯干俯屈、前臂内收状。参照《中医老年颤证诊断和疗效评定标》[1]及文献[2]，采用改良Webster评分量表进行疗效评价（治疗前后量表评定均由同一医者完成），治疗前患者Webster症状评分29分属重度障碍（21~30分为重度障碍）；治疗1疗程评分为18分属中度障碍（11~20分为中度障碍）；治疗2疗程评分为10分属轻度障碍（1~10分为轻度障碍）。

2 讨论

OPCA属于中医学颤证、瘛疭范畴，与肝肾密切相关。《素问·至真要大论》曰：“诸风掉眩，皆属于肝”，系肝肾阴虚，肝木不得濡养，血虚生风，风盛则动，发为颤证。《素问·脉要精微论》云：“头者，精明之府”；《本草纲目》指出脑为“元神之府”，为五脏六腑之大主，元神失职，调控失司，神不导气，则颤摇不定。石学敏院士深入探究古籍文献，结合多年临床经验，提出“肝肾阴虚、神不导气”是形成颤证的总病机，并拟定治疗原则以醒脑调神、滋补肝肾、通调气血为主选穴组方。内关（PC6），为八脉交会穴之一，通于阴维，是手厥阴心包经之络穴，而心包为心之外卫，代君受邪。故首针内关，开启外窍，带动胸腹内窍开放，使郁闭蕴结胸腹、阻闭心君的气血得以疏通，继而归复周身百骸，达养心安神，疏通气血之效。人中（DU26），古人称天地人为三才，地气通于口，天气通于鼻，此穴在口鼻之间，即天之下，地之上，人在其中而得名[3]。人中为督脉和足阳明之合穴，主一身之阳。督脉起于胞中，上行入脑达巅，故泻人中可开窍启闭，健脑醒神。三阴交（SP6），系足太阴脾、足少阴肾、足厥阴肝，三阴经之交会穴，故名“三阴交”；又为回阳九针穴之一，具有补肾滋阴生髓之功。肾藏精，精生髓，而脑为髓海，髓海充则为神所用。太溪（KI3），为足少阴肾经的输穴、原穴，《针灸大成》记载为十二原之一。《灵枢·九针十二原》："阴中之太阴，肾也，其原出于太溪。"《经穴解》云："穴名太溪者，肾为人身之水……溪乃水流之处，有动脉则水之形见，故曰太溪。溪者，水之见也；太者，言其渊不测也。"乙癸同源，补太溪，以滋养先天之阴，虚风自灭。血海（SP10），基于"治风先治血，血行风自灭"理论，补益血海以调血气，理血室，引血气归源。足三里（ST36）为胃经合土穴、下合穴、四总穴，调气和血，滋后天之本以荣先天之养。二穴相合，气血和调，而内风自熄。合谷（LI4）、太冲（LR3）为四关穴，通调气血之对穴。《素问·调经论》曰："人之所有者，血与气耳"，两穴分别为手阳明大肠经和足厥阴肝经的原穴，一阳一阴，一气一血，一升一降，相互制约，相互为用。"开四关"具有平肝熄风、舒经活络、行气活血之功。关元（RN4）为任脉穴、足三阴与任脉交会穴，三焦之气所生之处，系精血之室、元气所在，功专培肾固本，补益元气。百会（DU20）为督脉穴，"诸阳之会"，是三阳经、肝经、督脉多经交会之穴，督脉入属于脑。两穴共奏益气养血，上承脑髓，熄风止痉之效。风池（GB20）为足少阳胆经穴，系手少阳三焦、足少阳胆、阳维、阳跷之交会穴。"风从上受"，乃风邪汇聚入脑的要冲，故为治风疾的要穴，以通经活络，熄风开窍。后颅凹排刺（头针平衡区）为桥脑和小脑在体表的投影区，通过针刺及电刺激，促进椎基底动脉系统血液循环以增加桥脑、小脑蚓及小脑半球供血，加强脑组织间的信息传递[4]，以达"气至病所"。

参考文献

[1] 中华全国中医学会老年医学会．中医老年颤证诊断和疗效评定标准［J］．北京中医学院学报，1992，15（4）：39.

[2] 王顺，周振坤，胡丙成，等．头部电针透穴疗法治疗帕金森氏病的临床研究［J］．中国针灸，2003，23（3）：129-131.

[3] 缪鸿石．康复医学理论与实践［M］．上海：上海科学技术出版社，2000：1840-1841.

[4] 李建媛．平衡区针刺治疗小脑梗死性共济失调 21 例［J］．针灸临床杂志，2006，22（8）：32.

［摘自：新中医，2015，47（1）：258-259.］

醒脑开窍针刺法治疗韦尼克脑病1例

张莎莎[1]，李世君[2]

1. 天津中医药大学，天津　300193；

2. 天津中医药大学第一附属医院，天津　300193

摘要　采用醒脑开窍针刺的方法对1例因维生素B1缺乏所引起的韦尼克脑病患者进行治疗，疗效显著。说明针刺具有很好的改善肌肉营养及无力等症状，促进运动功能恢复的功效。

关键词　韦尼克脑病；醒脑开窍针刺法；个案；中医治疗；面部排刺

韦尼克脑病是维生素B1缺乏所引起的中枢神经系统疾患。主要典型表现为眼球运动障碍、小脑性共济失调、精神意识障碍等三联征。韦尼克脑病起病隐匿，症状不典型，易误诊、漏诊。酒精性韦尼克脑病多为慢性病程，对神经系统造成的损害更持久，因此，对于任何长期酗酒及存在营养障碍的，在想到韦尼克脑病的同时，应积极行头颅MRI、腰椎穿刺、脑电图等相关检查，做到早诊断早治疗，从而使患者得到良好转归。

1　病案举例

患者，男，30岁，主因“四肢无力伴头晕、恶心、干呕1天”，患者发病缘于2014年2月1日饮白酒约300ml后突发四肢无力，伴有头晕、恶心、干呕，遂就诊于天津医科大学总医院，急查颅脑CT示：未见明显异常，查脑电图示：慢波型，提示重度异常脑电图；颅脑MRI示：双侧丘脑内侧，第三脑室旁T1WI高信号，T2WI高信号；血生化：钾3.3mmol/l，其余正常。患者既往饮酒10余年，饮白酒量约250ml/日，平素嗜食肥甘厚味。诊断为：韦尼克脑病。为进一步系统诊疗，于2014年2月3日就诊于我院针灸科门诊。刻下诊见：四肢无力，独自行走困难，偶有头晕、恶心、呕吐等症。查体：患者神清，对答切题，反应迟钝，双眼外展不到位，水平细震颤。四肢肌力Ⅳ级，肌张力正常，双侧上下肌容量正常，双侧指鼻及跟膝胫试验欠稳准，双侧Babinski征（+），脑膜刺激征（-），痛觉及振动觉对称存在。西医诊断：韦尼克脑病。西药予维生素B1注射液（肌肉注射，200mg，1次/12h），维生素B1片（口服20mg，3次/d），同时给予叶酸片口服。中医诊断为：痿证。证型：湿热浸淫。针刺治疗原则：醒脑开窍，滋补肝肾，疏通经络，补益脑髓。取穴：以水沟、极泉、内关，委中、足三里、三阴交、百会、四神聪、风池、睛明、四白、血海、梁丘、丰隆等主穴。

2 操作

水沟雀啄泻法以眼球湿润为度，内关捻转提插泻法 1min，极泉、委中提插泻法至肢体抽动三次为宜，足三里、三阴交提插补法 1min，余穴施平补平泻法，留针 30 分钟，日 1 次，14 天为 1 疗程。2 个疗程后，患者恶心呕吐症状消失，四肢无力较前好转，可独自行走，眼颤消失；4 个疗程后，行走如常人，肌力 V 级，为巩固疗效，继续治疗 1 个疗程。随访至今无复发。

按语：中医学范畴无本病准确对应的病名，依其临床症状可诊断为痿证，究其病因为饮食不节，嗜食膏粱，脾运无权，滋生内湿，郁久化热，湿热浸淫，阻滞气血，筋骨失养，因而成痿。《素问·生气通天论》说："湿热不攘，大筋软短，小筋弛长，软短为拘，弛长为痿。而西医则认为韦尼克脑病是由维生素 B1 缺乏所致的严重中枢神经系统疾病，典型表现为眼球运动障碍、小脑性共济失调、精神意识障碍等三联征。是一种严重的代谢性脑病，起病隐匿，症状不典型，嗜酒及胃肠道手术后可诱发。本例即为长期酗酒后引起。中医治疗则多以足阳明胃经及督脉穴为主，并辅以阳明经筋面部排刺，其一，以防引邪入里；其二，阳明为多气多血之脏，后天气血化生之源，针刺阳明经有补益后天、祛邪外出之效。足三里为足阳明胃经穴，为补益要穴，百会、四神聪、风池、四白可醒脑开窍，补益脑髓，三阴交为足三阴经之交会穴，可补益肝肾阴精不足，滋补肝肾，诸穴合用可起到醒脑开窍，滋补肝肾，补益脑髓，疏通经络，从而改善四肢无力，独自行走困难等症，临床疗效颇佳。

参考文献

[1] 费国强，钟春玖，金莉蓉，等．非酒精中毒性韦尼克脑病的临床与 MRI 特征［J］．中国医学计算机成像杂志，2008，14（1）：11-16.

[2] 王红星，张乐，杨晓苏，等．韦尼克脑病 16 例临床分析［J］．中风与神经疾病杂志，2011，28（7）：616.

[3] 陈颖，闻霞，张宁．醒脑开窍针刺法配合康复训练对脑卒中偏瘫的临床疗效观察［J］．中华中医药学刊，2011，29（2）：405-405.

[4] 高占强，陈刚山，肖春风，等．醒脑开窍针刺法合眼针疗法治疗急性脑梗死偏瘫 68 例［J］．河北中医，2011，33（2）：246-247.

[5] 李建坤，肖春风，韦哲，等．醒脑开窍针刺法联合经颅超声溶栓治疗急性脑梗死 60 例临床观察［J］．河北中医，2013，35（3）：239-240.

[6] 杜敢琴，黄丽娜，戚继胜，等．经颅超声溶栓治疗超早期急性脑梗死的临床研究［J］．中国实用神经疾病杂志．2006，17（6）：18-20.

［摘自：内蒙古中医药，2015，9：47-48.］

针刺治疗病毒性脑炎验案

闫冬[1]，于建春[2]

1. 天津中医药大学，天津 300193；

2. 天津中医药大学第一附属医院，天津 300193

关键词 病毒性脑炎；针刺；验案；扶正祛邪

病毒性脑炎是中枢神经感染性疾病，多急性起病，表现为发热、头痛、抽搐、意识障碍、精神行为异常及脑膜刺激症状，治疗不及时可致残致死，本病因起病急骤、病情较重，大多采用西医或中西医结合进行治疗，针刺疗法较少采用，现笔者将1例门诊病案予以报告分析。

1 病案举例

患者，女，23岁，患者因工作需要减肥，平素饮食不规律，于2010年10月8日受凉后突感头痛剧烈，恶心欲吐，恶寒发热，周身疼痛，咽痛，乏力，就诊于上海某医院，入院后昏迷，呕吐，脑膜刺激征阳性，西医确诊为病毒性脑炎，治疗1周无效后转院至天津某医院，治疗半月后效果不佳，虽清醒但不识家人，记忆力减退，反应迟缓，肢体活动障碍，不能主动进食，语言不利，表述不清，语声低沉，左眼球不能向上、下、内运动，身体极度消瘦，二便障碍，前来就诊，查见上肢肌力1级，下肢肌力0级，双侧巴氏征阳性，脑膜刺激征阳性，动眼神经麻痹。中医诊断：温病（正虚邪恋，湿热阻滞，筋脉失养）。治以扶正祛邪，清热祛湿，调和阴阳。针刺取穴：主穴印堂、内关行泻法，百会、四神聪、足三里、三阴交行补法，极泉、尺泽、委中以快针行提插泻法，以肢体抽动3次为度。配穴太阳、风池、完骨、天柱、肩贞、肩髃、肩髎、臂臑、手三里、外关、上八邪、血海、梁丘、阳陵泉、丰隆、阴陵泉、丘墟、太冲、足临泣；吞咽、语言障碍：廉泉、旁廉泉（大迎下，廉泉旁开5分）、翳风透喉结；眼球运动障碍：球后、承泣透精明、攒竹；二便障碍：中极、归来。临证选用配穴，诸配穴均根据补虚泻实原则施行手法，针刺眼周穴位应避开眼球，有酸胀感即可，不提插不捻转，每天治疗1次，每次留针30分钟，10天为一个疗程，疗程间歇两天。治疗1个月后患者精神明显好转，认识家人，记忆力明显改善，继续治疗2个月后智能及语言活动恢复正常，肢体活动恢复较好，但行动较迟缓，继续治疗2个月，临床症状消失，肢体基本恢复正常，仍余左侧眼球运动障碍，继续予以巩固治疗4个月。

2 讨论

中医学无病毒性脑炎这一病名，大多认为本病属于温病的范畴，多因平素体虚，易感时邪，风、火、痰、湿相搏结，蒙蔽清窍，扰乱神明而发病。病毒性脑炎分为急性期（发病2周内）和恢复期（发病2周以后），急性期以实证为主，后期正虚邪恋，耗津伤阴，病及肝肾[1]。本例患者急性期内治疗效果不佳，就诊时已过急性期，虚实夹杂，病情复杂，治疗应以扶正为主，兼祛邪毒，泻热保津应贯穿整个温病治疗过程始终[2]。患者不识家人、记忆减退，痰浊上蒙清窍，主穴选用百会、四神聪、印堂、内关，清心泻火、醒神开窍，平素减肥过度，现不能主动进食、极度消瘦，用足三里、三阴交强健脾胃、滋补三阴，除整体上扶正祛邪外，还特别注重对瘫痪的治疗，临证选穴，贯穿疗程始终。

本例病案属重症病情复杂，经西医治疗虽意识恢复，但已造成智力损害、语言障碍、瘫痪等神经系统损伤，对此治疗已无明显疗效及更好方法，求治于针灸，经辨证治疗，患者基本痊愈。笔者得出以下体会：大多数病毒感染西医无特效方法，只能采用减轻脑损害、保护神经细胞、对症支持等疗法[3]，这些方法对于本病早期治疗效果较好，但对于病毒性脑炎急性期过后及神经损害症状疗效不佳，对此，针灸可发挥其治疗神经系统疾病及疑难杂症的优势。然而本病大多起病急，进展快，部分病情较重，早期规范治疗十分重要，因此患者多求治于西医，直至西医无较好疗法、病情比较复杂才转投针灸，给针灸治疗带来很大难度，且选择针灸患者较少，使得目前针灸对本病的研究进展较小。

参考文献

[1] 林兴栋，张敏，吴宣富，等．岭南病毒性脑炎的中医证候规律研究［J］．中国中医急症，2010，19（8）：1325-1328.

[2] 张学林，王素平．郭纪生教授治疗病毒性脑炎经验［J］．中国中医药，2011，9（15）：13-14.

[3] 王燕．病毒性脑炎诊治现状及中西医结合治疗进展［J］．中西医结合心脑血管病杂志，2006，4（9）：795-796.

［摘自：江西中医药杂志，2012，43（352）：56-57.］

针刺治疗脑鸣18例临床疗效观察

胡昱[1]，仝桂兰[2]

1. 天津中医药大学，天津　300193；

2. 天津中医药大学第一附属医院，天津　300193

摘要　目的：探讨针刺治疗脑鸣的临床疗效。方法：在对18例脑鸣患者进行针刺治疗的同时进行经颅多普勒（TCD）检查，并记录临床观察疗效。结果：针刺治疗脑鸣有效率94.4%。结论：针刺治疗脑鸣可能是通过改善血液流变学，抑制有害自由基，阻止钙离子内流，提高机体组织器官耐缺氧能力而发挥疗效的。

关键词　脑鸣；针刺；醒脑开窍；针刺法

脑鸣是自觉头脑中有声音鸣响的症状，患者自诉可有流水声、雷鸣声、蝉鸣声、鸟鸣声等，音调可高可低，发作时间与频率因患病病因、病程长短而各异，长期彻夜鸣响则影响睡眠，或因情绪或其他因素诱发而发作。临床上可见部分患者以本症状为主诉来就诊，亦或兼见失眠或头痛，本文主要围绕以脑鸣为主要症状的患者群，以笔者2003年7月~2006年4月期间门诊治疗的18例脑鸣患者为观察对象进行讨论。

1　资料与方法

1.1　一般资料

本组18例中，女12例，男6例；年龄最大71岁，最小38岁，其中38~44岁有3例，45~54岁6例，55~64岁6例，65~71岁3例；病程为1年以上者2例，6月~1年3例，3月~6月7例，2个月以上者3例，2个月以内者4例。

1.2　辅助检查

建议治疗前进行经颅多普勒（TCD）检查[1]，本组18例中，70%出现TCD异常，表现为频谱图像或波型发生改变，同时伴有多普勒分析参数的改变（如示动脉硬化波谱兼血流缓慢或加快，或椎基底动脉供血不足），其中55岁以上患者100%出现TCD异常。部分病情轻微者可诊断为脑神经官能症。在进行针刺治疗前排除危重的脑血管疾病，否则建议住院整体治疗，如有原发病性高血压者，建议进行药物治疗，待血压平稳视情况给予针刺治疗。

2　治疗

2.1　治疗方法

治疗以醒脑开窍调神为原则，取穴以内关、人中、三阴交、风池、完骨、天柱、四神聪、上星、头维为主穴，同时辨证配穴：心脾两虚，足三里、内关；痰浊壅盛，中脘、丰隆；肝气郁滞，太冲、三阴交；如火盛，加曲池、内庭；肝阳上亢，加太阳、太冲；脑髓空虚，加印堂、人中。

2.2　操作方法

主穴为每次必须针，常规消毒后快速进针，双侧内关用提插捻转泻法，三阴交用补法，人中用雀啄泻法，双侧风池、完骨、天柱用补法。其手法的频率与强度以患者能耐受为度，留针30min，每日1次，12次为1疗程。疗程间可酌情休息2~3d。基础治疗为3疗程，视病情轻重，加减治疗周期。

3　治疗结果

3.1　疗效标准

基本治愈：脑鸣症状完全消失，伴随症状也随之消失，治疗后 3 个月无复发；显效：治疗 1 疗程后，脑鸣症状明显减轻，无伴随症状；有效：治疗后症状减轻，伴随症状改善；无效：治疗后，脑鸣症状无改善。

3.2　治疗结果

治愈 3 例，显效 8 例，有效 6 例，无效 1 例，总有效率 94.4%。

4　病案举例

张某，女，64 岁，因脑鸣 1 年余，于 2004 年 12 月 12 日来门诊就诊。痛苦面容，主诉 1 年前因吵架生气后诱发脑鸣，失眠，严重时彻夜鸣响整夜无眠，遇劳累，或情志变化，脑鸣加重，TCD 示脑动脉硬化。口干，大便干，脉弦，舌质红，苔黄厚。血压 160/100mmHg。中医诊断：脑鸣（肝阳上亢）。西医诊断：动脉硬化。治疗：按上述治疗方法主穴加太阳、太冲、内庭。每日 1 次，共治疗 6 个疗程。在治疗 4d 后患者诉脑鸣症状有所减轻，夜间熟睡时间延长，随治疗深入，症状日益减轻，治疗 6 疗程后，脑鸣消失，并无复发。

5　体会

无论是祖国传统医学，还是现代医学，都很少论述脑鸣，也没有明确的治疗原则，患者就诊只能够凭借影像学或其他检查及医者的经验初步给予脑动脉硬化，脑供血不足诊断或者脑神经官能症的诊断，在中医则可辨证诊断。究其原因，按现代医学理论，多因脑部供血不足，导致大脑缺血缺氧，或者因为大脑神经调节系统紊乱，致血液供应不利。采用针刺头部穴位，特别是完骨、风池、天柱，有助于改善椎基底动脉供血[2]。按祖国传统医学，脑鸣病变部位主要在脑，其病因病机主要是由于虚、火、风、痰、气、血等在一定条件下互相影响、互相作用的结果，影响了脑部运神调神的作用，神则不能正常导气，从而导致了脑鸣的发生，因此针刺治疗以头部穴位为主，治以醒脑开窍调神法[3]。完骨、风池、天柱为醒脑开窍针刺法的调神的配穴，再根据中医的辨证治疗原则取相关穴位进行治疗。实验已经证实，醒脑开窍针法确有改善血液流变学、抑制有害氧自由基、阻止钙离子内流、提高机体组织器官耐缺氧能力等作用，可能是针刺改善脑鸣取得较好疗效的内在原因。

参考文献

[1] 郭小蓝. 脑动脉硬化症的经颅多普勒诊断及临床分析［J］. 中国医师进修杂志，2006，29（3）：31-32.

[2] 董宇翔. 针刺风池、天柱对椎-基动脉供血不足的影响［J］. 中国针灸，2005，25（12）：

841-843.

[3] 李军．“醒脑开窍”针刺法的理论内涵［J］．针灸临床杂志，2004，20（12）：1-2.

［摘自：长春中医药大学学报，2007，23（1）：43-44.］

Huntington 舞蹈病案

任雪松[1]，张春红[2]，申鹏飞[2]，高翔宇[1]，乔波[1]

1. 天津中医药大学研究生院，天津　300193；

2. 天津中医药大学第一附属医院，天津　300193

患者，男，59 岁，于 2010 年 11 月 1 日就诊。主诉：肢体不自主舞蹈样动作 7 年余，加重半年。现病史：7 年前无明显诱因出现四肢肢体扭动，遂就诊于天津总医院，诊断为 Huntington 舞蹈病。有明显的家族遗传史（其外婆及 2 个兄弟均确诊为此病）。服西药（药物不详）治疗，症状并未见明显改变。2010 年 5 月因四肢肢体及头颈、躯干部均出现扭动症状，于天津环湖医院就诊，头颅 CT 示脑萎缩，心电图、血流变等未见明显异常。诊断同前，神经外科医生告知目前已无药物可改善症状。2010 年 11 月因舞蹈样动作幅度加大，生活不能自理并出现进食困难等症状，遂求治于我院门诊。刻诊：神清，精神尚可，面部表情无明显异常，颈部、躯干扭动，四肢持续不自主大幅度舞动，左侧肩部、肘腕及手指不停地抽动，左腿走路拖地较右侧明显，入睡后发作停止，夜寐安，吞咽障碍，不能进食质地较硬的食物，二便调，舌淡紫、苔微黄，脉弦缓，记忆力相对较好，余神经系统检查未见异常。四诊合参此乃气虚有疲、肝风内动之象。治以镇静安神、平肝息风、疏通经络。取穴：百会、上星、印堂、头维、风池、翳风、合谷、外关、中渚、足三里、阴陵泉、丰隆、悬钟、太溪、承山、太冲。操作：头皮针采用平刺法，余穴均采用直刺法，诸穴均浅刺，采用小幅度（90°）、高频率 120 次/min、捻转补法，每个穴位各行针 1min，留针 30min。因患者自身原因，治疗仅能隔日 1 次。首次针刺前因动作幅度大，会从治疗床上滚下，治疗 5 次后，患者舞蹈样动作减轻，停留在病床上的时间明显增多，行走较前稳定；7 次后自诉可以久坐，但是仍有不自主扭动；2 周后，能较稳定行走，四肢摇摆动作幅度较小，病床上观察到躯干及上肢仅见轻微摆动，下肢排肠肌肌腹时有抽动，诉能亲自穿衣、做饭，且能尝试吃硬质食物；又治疗 1 周，舞蹈样动作基本控制，两腿行走较好，进食亦较前增快，已能生活自理。随访至今，诸症均控制良好。

按语：Huntington 舞蹈病又称大舞蹈病、慢性进行性舞蹈病，是一种常染色体显性遗传病，首发症状是隐匿的不自主运动，常在不自主运动发作以后数年内发生进行性痴呆。本例患者家族史阳性，以不自主运动为主症，尚未出现明显智能障碍，但CT显示有脑萎缩，诊断较为明确。从中医角度分析，此患者中老年起病，主因髓海不足，脑神失养，精血亏虚，筋失所养，虚风内动而出现一系列舞蹈样动作，故采用头部穴位平刺法以补益脑髓。临床中发现浅刺得气后采用轻柔手法刺激具有较好的镇静作用。临床选穴百会、上星、印堂、头维合用，具有醒脑神、益精髓的作用；针刺风池、翳风、合谷、外关、中渚，取其镇静息风、通络之效；足三里、阴陵泉属多气多血的脾胃经穴位，针刺可以健脾和胃、补益后天气血，与承山合用可提高腿部肌肉力量，防止肌肉萎缩；丰隆为足阳明胃经之络穴，可疏通脾、胃表里二经的气血阻滞，有无虚不作眩、无痰不作眩之说，丰隆为治痰要穴，如《备急千金方》云："丰隆主狂妄行，登高而歌，弃衣而走"等等，针刺可以化痰通络，防止痰阻清窍致神明失用；悬钟为髓之所会，太溪、太冲分别为肝肾经腧穴、原穴，因肝肾同源，采用补益之法更增加穴位的填髓益精之效，延缓了痴呆症状的发生。诸穴合用，共奏镇静安神、养血息风通络之功。

［摘自：中国针灸，2011，31（8）：760.］

针刺配合刺络拔罐治疗震颤麻痹87例疗效观察

丁淑强

天津中医药大学第一附属医院，天津　300193

关键词　震颤麻痹；针刺；刺络拔罐

震颤麻痹又称帕金森氏病，是一种常见的神经系统疾病，其病理特征为黑质及黑质纹状体通路变性，神经递质系统平衡破坏。临床表现为肢体震颤，肌张力增高，进行性运动徐缓。笔者采用针刺配合刺络拔罐治疗本病87例，疗效显著，总结如下。

1　临床资料

本组87例，均根据《实用神经医学》[1]制定的诊断标准明确诊断。其中男49例，女38例；年龄最小52岁，最大78岁，平均65岁；病程1个月以内30例，1^+月~1年26例，1^+年~3年21例，3年以上10例。

2　治疗方法

取穴：内关、人中、三阴交、风池、完骨、天柱、合谷、太冲、上星透百会、四神聪、血海、头针舞蹈震颤区、大椎穴刺络拔罐。操作：内关直刺1寸，捻转提插泻法，施术1min；人中用重雀啄手法，以眼球湿润或流泪为度；风池、完骨、天柱以小幅度高频率捻转补法，每穴施术1min；合谷、太冲施捻转泻法，每穴施术1min；余穴均施捻转补法；舞蹈震颤区采用平刺法，间隔1寸施针1枚，以小幅度高频率捻转手法或用低频脉冲电（电流强度1~2mA，频率50~100次/min）留针20~30min。取大椎穴，局部常规消毒后，用三棱针迅速点刺4~6点，闪火拔罐，置5~10min，令出血5~10mL为宜。

疗程：每日针2次，刺络拔罐隔日1次，10天为1个疗程，治疗30天后判断疗效。

3 疗效评定标准与结果

3.1 疗效评定标准将强直、震颤、运动障碍、言语、姿势、步态、面容、皮脂溢出、上肢无摆动和生活自理能力等10种症状、体征程度，参考Webster评级记分评分。每种症状、体征按其程度分为：正常（0分），轻度障碍（1分），中度障碍（2分），严重障碍（3分）。各个症状、体征相加即为总得分。

治疗后总得分较治疗前减少50%以上者为显效，减少11%~50%者为有效，减少10%以下或加重者为无效。

3.2 结果本组87例中，显效32例，占36.78%；有效46例，占52.87%；无效9例，占10.34%。总有效率89.66%。

4 讨论

本病在祖国医学中属颤症，归属肝风、内风范畴。病变机理多系肝肾阴虚，虚风内动；或风火挟痰，气滞痰阻，筋脉失养而成。多为虚实挟杂，本虚标实。其临床表现以震颤为主，阳邪主动，故震颤不能自持当首先责之于阳。阴虚不能制阳，邪盛可以动阳。因此风、火、痰、瘀为标实的具体体现，亦是本病的重要病因。因本病的病机主要责之于阳动。当治阳邪，治从阳经。督脉总督人体一身之阳，大椎为督脉要穴，诸阳之会。故取大椎穴刺络拔罐以祛瘀生新，使血出邪尽，调和阴阳气血，为治标之策。取内关、人中以醒脑开窍、调神导气，风池、三阴交、血海养血柔肝，诸穴共奏调阴阳、和气血、抑风动之效。

参考文献

[1] 何家荣. 实用神经医学 [M]. 天津：天津科技爵译出版公司，1992：235.

[摘自：辽宁中医杂志，2006，33（6）：737.]

针刺九六补泻结合中药自拟方治疗特发性震颤验案 1 则

楚江静[1]，王敏[2]，王季良[2]

1. 天津中医药大学，天津，300193；

2. 天津中医药大学第一附属医院，天津，300193

关键词 特发性震颤；针刺疗法；验案

特发性震颤临床表现主要为手部或头面部、甚至下肢和躯干的震颤或不自主运动[1]，属于中医学“颤证”的范畴，常因年老体虚、情志过极、饮食失宜、劳逸失当或其他慢性病症致使肝脾肾虚损所致，为临床常见病，多发病。王季良教授采用针刺九六补泻结合中药自拟方治疗特发性震颤有特效，现取临床验案 1 则介绍如下。

患者，男，46 岁，2014 年 12 月就诊。主诉：左臂及头部振摇 17 年，加重 10 个月。患者于 17 年前发现头部及左臂不自主振摇，既往有家族病史，一直未给予重视，10 个月前因头部及左臂振摇症状加重，伴有颈部向左侧强制性倾斜，左颈部僵痛，遂就诊于某医院神经内科，头颅 CT 示：右额叶病理性钙化；颈 2-3，颈 3-4，颈 4-5 椎间盘疝。口服奥拉西坦及中药（具体不详）治疗，效果不显著，故来我院针灸科就诊。就诊时症见：神清，精神可，头部及左臂不自主震颤，头部强制性左偏，颈项僵痛，无视物模糊，无眩晕头痛，纳可，寐差，小便调，大便干，舌红、苔腻，脉滑数。体格检查：血压 120/75mmHg，心率 65 次/min，律齐。血常规、尿常规、生化检查、甲状腺功能四项检查均未见明显异常。西医诊断：特发性震颤。中医诊断：颤证-风阳内动型。治疗方法：（1）针刺治疗以镇肝熄风，舒筋止颤，取穴：上星、百会、四神聪、风池（双）、印堂、承浆、内关（双）、合谷（双）、阳陵泉（双）、阴陵泉（双）、丰隆（双）、蠡沟（双）、三阴交（双）、太冲（双）。操作方法：患者取仰卧位，局部皮肤 75%乙醇常规消毒，头面部穴选用 0.25mm×40mm 毫针，上星、百会、四神聪平补平泻，风池穴斜刺向对侧眼角进针 1～1.5 寸，余穴均浅刺即可；四肢部腧穴，合谷、太冲、阳陵泉、丰隆采用九六补泻法之泻法（进针得气后，拇指向后按地、人、天三部每部连续搓 6 次或 6 的倍数），余穴平补平泻，得气后留针 30min，每天 1 次，14 次为 1 个疗程。（2）中药自拟方治疗以镇肝熄风，平肝柔肝，舒筋止颤为主。自拟方：生地 12g，羌活 15g，葛根 15g，生龙骨（先煎）20g，生牡蛎（先煎）20g，菖蒲 15g，郁金 15g，钩藤（后下）10g，当归 10g，地龙 10g，鳖甲（先煎）20g，石决明（先煎）15g，天冬 10g，丹皮 10g，柴胡 10g，赤芍 15g，白芍 15g，牛膝 10g，木瓜 15g，茵陈 20g，川芎 6g，肉苁蓉 25g，甘草 6g。水煎服，每天 1 剂，14 剂为 1 个疗程，每个疗程后再予调药。

初次应用九六补泻法针刺治疗后，患者左臂即停止震颤，只头部仍有轻微震颤，患者自述起针离开后，持续5h未震颤。第1个疗程后，患者左臂及头部震颤的幅度及频率明显降低，颈项僵痛消失，只存在头部左偏症状，大便正常，精神状态良好。

按： 颤证属“风病”范畴，《素问·至真要大论》载：“诸风掉眩，皆属于肝”，孙一奎《赤水玄珠·颤振门》指出：“木火上盛，肾阴不充，下虚上实，实为痰火，虚则肾亏。”指出此病基本病机为肝风内动，筋脉失养。肝肾乙癸同源，若水不涵木，肾虚髓减，脑髓不充，则下虚高摇。其病理性质总属本虚标实。王教授辨证后认为本案为肝阳亢盛，化火生风，扰动筋脉，当镇肝熄风，舒筋止颤，在临证中采用郑氏[2]九六补泻之泻法进行操作，补虚泻实，即刻效果明显。王教授认为九六补泻即刻效果，四组腧穴是关键：四关穴、双侧阳陵泉、双侧丰隆。《灵枢·根结》载：“用针之要，在知调阴与阳，调阴与阳，精气乃光，合形与气，使神内藏。”四关穴通过经络的联系，调和气血阴阳，对头面疾患，发挥着直接的调节作用。《医学纲目》载：“诸痰为病，头风喘嗽，一切痰饮，取丰隆、中脘。”丰隆是足阳明胃经络，有清理阳明经痰浊，升清降浊的功效，针刺阳陵泉对小脑具有兴奋作用[3]，能够协调精细的随意运动。余穴则为补益脑髓、潜阳熄风的常用穴位。另外王教授认为补泻的刺激量对于此病也极为重要。九六补泻法运用泻法时，以六为基数，六及六的倍数为组成单位进行泻法操作，较常规针刺留针加大了刺激量，临床效果尤其是即刻效果更为明显。中药自拟方中，钩藤、龙骨、生牡蛎、石决明镇肝熄风止颤；生地、肉苁蓉、牛膝、生白芍、当归、天冬、鳖甲滋补肝肾之阴，柔肝缓急之意，有助于通便；柴胡、茵陈为肝经引经药，当归、赤芍、丹皮、川芎、木瓜有舒筋止颤之意；菖蒲、郁金开窍豁痰。本患者正直壮年，身体健壮，得病以实证为主，故需镇肝潜阳为主，同时本病实为本虚标实之证，故治疗标证的同时，须补益肝肾之阴，使扶正与祛邪兼施。针刺配合自拟中药汤剂，标本兼治，使气血畅通，故获良效。

参考文献

［1］董艳娟．特发性震颤的研究现状［J］．卒中与神经疾病，2003，10（1）：59-61.

［2］田大哲．郑魁山针法传心录［M］．北京：人民卫生出版社，2011：26.

［3］田丽芳，周诚，陈敏，等．中渚、陵泉穴与脑功能区的关系：功能性磁共振成像研究［J］．中国针灸，2009（7）：561-564.

［摘自：湖南中医杂志，32（12）：111-112.］

针药并用治疗痉挛性斜颈临床观察

李薇薇[1]，武连仲[2]

1. 天津中医药大学，天津　300193；

2. 天津中医药大学第一附属医院，天津　300193

摘要　目的：观察针药并用治疗痉挛性斜颈的临床效果。方法：将30例患者随机分成治疗组和对照组，每组15例。治疗组采用针药并用治疗，对照组采用单纯针灸治疗。结果：临床观察1年，两组治疗后6个月、12个月Tsui评分与同组治疗前比较差异均有统计学意义（$P<0.01$），治疗后12个月与6个月比较差异均有统计学意义（$P<0.01$），即两组治疗后Tsui评分逐渐降低；两组治疗后12个月Tsui评分比较差异有统计学意义（$P<0.05$），结果表明治疗组治疗后12个月Tsui评分降低更显著。结论：针药并用治疗痉挛性斜颈愈显率高于单纯针刺治疗，斜颈患者针刺治疗的疗程较长，需长期坚持。

关键词　痉挛性斜颈；针药并用；针刺

痉挛性斜颈属功能性神经外科中运动障碍性疾病。痉挛性斜颈患者的颈部CT显示，主要痉挛肌肉与对侧同名肌比较呈肥大性改变[1]。痉挛性斜颈的病因主要包括遗传因素、外伤、原发性前庭功能异常等[2]。本研究30例患者中与精神因素有关的占66.6%，患者在早期仅有颈部不适的感觉，同时伴有精神紧张、压力大、烦躁焦虑、情绪波动较大、失眠、乏力等症。随着病情的发展，逐步出现运动失衡，进而发展至运动障碍，导致动作不协调。

1　临床资料

1.1　一般资料

30例患者均做CT检查排除颅内病变，X线检查排除颈椎病；经神经电生理检查发现静息期有广泛运动单元，持续大量运动单元电位（MUP）发放而确诊[3]。随机分为两组，每组15例。治疗组中男4例，女11例；平均年龄（35±11）岁；平均病程（1.71±0.70）年。对照组中男3例，女12例；平均年龄（37±13）岁；平均病程（1.55±0.74）年。两组年龄、性别、病程比较差异无统计学意义（$P>0.05$）。

1.2　研究设计

采用开放性设计，治疗前后自身对照，疗效结果按Tsui量表，疗效按vT/T治疗前之百分比评价（vT=T治疗前-T治疗后）。治疗前、后6个月评价1次，持续跟踪12个月。

2 治疗方法

2.1 治疗组

2.1.1 针刺治疗

严格按照武连仲的针刺手法，选取 0.30mm×40mm 毫针，君穴取“五心穴”，即水沟及双侧劳宫、涌泉。水沟向上斜刺约 45°，采用雀啄泻法，以眼球湿润或头部出汗为度；劳宫、涌泉直刺 17~20mm，采用提插泻法。臣穴取上星透百会、印堂、郄门。上星透百会，行雀啄式进针。印堂要求深度到达鼻根骨。佐穴以颈臂、人迎、丰隆穴为主，局部穴扬刺，先刺经筋结聚之处的中点，主要取外天柱、风池、天容、颈臂、人迎、天鼎等。颈臂穴位于颈三角（锁骨与胸锁乳突肌形成的三角）上 1 寸，平第 4 颈椎棘突。颔厌与局部穴共为使穴。痉挛性斜颈较重者可配风府、哑门、正廉泉。每日 1 次，逢周日休息。

2.1.2 中药治疗

以镇肝熄风汤为底方，其中重用生龙牡各 30g，煅磁石 30g，珍珠母 15g，僵蚕 10g。颈部僵硬较严重者加白芍 45g，葛根 15g，狗脊 15g；痰热盛者加石菖蒲 15g，远志 15g，竹茹 10g；情志抑郁者加郁金 15g，合欢皮 15g。每日 1 剂，煎汤服用，早晚各 1 次。

2.2 对照组

只采用针刺治疗，取穴、操作同治疗组。

3 治疗效果

3.1 疗效标准

痉挛性斜颈的程度根据 Tsui 等分型评分[4]。A 头歪斜程度（0~9 分），扭转和倾斜（0 分为无，1 分<15°，2 分为 15~30°，3 分>30°）；屈曲（0 分为无，1 分为轻度，2 分为中度，3 分为重度）。上述 3 项之和即为 A 的总分。B 头歪斜的时间（0~2 分），1 分为间隙性；2 分为持续。C 肩的抬举（0~3 分），1 分为轻度、间隙；2 分为轻度、持续或重度、间隙；3 分为重度、持续。D 头的震颤或抽搐（0~4 分）程度，1 分为轻度；2 分为重度。时间，1 分为偶尔；2 分为连续。D 总分=程度×时间。总分=A×B+C+D，最大得分为 25 分。

治愈：治疗后评分下降 81%~100%。

显效：治疗后评分下降 51%~80%。

有效：治疗后评分下降 11%~50%。

无效：治疗后评分下降 0%~10%。

3.2　治疗结果

3.2.1　两组治疗前后 Tsui 评分比较

两组治疗后 6 个月、12 个月 Tsui 评分与同组治疗前比较差异有统计学意义（$P<0.01$），治疗后 12 个月与 6 个月比较差异有统计学意义（$P<0.01$），即两组治疗后 Tsui 评分逐渐降低；两组治疗后 12 个月 Tsui 评分比较差异有统计学意义（$P<0.05$），结果表明治疗组治疗后 12 个月 Tsui 评分降低更显著。详见表 1。

表 1　两组治疗前后 Tsui 评分比较　（$\bar{x}\pm s$，分）

组别	n	治疗前	治疗后 6 个月	治疗后 12 个月
治疗组	15	18.47±3.91	10.20±3.14$^{1)}$	4.33±2.13$^{1)2)5)}$
对照组	15	21.00±3.36	12.20±2.43$^{1)}$	7.47±3.20$^{1)2)}$

注：与同组治疗前比较$^{1)}$ $P<0.01$；与同组治疗后 6 个月比较$^{2)}$ $P<0.01$；与对照组比较$^{5)}$ $P<0.05$

3.2.2　两组临床疗效比较

两组愈显率经卡方检验 $P>0.05$，两组间无统学差异。详见表 2。

表 2　两组临床疗效比较　（n）

组别	n	治愈	显效	有效	无效	愈显率/%
治疗组	15	7	5	2	1	80.0
对照组	15	4	4	6	1	53.3

4　讨论

痉挛性斜颈是一种中枢神经系统运动信息处理过程障碍的慢性神经运动疾病，属于肌张力障碍范畴，可表现为局限性肌张力障碍，除部分与药物及遗传等相关外，绝大多数病因不明，目前治疗主要为对症性[5]。针刺治疗痉挛性斜颈，安全并且疗效确切[6-7]，但疗程较长，针药并用通过辨证论治配合中药可改善患者紧张、焦虑、失眠等症状，本病重在调神，神明则制，神寐则安。“心藏神，肝藏魂”，针灸重在清心泻火、通督调神，中药重在镇肝、平肝、养肝、柔肝，同时注意顾护脾胃。故以镇肝熄风汤为主方。针灸取穴中五心穴为君穴，清心泻火，开窍调神。水沟为督脉穴，督脉为阳脉之海，通脑达巅，重泻水沟可通督调神。同时水沟可调理人体一身之阴阳，使阴阳通调，动静有度。脑为清静之府，脑喜灵动，故用雀啄泻法。脑为髓海，居颅内，由髓汇集而成；肾藏精生髓，脑之髓赖肾精滋养。故取劳宫、涌泉。劳宫为心包经荥穴，心包者，代心受邪，取心包经荥穴可清心泻火、醒神开窍。涌泉穴为肾经井穴，“泉者，水自出也”，同时肾经主水，井穴为阴阳经交会之所，可交通阴阳，故涌泉为开窍益阴之穴。二穴配合可开窍调神，交通心肾，水火既济，安神定志。加上局部取穴可开结散聚，使筋脉得以舒展；同时颔厌为少阳经诸穴中至高之处，可通脑府，导神气，使气至病所。中药配合针刺可共奏清心泻火、开窍醒神、养肝柔筋、调整脏腑、标本兼治的目的。

参考文献

[1] 姬绍先，陈信康，周国俊，等．痉挛性斜颈的临床分型和手术治疗［J］．立体定向和功能性神经外科杂志，2004，17（6）：341-344.

[2] 高旭光．痉挛性斜颈的病因及诊治进展［J］．医师进修杂志，2001，24（5）：7-9.

[3] 葛成永．痉挛性斜颈的临床治疗体会［J］．中国针灸，2003，23（7）：385.

[4] 陈嫷，乔凯，江文秀，等．肌电图引导下 A 型肉毒毒素治疗痉挛性斜颈 146 例临床研究［J］．中国临床神经科学，2006，14（2）：175-178.

[5] 郑定逸，邵宇权，胡兴越．痉挛性斜颈 36 例临床诊治分析［J］．浙江临床医学，2002，4（11）：820-821.

[6] 金彦，申鹏飞．醒脑开窍法治疗痉挛性斜颈 1 例［J］．上海针灸杂志，2013，32（1）：55.

[7] 常国良，赵海英，石雁．痉挛性斜颈诊疗进展［J］．现代中西医结合杂志，2008，17（5）：801-803.

［摘自：上海针灸杂志，2015，34（2）：143-144.］

醒脑开窍针刺法配合华佗夹脊刺治疗 C 型多系统萎缩 2 例

程宇，边丽娜

天津中医药大学第一附属医院，天津　300193

关键词　多系统萎缩；醒脑开窍针刺；华佗夹脊刺

多系统萎缩（MSA）是一组原因未明的侵犯锥体系、锥体外系、小脑、自主神经系统的神经系统变性疾病。包括橄榄桥脑小脑萎缩（OPCA）、纹状体黑质变性（SND）和夏伊-德雷格综合征（SDS）3 个亚型，现在统称为多系统萎缩。其中橄榄桥脑小脑萎缩目前诊断为 C 型多系统萎缩。该病临床症状复杂，病例较为少见，治疗困难。近年笔者曾收治 2 例 C 型多系统萎缩患者，运用醒脑开窍针刺法配合华佗夹脊刺治疗，取得了一定疗效，现报道如下。

2 例患者均符合 1998 年 Gilman 等[1]提出 MSA-C 型诊断标准，是以小脑共济失调为主要临床表现，部分伴有植物神经及锥体外系症状和其他神经系统症状体征。并结合患者 MRI 的影像资料为 OPCA 的临床诊断提供有利条件。

1　病案举例

案 1 某患，男，54 岁。主因“行走不稳、语言不清 2 年余”于 2007 年 11 月 24 日入院。患者平素饮酒无度，自 2005 年 8 月份逐渐出现行走不稳，双手笨拙不灵活，阳痿。随后症状逐渐加重，并出现言语不清，记忆力减退等症。曾就诊于多家医院，诊断为橄榄桥脑小脑萎缩，并给予脑细胞活化剂、神经营养药、扩血管药物治疗，及高压氧治疗等，均无明显疗效。入院时患者语言不清，饮水时有咳呛，肢体僵硬感，完成指令动作时间延长，双手精细动作差，写字困难，行走不稳，平衡障碍，旁人扶助下短途行走，上下楼梯困难，记忆力减退，阳痿，小便频数。既往高血压病史6年，痛风史3年。否认家族遗传病病史。查体：双侧指鼻试验不准，跟膝胫试验不稳，轮替试验不协调，Romberg征（+），共济失调步态，无感觉异常。头颅MR提示：脑干小脑萎缩，脑沟增宽。头颅MRI的T2WI像上脑桥具有“十字征”表现。

案2某患，男，33岁，阿曼籍患者。主因“头晕、行走不稳1年”于2008年7月27日以橄榄桥脑小脑萎缩收入本科特需病房。患者1年前无明显诱因出现首发症状走路欠稳，1年来症状缓慢进行性加重。曾于其当地医院就诊效果不显。患者入院时症见头晕，双上肢活动基本正常，双下肢疲劳感，行走不稳，动作迟缓、步基较宽呈蹒跚步态，上下楼梯需搀扶。既往体健，否认家族遗传病病史。专科查体：双侧指鼻试验、轮替试验可完成，双跟膝胫试验欠稳，挫步试验（+），闭目难立征睁眼摇晃，闭眼加重，深浅感觉无异常，病理征及脑膜刺激征未引出。内科查体未见异常。患者MRI显示脑干形态变细，小脑轻度萎缩，未见“十字征”的垂直及水平的高信号影，脑实质无异常信号。经相关检查排除其他疾病。

2 治疗方法

2.1 治则

醒脑开窍，滋补肝肾，疏通经络，补益脑髓。

2.2 取穴

内关、人中、三阴交、下极泉（极泉穴沿经下移2寸，避开腋毛）、尺泽、合谷、委中、风池、完骨、天柱、华佗夹脊穴。

2.3 操作

严格按照醒脑开窍针刺法要求规范操作。患者为仰卧体位，常规消毒。先取双侧内关，直刺0.5~1寸，采用捻转提插泻法，施手法1min；继刺人中，向鼻中隔方向斜刺0.3~0.5寸，用重雀啄法，直至眼球湿润或流泪为度；再刺三阴交，沿胫骨后缘与皮肤呈45°角斜刺，进针1~1.5寸，用提插补法，使患者下肢抽动3次为度；下极泉直刺1~1.5寸，用提插泻法，使患侧上肢抽动3次为度；尺泽曲肘120°取穴，直刺1寸，用提插泻法，使患者的前臂及手指抽动3次为度（案1存在上肢活动不利应用下极泉和尺泽穴）；委中，仰卧直腿屈髋取穴，直刺1寸，用提插泻法，使患者下肢抽动3次为度；风池、完骨、天柱进针1.5寸，施小幅度高频率捻转补法，每穴施术1min，捻转频率为 120r/min。取华佗夹脊穴，从颈 1~腰 5 之穴位，毫针直刺 0.5~1 寸，施捻转补法，留针 30min，可加电针。每日上午予醒脑开窍针刺法治疗，下午要求患者俯卧位，针刺华佗夹脊穴及风池、完骨、天柱。

3 治疗结果

案 1 经过 70 天针刺治疗后患者语言较入院时清晰，饮水已无咳呛，双手精细动作明显改善，可自己穿衣系扣、系鞋带、用筷子等，写字比入院时清楚整齐，绝大多数可被辨认，平衡改善明显，已可独立行走上百米，可自行扶把手缓慢上 10 层楼梯，下 3~4 层楼梯，其余症状基本同入院。

案 2 经过住院 42 天治疗后患者头晕症状已基本消失，双下肢疲劳感明显减轻，行走较前平稳，动作较前敏捷，步基增宽幅度减小约 15cm，可独立上下楼梯 4~6 层，闭目难立征睁眼闭眼摇晃幅度减小。

4 讨论

MSA 为隐袭起病、缓慢进展的疾病。本病目前病因不清楚，多发生在 50 岁左右，临床症状复杂，尤其在疾病早期，与帕金森病等其他神经系统变性病的症状重叠，很难明确诊断。目前国内外治疗方法有限，临床上主要以综合对症治疗、精心护理为主，尚无特效疗法及相应药物[2]

C 型多系统萎缩依据其临床表现特点，属中医学“眩晕”“骨摇”“虚劳”“喑痱”等范畴，从中医病机分析，本病系气血阴阳失调，无以上充于脑，脑髓空虚，神窍失司，窍闭神匿，神不导气，为本虚标实之证。故治疗上予醒脑开窍针刺法配合华佗夹脊刺为主，方中内关为八脉交会穴之一，属厥阴心包经之络，通于阴维，人中为督脉、手足阳明之会，督脉上行于脑，二穴合用具有调神启闭功效。风池、完骨、天柱三穴补益髓海，脑络化生有源。华佗夹脊穴沿督脉左右而刺，具有调节脏腑气血，平和阴阳的作用。余穴可激发患肢经气，疏通经络。诸穴合用旨在开窍启闭，调和气血阴阳，补益脑髓，体现了祖国医学“治病必本于神”的辨证思想。从而获得明显疗效，且无不良反应，说明中医针灸治疗本病具有一定优势，有待临床工作中进一步积累完善。

参考文献

[1] Gilman S, Low PA, Quinn N, et al, Consensus Statement on diagnosis of multiple system atrophy [J]. JNeurol Sci, 1999, 163: 94-98.

[2] 孟志勇，何春艳. 多系统萎缩诊治进展 [J]. 医学综述，2008，14（6）：870.

[摘自：辽宁中医杂志，2010，37（6）：1113-1114.]

醒脑开窍针刺法治疗格林-巴利综合征30例

张轶

天津中医药大学第一附属医院，天津　300193

摘要　目的：观察针刺治疗格林-巴利综合征的疗效。方法：选取格林-巴利综合征患者30例，采用针灸疗法，以醒脑开窍针刺法为主，配合五俞穴、夹脊穴针刺。每周治疗5次，治疗12周。结果：患者治疗后上肢肌力为4.79±0.42级，下肢肌力为4.97±0.56级；四肢肌力均较治疗前提高（$P<0.05$）。结论：针刺治疗格林-巴利综合征的疗效肯定，可在临床推广应用。

关键词　针刺；格林-巴利综合征；临床观察

格林-巴利综合征（GBS）是临床上常见的急性弛缓性瘫痪疾病之一，病变部位主要波及周围神经的髓鞘和轴索。笔者在临床中运用针刺治疗格林-巴利综合征30例，在改善病情和提高肢体肌力方面，收到了较好疗效，现将结果报道如下。

1　临床资料

所有病例均来自天津中医药大学第一附属医院针灸科门诊患者，共30例，均符合格林-巴利综合征诊断标准[1]。30例患者中，男22例，女8例；年龄最小32岁，最大65岁；病程0.6~3.2个月；首次发病者24例，复发者6例。

2　治疗方法

采用针灸疗法。治疗原则：针刺以醒脑开窍针刺法为主，配合五俞穴、夹脊穴。取穴（双侧）：内关，人中，三阴交，尺泽，极泉，委中。操作：内关直刺0.5寸，施捻转泻法1min；人中施雀啄点刺，以眼球湿润为度；三阴交直刺0.5寸，施平补平泻手法1min；极泉原穴沿经下移1.0寸，避开腋毛，直刺1.0寸，行提插泻法，以患侧上肢抽动3次为度；双侧尺泽直刺0.5寸，施提插泻法，以前臂或食指有抽动为度；双侧委中仰卧位直腿抬高取穴，直刺0.5~1.0寸，施提插泻法，以下肢抽动3次为度；留针20min后起针，再取五俞穴（双侧肺俞、心俞、脾俞、肝俞、肾俞）和夹脊穴（从第6颈椎棘突至第二腰椎棘突下旁开0.5寸），针刺手法以捻转补法为主，留针10min。每周治疗5次，治疗12周后统计疗效。

3　疗效观察

3.1　观察指标

以患者肌力提高情况为评价指标：将肌力分为0~Ⅴ级（以0~5分计分，依次递增），0级：完全瘫痪；Ⅰ级：有肌肉收缩而无肢体运动；Ⅱ级：肢体能水平运动，但不能抬起；Ⅲ级：能克服地心引力做主动运动；Ⅳ级：能抵抗阻力运动；Ⅴ级：为正常肌力。主要观察上下肢肌力治疗前后的变化。

3.2 治疗结果

见表1。

表1 患者治疗前后肌力比较 ($\bar{x}\pm s$，分)

肢体	治疗前	治疗后	P
上肢	2.65±0.78	4.79±0.42	<0.05
下肢	3.12±0.67	4.97±0.56	<0.05

4 讨论

格林-巴利综合征以四肢瘫痪为主要临床表现，属于中医学“痿证”的范畴，《灵枢》云：“痿厥，四肢不用”，其病机为湿热浸淫肌肉筋脉，致使气机阻遏，经络气血阻滞，渐成肢体痿软缓。病位多责之于肝脾肾。醒脑开窍针刺法是石学敏院士创立的以“醒脑开窍、滋补肝肾、疏通经络、补益脑髓”为主的针刺大法，疗效确切，其中内关、人中调节脑神，以助恢复，三阴交补肾益精、充养脑髓，极泉、尺泽、委中疏通经络。华佗夹脊穴位于第1胸椎至第5腰椎棘突下后正中线旁开0.5寸处，针刺夹脊穴的作用为调理膀胱经与督脉经气，调理冲任、运行气血，充益脾肾，调理经筋。脊柱与经络有着广泛的联系，诸阳经皆于此交会。故针刺夹脊穴起到调节全身脏腑的作用[2]。中医将痿证分为皮痿、脉痿、筋痿、肉痿、骨痿五痿，分属五脏。根据五脏俞穴主治五脏所主疾病理论，另取五俞穴以通调脏腑，促进恢复[3]。

本临床观察结果显示，运用醒脑开窍针刺法治疗格林-巴利综合征疗效明显，能有效提高患者肌力，改善生理功能和生活能力，且突出了中医手段简便廉验的特点，为治疗该病的一种较好方法。

参考文献

［1］中华神经精神科杂志编委会．格林-巴利综合征诊断标准［J］．中华神经精神科杂志，1994，27（6）：380.

［2］杨艳杰，张丽娟，魏斌．针刺夹脊穴治疗格林-巴利综合征20例日［J］．上海针灸杂志，2010，29（1）：54.

［3］董勤，王萍，仲远明，等．针刺治疗格林-巴利综合征的临床观察及对免疫球蛋白含量的影响［J］．中国针灸，2003，23（12）：10-13.

［摘自：广西中医药，2015，38（1）：45.］

针刺治疗脊髓空洞症

吴雨蒙[1]，郑健刚[2]

1. 天津中医药大学，天津　300193；

2. 天津中医药大学第一附属医院，天津　300193

摘要　导师郑健刚博士临床上采用针刺夹脊穴，两侧膀胱经排刺，针刺百会、印堂、曲池、外关、合谷、上八邪、气海、关元、中极、大巨、水道、归来、足三里、阴陵泉、阳陵泉、三阴交、太冲、阿是穴，在感觉异常点配合刺血拔罐等方法，治疗脊髓空洞症，使患者自觉症状及临床体征明显好转，生活质量显著提高。

关键词　脊髓空洞症；针刺；穴，百会；穴，印堂

脊髓空洞症是一种慢性进行性脊髓退行性病变，病理特征是脊髓内有空洞形成及胶质增生，常好发于颈髓[1]。典型的临床症状为病变节段分离性痛温觉丧失，以及病灶支配区的肌肉萎缩与营养障碍[2]。病因尚不明确，可能与先天性发育异常、先天性血管疾患、脑脊液动力学异常及外伤等有关，也可继发于脊髓损伤、脊髓出血等[3]。目前尚无满意的治疗方法。导师郑健刚博士在临床上采用针刺治疗本病，疗效较好，现举例介绍如下。

1　病案举例

边某，女，27 岁，公司职员，患者于 2010 年 3 月起病，发病前有受风着凉为诱因，先感双手麻木无力，呈进行性加重，进而双下肢无力，行动困难，局部温觉、痛觉迟钝，肩背部自发性疼痛，夜间无法安睡，小便频数，平均 10min 左右 1 次。先后去北京等地医院诊治，确诊为“脊髓空洞症”，予对症治疗效果不佳。4 个月前来门诊就诊，初诊时双下肢温觉、痛觉明显减退，触觉存在，不能行走，小便频数，肩部及脊柱两侧有自发性疼痛点，其处肌肉僵硬，夜晚疼痛加重，不能安睡，手部僵硬，肱二头肌、肱三头肌反射均减弱，膝反射消失。舌质红，苔少，脉细涩。治以舒筋活络，补肾益髓。针灸选穴：夹脊穴，两侧膀胱经排刺，针刺百会、印堂、曲池、外关、合谷、上八邪、气海、关元、中极、大巨、水道、归来、足三里、阴陵泉、阳陵泉、三阴交、太冲、阿是穴，诸穴采用补法，留针 30min。在感觉异常点配合刺血拔罐（用三棱针散刺后拔罐 10min，少量出血，一般在 5~7mL）。隔日 1 次，10 次为 1 疗程。经针刺治疗患者逐渐好转，针刺 4 次后可行走；8 次后尿频症状明显好转，2 次小便间隔 1h 以上；1 个疗程后，患者自发疼痛减轻，夜晚可安睡；2 疗程后，患者自觉症状和临床体征基本消失，小便次数达到正常。

2 体会

脊髓空洞症属慢性退行性疾病，属于中医“痿证”范畴。其病因病机为肾藏先天之精，主骨生髓。若父母精血虚衰，先天之气未充，胎元失养，以致先天不足，髓海失充是本病发生的根本原因。先天之精赖后天水谷之精奉养资助，生生不息。若脾胃虚弱，精血津液生化不足，则脊髓肌肉失养，产生肌肉萎缩，肢体不用。“肝藏血，主筋”，若肝肾精血不足，筋骨失于濡养，则出现肌肉瞤动，关节屈伸不利。“阳气主动”督脉为阳脉之海，统领一身阳气。若督阳匮乏，温煦推动无力，气血运行不畅，络脉瘀阻，则出现“不通则痛”。因此在治疗上应在重视补肾的同时，注意肝脾等脏腑及督脉的调补。

针刺夹脊穴对神经、生殖、泌尿等系统的疾病疗效较好并可扩张微血管，改善局部循环，增加血流量，改善脊髓的营养以促进恢复。膀胱经是改善脏腑功能及排毒的重要经脉，同时可调整膀胱功能，对症治疗小便频数的症状。同时其上的肝俞、肾俞为滋补肝肾的要穴。百会为督脉穴，为各经脉气会聚之处，故能通达阴阳脉络，连贯周身经穴。印堂穴虽属于经外奇穴，但实位于督脉循行路线之上，针刺印堂穴，可推动督脉气血的运行，与百会相配，对调节机体的阴阳平衡起着重要的作用。曲池为大肠经合穴，外关为三焦经络穴，八脉交会穴（通于阳维脉）可补阳益气，治疗上肢痿痹。合谷为大肠经原穴配合上八邪治疗手部僵硬，避免手部肌肉萎缩。气海、关元、中极、大巨、水道、归来，其中中极为膀胱募穴，任脉与足三阴之会，九穴配合使用益气升阳，分利固涩，以治疗小便频数。“治痿独取阳明”，故取足三里、大巨、水道、归来、曲池、合谷。阴陵泉为脾经合穴，健脾益肾，阳陵泉为胆经合穴，筋会；太冲穴为肝经的输穴、原穴，3 穴配合治疗下肢痿痹不用。太冲穴调气血，强肝益肾培元，配合合谷有气血双补之功，四关穴合用补益气血，壮肌治痿。诸穴合用疏通经络，调和阴阳，补脾益肾，养血柔筋，标本兼治，使患者的自觉症状和临床体征明显好转，改善了患者的生活质量，取得了较好的疗效。

参考文献

[1] 李红霞，平阳．益髓灵胶囊配合针灸治疗脊髓空洞 98 例［J］．辽宁中医杂志，2005，32（8）：790-791.

[2] 王殿华．龟鹿益髓胶囊配合针灸治疗脊髓空洞症 60 例［J］．中医杂志，2007，48（6）：530-531.

[3] 陈心智，阎德凤．脊髓空洞症证治［J］．吉林中医药，1996（2）：29-30.

［摘自：长春中医药大学学报，2012，28（2）：296-297.］

针刺治疗进行性脊肌萎缩1例

吕琦[1]，张春红[2]，李军[2]

1. 天津中医药大学研究生院，天津　300193；

2. 天津中医药大学第一附属医院，天津　300193

关键词　针刺；醒脑开窍；进行性脊肌萎缩；医案

患者，男，69岁。2012年6月18日就诊。四肢无力12年，近日加重，伴声音嘶哑月余。患者于2000年1月无明显诱因突然出现四肢、颈项无力伴语言不清，就诊于天津第二中心医院，颅脑CT示未见出血，考虑脑梗死，经治疗数月后症状无改善。遂转至我院针灸科，由李军教授收入院。查双侧指间肌、大鱼际肌、小鱼际肌、岗上肌萎缩，肌电图示下运动神经元损伤，诊断为运动神经元疾病，予针灸为主对症治疗。患者病情好转后出院，偶因季节变更，症状时有加重，间断行针刺治疗，病情平稳。2012年5月患者四肢无力较前加重，出现声音嘶哑，于我院住院治疗后转至门诊。症见神清，精神可，声音嘶哑，抬臂无力，步行10min即觉乏力，纳可，寐安，二便调。舌淡，苔薄白，脉弦细。查体见岗上肌、大鱼际肌、小鱼际肌、指间肌萎缩，感觉正常，生理反射存在，病理反射未引出。肌电图示双正中神经、尺神经受损，右舌肌可见少量纤颤电位；颅脑MR示右小脑区点状软化灶。既往糖尿病病史数十年，具体用药不详，现自服格列本脲片1片，每日1次；有磺胺过敏史。西医诊断为进行性脊肌萎缩，中医诊断为痿证，证属气虚血瘀。治拟调督振阳，醒脑调神。主穴取内关、水沟、极泉、尺泽、风池、夹脊穴；配穴取百会、印堂、神庭、肩井、天宗、肩髃、臂臑、曲池、手三里、外关、合谷（鸡爪刺）。隔日治疗1次。经治疗1个月后患者四肢力量逐渐增加，抬臂、步行均不费力；2个月后四肢肌力基本恢复正常，说话音量逐渐增大，岗上肌、大鱼际肌、小鱼际肌逐渐丰满；3个月后状态平稳，遂停治疗，遗留岗上肌、指间肌轻度萎缩，声音略嘶哑。

按　进行性脊肌萎缩属下运动神经元疾病，临床表现为无力和肌萎缩而无锥体束征。通常起病隐匿，进展缓慢，病程可长达10年以上，晚期可演变成肌萎缩侧索硬化，最后因呼吸肌麻痹或肺部感染而死亡。本病属中医学五痿证中“肉痿”范畴，其病机为脾气受损，督阳不振，肌肉四肢失其濡养，故出现肌肉萎缩，痿软无力。石学敏院士创立的“醒脑开窍针刺法”旨在通过调神来调节全身机能，则神旺而效速，配百会、印堂、神庭共奏调神醒脑之功。督脉主行于后背正中，入属于脑，别络挟膂（此指脊肌）上项，总督诸阳，为阳脉之海，故取夹脊穴调整督脉阳气。“治痿独取阳明”，阳明为多气多血之经，故取肩髃、臂臑、曲池、手三里、合谷，配以局部肩井、天宗以调和气血。本病目前尚无根治之法，适当的针刺治疗可能缓解临床症状，改善患者的生活质量，甚至延缓疾病的进展，值得临床进一步探究。

［摘自：上海针灸杂志，2013，32（2）：143.］

针刺治疗胸腰段脊髓髓内海绵状血管瘤固有疼痛1例

高翔宇[1]，张春红[2]

1. 天津中医药大学，天津　300193；

2. 天津中医药大学第一附属医院，天津　300193

关键词　胸腰段脊髓；髓内血管瘤；疼痛；针刺；穴，足三里；穴，血海；医案

胸腰段脊髓髓内海绵状血管瘤临床上比较少见，手术是目前比较认可的治疗方法。但有部分患者手术并不能解决其原有症状，如肢体的疼痛症状。笔者采用针刺疗法对1例手术后依然存在肢体症状的患者进行治疗，效果良好，报道如下。

1　病案举例

张某，男，24岁，右下肢大腿前外侧痛5年，伴足麻不适4年。患者述2005年因右大腿前外侧疼痛而进行多种检查，后查胸MR，发现胸腰段存在异常占位，诊断为脊髓髓内海绵状血管瘤。2006年于北京天坛医院进行手术根除治疗。术后右大腿前外侧疼痛未缓解，并出现右足凉麻，以右足大指为甚，疼痛从中午始，午夜为重，痛时以伏兔至风市穴之间某部感觉异常为始，后渐痛重，至股骨大转子水平以下止。严重影响睡眠、作息。服用芬必得可缓解。从2006始至今，多方治疗未效。2010年8月24日就诊于高血压门诊（天津中医药大学第一附属医院），诊见神清，精神可，腰背部手术史，可见一陈旧性创伤疤痕，面积约3cm×10cm，右下肢大腿前外侧疼痛，右足自觉凉麻，病理反射未引出，生理反射存在，右足指皮温略低于左侧。右上肢血压：129/82mmHg，左上肢血压：122/78mmHg，饮食良好，二便正常，服药后寐尚可，舌红有瘀点，舌下络脉紫暗，脉弦。治疗：主穴：醒脑开窍针法。辅穴：足三里、血海、胸腰段背腧穴排刺。使穴：患足足尖、八风、涌泉、阳陵泉、环跳，局部刺络拔罐和电针交替应用。针刺当天即痛止，停服芬必得，针后第3天夜间疼痛偶作，持续时间极短。为巩固疗效，连续针刺1个月，痛除告愈。随访半年未复发。

2　讨论

髓内海绵状血管瘤的病例比较少见，目前对其治疗主要采取手术治疗。通过国内外的一些学者报道显示一些患者经过手术治疗对其固有症状改善不理想，例如，

疼痛症状等。此例患者便是1例手术对疼痛症状改善不明显的病例，患者主诉为右大腿前外侧疼痛，术后不但疼痛未缓解，反出现右足凉麻感，多方治疗无效。给患者带来巨大的痛苦。经针刺治疗3次此症状便缓解甚至消失，针刺效果显著。中医的疗效在于辨证。血管瘤的病机在中医学中认为多是先天禀赋不足，后天因邪侵入，邪与气血搏结于脉，瘀滞而成。对于髓内血管瘤的病因病机缺乏相关论述记载。而髓内血管瘤固有疼痛症状的中医治疗报道目前更为少见。结合本例患者的症状，与《内经》中记载的痛证、痹证、《金匮要略》中的脑卒中等病有相似之处。如《素问·举痛论》曰："寒气客于背腧之脉，则脉泣，脉泣则血虚，血虚则痛。"《素问·痹论》"痛者，寒气多也，有寒，故痛也。"《金匮要略·中风历节病脉证篇》"邪在络，肌肤不仁"。从病因上看，本例患者为先天禀赋不足，致使瘀血与邪搏结于背腧之脉，后又因手术伤损背部脉络，渐而经络瘀阻，不通则痛。上不通，则下不荣，不荣则麻凉。治病求于本，运用醒脑开窍针法醒神导气，安神除痹。兼刺足三里、血海、腰背腧穴滋补气血，濡养先天，疏经祛瘀，通络除痛。电针患处经筋或拔罐刺络，宣局部之气血，导下行诸经气于受邪部，共起祛瘀、通络除邪之效。刺患足足尖、八风、涌泉导气血于足，清足之顽麻。再刺患侧环跳、阳陵泉沟通精气于足并其主治一身痹痛、顽麻。醒脑开窍针法及背腧穴先刺，《灵枢·周痹》中有云"痛从下上者，先刺其上以过之，后刺其下以脱之"，刺络拔罐和电针亦从此法。背腧穴用补法，痛处用泻法。血海、足三里、患足足尖用补法，患足涌泉、八风用泻法。《灵枢·刺节真邪》曰"用针者，必先察其经络之实虚……一经上实下虚而不通者，此必有横络盛加于大经，令之不通，视而泻之，此所谓解结也。"因患者大足指麻甚（属足太阴所过），故其不足，用补法；则涌泉（足少阴所属）、患足八风盛（足三阳经所属过），因此用泻法。阳陵泉、环跳平补平泻。以沟通经脉。此针刺处方是从本病病因病机所出，故能效如桴鼓。

[摘自：长春中医药大学学报，2011，27（6）：982-983.]

"补脾益肾，固本培元"法针刺治疗肌萎缩侧索硬化1例

袁彩林[1]，申鹏飞[2]

1. 天津中医药大学，天津 300193；

2. 天津中医药大学第一附属医院，天津 300193

关键词 肌萎缩侧索硬化（ALS）；补脾益肾；固本培元；针刺

肌萎缩侧索硬化（amyotrophic lateral sclerosis，ALS）是常见的运动神经元疾病，

以慢性隐匿起病、逐渐加重为特点，兼有上、下运动神经元损害的表现，肌无力、肌肉萎缩、肌束颤动同时存在，发病机制尚不明确[1]。中医学依据其临床表现，将之归属于“痿证”范畴，病机可概括为脾肾亏虚，笔者以“补脾益肾，固本培元”为基本治则，采用针刺治疗肌萎缩侧索硬化1例，疗效满意，现报道如下。

1 病例介绍

患者，男，49岁，主诉：四肢肌力减退十余年，于2014年5月来本院就诊。患者自述10年前开始出现肌无力等症状，由右上肢逐渐波及左下肢，有家族遗传史。体格检查：患者行走困难，右上肢肌肉萎缩，肌力3级；左下肢肌肉萎缩，肌力3级，肌张力降低；腱反射减弱，病理反射阴性。患者胸闷憋气，纳眠可，口干，二便调，舌胖大，舌质暗红苔白，脉细弱。中医诊断：痿证（脾肾亏虚证）；西医诊断：肌萎缩侧索硬化。中医治疗原则：补脾益肾，固本培元。予针刺治疗，取穴处方：手阳明经穴合谷、阳溪、偏历、温溜、手三里、曲池、手五里；足阳明经穴髀关、伏兔、梁丘、犊鼻、足三里、条口；双侧血海、阴陵泉、三阴交、太冲、足临泣；足太阳膀胱经五处、承光、通天、络却；神庭、头维、风池、天枢、大横、中脘、下脘。操作方法：选用0.30mmx75mm毫针，阳溪、偏历、温溜、手三里、手五里直刺0.5~1寸，捻转补法1min，得气后留针30min；曲池、合谷予3寸长针强刺激；髀关、伏兔、犊鼻、条口直刺0.5~1寸，提插补法1min，得气后留针30min；血海、阴陵泉、梁丘、足三里、三阴交直刺0.5~1寸，捻转补法1min，得气后留针30min；太冲、足临泣捻转补法1min，得气后留针30min；神庭、头维、风池用3寸长针中强度刺激；天枢、大横、中脘、下脘直刺0.5~1寸，提插补法1min，得气后留针30min。每日1次，疗程为半年。复诊：下肢肌力4级，可以正常行走、慢跑，上肢肌力4级，胸闷、憋气等症状显著改善。仍需继续针刺治疗。

2 讨论

中医将ALS归属于“痿病”范畴，认为病变部位在筋脉肌肉，其病因根本在脾肾。肾为先天之本，主骨生髓，肾精亏虚，骨枯而髓减，大肉劲脱而成痿；脾胃为后天之本，为气血化生之源，并滋养先天，其经脉为多气多血之经，滋养五脏六腑，若脾胃虚损，五脏六腑亏虚，易于发病。故而认为，脾肾虚损是痿证的根源。运用补脾益肾、固本培元法治疗ALS可在中医典籍中探寻到理论依据。《素问·太阴阳明论》曰：“脾病不能为胃行其津液，四肢不得禀水谷气，气日以衰，脉道不利，筋骨肌肉皆无气以生，故不用焉。”说明脾病可致四肢不用。朱丹溪《局方发挥》载：“肺金体燥而居上，主气畏火者也，脾土性湿而居中，主四肢畏木者也。火性炎上，若嗜欲无节，则水失所养，火寡于畏而侮所胜，肺得火邪而热矣。木性刚急，肺受热则金失所养，木寡于畏而侮所胜，脾得木邪而伤矣。肺热则不能管摄一身，脾伤则四肢不能为用，而诸痿之病作。”认识到他脏及脾，致脾伤而成痿。李东垣的《脾胃论·脾胃胜衰论》曰：“大抵脾胃虚弱，阳气不能生长，是春夏之令不行，五脏之气不生。脾病则下流乘肾，则骨令无力，是为骨痿。令人骨髓空虚，足不能履地，是阴气重迭，此阴盛阳虚之症。”上文阐述了脾胃虚弱致痿的机制。又如《景岳全书》云：“元气败伤，则精虚不能灌溉，血虚不能营养，故肌肉痿软无力。”该经文从肾气亏虚论述了致痿的病因，但因肾为先天之本，脾为后天之本，二者相互影响，互为因果，肾气亏虚传变及脾，脾主运化水谷精微，主肌肉四肢，脾气不足，津液气血之源不足，筋脉失于濡养则致痿[2]。从上可知，古代医家很早就认识到脾肾在痿证发生中的重要作用。

此病的发生是因脏腑功能失调，其中与脾、肝、肾关系密切，但尤以脾、肾的功能受损最为重要。本病例运用了阳明经穴的排刺手法，首先，治痿独取阳明，阳明经总会于宗筋，合于阳明，冲脉为十二经脉之海，将来自阳明之气血渗灌溪谷并与阳明会于宗筋，故阳明为之长，阳明虚则筋脉纵，带脉不引，故足痿不用。其次，在康复学治疗中，手足阳明经排刺可刺激相应的肌肉群，增加局部供血量，并且不断地向大脑中枢输入运动、感觉信息，利用联合反应、协同运动等诱发肢体主动运动，促进大脑细胞的功能恢复和重建，并且实现对低位中枢的调控。足阳明胃经为五脏六腑之海，有润养宗筋的作用，而宗筋有束骨利关节之力，故取手足阳明经穴可促进局部气血的运行；另取膀胱经上头部穴五处、承光、通天、络却以及神庭、头维用3寸长针中强度刺激也可使胃经、督脉之气血生化运行，督脉“总督诸阳”，膀胱与肾之经脉相互络属，气血由膀胱经注入肾经，补益肾阴；天枢、大横、中脘、下脘、梁丘调理脾胃，胃经行其津液，四肢得以禀水谷气，气日以盛，脉道流利，筋骨肌肉皆盛。

参考文献：

［1］王心宁．运动神经元病的临床、神经电生理与基础研究［D］．北京：北京协和医学院，2012.

［2］杨克勤．从脾论治运动神经元疾病体会［J］．中医杂志，2011，52（3）：245-246.

［摘自：广西中医药，2015，38（2）：52-53.］

齐刺加浮刺法治疗眼肌痉挛20例

林海平[1]，王伟志[2]，王舒[2]
1. 天津中医药大学，天津　300193；
2. 天津中医药大学第一附属医院，天津　300193

关键词　针刺；眼肌痉挛；齐刺；浮刺

眼肌痉挛是指眼睛周围的肌肉发生不自主的抽搐，往往局限于一侧的上眼睑或下眼睑，严重者可上下眼睑同时跳动，甚至牵扯到口轮匝肌导致同侧的面肌痉挛。我们采用齐刺加浮刺治疗本病20例，现介绍如下。

1　临床资料

选取2010年9月至2012年1月门诊患者20例，其中女16例，男4例；年龄17~72岁；发病时间最短3d，最长半年；上眼睑痉挛6例，下眼睑痉挛13例，上下眼睑同时痉挛1例。

2　治疗方法

2.1　取穴

上眼睑痉挛主穴取下鱼腰（即鱼腰穴下0.1寸），下眼睑痉挛取承泣。配穴取双侧四神聪、合谷、太冲。

2.2　操作方法

主穴采用齐刺加浮刺法，穴位常规消毒后，取3根长40mm毫针，先使针尖在术者押手的指腹上对齐，3根毫针并在一起同时垂直刺入同一个穴位，进针0.1寸，因其刺入皮肤内甚浅，针呈下垂状，犹如挂在面部。进针后不提插、不捻转。配穴均按常规针刺法进针，四神聪采用小幅度高频率捻转补法，合谷及太冲采用捻转泻法，每穴行针1min，然后留针30min。每日1次，10次为1个疗程，疗程间休息1d，2个疗程后统计结果。

3　治疗效果

3.1　疗效标准

治愈：眼肌痉挛完全消失，随访6个月无复发。

显效：痉挛症状基本消失，偶尔发作，仅为眼睑轻微跳动，可自行缓解。

有效：痉挛的发作次数减少，跳动程度减轻。

无效：治疗后痉挛症状无改善。

3.2　治疗结果

治愈6例，占30%；显效8例，占40%；有效4例，占20%；无效2例，占10%。

总有效率为90%。其中1次治愈者2例。

4　讨论

眼肌痉挛在临床上属于常见病种，中医学将其纳入“胞轮振跳”“筋惕肉瞤”等范畴。此病常突然发作，轻者可自愈，重者经久不愈且会影响视力。如不及时治疗，可发展为面肌痉挛，给患者造成极大痛苦[1-2]。

本病多由外感风寒邪气，痹阻筋脉而致筋脉挛急，或年老体弱，肝脾气血亏虚，血虚生风，筋脉失养所致。在治疗上我们选取局部穴位齐刺加浮刺治疗，其用意有二，一是三针齐用加强刺激，促进局部血液循环，濡养筋脉；二是针刺浮浅以引邪外出，熄风止痉。配四神聪以镇静安神止痉；合谷属阳明经穴，为治疗面部诸疾之要穴，可疏通阳明经之气血，有通经活络抑制抽搐作用；太冲为足厥阴肝经原穴、输穴，可疏肝调肝，合谷与太冲配伍称为四关穴，可调和气血、熄风止痉[3]。

据报道，齐刺法主要用于治疗疼痛性疾病[4]，浮刺法则适合浅层肌肉病[5]。而将二者结合起来治疗眼肌痉挛，临床却不多见。我们采用齐刺加浮刺的方法治疗本病，收到满意的效果。本次观察的20例样本中仅有2例无效，两患者均有面神经麻痹病史，经针灸治疗未痊愈，留有轻度后遗症，病程相对较长，可能影响治疗效果。

参考文献

[1] 黄飞红，林秀蓉．耳穴贴压治疗眼肌痉挛［J］．中西医结合眼科杂志，1996，14（1）：33.

[2] 谢衡辉．针刺治疗胞轮振跳35例［J］．上海针灸杂志，2003，22（4）：46.

[3] 万迎晖．远端取穴治疗眼肌痉挛32例疗效观察［J］．上海中医药杂志，2011，45（2）：57，71.

[4] 熊源胤．齐刺法临床运用概况［J］．河北中医，2005，27（2）：153-154.

[5] 殷优长，冉新．《灵枢・官针》的刺法分类比较［J］．上海针灸杂志，2006，25（4）：41-42.

［摘自：上海针灸杂志，2013，32（4）：312.］

透刺法治疗顽固性周围性面瘫眼睑闭合不全临床观察

张元元[1]，高淑红[2]

1. 天津中医药大学，天津　300193；

2. 天津中医药大学第一附属医院，天津　300193

摘要　目的：观察透刺法治疗顽固性周围性面瘫眼睑闭合不全的疗效。方法：55例顽固性周围性面瘫眼睑闭合不全的患者均采取透刺法。治疗1个疗程及2个疗程后观察面瘫整体疗效；治疗前、治疗 1 个疗程及 2 个疗程后，测量用力闭眼后上下眼睑的距离及采用手法肌力检查方法评定肌力。结果：透刺法治疗顽固性周围性面瘫眼睑闭合不全，总有效率为 74.5%；治疗 1 个疗程及治疗 2 个疗程上下眼睑距离与治疗前比较，经配对 t 检验，均 $P<0.05$，提示针刺不同疗程均能减少上下眼睑距离；治疗 2 个疗程上下眼睑距离与治疗 1 个疗程比较，经配对 t 检验，均 $P<0.05$，提示治疗 2 个疗程后上下眼睑距离减少更明显。治疗 1 个疗程及治疗 2 个疗程眼睑肌力与治疗前比较，经配对 t 检验，均 $P<0.05$，提示针刺不同疗程均能提高眼睑肌力。结论：透刺法对顽固性周围性面瘫眼睑闭合不全有明显改善作用。

关键词 针刺；面神经麻痹；透针；眼睑闭合不全

周围性面瘫又称面神经麻痹，是指颈乳突孔内急性非化脓性面神经炎。如治疗 1 个月以上，仍表现为明显口眼歪斜者，为顽固性面瘫[1]，其中眼睑闭合不全是其主要症状之一，针灸一直被认为是有效的治疗方法[2]。笔者对符合诊断的 55 例患者均采取透刺法，并观察其疗效，现报告如下。

1 临床资料

1.1 一般资料

本研究病例均来源于 2010 年至 2011 年天津中医药大学第一附属医院针灸科门诊，其中男 21 例，女 34 例；年龄最小 2 岁，最大 65 岁，平均（35±16）岁；病程最短 30d，最长 90d，平均（55.05±13.88）d。

1.2 诊断标准

采用《神经病学》[3]特发性面神经麻痹或面神经炎诊断标准。

1.3 纳入标准

①符合面神经麻痹诊断；②眼裂较健侧明显增宽；③年龄 2～65 岁；④病程 30～90d。

2 治疗方法

2.1 取穴

主穴取太阳透颊车、四白透目内眦、四白透目外眦、攒竹透睛明（均患侧）。配穴取迎香、下关、地仓（均患侧），颧髎、风池、合谷、阳陵泉、足三里、太冲（均双侧）；伴目干无泪者加照海、申脉。

2.2 操作

常规消毒后，太阳透颊车用长 75mm 毫针，从太阳穴进针，经过颧弓下方透向颊车穴；余穴均用长 40mm 毫针针刺，四白穴针尖方向刺向目内、外眦，攒竹穴针尖方向刺向睛明穴，迎香、下关、颧髎穴直刺，合谷、风池、阳陵泉、足三里、太冲、解溪、行间、照海、申脉穴常规针刺。采用平补平泻法，留针 30min，15min 行针（捻转手法）1 次。每日 1 次，10d 为 1 个疗程。

3 治疗效果

3.1 疗效标准[4]

痊愈：面部所有区域正常。

显效：仔细观察可有轻微功能减弱或联带运动，面部静止时对称、张力正常，上额运动中等，眼轻用力可完全闭合，口轻度不对称。

有效：有明显的功能减弱但双侧无损害不对称，可见不严重的联带运动、挛缩和（或）半侧面部痉挛，面部静止时张力正常，上额运动微弱，眼用力可完全闭合，口明显不对称。

无效：面部静止时不对称，上额无运动，眼不能完全闭合，口仅有轻微运动。

3.2 测定指标

3.2.1 测量用力闭眼后上下眼睑的距离

采用标准软尺测量，单位为 mm。治疗前、治疗 1 个疗程及 2 个疗程后分别评定 1 次，由同一医师进行。

3.2.2 手法肌力检查方法[5]评定眼睑肌力

治疗前、治疗 1 个疗程及 2 个疗程后分别评定 1 次。嘱患者用力闭眼后，由同一医师评定。级别评定参照如下分级。5 级为正常收缩，与健侧对称；4 级为近似正常收缩，与健侧稍不对称；3 级为活动幅度约为健侧的 1/2；2 级为活动幅度约为正常侧的 1/4；1 级为稍有肌肉收缩现象；0 级为无肌肉收缩迹象。

3.3 治疗结果

3.3.1 不同疗程临床疗效比较

经卡方检验，$P<0.05$，提示治疗 1 个疗程总有效率与 2 个疗程比较差异无统计学意义。详见表 1。

表 1 不同疗程临床疗效比较 [n（%）]

疗程	n	痊愈	显效	有效	无效	总有效率/%
1 个疗程	55	1（1.8）	10（18.2）	25（45.5）	19（34.5）	65.5
2 个疗程	55	4（7.3）	15（27.3）	22（40.0）	14（25.5）	$74.5^{1)}$

注：与 1 个疗程比较$^{1)}$ $P<0.05$

3.3.2 不同疗程上下眼睑距离及肌力的比较

治疗 1 个疗程及治疗 2 个疗程上下眼睑距离与治疗前比较，经配对 t 检验，均 $P<0.05$，提示针刺不同疗程均能减少上下眼睑距离；治疗 2 个疗程上下眼睑距离与治疗 1

个疗程比较，经配对 t 检验，$P<0.05$，提示治疗 2 个疗程后上下眼睑距离减少更明显。治疗 1 个疗程及治疗 2 个疗程眼睑肌力与治疗前比较，经配对 t 检验，均 $P<0.05$，提示针刺不同疗程均能提高眼睑肌力；治疗 2 个疗程眼睑肌力与治疗 1 个疗程比较 $P>0.05$，无明显差异。详见表 2。

表 2　不同疗程上下眼睑距离及肌力的比较　($\bar{x}\pm s$)

疗程	上下眼睑距离（mm）	肌力（级）
治疗前	3.16±1.05	2.93±0.84
1 个疗程	3.07±1.2[1)]	3.98±0.81[1)]
2 个疗程	2.98±1.3[1)2)]	3.02±0.87[1)]

注：与治疗前比较[1)] $P<0.05$；与 1 个疗程比较[2)] $P<0.05$

4　体会

周围性面瘫属中医学“吊悬风”“口眼歪斜”范畴。本病多因脉络空虚，风寒之邪乘虚侵袭面部阳明、少阳、太阳经脉，使气血运行受阻，经筋失养，筋肌纵缓不收而发病。现代医学认为本病多因病毒感染引起局部的神经、血管痉挛，导致面神经的缺血、水肿所致。

透刺法可疏通经络，运行气血，激发经气，体现在治疗面瘫方面，可疏通阳明、太阳、少阳经脉气血，调和阴阳，扶正祛邪。攒竹、睛明为足太阳经穴，可散寒通络、祛风明目；四白、颊车为足阳明经穴，足阳明经为多气多血之经，取其可行气活血、扶正祛邪。

太阳穴透颊车穴，刺激了面神经的颞支、颧支、颊支、下颌缘支，改善局部的微循环，从而减轻血液瘀滞，消除面神经水肿，同时也促进神经组织代谢，提高神经兴奋性。四白、攒竹穴位于眼轮匝肌中，刺激局部显效更快。

据近年来文献报道，针灸治疗周围性面瘫总有效率在 90%以上[6-7]，本研究结果显示治疗 2 个疗程总有效率为 74.5%，提示周围性面瘫应及早进行针刺治疗，以免延误病情。

参考文献

[1] 杨兆福，蔡晓刚，周红，等．专病笔谈——面瘫（20）：面瘫的分期治疗及针法要求［J］．中国针灸，2005，25（10）：711-712.

[2] Li SP，Huo GM，Li JD，et al. Therapeutic effect analysis on combined acupuncture and medication for peripheral facial paralysis［J］．J Acupunct Tuina Sci，2011，9（3）：185-187.

[3] 杨期东．神经病学［M］．北京：人民卫生出版社，2005：235.

[4] House JW. Facial nerve grading systems［J］．Laryngoscope，1983，20（4）：220.

[5] 卓大宏. 中国康复医学 [M]. 第2版，北京：华夏出版社，2003：128.
[6] 邓江山，陈章妹，张建明，等. “通脱法”针刺治疗周围性面瘫临床观察 [J]. 上海针灸杂志，2011，30（12）：833-835.
[7] 赵钧，郭巧素，李宁，等. 透刺配合赵氏雷火灸治疗周围性面瘫临床观察 [J]. 上海针灸杂志，2011，30（10）：679-681.

[摘自：上海针灸杂志，2013，32（2）：110-111.]

武连仲教授治疗动眼神经麻痹经验

冯雅娟[1]，武连仲[2]

1. 天津中医药大学研究生，天津　300193；

2. 天津中医药大学第一附属医院，天津　300193

简介　武连仲（1941-），男，天津市人，中国共产党党员，天津中医药大学第一附属医院主任医师，最高学术委员会委员，天津中医药大学教授、硕士研究生导师，1966年毕业于天津中医学院首届6年制中医专业本科，曾任天津中医学院针灸临床教研室主任及脑病科主任等职，1975年总结出“神的生理病理”“中风病机关键”等理论，具有创新性，被广泛应用于临床，从事科研、临床教学40余年，多次被评为市级为人师表先进个人，1988年赴非洲任中国—加蓬友谊针灸按摩诊所所长，该诊所被评为“天津市知名外企”，1992年被选派为“中苏友协中医专家代表团”的针灸专家赴前苏联访问讲学，作为主研者之一的“醒脑开窍针刺法治疗中风的临床研究和实验观察”多次获得国家科委、卫生部及天津市科研成果一、二等奖，“开辟教学新途径，培养针灸新人才”荣获1992年普通高校优秀教学成果、国家级一等奖，“针刺治疗喑痱325例临床及实验研究”获部级二等奖，作为国家“八五攻关”课题的负责人完成的“针刺镇痛的临床及外周机制研究”通过验收，发表了“针刺治疗小儿抽动—秽语综合征156例”“针刺治疗血管性痴呆”等多篇论文，《汉英双解针灸大词典》副主编，还参与编写了《针灸治疗学》《实用针灸学》等20余册著作。

关键词　名医经验；动眼神经麻痹；针刺；医案

动眼神经麻痹是以眼睑下垂、眼球斜视、复视、对光反射减弱或消失、眼球外突等为典型临床表现的常见病。临床上治疗较为棘手，除少数为单纯眼部疾病外，多数均与神经系统疾病有关。如：脑外伤、糖尿病、颅内感染、脑梗死、脑肿瘤等在动眼神经行程中任何部位的病变均有可能出现完全性或不完全性动眼神经麻痹症状，其中外伤性的最不易恢复。目前临床尚缺乏有效的治疗手段，武连仲教授针灸临床40余年，屡起沉病，对本病也有其独特的认识和疗效。

1　病因病机

外感风寒，袭其经络，上犯于目，邪气客于经络；风邪善行，寒主收引，经气不畅；风证表现在眼睛上为斜、吊、窜、戾、展、转、翻、侧八候；因为本病发病突如其来，猝然而至，且临床表现以头项痛、眼歪斜、单侧眼睑下垂、复视为主症，因此属于风证之“真中风”。

五志过极，心火上炎、胃火冲逆，或者肝气横逆，气火冲逆，热极生风，上扰清窍而致。

跌仆金刃，头部外伤，瘀血内停，少阳及阳明经络瘀滞不通，经气阻逆。

气血不足，肝肾阴虚，虚风内动，筋脉失荣，目失所养，眼带弛缓，约束乏力。

2　针刺治疗特点

2.1　选穴及刺法特点

2.1.1　善用巨刺　取健侧巨髎、颌厌。巨刺，九刺之一，《灵枢·官针》谓：“巨刺者，左取右，右取左。”巨刺是根据经络气血，阴阳相贯，左右对应，上下互调而采用的一种选穴方法，由于本病属风邪阻滞，左右颜面眼周局部经气出现了偏盛偏衰，偏急偏缓、偏虚偏实的现象，引起经络气血左右倾移，左盛右虚或右盛左虚。《素问·阴阳应象大论》曰：“邪客于经，左盛则右病，右盛则左病。”此时，采用巨刺法来纠正气血的左右偏盛偏衰状况，从而使其流通趋于平衡统一。

2.1.2　睑缘攀刺　攀刺法是武连仲教授根据毛刺法创研的。嘱患者闭上眼睛，左手固定眼的内外眦，右手持针沿着患侧眼睑的边缘轻轻点刺、不留针。手法要轻柔，针刺力度要均匀，谨防刺伤患者眼球。主要目的是加强局部治疗作用，恢复眼睑司开阖的作用。

2.1.3　循经取穴　根据“经脉所过，主治所及”的原理，选取循行至眼周的太阳、少阳、阳明经穴为主，如：头临泣、曲鬓、瞳子髎、阳白、攒竹、鱼腰、睛明。武教授重视施针的先后顺序，如针刺时先取健侧颌厌、巨髎，以调节全身气机，疏通经脉，调和阴阳，再取患侧穴位，注重正气，扶正祛邪。尤其强调手法和针感，同一穴位不同的针刺方向亦有不同的针感和作用。如：攒竹有 4 种刺法，选用攒竹之交经刺，针尖朝向内下方斜刺向鼻根处，使足太阳膀胱经气交于足阳明胃经，达到贯通两经的作用；武连仲教授发扬“针之要，气至而有效”的机制，开创性的总结出窜、动、抽等针感。如：四白穴要有窜、动、抽针感，针感向眼部放射，使气至病所，疗效大增。

2.2　根据表证的传经时间分期辨证论治

武连仲教授认为西医所说本病的急性期 1~2 周和中医的传经思想是一致的。《伤寒论》中论述了关于外感性疾病的一般传变规律，当外邪侵袭人体时，首先客于太阳经，依次阳明、少阳……至厥阴，传经6天后，第7天病邪不解，由于正气抗邪，再传经1周，所以急性期当属表证。病仍不解，则正不胜邪而内陷入里（正气胜则病解），所以恢复期以后属里证。急性期，表证者以斜刺法针刺双侧风池，配以合谷、阳溪、外关。目的：祛风散邪、疏通经络；急性期后，邪气入里，多取风池、完骨、曲池、中渚、阳溪等。其中，风池针法要改为横刺，并加刺完骨。目的：扶助正气，养血活血，增加局部精血濡养作用。

3 典型病例

患者，女，38岁，2006年底不慎从高楼坠落，伤势痊愈后，遗留头晕头痛，右侧上睑下垂，右眼球向外斜视，不能向上、下及向内运动，复视，瞳孔扩大，对光反射及调节反射消失。曾多方求医无效并就诊于美国著名医生，诊断为原发性创伤性动眼神经麻痹，并告知患者无有效的治疗措施，无法恢复，遂回国寻求针灸治疗。武连仲教授针对患者情况选取上星、百会、健侧巨髎，颌厌，患侧阳白、四白、攒竹、鱼腰、睛明，双侧风池、合谷、阳溪、外关。手法：睛明穴直刺1.67cm，不提插捻转，拔针时按压针孔3~5min，防止出血，此穴与承泣透睛明交替使用；风池向对侧眼球方向刺入3cm左右，捻转泻法；攒竹选用交经刺法；鱼腰均向下斜刺1.67cm；阳白、四白小幅度提插至有窜动抽针感；合谷、阳溪、外关穴用提插泻法。均留针30min，12d为1个疗程，取上穴治疗1个疗程后，右侧眼睑可略睁开，睑裂增大，复视范围减少，眼球向内活动略受限。第2个疗程，风池改为横刺法，并加完骨，眼周穴位不变，远端取穴改为中渚、阳溪、曲池。经过3个疗程的治疗，眼睑开合正常，视物清晰，两侧瞳孔等大正圆，对光反射灵敏，眼球运动基本恢复正常。获愈回国，盛赞中国针灸。

4 结语

动眼神经是人体的第三对颅神经，与滑车神经（Ⅳ）、外展神经（Ⅵ）共同支配眼球运动，同时也有分支作用于提上睑肌和瞳孔。在后天性麻痹者中大多数是单侧的、核下性的，也有一些为核性或核上性，多累及双眼并伴有其他神经系统损害。动眼神经麻痹属中医学“风证”“睑废”“偏视”等范畴。《素问·五脏生成篇》曰：“储脉者，皆属于目。”《灵枢·大惑论》曰：“五脏六腑之精气皆上注于目而为之精，精之窠为眼，骨之精为瞳子，筋之精为黑眼，血之精为络，其窠气之精为白眼，肌肉之精为约束，裹撷筋骨血气之精而与脉并为系，上属于脑，后出于项中。”说明眼睛功能正常有赖于五脏六腑之精气上行灌输，眼睛之所以能视万物，辨五色，审长短与五脏精血充盛、经络通畅是分不开的，故取风池、完骨等穴提升精血，眼周循经取穴可起到疏通局部经气之功效，使气血运行通畅，筋脉得以濡养。同时配合远端取穴，调理相关诸经气血，疏通头面经络，通利眼窍。诸穴配合，标本兼顾，效果满意，值得临床效仿推广应用。

［摘自：天津中医药，2008，25（3）：181-182.］

针刺结合放血拔罐治疗周围型面瘫体会

康岁岁[1]，指导：王重新[2]

1. 天津中医药大学，天津　300193；

2. 天津中医药大学第一附属医院，天津　300193

笔者用针刺结合放血拔罐治疗周围型面瘫急性期取得满意效果，现报道如下。

1　典型病例

李某，男，35岁，2013年2月19日初诊。因晨起漱口漏水，面部紧绷感，右侧耳后疼痛前来就诊。查血压120/70mmHg，右侧额纹变浅，不能皱眉，眼裂增大，眼睑闭合不全，鼻唇沟变浅，人中沟偏向左侧，鼓腮漏气，示齿试验阳性，查颅脑CT未见明显异常，无既往史、家族史。取风池、翳风、百会、四神聪、阳白、太阳、印堂、攒竹、四百、颧髎、迎香、人中、颊车、地仓、牵正、合谷，均为患侧，风池、合谷均为双侧，另取右侧翳风、牵正用三棱针点刺放血并拔罐，留罐10min。针刺，轻刺激，平补平泻，日1次，每次30min。次日耳后疼痛明显减轻，面部紧绷感稍有缓解。针刺治疗1周后，根据具体临床症状随证加减取穴。治疗20天后，症状消失，面部所有区域正常，痊愈。

2　治疗方法

取风池、翳风、百会、四神聪、阳白、太阳、印堂、四白、颧髎、颊车、地仓、牵正、合谷，针刺。另取翳风、牵正穴酌情放血拔罐2~3次。

3　体会

周围性面瘫属中医“口僻”“口眼歪斜”范畴，由正气不足、脉络空虚、卫外不固、风邪乘虚侵入、气血痹阻、脉络失养所致。早期治疗应以祛风为主。翳风性善祛风，有疏风清热、祛风通络聪耳之功。牵正功善祛除面部风邪，疏通面部经络。二穴放血拔罐祛风活络效果更强。但是，对于患有血液疾病或年老体弱及晕血史者应当放血拔罐。针刺结合放血拔罐可有效恢复面部肌肉和神经功能，使面瘫症状尽快减轻或消失。

［摘自：实用中医药杂志，2014，30（1）：80.］

石学敏院士针药结合治疗痛性眼肌麻痹 1 例

许军峰，吕建明，牟蛟，常颖慧，指导：卞金玲

天津中医药大学第一附属医院，天津　300193

关键词　痛性眼肌麻痹；针刺；中药；激素

痛性眼肌麻痹（painful ophthalmoplegia）又叫 Toloas-Hunt 综合征，是发生在海绵窦，眶上裂的特发性炎症，是一种可以缓解和复发的一侧性Ⅲ、Ⅳ、Ⅵ脑神经之一或同时受累，而造成眼肌麻痹，并伴有眼眶部疼痛的一组症状群，是以疼痛发病的全眼肌麻痹；症状容易缓解也易复发。本病属中医学“视一为二”“风牵偏视”“视岐”“目偏视”等范畴。笔者近期收治 1 例痛性眼肌麻痹患者，在石学敏院士指导下，以针刺、中药结合激素治疗，疗效卓著。现报告如下。

1　病例资料

患某，男性，58 岁，主因“右侧眼球后剧烈疼痛伴眼睑下垂 4d”就诊。患者于 2012 年 7 月 28 突然出现右侧牙痛、咽痛、恶心、头晕，右侧眼球后剧烈疼痛、跳痛，右侧偏头痛，自认为上火，口服黄连上清片、藿香正气胶囊，症状未缓解；于 2012 年 8 月 1 日上午在我院眼科检查示泪腺干，眼底、眼压正常；当日下午出现右侧眼睑下垂、眼肌麻痹、复视，眼球后剧痛；于 2012 年 8 月 2 日就诊于第一中心医院眼科考虑眼肌麻痹，予营养神经药物，无明显疗效；于 8 月 4 日，就诊于眼科医院，考虑与眼科无关；同日就诊于总医院神经内科，查颅脑 MRI 示：双筛窦、右蝶窦炎症改变。考虑可能为肿瘤？血管瘤？病毒感染？免疫力下降等，未予确诊。患者病情逐渐加重，右眼睑下垂直至无力上抬。2012 年 8 月 5 日入我院治疗，症见：右眼睑下垂，睁眼不能，右瞳孔轻度扩大，右眼球向下斜视，向上、内、下活动受限，复视，视力下降，左眼 0.6，右眼 0.5；右眼眶深部及右头颞侧剧痛，对光反射、辐辏反射消失，伴头晕恶心，纳可，夜寐不安，每晚口服舒乐安定 4 片，方可睡眠 4~5h，二便正常。既往高血压病、2 型糖尿病病史、冠心病病史。2012 年 8 月 4 日 MRI 示双筛窦、右蝶窦炎症改变。血常规检查基本正常。石学敏院士、卞金玲主任据患者发病情况及临床表现，当即诊断为痛性眼肌麻痹，指出应采用针灸及中药的优势进行治疗，同时配合糖皮质激素治疗。治法：清热解毒、活血散风、清肝明目。针刺取穴：患侧风池、上星、印堂、太阳、上睛明、四白，双侧曲池、合谷、足三里、太冲、光明、三阴交。操作：取患侧风池向眼球方向斜刺 0.5 寸，施捻转泻法 1min；上星、印堂斜刺，进针 0.2 寸，雀啄泻法。上星透向百会，平刺进针 3 寸，平补平泻；太阳向下斜刺 0.5 寸，施捻泻法 1min；曲池、足三里、三阴交施捻转补法 1min；合谷、太冲、光明施捻转泻法 1min；

上睛明直刺0.5寸，不施手法；四白斜刺0.5-1寸，捻转补法1min；诸穴施术后留针20min。中药治法：活血通络、清肝明目。赤芍15g，川芎20g，丹参20g，牡丹皮10g，当归20g，红花15g，黄连10g，鸡血藤30g，菊花20g，穿山甲50g，生地黄20g，石斛20g，桃仁15g，土鳖虫50g，山茱萸肉20g，三七3g（冲）。水煎服150mL，每日1剂。激素治疗：甲强龙80mg入液静滴，逐渐减量，至20mg时改为口服强的松，逐渐减量至停药。经综合治疗，患者球后剧痛于2d后消失，2周后眼球运动灵活，复视消失，视力基本恢复到病前水平，血糖、血压水平基本正常，属临床治愈。

2 讨论

痛性眼肌麻痹临床少见，极易造成对本病漏诊误诊。1954年由Tolosa[1]首先报道1例具有眼眶周围疼痛、同侧眼球运动神经（Ⅲ、Ⅳ、Ⅵ）麻痹及角膜反射减弱的患者；1961年Hunt[2]又报道了6例相似的患者症状数月或数年缓解或复发，包括脑血管造影及手术均未发现海绵窦异常。Smith[3]于1966年将其合称为Tolosa-Hunt综合征，是由海绵窦的非特异性炎症所致，目前病因及发病机制尚不清楚，其典型的临床特点为通常50岁左右起病；多为单侧受累；出现一侧球后和眶周剧烈疼痛；以第Ⅲ、Ⅳ、Ⅵ对颅神经为主的眼肌麻痹，可伴有第Ⅴ对颅神经眼支和上颌支的感觉障碍及角膜反射减弱或消失；有复发缓解的特点，部分患者可遗留有神经功能缺损表现；激素治疗有效；影像学检查示海绵窦区炎症性改变及颈内动脉异常有助于诊断。本例患者58岁，急性发病，辗转于数家医院不能确诊，可知本病极为少见。杨中良等[4]于2002年报道了25例患者，其中仅有8例患者的白细胞升高。本病约2/3患者有典型的影像学表现，另1/3的病例影像学无异常发现[5]。患者病变局限于右侧，有眼肌麻痹的表现，以Ⅲ、Ⅳ脑神经损伤为主，MRI示双筛窦、右蝶窦炎症改变，故可确诊为痛性眼肌麻痹。石学敏院士认为，本病病因为风热毒邪侵袭精明之府，致使气血瘀于眼络，眼部经脉失养，筋肉失摄，从而导致目珠转动失灵、视一为二、眼睑失用。一经发病则治疗应重在祛邪通络，促使气血运行复常，筋肉弛缓有度而使目珠正常转动。故取祛风通络要穴风池以散风邪、行气血、通目络；上睛明、四白位近眼球，可活气血而振奋筋肉功能；印堂、上星透百会具有醒脑安神定志，与太阳穴相处可清利头目。三阴交为足三阴经的会穴，施捻转补法，以滋补肝肾。合谷、太冲开四关，具有调和阴阳，熄风通络之效。风池、光明均为胆经穴，太冲为肝经原穴，三穴配合有清泻肝胆郁热之功效。曲池、足三里为手足阳明经合穴，可疏风散结，调和气血。诸穴合用可达清热、散风、活血、明目的功效。中药方中以活血化瘀之品为主，重用虫类走窜之品，以加强通络之功。糖皮质激素为本病治疗必选之药，故在急性期配合使用，以增强疗效。

参考文献

[1] Tolosae. Periarteritic lesions of the carotid siphon with the clinical features of a carotid infraclinoidal aneurysm [J]. J Neurol Neurosurg Psychiatry, 1954, 17 (4): 300-302.

[2] Huntwe, Meagher JN, Lefever HE, et al. Painful ophthalmoplegia: its relation to indolent inflammation of the cavernous sinus [J]. Neurology, 1961, 11 (1): 56-62.

[3] Mith JL, Tazdald SR. Painful ophthalmoplegia, the Tolosa Hunt syndrome [J]. Am J Ophthalmol, 1966, 61 (6): 1466-1472.

[4] 杨中良，黄鉴政. 25 例痛性眼肌麻痹患者临床分析 [J]. 浙江医学，2002，24 (5): 298-299.

[5] 覃绍超. Tolosa-Hunt 综合征的临床及影像学表现 [J]. 四川医学，2006，27 (12): 1238-1239.

[摘自：中国中医急症，2013，22 (7)：1167-1168.]

王季良治疗顽固性三叉神经痛验案

潘威光[1]，傅立新[2]，王季良[2]

1. 天津中医药大学，天津 300193；

2. 天津中医药大学第一附属医院，天津 300193

关键词 三叉神经痛；清肝泻火；通络止痛；针刺；

徐某，女，54 岁。2010 年 8 月 13 日初诊。患者 2 个月前无明显诱因引起右侧面部疼痛，呈阵发性刀割烧灼样痛，以上下唇、鼻翼以及口角处为甚，发作时面部肌肉抽搐，痛苦时欲死，吃饭、说话、刷牙及漱口时骤然诱发，曾多处求医并做过多种检查，均未发现器质性病变，自诉曾服用卡马西平、苯妥英钠等药物治疗，水针、射频及针灸治疗后效果都不显。刻见右侧面部疼痛，连及牙齿及下颌，颊部有明显扳机点，心烦易怒，大便干结，舌红，苔薄黄，脉弦数。西医诊断：三叉神经痛（第Ⅱ、Ⅲ支）；中医诊断：面痛，证属肝火上炎。治则：清肝泻火，通经止痛。取穴：头部上星、百会；右侧四白、迎香、承浆、颊车、颧髎、下关、翳风、风池、合谷、外关、中渚、足三里、阳陵泉、三阴交、照海、太溪、太冲、行间、足临泣；左侧合谷、外关、足三里。操作：四白穴斜刺入眶下孔 0.5 寸，承浆、颊车斜刺，方向向左。余穴直刺，上星、百会平补平泻，余穴用毫针泻法刺后留针 30min。中药：柴胡 10g，陈皮 10g，炒薏苡仁 10g，香附 6g，赤芍 10g，蒺藜 10g，白芷 10g，地龙 15g，金银花 10g，苦丁茶 10g，延胡索 15g，藿香 10g，牡丹皮 10g，葛根 10g，六一散 6g，水半夏 10g，4 剂，水煎服，日 1 剂。治疗 4d 后疼痛明显减轻，肌肉抽搐消失，情绪稳定，可进行正常饮食。患者不愿服药，继予针灸治疗1个疗程巩固疗效，痊愈。

按：三叉神经痛属于中医“头痛”“偏头痛”“面痛”等范畴。《素问·风论》云：“首风之状，头而多汗恶风，当先风一日则病甚。”因巅顶之上，唯风可及，外感风邪，循经上犯巅顶清窍，肝郁化火，火热风动，风火携痰上扰致清阳不舒。又头为诸阳之会，五脏六腑之精华气血上聚于头，风火痰湿客于经络，气滞血瘀于经络，导致不通则痛。

在针灸治疗上，王师注重将辨证论治和整体观念紧密结合。《灵枢·百病始生》云：“三部之气各不同，或起于阴，或起于阳，喜怒不节则伤脏，脏伤则病起于阴也；清湿袭虚，则病起于下；风雨袭虚，则病起于上，是谓三部。”同时据三部之气将人面部亦作为一个整体分天地人三部，眼裂至发际为天，归属心肺，眼裂至口上唇为人部，归属脾胃，口上唇以下为地部，归属肝肾，以此根据各部病变程度以求之相应经脉取穴进行治疗。本案为三叉神经痛Ⅱ、Ⅲ支，处于面部的地部和人部，归属脾胃肝肾，从而选取脾经三阴交，胃经足三里，肝经太冲、行间，肾经太溪和照海进行治疗，结果效如桴鼓。上星百会同居督脉，督脉总督诸阳，为“阳脉之海’，上星透百会可疏通诸阳经气而止痛。“病在上者，下取之，病在下者，高取之，面口合谷收”，痛在于面，选取上下肢穴位，意在“经脉所过，主治所及”。王师同时认为，一身经脉相贯通，气血周流一身，左右相通，故有牵一发而动全身，虽见局部疾患，取穴施药仍要照顾一身之气血。三叉神经痛的治疗中，常针刺健侧腧穴以平衡阴阳，并且偏用泻法，意在损其有余，补其不足，以疏一身之气，调局部之血，本患者左侧取穴，意在于此。同时在中药上以川芎茶调散配合银翘散加减，辨证施治，针药并用，功效立现。

［摘自：长春中医药大学学报，2011，27（6）：946.］

针刺为主治愈原发性舌咽神经痛1例

罗雄辉[1]，孙嫘[1]，吴敬[2]

1. 天津中医药大学，天津　300193；

2. 天津中医药大学第一附属医院，天津　300193

舌咽神经痛（glossopharyngeal neuralgia）是一种临床不常见的顽固性疼痛，表现为舌咽神经支配区的咽部、舌根部及扁桃体区发作性、针刺样、可放射性疼痛。舌咽神经痛的症状与三叉神经痛相似，容易误诊为三叉神经痛，但其发病率仅为三叉神经痛的0.2%~1.3%[1]。现将以针刺为主治愈的原发性舌咽神经痛1例介绍如下。

患者，女性，47岁，2013年7月11日就诊。主诉：舌咽部阵发针刺样疼痛半年，经西医镇静止痛治疗效果不佳。刻诊：神清，精神欠佳，舌咽部疼痛，心悸，身微热，纳差，夜寐差，小便频、色稍黄，大便稍稀，舌红苔少，脉弦滑数。查体：棉签刺激咽后壁时疼痛加剧，余（-）。颅脑CT未见明显异常。西医诊断：原发性舌咽神经痛；中医诊断：舌痛、咽痛，证属心火上炎，火灼舌窍；采用针刺为主，辅以中药口服治疗以宁心调神。穴取：上星、百会、印堂、舌下，平补平泻法；前廉泉提插补法；少海、大陵泻法；少海穴要求提插使针感放射至小指尖。均留针30min。金津、玉液丛刺法出血约1mL，点刺舌根与舌尖后均不留针。药以黄连泻心汤加减（6剂）。针1次后，第2天求诊时诉疼痛大减，夜寐好转。针药并用1周后，疼痛发作次数减少，疼痛减轻，纳食增加，疼痛夜间不发作时夜寐基本复常，6剂中药后只用针刺。15d后诸症基本解除，继续针刺1周以巩固疗效。随访未复发。

按：舌咽神经痛属中医学“舌痛”“咽痛”范畴，痛症是针灸的优势病种之一[2]，此案例症状及证型典型，在针刺配合中药的双重作用下收效甚好。《素问·至真要大论》载：“诸痛痒疮，皆属于心。”心主神志，疼痛是神乱的表现，《灵枢·本神》载：“凡刺之法，必先本于神。”调神对痛证显得尤为重要。舌为心窍，心火上炎，上灼舌窍故舌咽疼痛。上星、百会为督脉穴，印堂为奇穴，针之可达通督调神之效。实则泻之，大陵为心包经原穴，五行属土，实则泻其子，故能清降心火；少海为心经合穴，提插泻法使串动针感达小指尖，可起通经止痛之功[3]。舌能入能出，通达阴阳，舌窍通利能反映阴阳平和。取前廉泉、舌下穴、金津、玉液以及舌针点刺[4-5]，分别有壮水制火、利关通咽之效和交通心肾、活络利舌之功。金津、玉液穴点刺出血，给火热之邪以出路，可奏“实则泻之，菀陈则除之”之效。《素问·至真要大论》载：“心燥则痛甚，心寂则痛微。”本病案通过以取心经与督脉穴为主，再辅以清心泻火、通利舌窍之穴共奏泻火调神宁心之功，使心火泻，则心神宁，疼痛可止。

参考文献

[1] Rozen TD. Trigerminal neuralgia and glossopharyngeal neuralgia [J]. Neurol Nlin，2004（22）：185-206.

[2] 杜元灏，李晶，孙冬纬，等．中国现代针灸病谱的研究 [J]．中国针灸，2007（5）：373-378.

[3] 唐艳，张欣，武连仲．武连仲教授针刺止痛十二法 [J]．中国针灸，2006（9）：662-664.

[4] 彭建东．武连仲教授学术思想浅析 [J]．中国针灸，2011（7）：631-634.

[5] 彭建东，武连仲．中国针灸妙论技法——针灸大师武连仲教授学术思想及临床特色 [M]．济南：山东大学出版社，2011：8-14.

[摘自：湖南中医杂志，2015，31（3）：113-114.]

针刺配合电针治疗外伤性臂丛神经损伤 1 例

郑颖颖[1]，郑健刚[2]

1. 天津中医药大学，天津　300193；

2. 天津中医药大学第一附属医院，天津　300193

1　病例

患者，女，51 岁，教师。2012 年 06 月 20 日就诊。主诉：右上肢活动障碍 3 年余。3 年前一次外出旅游，因车祸坠入 5 米深的沟中。经抢救后遗留右上肢活动障碍，3 年间进行推拿按摩、药浴等疗法，未见明显效果，后经同事介绍来本院针灸科就诊。查体：右上肢肌肉轻度萎缩，伴有感觉功能减退，活动明显受限，肩关节不能外展，肘、腕关节不能屈伸，不能伸指，远端肌力 0 级，近端肌力 Ⅱ 级。右肩、肘、腕关节正侧位片检查未见骨折。肌电图结果提示：拇短展肌、小指展肌、肱三头肌、肱二头肌、三角肌均有不同程度的失神经电位，有少量运动单位电位存在，电位时限增宽、波幅增高，多相波增多。诊断：右上肢臂丛神经损伤。既往体健。

2　治疗方法

2.1　选穴

肩关节处取穴：肩髃、肩前、肩贞；肘关节处取穴：尺泽、曲池、小海；腕关节处取穴：阳溪、阳池、阳谷；合谷、后溪、右手背 2~5 间取上八邪。

2.2　针刺方法

阳溪与肩髃穴之间排刺；阳池、阳谷两穴分别向肘关节处排刺；尺泽穴与肩前穴之间排刺，小海穴与肩贞穴之间排刺。合谷处取两针，分别刺向拇指、食指方向，余穴均直刺。

患者取左侧卧位，常规消毒，针刺得气后各穴留针 30 分钟，每日 1 次，1 周 5 次。选用华佗牌无菌针灸针，规格 0.25×40mm，在留针过程中，加用电针，选用断续波，电流强度以患者能耐受为宜。

3　治疗结果

治疗 6 周后，患者上臂肌肉萎缩较前好转，针刺觉较前灵敏，肩关节可逐渐外展，远端肌力 Ⅰ 级，近端Ⅳ$^{-}$级。调整穴位，将上臂针刺穴位减少，只选肩髃穴与曲池穴之间排刺。又 1 个月后，患者上臂肌肉基本恢复正常，肩关节可以外展，肘关节可以屈伸。3 个月时，除了手指活动灵活性差，余恢复正常。

4 讨论

外伤性臂丛神经损伤，近年来在现代医学上主要治疗手段是神经移位修复术，手术研究开展较早，术式多样，但疗效不确定，究其原因十分复杂[1]。手术对时机和方式的选择也有严格的要求，术式选择不当或病情判断不清都可能加重对神经的损害。

外伤性臂丛神经损伤在中医学上属“痿证”范畴，由于人体突受暴力，超过其承受的程度，导致筋脉损伤，气血瘀阻，久而久之，肢体筋肉弛缓无力，功能活动障碍。此病例中，结合症状和肌电图结果得出，外伤造成臂丛神经中的正中神经、尺神经、桡神经、肌皮神经、腋神经均有损伤，而以桡神经、尺神经为著。故先进行阳溪穴与肩髃穴之间排刺，是遵循“治痿独取阳明”的原则，阳明经多气多血，主润宗筋，可益气养血、濡养筋肉，针刺阳明经，可使其经脉通畅、

气血调和，促进神经修复。阳池、阳谷、尺泽、小海、肩前、肩贞分别位于腕、肘、肩关节处，乃局部取穴，是“腧穴所在，主治所在”规律的体现，进行相关穴位间的排刺，使得关节与关节之间通过经络相联系，起协同带动作用。在留针过程中加用电针，加速对变性、坏死以及崩解产物的清除，改善局部微循环和神经营养，促进神经组织的新陈代谢，提高神经兴奋性，增强肌纤维收缩力，促进肌肉的收缩、损伤神经的恢复和再生[2]。总之，对于此例治疗时机晚的外伤性臂丛神经损伤，针刺配合电针取得了良好疗效。

参考文献

［1］张豫庆．成人臂丛神经损伤的临床诊治探讨［J］．中国实用神经疾病杂志，2012，15（16）：47.

［2］胡琳娜，邵水金，刘延祥，等．电针治疗周围神经损伤的修复机制［J］．中国组织工程研究与临床康复，2010，14（46）：8662.

［摘自：中国中医药科技，2013，20（6）：583.］

针刺手三阳经穴治疗尺神经麻痹验案1则

王金娜，高其芳

天津中医药大学第一附属医院，天津　300193

尺神经麻痹属于职业性损伤，主要发生于手部长时间紧握工具或器械之类工种者。发病过程先是疼痛和皮肤感觉障碍，其次出现运动障碍及肌肉麻痹或萎缩，常持续数周或数月[1]。笔者采用针刺手三阳经穴治疗尺神经麻痹1例，效果较好，现报告如下。

李某，45岁，因右手及前臂尺侧麻木感7天就诊。查体：右手小指、无名指尺侧、

前臂尺侧皮肤温度觉、触觉消失，麻木感，偶有疼痛，骨间肌、大小鱼际肌前臂肌肉无萎缩，指运动正常，上肢活动不受限，夹纸试验（-），颈椎CT无明显异常，右肘关节正侧位片示：桡骨关节面齿状增生。西医诊断为尺神经麻痹；中医诊断为骨痹。辨证为风寒阻络；治以温阳散寒，宣痹通络。针刺选穴右侧曲池、合谷、偏历、支沟、天井、后溪、腕骨，穴位处皮肤常规消毒后，用无菌30号1.5寸毫针刺入，得气（以手指抽动1次为度）后，行捻转补法，留针30min，每3天治疗1次，治疗1个月后，患者觉右手背部尺桡侧皮肤温度觉、触觉正常，治疗2个月后患者觉右上肢麻木感自近端到远端渐渐消失，皮肤温度觉、触觉恢复正常，未发疼痛，半年随访无复发。

按　《灵枢·刺节真邪》指出："虚邪之中人也，洒淅动形，起毫毛而发腠理，其入深，内搏于骨，则为骨痹。"其意为寒邪内侵，由表入里，由浅入深，聚搏于骨，则为骨痹[2]。其现代研究的病理变化包括局部炎性反应、骨质破损和骨质增生3个方面[3]。本例患者主要是由于右肘管内桡骨关节面齿状增生，压迫尺神经，造成尺神经支配区的感觉障碍，无肌肉萎缩，故中医诊断为"骨痹"，治以温阳散寒，宣痹通络。据气血理论，"气主煦之，血主濡之"，气虚不达四末，则出现肢体麻木、冷痛等，麻木为人体气虚的征兆，针刺阳经穴以温阳补气；据阴阳理论，内外阴阳脉气平和，则肢体功能如常。选取手三阳经穴，扶阳抑阴，平衡阴阳，宣痹通络。曲池、合谷、偏历分别为手阳明经合穴、原穴、络穴。支沟、天井、外关分别为手少阳经经穴、合穴、络穴，后溪、腕骨分别为手太阳经输穴、原穴，通过针刺使得营卫气血流畅，多经之间同时得气，故获满意疗效。

参考文献

[1] 包大鹏，金泽，王玉琳，等．电针配合穴位注射治疗尺神经麻痹26例［J］．针灸临床杂志，2010（9）：39.

[2] 张玉莲，桑希生．浅析历节病与骨痹［J］．医药学报，2011（1）：6.

[3] 胡秋生．火针治疗骨痹机理探讨［J］．辽宁中医药大学学报，2011（9）：18.

［摘自：湖南中医杂志，2014，30（3）：85.］

针刺治疗桡神经麻痹临床疗效及肌电图观察

王敏[1]，吴敬[1]，李银虹[2]，张杰[1]

1. 天津中医药大学第一附属医院，天津　300193；

2. 天津中医药大学，天津　300193

摘要　目的：观察针刺治疗桡神经麻痹的临床疗效。方法：选取桡神经麻痹患者

60 例，采用针刺治疗，治疗 14d 后进行运动功能检查及肌电图检测。结果：60 例患者中，痊愈 36 例，好转 21 例，无效 3 例，总有效率为 95.0%。结论：针刺治疗桡神经麻痹疗效显著，有利于受损神经运动功能恢复。

关键词　针刺；桡神经麻痹；肌电描记术

桡神经麻痹是上肢周围神经损伤中最常见病种，中医学称为“垂腕症”，古称“腕瘫风”。桡神经是臂丛神经中最粗大的一个分支，主要为运动神经纤维，由 C5 至 T1 的神经根组成，分布位置表浅，最易受伤。腋窝拐杖压迫、睡眠姿势不当、局部外伤、肱骨及桡骨骨折、酗酒后、前臂过度运动引起肌腱组织增生，桡返动脉增粗等均可导致该神经受压、麻痹。据报道，螺旋型、斜型骨折中，特别是开放性移位严重者并发桡神经损伤达 23%[1]。笔者采用针刺治疗桡神经麻痹 60 例，并进行肌电图观察，现报道如下。

1　临床资料

1.1　一般资料

本研究以 2012 年 7 月至 2013 年 7 月在天津中医药大学第一附属医院针灸科门诊的桡神经麻痹患者作为研究对象。符合诊断标准并最终完成观察的患者共计 60 例。其中男 38 例，女 22 例；年龄 17~58 岁；病程最短 1 天，最长 12 个月。压迫所致 32 例，骨折引起 10 例，酒精中毒引起 14 例，原因不明者 4 例。

1.2　诊断标准

参照《实用神经病学》第 3 版[2]。①典型的外伤史，如肱骨干中下 1/3 骨折、桡骨小头脱位等；②典型的症状与体位，腕下垂、伸拇、伸指不能；③肌电图检测可明确损伤部位性质。

1.3　排除标准

明确诊断为桡神经完全断裂者不作为观察对象。

2　治疗方法

2.1　取穴

下极泉（极泉下 1~2 寸）、尺泽、臂中、曲池、手三里、外关、合谷、阳溪、阳池、阳谷、C5-T1 夹脊穴。

2.2　操作

穴位常规消毒，选用苏州医疗用品厂有限公司生产的华佗牌 0.30mm×40mm 不锈钢毫针进行针刺。下极泉、尺泽、臂中斜刺或直刺，进针 1~1.5 寸，用提插泻法，使针感传至手指，不留针；曲池、手三里、外关、合谷直刺 1~1.5 寸；阳溪、阳谷斜刺或直刺 0.5 寸；阳池顺腕伸肌向肘部平行透刺约 0.8 寸；C5-T1 夹脊穴斜刺 0.5 寸。穴位针刺得气后留针30min。每日针刺1次，7次为1个疗程。治疗2个疗程后评价临床疗效。

3 治疗效果

3.1 观察指标

3.1.1 运动功能检查

采用1916年美国哈佛大学矫形外科学教授Robert lovett提出的6级肌力分级法[3]。

0级：肌肉完全麻痹。

1级：稍有收缩但不能产生关节运动。

2级：在无地心引力条件下，可使关节运动。

3级：在有地心引力条件下，可使关节运动。

4级：关节运动时能对抗阻力。

5级：肌力正常。

3.1.2 肌电图检测

采用丹麦DANTEC公司生产Keypoint型四导肌电-诱发仪，检查均在屏蔽安静条件下由肌电室专人进行，被检测者放松，室温25℃左右，患者皮肤温度28~30℃。检测指伸总肌募集电位，刺激电极置于肘上桡神经沟处，记录电极置于指伸总肌，用同轴针电极，插入指伸总肌处，观察患者肌肉放松时有无自发病理电位，再嘱其最大用力收缩肌肉，观察募集电位情况。

3.2 疗效标准

参考相关文献[4]，根据桡神经损伤治疗后运动功能检查、皮肤感觉恢复程度评定疗效。

痊愈：无垂腕，指伸总肌肌力4~5级，感觉恢复正常，桡神经所支配的肌肉运动恢复正常。

好转：无垂腕，指伸总肌肌力2~3级，触觉存在，痛觉及两点辨别觉降低。

无效：垂腕，伸指障碍，指伸总肌肌力0~1级，感觉迟钝或消失。

3.3 治疗结果

3.3.1 患者治疗后指伸总肌募集电位检测情况

60例患者治疗后指伸总肌募集电位达到干扰相（其肌力5级）21例，占35.0%；混合干扰相（肌力4级）15例，占25.0%；混合相（肌力3级）12例，占20.0%；单纯混合相（肌力2级）9例，占15.0%；单纯相（肌力1级）3例，占5.0%。由此可见，经针刺治疗后，60%患者指伸总肌肌力达到4~5级水平。

3.3.2 临床疗效评定

结果60例患者治疗后痊愈36例，占60.0%；好转21例，占35.0%；无效3例，占5.0%；总有效率为95.0%。由此可见，经针刺治疗后，95.0%患者指伸总肌肌力达到2~5级水平，桡神经所支配的肌肉运动及感觉功能明显恢复，其中，60.0%患者感觉恢复正常，桡神经所支配的肌肉运动恢复正常，痊愈率达60.0%。

4 讨论

桡神经麻痹属中医学“痿证”范畴，多因局部受压或创伤所致瘀血阻络、筋脉失养，出现肌肤麻木、前臂无力、腕下垂等运动障碍。《素问·痿论》：“治痿独取阳明”，阳明为“五脏六腑之海，主润宗筋，宗筋主束骨而利机关也”，《灵枢·九针论》谓阳明为“多血多气”。本病所选手阳明经穴曲池、手三里及下极泉、尺泽、臂中，为远端取穴，善于激发阳明经气，益气养血通络；手阳明经穴合谷、阳溪及阳池、阳谷、外关，为局部取穴，能够濡养经筋，疏经活络；C5-T1夹脊穴为经验效穴，可通经气、散血瘀，奏“治病求本”之功。

解剖学证实，桡神经的走行分布与手阳明大肠经体表循行相一致，曲池为桡神经干所过之处，手三里穴处分布有桡神经深支，阳溪穴处分布有桡神经浅支及前臂外侧皮神经，合谷穴处分布有桡神经浅支的掌背侧神经。故针刺上述诸穴，可直接刺激桡神经，促进其运动功能恢复，从而取得肯定的临床疗效。研究表明，针刺可以改善局部血液及淋巴循环，促进营养代谢及炎性渗出吸收，从而减轻神经水肿，提高神经肌肉兴奋性，有利于周围神经损伤修复、再生及肌力恢复[5-7]。

本病肌电图检测表明，运动神经传导潜伏期，一般为7ms以下，早期在神经麻痹阶段，可无损害，个别病例可延长至7ms以上。病理电位检测，个别患者早期可出现小的正锐波及纤颤电位，损伤重者则长时间不易消失。早期桡神经运动传导速度正常或稍微减慢，后期可能有桡神经运动传导速度显著减慢，并可获得大量纤颤电位。针刺治疗后，原有病理改变的肌电图随着症状的好转而逐渐恢复正常，病理电位可逐渐减少或消失，失去神经支配的肌纤维重新获得神经支配。

桡神经麻痹多在醉酒后或睡醒时急性起病，且多为单一的周围神经瘫痪，故预防该病，提倡忌酒、正确睡眠姿势及早期针刺治疗，并鼓励患者积极配合患肢康复训练，减少后遗症。本文60例患者中，治愈36例，病程均在3个月内；病程在半年以上者3例，均无效。

针刺治疗桡神经麻痹，起效迅速，疗效确切，费用低廉，值得基层单位及社区应用，其相关治疗方案中取穴的统一性、随机盲法对照试验的应用、诊断及疗效评定标准的制定等，均有待于进一步规范。

参考文献

［1］马丽杰，田洁，罗云绍．肱骨骨折伴桡神经损伤的手术治疗［J］．中国实用神经疾病杂志，2010，13（13）：86-88.

［2］史玉泉，周孝达．实用神经病学［M］．上海：上海科学技术出版社，2004：300-301.

［3］石美鑫．实用外科学［M］．第7版，北京：人民卫生出版社，2006：625-627.

［4］蔡斐．针刺治疗桡神经麻痹30例临床观察［J］．四川中医，2011，29（12）：113-114.

［5］郑铜铃，张维．不同频次针刺治疗早期特发性面神经炎疗效观察［J］．上海针灸杂志，2013，32（3）：185-186.

［6］邱金，查炜，柳瑞梅．针灸治疗神经根型颈椎病研究［J］．长春中医药大学学报，2011，27（6）：985-986.

［7］杨翊，周光涛，张德清，等．针刺加中药辨证治疗Hunt面瘫疗效观察［J］．上海针灸杂志，2011，30（10）：682-683.

［摘自：上海针灸杂志，2015，34（4）：343-344.］

针刺单刺穴治疗坐骨神经痛40例

刘媛越

天津中医药大学第一附属医院，天津　300193

摘要　目的：观察针刺单刺穴治疗坐骨神经痛的疗效。方法：将80例患者随机分为治疗组40例，取单刺穴，对照组40例，传统循经取穴治疗。结果：治疗组总有效率95%，对照组总有效率83%（$P<0.05$）。结论：针刺单刺穴可以疏通经脉，调和气血，祛邪通络，同时还可以避免直接刺激患部诱发疼痛。

关键词　坐骨神经痛；针刺疗法；经验穴

2005~2007年，针刺单刺穴治疗本病40例，报道如下。

1　临床资料

观察病例来自门诊，随机分为治疗组40例，男性27例，女性13例；发病年龄19~61岁；病程最短1d，最长22d。对照组40例，男性28例，女性12例；发病年龄22~58岁；病程最短者1d，最长者30余d。两组一般资料比较经统计学处理无显著性差异（$P>0.05$），具有可比性。符合国家中医药管理局《中医病症诊断疗效标准》“痹证”诊断标准：①疼痛位于坐骨神经分布区内并沿其通路放射。②在坐骨神经通路上的腰椎旁点、骶髂点、腘点、腓点、外踝点有压痛。③直腿抬高试验阳性。临床X线或CT检查符合坐骨神经痛的表现。

2 治疗方法

2.1 治疗组

取单刺穴（经验穴，位于上肢尺骨小头与尺骨鹰嘴连线近端 2/3 与远端 1/3 交界处）。针刺方法：患者站立位，取对侧单刺穴（右病取左，左病取右），针尖沿尺骨下缘进针，垂直进针 1.5 寸，得气后施雀啄泻法，使针感沿前臂向远端放射至手部，边行针边令患者活动患下肢，最好使其保持引起疼痛最明显的体位，留针 20min。

2.2 对照组

循经取大肠俞、肾俞、秩边、承扶、委中、承山、昆仑、环跳、阳陵泉、悬钟等穴同样采取泻法，得气后留针 20min。两组患者均隔日针刺治疗 1 次，7~10 次为 1 疗程。观察治疗 1~2 疗程后统计疗效。

3 疗效标准

临床治愈：疼痛完全消失，直腿抬高试验阴性，劳累或天气变化无反应。显效：疼痛基本消失，直腿抬高试验阴性，劳累或天气变化有反应。好转：疼痛明显减轻，直腿抬高试验阳性欠满意，劳累或天气变化有明显反应。无效：疼痛无改善。

4 治疗结果

4.1 治疗组

40 例治愈 24 例，显效 10 例，好转 4 例，无效 2 例，总有效率 95%。

4.2 对照组

40 例治愈 16 例，显效 6 例，好转 11 例，无效 7 例，总有效率 83%。经卡方检验，治疗组总有效率与对照组比较有显著性差异（$P<0.05$），治疗组优于对照组。

5 讨论

坐骨神经痛属于中医“痹证”范畴，究其病因、病机，多因阳气不足，卫外不固，风、寒、湿之邪客于经络；或因跌仆闪挫损伤经络，二者均致气血运行不畅，气滞血凝，不通则痛。治疗以祛邪通络为法[1]。祖国医学认为太阳经居表，犹一身之藩篱，最易被邪侵袭。又因足太阳膀胱经“夹脊抵腰中，入循膂……。其支者，从腰中下挟脊贯臀，入腘中……。其支者，过髀枢（臀部环跳穴属足少阳经），循髀外从后廉（大腿外侧），下合腘中，以下贯腓内，出外踝……”所以确定坐骨神经痛主要为足太阳膀胱经为病，传统针刺治疗多循膀胱经取穴。而本治法所取单刺穴，根据其定位应属手太阳小肠经，小肠经与膀胱经属同名经并于睛明穴相接，同名经在生理上相互联系，病理上相互影响，所以针刺单刺穴同样可以疏通经脉，调和气血，祛邪通络，同时还可以避免直接刺激患部诱发疼痛。取单刺穴治疗坐骨神经痛实为“九针法”中远道刺与巨刺法相结合之意，诚如《素问·谬刺论》云：“邪客经，左盛则右病，右盛则左病。”故《素问·阴阳应象大论》提出：“以右治左，以左治右。”的治疗原则。《素问·太阴阳明论》又云：“阳病者，上行极而下，下行极而上。”所以《灵枢·终始篇》提出：“病在上者，下取之，病在下者，高取之。”本法下病取上，右病取左有效祛除经络之邪，疏通经络气血，达到通则不痛之目的。现代医学认为针刺镇痛的作用机制是通过针刺的刺激，使脑啡呔与脑内吗啡受体相接合而达到镇痛目的。针刺单刺穴镇痛还可以体现大脑皮层“优势效应”原理，通过刺激对侧上肢相应部位，使大脑皮层产生新的兴奋点，抑制病侧的兴奋灶，调节大脑失衡状态，改善患部组织的血液和淋巴循环，达到治疗目的。针刺单刺穴治疗肢体痛症是胡慧明教授多年临床实践的经验总结，取穴简便，疗效显著。

参考文献

[1] 刘清华．针刺配合中药治疗坐骨神经痛 43 例［J］．陕西中医，28（8）：1064-1065.

［摘自：陕西中医，2008，29（4）：483-484.］

针刺结合拔罐治疗臀上皮神经痛

吴纯标[1]，王平[2]

1. 天津中医药大学，天津　300193；

2. 天津中医药大学第一附属医院，天津　300193

关键词　臀上皮神经痛；针刺；拔罐

臀上皮神经痛，是臀上皮神经在经过髂嵴部位，受机械压迫产生的腰臀部弥散性疼痛，是临床上较为常见的疾病。2012 年 2 月至 2012 年 7 月，笔者运用针刺拔罐配合手法治疗本病 32 例，取得良好效果，现报道如下。

1　临床资料

本组病例共 32 例，符合国家中医药管理局《中医病证诊断疗效标准》[1]。其中男 11 例，女 21 例；年龄 32~75 岁；病程 1~12 月。

2　治疗方法

2.1　针刺加拔罐

患者俯卧位，暴露臀部，找到压痛点（可触及硬结）医用酒精局部消毒，用 2 枚 0.25×40mm 针灸针针刺透过深筋膜层，然后退针至皮下分别向上下左右 5mm 处刺透深筋膜，拔出针后，火罐拔于针刺部位5~8min。

2.2　手法治疗

①揉法和滚法：患者俯卧位，从患侧腰部开始施术，过髂嵴于臀部臀上皮神经分

布区施行揉法和滚法，往返多遍至局部肌肉充分放松。②点按弹拨法：用一手拇指或双拇指重叠，于压痛点上做点按治疗，点按的同时可以于“条索状”硬结上作垂直于臀上皮神经走行方向的弹拨，松解局部粘连。力量由轻至重，再由重至轻以患者可以忍受为度，时间不可过长，以免出现副损伤（3~5min 为宜）。

3 疗效观察

3.1 疗效标准[2]

临床治愈：腰臀痛消失，功能恢复，未见反复；好转：腰臀痛减轻，劳累或弯腰臀部仍牵拉痛；未愈：腰臀部疼痛无明显缓解。

3.2 治疗结果

临床治愈 20 例，好转 11 例，未愈 1 例，总有效率为 96.9%。

4 讨论

臀上皮神经解剖特点表明，当背部肌肉筋膜长期紧张，走行于髂嵴上方的部分神经或纤维束，容易受到磨损，产生水肿充血，神经变粗大，周围软组织发生无菌性炎症，充血肿胀。皮神经卡压是因为致密的深筋膜表面形成了一个封闭的系统，压力加大时，分布在其表面的神经纤维末梢也被动牵拉，产生了各种疼痛及感觉异常。对该病的治疗常用针灸、推拿、针刀、铍针、封闭等治疗方法，根据董福慧的铍针治疗机理，运用针刺加拔罐达到减压减张的效果，针刺打破这个封闭的汽球系统，使之与外界形成一个通道，拔罐让汽球通过这个通道形成负压，从而减少封闭汽球的张力，神经纤维末梢牵拉得以缓解。手法松解具有活血舒筋通络，促进软组织无菌性炎症的吸收和消散，进一步起到减压的作用，使得病情好转。本法具有安全、起效快、疗效好、治愈后不易复发等优势，适宜临床推广应用。

参考文献

［1］国家中医药管理局．中医病证诊断疗效标准［S］．南京：南京大学出版社，1994：218.

［摘自：山西中医，2012，28（11）：30.］

针刺治疗胫神经损伤 1 例

卢红朵[1]，卞金玲[2]

1. 天津中医药大学，天津　300193；

2. 天津中医药大学第一附属医院，天津　300193

关键词　针刺；胫神经；个案报道

1　病例介绍

患者，女，9岁，于课间休息时被人撞倒，右侧足踝部受牵拉，当日晚上自觉右腿发麻，无运动障碍。第2天出现走路不稳，易摔倒，就诊于天津某医院。查胫腓骨全段、踝关节正侧位、足正斜位X线片示：骨质未见异常，肌电图示胫神经损伤。嘱患者患肢制动，给予注射维生素B12，口服神经妥乐平、维生素B1、维生素B12等治疗1个月，症状稍有好转，行走时右脚跟拖地，家长诉观察患者右小腿较左变细，怀疑肌萎缩，遂就诊于本院。刻诊：患者足不能跖屈、内翻、以足尖站立，行走呈足背屈和外翻的“勾状足”畸形，无明显感觉异常。测腓肠肌肌容量与健侧相比周径减低2cm以上。

中医诊断为痿病，西医诊断为胫神经损伤。治法：活血通络、强健经筋。针灸取穴：太白、公孙、照海、水泉、三阴交、蠡沟、阴陵泉、膝关、足三里、髀关。操作：患者仰卧位，常规消毒，取0.30mm×40mm毫针，先取太白、公孙、照海、水泉直刺，施以平补平泻手法，加神灯照射，再取三阴交、蠡沟、阴陵泉、膝关、足三里直刺，施以提插补法，最后取0.30mm×75mm毫针刺髀关，施提插补法，诸穴均适当深刺，留针30min，12次为1疗程。嘱患者适当活动。

治疗结果：治疗3个疗程后，患者可作轻微跖屈，可轻微内翻，行走较前平稳，继前法治疗4个疗程，患者足可内翻，有跖屈动作，力稍弱，行走平稳，测腓肠肌肌容量与健侧相比周径减低1cm左右，为巩固疗效，继续针灸治疗。

2　体会

胫神经损伤属于中医痿病范畴，是经筋所伤。本例患者因受外伤，导致瘀阻经筋脉络，气血不荣，日久则废痿不用，针灸应以辨经筋为法，加之局部瘀血尚存，故应予活血通络、强健经筋。《灵枢·卫气失常》篇说：“筋病无阴无阳，无左无右，侯病所在。”《灵枢·经筋》：“以痛为腧”，故经筋病针灸选穴以局部腧穴或（和）压痛点为主。本例患者主要表现为小腿后侧屈肌群及足底肌麻痹，根据经筋理论应属足少阴肾经经筋为病，故取足少阴肾经的太白、公孙、照海、水泉，并配合神灯照射以温通局部气血、活血化瘀。而经筋并非孤立的，它需要气血的濡养和经脉的调节，故治疗经筋病除了选取局部穴外，还应根据经络的分布，适当配合经穴治疗，胫神经损伤是足少阴肾经经筋受损同时兼及足太阴脾经和足厥阴肝经经筋，故选取足太阴脾经的三阴交、阴陵泉及足厥阴肝经蠡沟、膝关以疏通经络、调理经筋。《素问·痿论》：“阳明者，五脏六腑之海，主润宗筋”，经筋正常功能的发挥需要足阳明胃经营养物质的充实，故取足三里、髀关以强健经筋。结果表明，针刺治疗胫神经损伤疗效显著。

［摘自：针灸临床杂志，2010，26（1）：38.］

针刺配合中药浴治疗肢体疼痛40例

许军峰，卞金玲，韩艾，张少玥

天津中医药大学第一附属医院，天津　300193

关键词　针刺；中药浴；肢体疼痛

肢体疼痛属于中医“痹证”范畴，因感受风、寒、湿、热外邪的不同而分为行、痛、着、热痹。现代医学中颈椎病、腰椎病、风湿性关节炎、肩周炎、网球肘、脑血管病后遗症等都有肢体疼痛的表现。笔者采用针刺配合中药浴治疗各种肢体疼痛，疗效显著，现报告如下。

1　临床资料

40例患者均来自于我院门诊及病房，其中男性25例，女性15例；年龄25~60岁，病程2天~3年。其中颈椎病15例，腰椎病10例，肩周炎3例，风湿性关节病7例，脑血管病后遗症5例。均有肢体疼痛，或伴有麻木、窜痛，活动受限等表现。

2　治疗方法

（1）针刺治疗：取穴：取患侧上肢：极泉、尺泽、臂中、肩髃、曲池、手三里、外关、合谷；下肢：秩边、环跳、委中（3穴轮流使用）、阳陵泉、血海、梁丘、足三里、承山、昆仑。操作：用1.5~3寸毫针，其中极泉、尺泽、臂中、秩边、环跳、委中为快针，刺入后用提插泻法，以肢体抽动为度，不留针；余穴用平补平泻手法，留针20min。每日1次，7次为1疗程。

（2）中药浴：取中药海风藤、络石藤、乳香、没药、豨莶草各30g，水煎成4000ml放入浴盆中，与适量温水约35~40℃混合。患者在浴盆中浸泡20min，并用毛巾擦洗患肢。每日1次，7次为1疗程。

3　疗效评价

治愈：肢体疼痛完全消失，活动自如；好转：疼痛减轻，活动范围明显增加；无效：疼痛无变化，肢体活动如前。

4　结果

治愈23例（57.5%），好转16例（40%），无效1例（2.5%），有效率为97.5%。

5　典型病例

王某某，男，59岁，干部，入院日期：2006年3月2日。主因四肢疼痛，活动受限5个月入院。患者因脑垂体瘤手术后，无其他原因出现双上肢提物时疼痛，双下肢行走楼梯时疼痛，未系统治疗。来我科后予以针刺及中药浴治疗，方法同上。2个疗程后患者四肢疼痛消失，双上肢可提物，双下肢可行走楼梯，随访半月未复发。

按：本病例因脑垂体瘤手术，损伤正气，瘀血阻滞，气血运行失畅，气虚血瘀，虚实夹杂。用针灸以疏通经络，培补正气，中药浴以活血祛邪，使气血运行恢复正常，故而临床治愈。

6 体会

疼痛的发生多与风、寒、湿、热、虚、瘀有关，病机为气血运行不畅，不通则痛，发为痹症。临床以实证、虚实夹杂多见，单纯虚证较少。治疗上，以活血化瘀、疏通经络为主，兼以祛风、散寒、除湿、清热、补虚。本组针刺法以极泉、尺泽、臂中、秩边、环跳、委中为快针，重在疏通各经气血，使气血运行通畅；辅以肢体局部各穴以加强其疏通经络之功。配合中药浴以祛风湿、清热毒、活血通络。海风藤、络石藤、豨莶草可祛风湿、通经络、清热解毒、凉血消肿；乳香、没药可活血止痛，消肿生肌。针刺配合中药浴可通经活血止痛，故收效明显。

［摘自：针灸临床杂志，2009，29（6）：26.］

针刺配合中药热敷治疗不宁腿综合征临床观察

刘强[1]，王秀娟[2]，陆小左[3]，李平[4]，薛蓉[5]

1. 天津中医药大学第一附属医院，天津　300193；

2. 天津中医药大学第二附属医院，天津　300150；

3. 天津中医药大学，天津　300193；

4. 天津市第三中心医院，天津　300170；

5. 天津医科大学总医院，天津　300352

摘要　目的：观察针刺配合中药热敷治疗不宁腿综合征的临床疗效。方法：将112例不宁腿综合征患者随机分为治疗组和对照组，每组56例。治疗组采用针刺配合中药热敷治疗，对照组采用药物治疗。观察两组治疗3个疗程后不宁腿综合征症状改善情况［不宁腿综合征量表（RLSRS）评分］以及睡眠质量改善情况［匹兹堡睡眠质量指数量表（PSQI）评分］。结果：治疗组治疗后RLSRS评分与对照组比较，差异具有统计学意义 $P<0.05$）。治疗组治疗后PSQI量表中睡眠质量、睡眠时间、睡眠药物、日间功能障碍等因子评分及PSQI总分与对照组比较，差异均具有统计学意义 $P<0.01$）。两组患者治疗后RLSRS、PSQI疗效比较，差异均具有统计学意义 $P<0.01$，$P<0.05$）。结论：针刺配合中药热敷是一种治疗不宁腿综合征的有效方法。

关键词　针刺疗法；不宁腿综合征；热敷

不宁腿综合征又称不安腿综合征（restlesslegl syndrome，RLS），是一种以患者在静息状态下双下肢难以形容的感觉异常与不适，需不断被迫敲打下肢以减轻痛苦为主要临床表现的一类疾病。近年来不宁腿综合征逐渐被人们所重视，西医学认为不宁腿综合征的发病机制在于体内多巴胺神经元受损与内源性阿片释放有关，故治疗多选取多巴胺补充剂及多巴胺受体激动剂[1]。通过临床观察，笔者发现由于不宁腿综合征具有明显的周期性，即绝大多数患者夜晚入睡时发病，因此，大部分患者伴有周期性的睡眠功能障碍，甚至长时间失眠导致产生焦虑、抑郁情绪从而加重不宁腿综合征症状。笔者采用针刺配合中药热敷治疗不宁腿综合征患者 56 例，并与药物治疗 56 例相比较，现报告如下。

1. 临床资料

1.1 一般资料

112 例不宁腿综合征患者均为 2011 年 5 月至 2012 年 3 月天津中医药大学第二附属医院针灸科与天津南开医院针灸科门诊患者，按就诊先后顺序分为治疗组和对照组，每组 56 例。治疗组中，男 16 例，女 40 例：年龄 35-45 岁 11 例，46-55 岁 16 例，56-65 岁 29 例；不宁腿综合征量表（RLSRS）评分轻度 2 例，中度 16 例，重度 25 例，严重 13 例；匹兹堡睡眠质量指数量表（PSQI）评分轻度 12 例，中度 34 例，重度 10 例。对照组中，男 14 例，女 42 例；年龄 35-45 岁 11 例，46-55 岁 19 例，56-65 岁 26 例；RLSRS 评分轻度 3 例，中度 14 例，重度征 26 例，严重 13 例；PSQI 评分轻度 14 例，中度 29 例，重 26 例，严重 13 例；PSQI 评分轻度 14 例，中度 29 例，重度 13 例。两组患者性别、年龄、RLSRS 评分及 PSQI 评分比较，差异无统计学意义（$P<0.05$），具有可比性。

1.2 诊断标准

参照国家中华医学会神经病学分会帕金森病及运动障碍学组 2009 年颁布实施的《不宁腿综合征的诊断标准和治疗指南》[1]与全国高等学校教材《神经病学》[2]中对不宁腿综合征临床表现的相关描述，现将不宁腿综合征临床诊断标准拟定如下，①因腿部不适引发的腿部活动，患者腿部常有难以描述的不适感，如蠕动、蚁走、瘙痒、烧灼、触电感等；感觉异常位于肢体深部，多数以累及下肢为主，单侧或双侧，半数患者也可累及上肢，活动后上述症状可以得到缓解；②静息后（坐和躺）可使症状出现或加重；③持续活动可使症状部分或全部缓解，轻症者在床上和椅子上伸展一下肢体即可缓解症状，重症者需要来回踱步、搓揉下肢、伸屈肢体才能减轻症状，重新平躺或坐下后数分钟至 lh，上述症状常常再次出现；④夜间症状加重，典型者在 23 点至次日凌晨 4 点最为严重，早晨 6 点至中午 12 点症状最轻。

1.3 纳入标准

①符合上述不宁腿综合征临床诊断标准；②均伴有失眠症状；③年龄为 35-65 岁；

④治疗前3个月内未服用过DA受体激动剂类药物如盐酸普拉克索，罗匹尼罗，卡麦角林等；⑤自愿签订知情同意书参加临床观察。

1.4 排除标准

①不符合上述临床诊断标准者；②合并有严重的心、肺、肝、肾疾病，糖尿病，精神病，感染性疾病患者；③周期性肢体运动障碍、夜间腿肌痉挛、静坐不能以及其他周围神经病与神经根病所导致的类似下肢障碍性疾病；④治疗前一直长期服用DA受体激动剂类药物、抗癫痫药物、阿片受体激动剂药物、苯二氮卓类药物患者。

2 治疗方法

2.1 治疗组

2.1.1 针刺治疗

取百会、四神聪、太阳、印堂、风池、檀中、外关、曲池、足三里、三阴交、太冲、气海、中脘。患者取仰卧位，常规皮肤消毒后，选用苏州医疗用品厂有限公司出品的0.25mmx40mm不锈钢毫针进行针刺。中脘、气海、足三里行捻转补法；百会、四神聪、太阳、印堂、风池、三阴交、外关、曲池、太冲用平补平泻法；膻中用迎随补泻法。以虚为主者，针刺方向由下向上；虚中挟实，实证表现明显者，针刺方向由上向下，得气后留针30min。每日上午治疗1次，10d为1个疗程，共治疗3个疗程。

2.1.2 中药热敷

采用痹证方加减。方药组成为伸筋草15g，千年健10g，路路通10g，透骨草10g，木瓜10g，红花10g，乳香10g，没药10g，桑枝30g，苏木30g，豨莶草30g，川乌10g，威灵仙15g，羌活10g，独活10g，海桐皮10g。缝制纱布药袋，将以上药物置于袋中，用纱线封口，将药带放入砂锅后放入冷水，水量以没过药袋为宜，大火煮开3min后关火，将药袋取出渗水，待水不成股流下时，用两条干毛巾将其包裹好敷于患处（下肢不适区域），再在其表面铺盖衣物以保温，25min后取走药袋。早晚各热敷1次，1剂药物可连续用2d，10d为1个疗程，共治疗3个疗程。

2.2 对照组

口服盐酸普拉克索片（森福罗）0.5mg，每日2次；酒石酸唑吡坦片（思诺思）5mg，每晚睡前服用1次；甲钴胺片（弥可保）0.5mg，每日3次。以上药物均10d为1个疗程，共治疗3个疗程。

3. 治疗效果

3.1 观察指标

3.1.1 不宁腿综合征评价标准

根据国际不宁腿综合征研究组（IRLSSG）在2003年国际睡眠医学会议〔Sleep

Med〕即上提出的 RLS 评价标准[2]，对患者治疗前后的症状情况进行评级。评分共有个 10 问题组成。每个问题答案分设 0-4 分个等级，最后统计 10 个问题总分，得分越高，表明 RLS 症状越严重。0 分是情况良好，1-10 分为轻度，11-20 分为中度，21-30 分为重度，31-40 分为严重重度。

3.1.2　睡眠质量评价标准

根据匹兹堡大学医学心理学家在年创立的匹兹堡睡眠质量指数量表（PSQI）[3]，对患者的主观睡眠质量进行治疗前后的评价，PSQI 由 19 个自我评定问题和 5 个由睡眠同伴评定的问题组成，整个量表共分为 7 个因子，即睡眠质量、入睡时间、睡眠时间、睡眠效率、睡眠障碍、睡眠药物和日间功能障碍。每个因子按 0-3 分等级计分，累积各因子成分得分为 PSQI 总分，范围为 0-21 分，得分越高，表示睡眠质量越差。0-5 分为睡眠质量很好，6-10 分为轻度障碍，11-15 分为中度睡眠障碍，16-21 分为重度睡眠障碍。两组患者均由同一位神经内科主任医师于治疗前后在安静的环境下进行 RLSRS 评分和 PSQI 评分，排除评定时的各种干扰因素。统计学方法采用统计分析软件进行数据处理。计数资料采用卡方检验等级资料采用秩和检验计量资料如方差检验方差齐且呈正态分布，则采用检验，反之采用秩和检验。

3.3　治疗结果

3.3.1　两组患者治疗前后 RLSRS 评分比较

由表可见，两组患者治疗后评分与同组治疗前比较，差异具有统计学意义（$P<0.05$），且患者治疗组治疗后 RLSRS 评分优于对照组（$P<0.05$）。

表 1　两组患者治疗后 RLSRS 评分比较　（$\bar{x}\pm s$，分）

组别	n	治疗前	治疗后
治疗组	56	32.18±8.74	22.13±10.06[1)2)]
对照组	56	31.79±9.44	18.23±10.06[1)]

注：与同组治疗前比[1)] $P<0.05$；与对照组比较[2)] $P<0.05$

3.3.2　两组患者治疗后 PSQI 评分比较

表 2　两组患者治疗后 PSQI 评分比较

组别	n	睡眠质量	入睡时间	睡眠时间	睡眠效率	睡眠障碍	睡眠药物	日间功能障碍	总分
治疗组	56	2.14±0.82[1)]	1.02±0.73	2.09±0.70[1)]	1.70±0.87	2.07±0.81	1.77±0.83[1)]	2.10±0.73[1)]	10.79±4.50[1)]
对照组	56	1.00±0.97	1.01±0.59	1.10±0.45	1.59±0.50	0.84±0.61	0.52±0.35	1.14±0.47	7.02±3.90

注：与对照组比较[1)] $P<0.01$

3.3.3　两组患者治疗后 RLSRS 疗效比较

由表 3 可见，两组患者治疗后 RLSRS 疗效比较，经秩和检验，差异具有统计学意

义（$P<0.01$）

表 3　两组治疗后 RLSRs 疗效比较　　（n）

组别	n	无	轻度	中度	中度	严重
治疗组	56	0	13	14	20	9
对照组	56	0	21	20	15	0

3.3.4 两组患者治疗后 PSQI 疗效比较

由表 4 可见，两组患者治疗后 PSQI 疗效比较，经秩和检验，差异具有统计学意义（$P<0.05$）。

表 4　两组患者治疗后 PSQI 疗效比较　　（n）

组别	n	无	轻度	中度	重度
治疗组	56	4	22	24	6
对照组	56	8	32	15	1

4. 讨论

中医学对并没有确切的命名，现代中医医家多将归为“痹证”或“痉证”范畴[4-5]。其病因病机多为体内气血不足，以致血不荣筋，络脉失养，气血不能达于下末，又营卫不固，腠理疏松，外邪趁虚而入，以致下肢气血运行不畅，气滞血癖，筋脉失养而致肢体不宁。笔者认为的病机依然在于“气滞血瘀，血不荣筋”，即患者素体气血不足，而又复感外界风、寒、湿之邪气，而致气滞血癖，血不养筋，故使下肢筋脉麻、灼、痛、紧不适难以名状。故笔者以“祛风除湿散寒，养血活血荣筋”为其治疗原则。同时，晚间周期性发病这一特殊规律使其严重影响患者的正常睡眠，故大部分患者伴有周期性的睡眠功能障碍，甚至长时间失眠导致产生焦虑、抑郁情绪从而加重症状，对此笔者认为其病机为人体正气不足，神不归心，故而不寐，因此，笔者采用“扶正安神通任”作为其治疗原则。扶正安神通任针法以安神为治疗失眠症的基础，辅以扶正通任。百会、四神聪、印堂、太阳、风池、太冲可安神健脑，调畅气机足三里、气海可益气健脾，扶正固本膻中、气海、中脱可通调任脉，理气和中。诸穴共用有扶正安神通任之功，改善脏腑功能状态，调整患者的情绪，对失眠症具有较好的疗效。

痹证方为祛风除湿散寒、荣筋通脉的外洗代表方剂，伸筋草能祛风散寒、除湿消肿、舒筋活血；木瓜为酸温之品，专入心肝益筋走血；乳香、没药，二药合用，为宣通脏腑、流通经络之要药，两药相配，通气、活血之力增强，又善治风寒虚痹、周身麻木，两药与木瓜相使而用，散中有敛，驱邪固正；路路通既能利水除湿，又具祛风通络之功；红花善通利经脉，对急慢性肌肉劳损可有佳效，苏木功用与红花类同，相须为用，共达活血破瘀、通络止痛之效桑枝可去骨节风疾，为治老年鹤膝风之佳品：豨莶草味苦性寒，与辛温之品相配，既发挥其祛风除湿通络之功，又防全方温热太过；透骨草具有祛风除湿、舒筋活血止痛之功；川乌为大辛大热之品，故可激发人体阳气，以散寒除痹；威灵仙性善走窜，能祛众风，通十二经脉；海桐皮亦为祛风湿、通络止痛之品千年健入肝肾，祛风湿、壮筋骨；独活、羌活相须为用，通周身之络，祛痹症之邪。诸药合用共奏祛风除湿、散寒通络、活血化瘀、定痛之效。

参考文献

［1］贾建平，神经病学〔M〕. 第 6 版，北京：人民卫生出版社，2008：415-417.

［2］Walters AS，LeBrocq C，Dhar A，et al. Validation of the International Reat Less Legs Syndrome Study Group Rating Scale for restless legs syndrome［J］. Sleep Med，2003，4（2）：121-132.

［3］刘贤臣，唐茂芹，胡蕾，等，匹兹堡睡眠质量指数的信度和效度研究［J］. 中华精神科杂志，1996，29（2）：103-107.

［4］卢勤妹. 头体针结合治疗不宁腿综合征 58 例［J］. 河北中医，2009，31（12）：1844-1845.

［5］Dai XY，Li Y，Song QZ，et al. Clinical observation of warm acupuncture at Biguan（ST 31）in treating postapoplectic restless legs syndrome［J］. J Acupunct Tuina Sci，2006，4（3）：174-175.

［摘自：上海针灸杂志，2013，32（7）：555-557.］

四、普通内科疾病

针刺大椎治疗感冒高热临床观察

邓玲[1]，赵建国[2]

1. 天津中医药大学，天津　300193；

2. 天津中医药大学第一附属医院，天津　300193

摘要　目的：观察针刺退热的临床疗效。方法：将 86 例高热患者随机分为两组，针刺组 45 例，针刺大椎；药物组 41 例，肌肉注射安痛定注射液。观察治疗前后 24 小时内患者的相关症状的改善和体温变化，采用单盲、前后对照的方法。结果：针刺组痊愈 9 例，药物组痊愈 2 例。针刺组退热效果明显优于药物组。结论：针刺退热疗效可靠，值得临床推广应用。

主题词 感冒/针灸疗法；发热/针灸疗法；穴，大椎

感冒高热是临床中的常见症状，中医学文献所称“壮热”“实热”“日晡潮热”等均属于“高热”的范畴。目前西医治疗限于解热镇痛和抗病毒等，不能阻止病情的发展且毒副作用多，而针刺治疗感冒高热在我国有着悠久的历史，近年来针刺退热的临床应用得到进一步的发展。我科自2003年10月~2005年10月采用针刺大椎治疗感冒所致高热患者86例，取得满意的效果，现报道如下。

1 临床资料

1.1 一般资料

86例患者为我科门诊病例，采用随机表随机分为针刺组（A组）和药物组（B组）。A组45例，其中男26例，女19例；年龄最小18岁，最大65岁，平均（35.47±2.25）岁；病程最短0.5小时，最长46小时；健康状况良好21人，一般23人，差1人。B组41例，其中男18例，女23例；年龄最小19岁，最大65岁，平均（38.17±2.39）岁；病程最短0.5小时，最长48小时；健康状况良好17人，一般23人，差1人。应用SPSS 11.5统计学软件进行统计学处理，计量资料以$\bar{x}\pm s$表示，采用t检验；计数资料采用χ^2检验。两组患者一般资料经统计学处理（$P>0.05$），具有可比性。

1.2 纳入病例标准

①有病例均符合《中药新药临床研究指导原则》（2002年）关于感冒中医证候及西医的诊断标准；②腋下温度≥39.0℃；③年龄在18~65岁之间，男女不限；④发病后经西药对症治疗无效；⑤患者已签署知情同意书。

1.3 排除病例标准

①不符合纳入标准；②接受影响本研究效应指标的治疗；③精神病患者；④预后不良者；⑤妊娠或哺乳期患者；⑥传染性非典型性肺炎及其他传染病患者。

2 治疗方法

2.1 A组

取穴：大椎。针刺方法：使用G6805-1型韩氏穴位神经刺激仪（LH202H）及规格为0.30mm×40mm瑞琪尔（Natural）牌一次性针灸针，针刺大椎，将输出线的小针夹一端夹在刺入大椎的针柄上，令患者手持另一端作为无关电极，选用2/100Hz疏密波，刺激强度以引起肌肉微微颤动、患者感觉舒适为宜（8~20mA）。每次治疗20分钟，治疗1次。

2.2 B组

安痛定注射液2mL，肌肉注射，治疗1次。

2.3 观察

按周期观察大椎即刻退热效果，时间定为针刺后 24 小时以内。失访率不超过 10%。

3 疗效观察

3.1 疗效判定标准

依据《中药新药临床研究指导原则》（2002 年）。

3.1.1 症状积分 ①恶寒，恶寒不需加衣 1 分，恶寒需加衣 2 分，恶寒需增加厚衣或加盖被褥 3 分；②发热，体温 37.1～37.9℃ 1 分，体温 38.0～38.5℃ 2 分，体温 38.6℃以上 3 分；③鼻塞，有堵塞感声重 1 分，鼻塞时有时无 2 分，鼻塞持续不解 3 分；④肢体酸痛，轻微肢体酸痛 1 分，肢体酸痛 2 分，肢体酸痛屈伸不利 3 分；⑤咽痛，咽干微痛 1 分，咽痛 2 分，咽喉疼痛甚 3 分；⑥流涕，偶有流涕 1 分，时流清涕 2 分，持续流涕 3 分；⑦汗出，微汗出 1 分，汗出 2 分，汗出多 3 分；⑧头痛，轻微头痛、时作时止 1 分，头痛微重持续不止 2 分，头痛重不能坚持工作 3 分；⑨咳嗽，偶有 1 分，时有 2 分，频繁 3 分；⑩口渴，口微渴 1 分，口渴 2 分，口渴明显 3 分。

3.1.2 退热效果的评价 起效时间为从治疗开始到体温下降 0.5℃所需时间；解热时间为从治疗开始到体温降到 37℃所需时间；痊愈时间为从治疗开始到症状体征恢复正常所需的时间。

3.1.3 安全性评价 治疗期间，观察记录不良反应发生的时间、种类、频次及程度。

3.1.4 统计学处理 委托单位为天津医科大学公共卫生学院卫生统计学教研室。应用 SPSS 11.5 Windows 统计学软件进行统计学处理，数值变量用 t 检验，等级资料用秩和检验。

3.2 治疗结果

3.2.1 相关症状积分变化情况分析见表 1。

表 1 示在 0h、0.5h、8～24h，经 t 检验，$P<0.05$，可以认为两组在 0h、0.5h、8～24h 时点上相关症状积分存在差异，说明针刺组症状积分变化优于药物组。

3.2.2 起效、解热和痊愈时间分析见表 2。

表 1 两组患者相关症状积分变化情况分析 （$\bar{x}\pm s$，分）

时点（h）	A 组（n=45）	B 组（n=41）	t	P 值
0	20.96±5.82	18.44±5.48	2.061	0.042
0.5	20.44±6.16	17.54±5.68	2.268	0.026
1	18.27±5.55	16.22±5.33	1.741	0.085

续表

时点（h）	A 组（n=45）	B 组（n=41）	t	P 值
1.5	16.71±5.17	15.07±5.30	1.450	0.151
2	15.09±4.87	14.05±5.04	0.972	0.334
3	13.64±4.62	13.24±4.88	0.391	0.697
4	12.36±4.40	12.20±4.80	0.162	0.872
6	10.98±4.30	11.59±4.05	0.673	0.503
8	9.04±3.68	10.95±4.06	2.286	0.025
12	7.58±3.51	10.07±3.85	3.143	0.002
16	6.22±3.20	8.72±3.53	3.395	0.001
20	4.93±3.08	7.88±4.40	3.622	0.000
24	3.13±2.96	5.66±4.43	3.077	0.003

表 2　两组患者起效、解热和痊愈时间比较

时间	A 组		B 组		t	P 值
	n	（$\bar{x}\pm s$，h）	n	（$\bar{x}\pm s$，h）		
起效时间	45	1.04±0.47	41	1.14±0.45	2.021	0.043
解热时间	31	18.16±6.00	20	20.70±6.27	1.903	0.057
痊愈时间	9	20.00±0.00	2	23.56±1.33	2.434	0.015

表 3　两组患者退热效果比较　　[例（%）]

组别	例数	痊愈	解热	起效	无效
A 组	45	9（20.0）	21（46.7）	14（31.1）	1（2.2）
B 组	41	2（4.9）	18（43.9）	21（51.2）	0（0.0）
Z			2.027		
P 值			0.043		

表 2 示，经 t 检验，两组起效、痊愈时间比较，$P<0.05$，差异有显著性意义，针刺组起效时间及痊愈时间较药物组短。两组解热时间差异无显著性意义（$P=0.057$，$P>0.05$）。

3.2.3　退热效果的比较见表 3。

表 3 示，经 Wilcoxon 秩和检验，$Z=2.027$，$P=0.043<0.05$，差异有显著性意义，说明针刺组退热效果优于药物组。

3.2.4　不良反应：无。

4　讨论

本研究表明，A 组起效时间及痊愈时间较 B 组短。因此，应用针刺大椎穴治疗感冒高热应越早越好；A 组相关症状积分在 0、0.5、8~24 小时均低于 B 组，A 组总体退热效果、疗效亦优于 B 组。表明针刺大椎穴不但退热效果明显，同时可改善感冒的其他症状。大椎最早见于《素问·气府论》篇，属督脉经穴。督脉为阳脉的总纲，具有统摄全身阳气的作用。全身阳经阳气都交会于督脉的大椎穴，大椎穴也就与手足三阳经有互通的关系，囊括了全身各经之阳气。《甲乙经》载，大椎穴为“三阳、督脉之会”，故本穴可通行督脉，为调整全身机能之要穴，解一切表证。大椎，对于风寒外袭、表阳闭郁的风寒感冒，具有宣阳解表之效；大椎又居背部高巅之处，具散风清热之功，对于风热之邪蒸发肌表的风热感冒，具有退热解表的作用。值得注意的是临床用大椎治疗感冒高热切不可盲目追求疗效而深刺，有研究[1]表明 36mm 是刺入的最浅深度。中等身材的成年中国人，针刺大椎穴的深度控制在 36mm 之内是较为安全的深度，54.6mm 是平均危险深度。

发热是临床中的常见症状，当机体在致热源作用下和各种原因引起体温调节中枢的功能障碍时，使机体产热和散热过程失去平衡，体温升高超出正常范围，即产生发热。现代医学认为，针刺通过增强人体免疫功能，加快人体白细胞、吞噬细胞等对病原微生物的吞噬作用。现已证明，针刺对特异性免疫和非特异性免疫都有增强作用，从而解除发热的外致热源。大椎穴处布有第 8 颈神经后支和棘突间皮下静脉丛，针刺通过刺激外周神经，调节下丘脑体温调节中枢的放电，使之恢复到正常水平；针刺还可以降低发热患者的交感神经兴奋性，通过抑制交感神经的活动来降低机体的代谢并提高皮肤血流量以调节体温。

近年来，由于人们工作、生活节奏的变化，机体抗药性的增加，应用大剂量退热药物或激素往往并不奏效。用针刺退热常有立竿见影之效。

本法操作简单，退热快，效果好，既可避免物理降温的麻烦，又可避免药物退热的副作用，临床试验中受到广大患者的接受和良好评价，值得在临床中推广应用。

参考文献

1 贺奇志，郝吉生，张芳，等．大椎穴针刺安全深度的临床研究．中国针灸，2004；24（10）：723

［摘自：中国针灸，2006，26（8），554-556.］

浅析针刺戒烟

沙滔[1]，郑健刚[2]

1. 天津中医药大学研究生院　300193；

2. 天津中医药大学第一附属医院　300193

摘要　吸烟在我国已经有很长的历史，现在中国的烟民数已为世界之最，它不仅危害吸烟者本人，同时也危害周围的人，因此，戒烟意义重大。而针刺戒烟是一种整体调节的方法，通过合理的辨证论治，加以调节情志，能够起到满意的戒烟效果。

关键词 针刺；戒烟；治疗

吸烟是一种成瘾性慢性疾病，又称为“适应不良行为”，它是导致肺癌、心血管疾病和慢性阻塞性肺部疾病的主要危险因素之一。烟草中含有数百种复合化合物，其中烟碱（尼古丁）是含量最多，毒性最大的。近年来想要戒烟的人越来越多，但由于尼古丁的成瘾性让许多想戒烟者戒戒停停，最终导致失败。而戒断症状（又称“烟草依赖症状”）是戒烟失败的首要因素。吸烟成瘾者，突然中断可出现如精神萎靡、疲劳乏力、焦虑不安、哈欠连作、流泪、口淡无味、胸闷、恶心呕吐等症状，故往往会因意志不够坚定而欲戒无望。

1 针刺戒烟的中医理论基础

戒烟的辨证施治，古籍尚无记载，现代治疗多从脏腑经络理论入手。如王氏[1]认为吸烟与肺胃有关，肺开窍于鼻，脾与胃相表里，脾开窍于口，吸烟者多表现口干、鼻燥、痰多略黄、舌红苔淡黄、脉略数等肺胃热象，而针刺耳部及躯体相关腧穴以泻肺胃之热，可达生理平衡而戒烟；张氏[2]指出肺为清肃之道，若为烟尘所染当调理肺气，故取肺穴，吸烟多在兴奋、苦闷、思虑、交谈中进行，故取神门以安神，未得烟吸者多烦闷易怒、与肝火肝阳有关，取肝经穴。采用针刺疗法来戒烟，疗效显著，可有效解除戒断症状，且具有副作用不明显、见效快、作用持久、远期疗效好、经济负担小等优点，有很大的推广应用价值。

2 针刺戒烟的辨证论治

治疗从肺、（脾）胃两脏论治首取戒烟穴，戒烟穴位于列缺与阳溪穴连线的中点，又称甜美穴（Tim-Mee），为有效经验穴，有明显的戒烟作用，但针刺时一定要使之得气，通常可做埋线治疗，在此期间可以改变吸烟时欣快口感，产生口苦、咽干、呕心欲呕等不适感，乃对香烟产生厌恶而停止吸烟。取迎香为手足阳明两经的会穴，与肺经相表里，古人有“迎香穴泻功如神”[3]之说。因吸烟与口鼻有关，故配以曲池，曲池是手阳明大肠经的合穴，大肠经经过口鼻部，而合谷为手阳明大肠经原穴，二穴合用以清阳明之热。地仓属足阳明胃经，取其泻胃火、通气滞、利口鼻。足三里、丰隆为胃经穴，足三里为经气聚集最深，因为五脏六腑四肢百骸皆受养于脾胃，故取其强健脾胃，调节机体，以资气血生化之源；丰隆是胃经的络穴，可通调脾胃二脏，也是治痰的要穴。太冲属足厥阴肝经，取以镇痉熄风、泻肝火，且两合谷与两太冲穴名为“四关”[4]，针刺为开泻热闭，治气郁血瘀之效穴。临床多加减运用，出现咽部不适加天突、列缺、照海以化痰利咽，有烦躁不安、心神不宁加水沟、内关以宁心安神。此外，吸烟与心理需求有关，故取与“神”有关的百会、关元、膻中、神门以调心安神，关元和膻中是任脉穴位，关元又是小肠募穴，与心相表里，膻中是心包募穴，神门是手少阴心经穴，任脉也经过口鼻部，诸穴合用，共奏戒烟之效。

3 针刺戒烟的机理讨论

针刺戒烟是通过针刺相关穴位，调节全身症状，对心理、环境等方面同时进行干预，并帮助吸烟者制定合理的生活习惯。同时，针灸并不只是单纯靠对烟味产生厌恶感来告别烟草，还能解除在戒烟过程中出现的合并症状，并起到一定的心理治疗作用。

3.1 从现代生理学研究

方动安等[5]发现：①味觉的改变与耳针戒烟关系密切，慢性吸烟经耳针戒烟成功者，首先有自觉烟味改变，从而不想吸烟；②慢性吸烟者血浆皮质醇高于正常人，针刺有效者可恢复至正常水平，符合针刺戒烟的疗效情况；③吸烟后血浆内啡肽可以增加，针刺后恢复至原水平，这表明吸烟的习惯形式与维持，与血浆亮-脑啡肽类物质参与有关，而针刺戒烟就是通过经络和神经的调节作用，调整了血浆亮-脑啡肽水平，从而使戒烟者“戒断症状”减轻而得以继续戒烟。

3.2 从内环境学说研究

张勤[6]对部分吸烟者口腔唾液的 pH 值做了测试，发现结果均高于正常值。而针刺戒烟后可有不同程度的下降，证实了吸烟可以改变口腔、食道、胃的内环境。通过针刺调节了口腔及机体其他部分的内环境，使吸烟者内环境恢复到正常水平，再吸烟时则出现口苦、舌麻、头晕、呛咳等不适症状，如一个初学吸烟状态。

3.3 心理因素

针刺戒烟是否仅仅属于一种安慰处理？它是否具有心理因素以外的作用机制？据说有些戒烟者说，针刺后烟瘾消失或降低的特别快，而其曾经试用过其他戒烟方法，感到效果都不如针刺疗法，所以针刺戒烟的结论还是来自自己的比较，虽然至今针刺戒烟的机制研究的不是很透彻，但肯定有心理因素的参与。崔蒙等[7]通过研究文献资料发现，吸烟者自身的戒烟愿望是获得远期戒断疗效的必要条件，但对近期疗效无明显影响，吸烟者自身对针刺戒烟疗效的信心对其疗效亦无明显影响。他们还发现针刺戒烟疗效中的心理因素成分主要来自治疗者对吸烟者的精神支持而并非来自吸烟者自身，即使完全排除心理因素的影响针刺戒烟似乎也不会受到明显影响，因而尚不能说针刺是一种安慰疗法，但并用心理疗法和行为疗法后，似乎可提高疗效，提示心理因素对针刺戒烟的疗效有一定的影响。

4 其他治疗方法

使用耳穴贴压戒烟，也能取得较好的疗效。“耳为宗脉之所聚”[8]和“十二经脉，三百六十五络，其血气皆上于面而走空窍。其精阳气上走于目而为睛。其别气走于耳而为听。"[9]之说，可选用"肺""口""内鼻""神门""交感""内分泌"等穴位，也可以用王不留行籽贴压。中药戒烟就是采用因烟性燥热刚烈，长期吸烟使内热亢盛、耗伤人体津液，炼液为痰，痰热互结，导致脉络瘀阻，日久可致阴虚内热、痰瘀互结，从而诱发各种疾病，用清肺化痰或化瘀通络，或滋阴清热，从根本上调节脏腑功能，平衡阴阳，控制烟瘾，恢复身体健康。例如针刺治疗的同时可以服用止嗽散合二陈汤，以宣肺、健脾、化痰、止咳，对咳嗽、咯痰等临床症状及戒断症状有较好效果。

戒烟的方法还有很多，如西医疗法、电针疗法、药茶疗法、快步行走法、引吭高歌法、嚼口香糖等等。在戒烟期间，可以用单宁酸制剂漱口：用单宁酸、甘油和蒸馏水（比例为5：15：200）漱口，可起到戒烟作用[10]，平时应多吃富含维生素 E 的食物，如全麦面包、坚果类、绿色蔬菜、豆类、谷类等，同时多饮水，适当服用复合维生素 B、半胱氨酸，均为每日 1 次，可起到良好的辅助治疗作用。

5 结语

综上所述，针刺戒烟作为一种"自然疗法"，一种"整体疗法"有其自身的优势和特点，对"戒烟综合征"具有良好的调节作用。但吸烟者强烈的戒烟欲望、信心和恒心才是戒烟成功的重要因素。因此必须坚定信念持之以恒，才能永远远离烟瘾，保持自己和周围人身体的健康。

参考文献

[1] 王凤玲．针刺戒烟的临床观察［J］．中国针灸，1991，11（3）：33-34.

[2] 张胜利．低功率氦氖激光耳穴戒烟 31 例报告［J］．江西中医药，1987，18（4）：39.

[3] 明·徐风．针灸大全·席弘赋［M］．北京：人民卫生出版社，1958.

[4] 明·杨继洲．针灸大全·标幽赋［M］．北京：人民卫生出版社，1958.

[5] 方幼安，候耀珍，屠天纯等．耳针戒烟与味觉、血浆脑啡肽关系的研究［J］，上海针灸杂志，1985，（3）：1.

[6] 张勤．耳穴与体穴配合戒烟 108 例［J］．中国针灸 1990，10（5）：23.

[7] 崔蒙，姜爱平．心理因素对针刺戒烟疗效的影响［J］，上海针灸杂志，1992，11（4）：33.

[8] 明·赵府居敬堂本．灵枢经·口问篇［M］．北京：人民卫生出版社影印，1956.

[9] 明·赵府居敬堂本．灵枢经·邪气脏腑病形篇［M］．北京：人民卫生出版社，1956.

[10] 郝伟．您想戒烟吗—介绍几种辅助戒烟方法［J］．大众医学 1986，7（12）：42-43.

［摘自：光明中医，2013，28（10）：2028-2029.］

针刺结合中药治疗顽固性呃逆

杨进[1]，高淑红[2]

1. 天津中医药大学，天津　300193；

2. 天津中医药大学第一附属医院，天津　300193

摘要　高淑红主任认为，顽固性呃逆的病因多为饮食不当、情志不舒和正气亏虚等，其病机为胃失和降，胃气上逆。病情顽固者责之体虚与痰湿，体虚难以驱邪速愈，湿性粘滞，病情辗转难愈。且呃逆日久，久病入络，临证需辨证施治，久病需考虑祛瘀活血之法，针药并用，以求速愈。

关键词　呃逆；针灸疗法；中药；旋覆代储汤

呃逆的原因有多种，一般病情不重，可自行消退。呃逆发作超过 48 小时未停止者称为顽固性呃逆。高淑红主任是天津中医药大学第一附属医院针灸科主任，全国老中医药专家学术经验继承人，天津市首届中青年名中医，从医近 30 年，临证经验丰富，擅长针药并用。现就其治疗顽固性呃逆经验，举例介绍如下。

1　病案举例

周某，男，56 岁，主因左侧肢体活动不利伴语言欠利 2 天，于 2013 年 6 月就诊于天津中医药大学第一附属医院，既往多次发作呃逆，症状逐渐加重，本次发呃逆持续 5 天未见缓解。入院查颅脑 CT 示：脑干、两侧基底节及两侧额叶区缺血灶或软化灶；轻度脑萎缩；右顶叶区局部皮下软组织稍肿胀并密度增高。考虑脑梗死收入院，入院症状：神清，精神弱，语言欠利，持续左侧肢体活动不利，口㖞，频频呃逆，纳少，寐欠安，小便频，大便调，舌暗淡，苔白腻，脉弦细。根据症状结合体征舌脉，中医诊断：中风（风痰阻络证），呃逆（气逆痰阻）。西医诊断：脑梗死，膈肌痉挛。中风治以石学敏院士醒脑开窍针法为主，针对呃逆加刺中脘、膈俞、肝俞、脾俞、双侧太冲、阴陵泉，留针 30min，1 次/d，并配合中药，方取旋覆代赭汤加减，处方：旋覆花 20g，赭石 20g，陈皮 12g，半夏 12g，枳壳 20g，厚朴 15g，砂仁 10g，豆蔻 10g，瓦楞子 15g，木香 10g，生龙骨 20g，生牡蛎 20g，代代花 12g，甘草 6g，白术 12g，茯苓 12g。1 剂/天，水煎，频服。

治疗第 2 天，呃逆症状消失，患者神清，精神可，肢体症状如前，纳可，当晚寐安。为巩固疗效，继续前方服用 5 天，对中风肢体症状继续对症针灸及用药治疗，5 天后停药，呃逆未再复发，经治中风肢体症状好转出院。

2　讨论

呃逆，中医古称“哕”，又称“哕逆”，西医称为膈肌痉挛及胃肠神经官能症等。

中医认为呃逆病位在隔，病变关键脏腑在胃，多为饮食不当、情志不舒和正气亏虚等原因导致胃失和降，胃气上逆，动膈冲喉[1]，发为本病。现代医学对本病的发病机制尚不清楚，考虑可能是呃逆反射弧一个或多个部位受到刺激引起的本病。

高淑红主任认为，患者平素嗜食肥甘厚味、饮酒过度，致脾胃失和，痰湿内生，日久生热，热极生风，发为中风，胃失和降，反作上逆，发为呃逆，故治疗诸症应以醒脑开窍，理气化痰，降逆止呃。针灸治疗中风以石学敏院士的醒脑开窍针法为主，针灸呃逆取太冲、中脘、膈俞、肝俞、脾俞、阴陵泉，其中太冲，肝经原穴，有疏肝理气，降逆和胃之功，中脘是胃的募穴，有疏通气血，健脾和胃功效；膈俞为膀胱经腧穴，为“血会膈俞”，具有理气宽胸，祛瘀活血之效，患者呃逆日久，久病入络，故选此穴。肝俞、脾俞调理肝脾，理气化痰，阴陵泉脾经之合穴，有清利湿热，健脾理气之功。旋覆代赭汤是汉张仲景治疗胃虚痰阻气逆的名方，具有降逆化痰，益气和胃的功效，加入厚朴、砂仁、龙骨、牡蛎、白术、代代花以健脾和胃，理气宽胸，降逆止呃[2]。患者为呃逆日久，致气虚，且久病入络，遂取用膈腧以理气宽中，祛瘀活血之效，针药并用，内外合治，使临床疗效显著。

参考文献

［1］石学敏．中医内科学［M］．北京：中国中医药出版社，2009：187-193.

［2］王丽萍．康复训练配合心理干预对急性脑卒中神经康复的影响［J］．长春中医药大学学报，2013，29（4）：699.

［摘自：长春中医药大学学报，2014，30（1）：93-94.］

廉玉麟教授针刺治疗呃逆经验介绍

韩晓慧[1]，李军[2]，指导：廉玉麟[2]

1. 天津中医药大学，天津　300193；

2. 天津中医药大学第一附属医院，天津　300193

关键词　呃逆；刺疗法

廉玉麟是天津中医药大学第一附属医院针灸部教授，医师。从事中医针灸教学及临床研究工作30余年，临床研究及针灸理论方面造诣颇深。将廉教授应用针刺治疗呃逆经验总结介绍如下。

呃逆是以气逆上冲，呃声连连，频而短，人不能自制为主症的症候群，医学称之“哕”。该病病机为胃气上逆、横隔，因有饮食不节、情志失和、正气亏虚等。教授依据《内经》理论，认为系中、上焦气逆所致，针灸治疗应首先考虑疏理中、上焦气机，才能达到平冲降逆之效果。临证应用针刺治疗呃逆，采用调畅三焦气机法、横膈局部调气法、调神导气止逆法、头皮针膈区降逆法，疗效显著。

1　治疗方法

1.1　调畅三焦气机法

取穴：膻中、中脘、气海。操作：患者取仰卧位，用40mm毫针针刺膻中穴，沿皮向下平刺，进针约25～35mm，施捻转泻法1分钟；后取中脘穴，用40～50mm毫针，针尖稍向下斜刺约40mm左右，施捻转或提插泻法，令患者局部有酸胀感；取气海穴用50mm毫针针身呈30～45度角，向关元穴透刺，进针约40mm，得气后缓慢捻转3～5分钟后起针。为增强疗效，可配合双侧足三里、三阴交、太冲等穴。

按：廉教授提出调畅三焦气机法，虽近似于传统针刺选穴方法，但他认为呃逆虽为局部病证，治疗仍应与全身气机联系。故采用中医整体观选穴，主穴取膻中（上气海）、中脘、气海为三大调气要穴，分别调整上、中、下焦之气机，使三焦气畅则呃逆自止。配用双下肢足三里、三阴交、太冲等，可增强通经降逆、行气止呃功效。

1.2　横隔局部调气法

取穴：两侧膈俞穴。操作：患者取端坐位，用40mm毫针，从背部膈俞穴进针，针尖与皮肤呈45度角，向督脉方向斜刺，进针约25～30mm，施提插泻法1分钟，同时嘱患者深呼吸。也可针刺两侧膈俞同水平的夹脊穴以替代膈俞穴。

按：呃逆系横膈病，膈俞为横膈的背俞穴，主治膈肌之疾。《会元针灸学》云："膈俞者……即横膈之所系于背，膈者过也，足太阳之所过，故名膈俞。"故取其直接作用于病灶。另外，廉教授通过多年研究，认为膈俞穴为平降中、上两焦气机的第一要穴，故其降逆止呃具有确切疗效。本穴又为八会穴之血会，有补血作用，可用于多种原因所致的贫血。

1.3　调神导气止呃法

取穴：人中、内关。操作：患者取仰卧位，以20～40mm毫针与皮肤呈45度角斜向鼻中隔下针刺人中穴，施提插泻法，以患者两眼球湿润或流泪为度；继而取双侧内关直刺25～40mm，施捻转加提插泻法1-3分钟，令较强的针感传至手部及整个前臂。

按：人中、内关二穴，系醒脑开窍针刺法治疗中风脑梗死的主穴。脑为元神之府，醒脑即醒神，生理上神有疏导全身气机的作用，若神不导气则气机逆乱亦可致呃逆。本病用醒神调神的人中、内关二穴，正是基于神与气的内在联系，通过调神达到调整全身气机的作用，气机畅而呃逆止。对于因中风所引起的呃逆，此法疗效尤佳。

1.4 头皮针膈区降逆法

取穴：两侧膈区（此为廉教授首创头皮针刺激区，在胸腔区与胃区中间，与头皮针胃区刺法相同）。操作：患者取仰卧位，选（0.30~0.35）×40mm 毫针，平刺膈区，向上引约 2~3cm 长的直线，务必使针身行于帽状腱膜中或帽状腱膜与颅骨之间，行小幅度高频率捻转泻法 1 分钟。

按：廉教授首创头皮针“膈区”，为针刺治疗呃逆一大特色：头针的理论根据有二：一是根据传统的脏腑经络理论；二是根据大脑皮层的功能，定位在头皮的投影。头皮针之胸腔区平行于足太阳膀胱经，相当于国际标准化方案的额旁 1 线，主治心肺等疾病，类似于中医学上焦疾病；胃区平行于足少阳胆经，相当于国际标准化方案的额旁 2 线，主治胃及肝胆等病，即中医学中焦疾患。廉教授所创的膈区位于胸腔区和胃区中间，即位于上焦与中焦之间，故能调上、中焦气机，主司膈病。在解剖位置上，胸与胃之间即为膈，胸腔区与胃区是大脑皮层对胸腔脏器和胃的功能反应区，推而论之，膈区亦为膈肌功能反应区，故治疗膈肌痉挛，常收立竿见影之效。

2 举例

例 1：孙某，女，10 岁，2006 年 1 月 3 日初诊。因昨夜外出玩耍受凉，间断呃逆，严重影响睡眠，今晨仍频频呃逆，无消化系疾病史。西医诊断：膈肌痉挛。中医诊断：呃逆，采用横膈局部调气法。嘱患者取坐位，用 40mm 毫针，与皮肤呈 45 度角向督脉方向斜刺两侧与膈俞同水平之夹脊穴，进针约 20mm，施提插泻法 1 分钟；再嘱患者仰卧位，向下平刺膻中穴，进针约 20mm，施捻转泻法 1 分钟；后取中脘穴，针尖稍向下斜刺 25mm，施捻转泻法 1 分钟；再取气海穴与皮肤呈 45 度角，向神阙透刺，进针约 35mm，得气后缓慢捻转 3 分钟起针。治疗后患者呃止，未再发作。

例 2：李某，男，61 岁，2006 年 11 月 25 日初诊。已连续呃逆 7 小时。患者 1 月前曾中风，左侧肢体活动不利，语言清晰，无吞咽障碍，无消化系统疾病。中医诊断：呃逆，采用调神导气止呃法。嘱患者仰卧位，取直径为 0.40mm 毫针，平刺双侧膈区，使针身行于帽状腱膜与颅骨之间，施小幅度高频率捻转泻法 1 分钟，在施手法过程中患者呃逆发作频率减少。结合患者中风病史，配合针刺人中、患肢内关和三阴交。人中穴采用雀啄法，以患者眼球湿润为度；内关穴用提插泻法，使局部或前臂有较强的针感；三阴交亦施提插泻法，使患肢抽动 3 次。当天治疗后呃逆基本消失，夜间发作 2 次。次日巩固治疗 1 次，痊愈。

［摘自：新中医，2008，40（2）：10-11.］

针刺华佗夹脊穴治疗冠心病30例

赵品红[1]，王伟志[2]

1. 天津中医药大学研究生院，天津　300193；

2. 天津中医药大学第一附属医院，天津　300193

关键词　针刺；穴，夹脊；冠心病

冠心病为临床常见病，其发病率近年来呈上升趋势并逐渐趋向年轻化。本病多见于40岁以上中老年人。笔者采用针刺华佗夹脊穴治疗本病，现报道如下。

1　临床资料

30例为门诊患者，其中男7例，女23例；年龄最小38岁，最大75岁；病程最短半年，最长12年。30例患者均符合国家中医药管理局颁布的《中医病证诊断疗效标准》中相关标准[1]。

2　治疗方法

取第4、5胸椎棘突下两侧夹脊穴，即与厥阴俞、心俞相应的华佗夹脊穴，予以针刺治疗。用长40mm毫针直刺0.5−1寸，直至患者感觉酸、麻、胀、痛为度。每次留针30min。每日1次，14次为1个疗程，疗程间休息2天，2个疗程后进行疗效评定。

3　治疗效果

3.1　疗效标准[1]

治愈：症状消失，心电图等检查恢复正常。

好转：症状减轻，发作次数减少，间歇期延长，心电图等检查有所改善。

未愈：主要症状及心电图无改善。

3.2　治疗结果

30例患者中治愈16例，好转12例，未愈2例。总有效率为93.3%。

3.3　病例介绍

患者，女，62岁。2014年4月18日就诊。主因心慌、气短、胸闷、憋气1年余，加重半月。患者于1年前因心慌、气短、胸闷、憋气于某大型医院就诊，

心电图示：心肌缺血，诊断为冠心病。曾服用中西医药物治疗，具体药物不详，疗效欠稳定。症见心慌、胸闷、气短、憋气，劳累后症状加重，纳可，寐安，二便调。舌淡苔黄，脉弦数。心电图示心肌缺血（ST段压低0.15mV）。诊断为冠心病。取第4、5胸椎棘突下旁开0.5寸的两侧夹脊穴，用40mm毫针直刺1寸，以患者感觉酸、麻、胀、痛为度，留针30min，每日1次，14次为1个疗程。嘱患者注意休息，保持心情愉悦。针刺

1个疗程后，患者感觉心慌、气短、胸闷、憋气等症状明显减轻，ST段较前有所上升。2个疗程后，患者感觉心慌、气短、胸闷、憋气等症状基本缓解，心电图ST段恢复正常。随访半年未再发作。

4 讨论

冠心病属于中医学“胸痹”范畴。《金匮要略》：“胸痹心中痞气结在胸，胸满，胁下逆抢心”，“胸痹胸中气塞，短气”，中医学认为本病由于气滞血瘀、经络不通所致。通过针刺可以达到疏通经络、调和气血、扶正祛邪的功效。夹脊穴旁通督脉，与足太阳膀胱经经气交通，具有调理脏腑、疏通经脉的功效。针刺与厥阴俞、心俞相应的华佗夹脊穴，可以使心脉疏通、气血调畅，心病症状缓解。因心俞、厥阴俞为心与心包经之背俞穴，具有宽胸理气、调理气血之功，为心病之要穴。故临床上大多用心俞、厥阴俞治疗冠心病。但此二穴位于背部，不可直刺、深刺，易损伤内脏，引起气胸，浅刺效果又欠佳。而夹脊穴位于胸椎棘突下两侧，可深刺且疗效优于针刺心俞、厥阴俞。

神经解剖学研究表明，交感神经纤维通过交通支与脊神经联系，并随脊神经分布到周围器官或脏器，如至肺、心脏等的交感神经来自胸2-6（7）段[2]。由此可见，针刺第4，5胸椎棘突下两侧夹脊穴可以通过交感神经治疗心脏病症。且该4穴定位与心的解剖位置相邻近，与心在体表的投影相接近，故针刺4穴可以起到治疗心脏疾病作用。

参考文献

［1］国家中医药管理局．中医病证诊断疗效标准［S］．南京：南京大学出版社，1994：201-203.

［2］张慰民，关强，陈昌富，等．夹脊穴定位的研究［J］．上海针灸杂志，1987，6（4）：23-24.

［摘自：上海针灸杂志，2015，34（12）：1228.］

针刺对慢性心力衰竭患者心率变异性的影响＊

屈箫箫[1]，杨开洋[1]，沈燕[2]

1. 天津中医药大学，天津　300193；

2. 天津中医药大学第一附属医院，天津　300193

摘要　目的：观察针刺对慢性心力衰竭（CHF）患者的心率变异性的影响。方法：41例CHF患者随机分为手针组15例、耳针组14例和对照组12例，针刺前及针刺后1

月记录 24h 动态心电图，评价三组方法对治疗慢性心力衰竭（CHF）患者心率变异性指标的影响。结果：手针组及耳针组治疗后心率变异性各参数较治疗前均改善（$P<0.05$）。结论：针刺疗法对慢性心力衰竭（CHF）心脏自主神经功能失衡有一定改善作用。

关键词 心力衰竭；针刺疗法；内关穴；人迎穴；肺俞穴

心率变异性（HRV）是评价心脏自主神经系统状态及其变化的简单可靠的方法及良好可靠的指标，它产生于自主神经系统对心脏窦房结的调节控制，反应逐次心搏间期的微小差异。国内外研究证实：针刺对心率变异性（HRV）有良好的调节作用[1-2]，因此本研究旨在观察针刺对慢性心衰患者心率变异性（HRV）的调节作用。

1 临床资料

选择 2012 年 12 月~2013 年 7 月在陕西中医医院诊断为慢性心力衰竭患者 41 例。随机分为手针治疗组、耳针治疗组及对照组。其中手针治疗组 15 例，其中男性 6 例，女性 9 例；53~73 岁，平均（65.7±4.3）岁。耳针组 14 例，其中男性 7 例，女性 7 例；年龄 45~77 岁，平均（66.20±4.50）岁。对照组 12 例，其中男性 5 例，女性 7 例；年龄 47~76 岁，平均（63.12±4.23）岁．三组患者年龄、血压、心率变异性分析等方面差异均无明显区别（$P>0.05$）。

2 诊断标准

参见《中华医学会心血管病学分会慢性心力衰竭诊断治疗指南》[3]。

2.1 纳入标准

符合心力衰竭诊断标准的患者；按心功能分级（NYHA 分级）Ⅱ级、Ⅲ级患者；年龄：≤80 岁，≥35 岁；近 1 周内未使用 β 受体阻滞剂，α 受体阻滞剂等影响自主神经功能的药物。

2.2 排除标准

急性心力衰竭；心功能Ⅰ级、Ⅳ-级、急性心肌梗死患者；心衰合并未控制的感染，电解质紊乱；合并严重肺、肝、肾功能障碍、内分泌系统及造血系统等严重原发性疾病；近期 1 周内使用过任何影响自主神经功能的药物。

3 治疗方法

所有三组入组患者基础治疗方案（强心、利尿、改善循环等相关对症治疗）

3.1 手针治疗组

选穴：内关、人迎、肺俞、心俞，常规消毒后，人迎穴：患者平卧位，充分暴露颈部。人迎穴垂直进针，缓缓刺入 1.0~1.5 寸（同身寸、下同），见针体随动脉搏动而摆动，施以小幅度（<90°）、高频率（>120r/min）捻转手法 1min，留针 30min；内关穴以 1.5 寸毫针直刺穴位，使患者局部有酸、胀感，得气后 15min 时行针 1 次，给予平补平泻手法，留针 30min；肺俞穴、心俞穴向着脊柱方向 30 度斜刺 0.5~0.8 寸。使患者局部有酸、胀感，得气后 15min 时行针 1 次，给予平补平泻手法，留针 30min。每周 5 次，4 周为 1 疗程。

3.2 耳针治疗组

选穴：耳甲 4 区、交感区、内分泌区。选用 28 号 0.3 寸毫针。进针时左手拇、食二指固定耳廓，中指托着针刺部位的耳背，采用速刺法，刺入深度以达软骨后毫针站立不摇晃为准。得气后 15min 时行针 1 次，留针 30min，刺入强度和行针强度以患者耐受为度。每周 5 次，4 周为 1 疗程。辅以基础治疗方案。

3.3 对照组

以强心、利尿、改善循环为主的基础治疗方案。

4 治疗效果

4.1 疗效标准

动态心电图：治疗前及治疗后所有入组患者分别进行 24h 动态心电图检查，用计算机软件处理自动检出 24h 的窦性心律，对 HRV 时域、频率指标进行分析。时域分析指标：SDNN：24h 平均正常 R-R 间期标准差；SDANN：24h 内连续 5min 节段平均正常 R-R 间期标准差；PNN50：24hR-R 间期标准差；>50ms 的总数百分比。频率分析：高频（HF，0.15~0.4Hz）代表副交感神经（迷走神经）的活动；低频（LF，0.04~0.15Hz）代表交感神经和副交感神经的活动；低频高频比（LF/HF），代表交感和副交感神经（迷走神经）活动的均衡性。

4.2 统计学方法

全部数据使用 SPSS 16.0 处理，以“均数±标准差（$\bar{x}\pm s$）”表示，组内比较采用配对 t 检验，组间差异用方差分析，以 $P<0.05$ 为有统计学差异。

4.3 治疗结果

各组治疗前后的时域指标变化见表 1。手针组及耳针组治疗前后 SDNN、SDANN 及 PNN50 比较，差异均有显著性意义（$P<0.05$），对照组治疗前后 SDNN、RMSSD 及 PNN50 比较无明显差异（$P>0.05$）。手针组、耳针组治疗前后 SDNN、RMSSD 及 PNN50 变化值与对照组治疗前后比较有显著差异（$P<0.05$）。

表 1　手针组、耳针组及对照组 HRV 时域值比较　　　　　　　　　　　　（$\bar{x}\pm s$）

指标	时间	手针组（n=15）	耳针组（n=14）	对照组（n=12）
SDNN（ms）	治疗前	87. 1±9. 8	86. 1±9. 4	88. 4±10. 9
	治疗后	103. 2±8. 5△▲	104. 1±8. 5△▲	89. 5±10. 9
SDANN（ms）	治疗前	82. 3±9. 9	80. 4±8. 6	81. 6±9. 5
	治疗后	106. 6±10. 3△▲	107. 5±13. 2△▲	84. 5±7. 4
PNN50（%）	治疗前	5. 3±4. 0	5. 6±3. 1	5. 3±3. 9
	治疗后	9. 4±2. 3△▲	10. 1±3. 0△▲	4. 6±3. 7

注：各组组内治疗前后比较，△$P<0.05$，各组治疗前后差值与对照组治疗前后差值比较，▲$P<0.05$

各组治疗前后频率指标变化见表 2。手针组、耳针组治疗前后 LF、HF 及 LF/HF 比较，差异均有显著性意义（$P<0.05$），对照组治疗前后 LF、HF 及 LF/HF 比较无明显差异（$P>0.05$）。手针组、耳针组治疗前后 LF、HF 及 LF/HF 变化值与对照组治疗前后比较有显著差异（$P<0.05$）。

表 2　手针组、耳针组及对照组 HRV 时域值比较　　　　　　　　　　　　（$\bar{x}\pm s$）

指标	时间	手针组（n=15）	耳针组（n=15）	对照组（n=15）
LF（ms^2）	治疗前	298. 2±69. 3	288. 4±77. 4	274. 5±62. 4
	治疗后	404. 4±78. 5	437. 5±88. 5	339. 6±95. 5
HF（ms^2）	治疗前	110. 2±65. 4	104. 6±70. 1	108. 23±82. 0
	治疗后	195. 6±84. 3△▲	217. 4±65. 7△▲	148. 56±77. 6
LF/HF	治疗前	2. 7±0. 8	2. 8±1. 1	2. 7±0. 9
	治疗后	2. 1±0. 6△▲	2. 1±0. 9△▲	2. 5±1. 2

注：各组组内治疗前后比较，△$P<0.05$，各组治疗前后差值与对照组治疗前后差值比较，▲$P<0.05$

4.4　不良反应

耳针组 1 例患者行耳针后出现局部瘀斑，随后自行消散，未引起治疗。余各组患者未有其他不良事件发生。

5　讨论

慢性心力衰竭（CHF）在临床上被认为各种心血管疾病的终末阶段，大量研究显示：自主神经功能失衡在慢性心力衰竭的发病中占有重要地位，其中交感神经活动增强，迷走神经张力受抑制，从而使血浆中儿茶酚胺的水平增加，心功能持续恶化。由于心衰病理机制及药物治疗的瓶颈，最佳药物治疗方案进一步降低死亡率、病残率的作用有限；同时非药物治疗诸如迷走神经刺激器（VNS）等由于费用和技术问题难以推广，其适应证患者中也仅仅只有部分患者从中受益。因此如何调节心衰患者自主神经功能成为心衰治疗领域的热点。

心率变异率（HRV）指的是窦性心律在一定时间内周期的变化现象，是公认的评价自主神经活动的非创伤性方法，心率变异率（HRV）的降低与心力衰竭的转归程度相关，临床症状的恶化通常伴随着心率变异率（HRV）的降低，许多临床试验证明心率变异性越大，心衰的预后相对较好，是心脏疾病死亡的独立危险因子[4-5]。

本临床研究中，手针组，我们选用内关-人迎、肺俞-心俞两组穴位，内关穴对心血管疾病的治疗作用被临床实践反复证明，研究显示针刺内关穴通过神经冲动由正中神经Ⅱ类和Ⅲ类纤维传入，通过脊髓上中枢整合调节交感神经系统的兴奋性[6]；人迎穴解剖位置毗邻颈动脉窦压力感受器处，最深层为交感神经干，外侧有舌下神经降支及迷走神经，而动脉压力反射是维持循环功能稳定最重要的神经调节，以负反馈方式抑制交感神经活动。持续的动脉功能减退可能引起交感神经活动过度，心衰患者心功能持续下降。针刺人迎穴可能机制为刺激颈动脉窦压力感受器，通过脊髓中枢整合兴奋心迷走中枢、抑制心交感中枢继而改善自主神经紊乱状态。肺俞、心俞分别位于第三及第五胸椎棘突下，旁开 1.5 寸，心交感神经传入神经节前纤维起源于第二胸椎至第五胸椎脊髓侧角之间，与肺俞、心俞解剖位置临近，刺激肺俞、心俞可能影响到心交感神经而起调节作用。耳针组，我们主要以刺激耳甲部为目的，主要原因是由于迷走神经耳支是迷走神经在体表的唯一分支，主要分布在耳廓的耳甲区，耳甲区产生的刺激信号可能通过迷走神经投射到孤束核、迷走神经背核及疑核等神经中枢[7]，而孤束核、迷走神经背核是极其重要的心血管调节中枢。故考虑对耳甲区刺激可对心血管迷走神经产生调整作用，从而提高心率变异性（HRV）。而传统中医理论中，十二正经中的手少阳三焦经和足少阳胆经入于耳中，其循行部位也与心迷走神经存在解剖位置上想联系，既往的研究对高血压[8]、糖尿病[9]、药物抵抗性癫痫[10]、抑郁症[11]、等与迷走神经相关疾病的研究也证实耳甲刺激的有效性。

从研究结果上分析，无论是耳针组或者手针组治疗都使慢性心衰患者的心率变异率（HRV）明显提高，HF 值升高明显意味着迷走神经兴奋性提高，对心脏有保护性调节作用。LF/HF 值的降低代表交感神经与迷走神经功能失衡状态得到改善。针对心衰自主神经失衡，近些年药物及其他相关治疗的焦点主要集中在降低交感神经兴奋性上，大多数的临床试验中证实 β 受体阻滞剂对于延长患者生存期，减少心血管事件发生，改善生活质量上功不可没[12]。但 β 受体阻滞剂的局限性及禁忌（诸如气管疾患、易引起心率过慢、严重传导阻滞禁用等）仍然导致部分心衰患者无法从中受益。所以有必要选用新的治疗方法辅助改善心衰患者自主神经紊乱状态。针刺疗法作为一种非药物疗法具有一定的调节自主神经功能的作用，可以提高迷走神经张力，保护心脏。本研究中由于入选各组样本数较少、观察周期较短、缺少其他功能检查支持等原因，针刺对于慢性心衰患者生活质量的远期效益及临床症状改善率还有待进一步深入研究。

参考文献

[1] Sakai，E Hori，K Umeno，et al. Specific acupuncture sensation correlates with EEGs and autonomic changes in human subjects［J］. Auton Neurosci，2007，133（2）：158-169.

[2] 别怀玺. 针刺治疗焦虑障碍患者心率变异性变化特点分析［J］. 针灸临床杂志，2013，29（2）：11-12.

[3] 中华医学会心血管学分会，慢性心力衰竭诊断治疗指南［J］. 中华心血管病杂志，2007，35（12）：1076-1095.

[4] Compostella L，Nicola R，Tiziana S，et al. Autonomic dysfunction predicts poor physical improvement after cardiac rehabilitation in patient with heart failure［J］. Res Cardiovasc Med，2014，26（4）：e25237.

[5] TenSande JN，Damman P，Tijssen JG，et al，Value of serial heart rate variability measurement for prediction of appropriate ICD discharge in patients with heart failure［J］. J Cardiovasc Electrophysiol，2014，25（1）：60-5.

[6] Mark AL，Agaasandian K，Morgan DA，et al. Leptin signaling in the nucleus tractus solitari increases sympathetic nerve activity to the kidney［J］. Hyperension，2009，53（2）：375.

[7] 梅志刚，朱兵，何伟等. 耳针作用的形态学基础——来自 HRP 神经示踪法的证据［J］. 时珍国医国药，2009，20（11）：2075-2077.

[8] Gao X Y. Li Y H，Liu K，et al. Acupuncture like stimulation at auricular point Heart evokes cardiovascular inhibition via activating the cardicrrelated neurons in the nucleus tractus solitarie［J］. Brain Res. 2011. 1397：19-27.

[9] 黄凤，荣培晶，王宏才，等. 耳甲迷走神经刺激干预 35 例糖耐量受损患者临床观察［J］. 中华中医药杂志，2010，25（12）：2185-2187.

[10] Yang AC，Zhang JG，Rong PJ，et al. Anew choice for the treatment of epilepsy：Electrical auricular-vagus-stimulation［J］. Med Hypotheses，2011，77（2）：244-245.

[11] 刘儒鹏，荣培晶，李艳华，等. 时令在耳针干预抑郁状态大鼠行为学表现中的作用［J］. 中华中医杂志，2012，27（10）：2539-2543.

[12] Azuma J，Nonen S. Chronic heart failure：β-blockers and pharm acogenetics［J］. Eur J Clin Pharmacol，2009，65：3-17.

［摘自：陕西中医，2015，36（7），912-914.］

针刺心包经为主治疗心律失常临床疗效观察

商丽丽[1]，秦鹏[2]
1. 上海市普陀区利群医院，上海 200333；
2. 天津中医药大学第一附属医院，天津 300193

摘要 目的：观察针刺心包经为主结合汤药治疗心律失常临床疗效。方法：将60例心律失常患者随机分为观察组和对照组，观察组采用针刺心包经为主结合汤药治疗，对照组针选用常规抗心律失常药物，观察两组患者临床疗效。结果：观察组总有效率为83.3%，优于传统组的56.7%，差异有统计学意义（$P<0.05$）。结论：观察组心律失常恢复情况，疗效优于传统组治疗。

关键词 心律失常；心包经；针刺；汤药

心律失常是指心脏电冲动的频率、节律、传导及起源部位与激动次序的异常，心律失常是心脏病的重要内容，临床表现为心慌、胸闷、气短、头晕、脉律过快、过缓或不齐等，发作时均感心中悸动不安，“心中惕惕不安而不得安静。”患者精神紧张，心惊神摇，不能自主，部分患者可伴有胸闷憋气；重者症见喘息、大汗、血压下降及昏厥抽搐等症；此时若不及时救治，则可死之。目前，西药治疗虽种类繁多，但远期效果多不理想且不良反应明显。长期以来，心律失常作为一种较为复杂的病症一直受到国内外学者的关注[1]。天津中医药大学第一附属医院针灸部在治疗心律失常方面经验颇丰，笔者采用针刺心包经为主结合汤药治疗心律失常，在临床上对照观察，疗效满意，报道如下。

1 临床资料

选取2013年11月~2014年10月就诊于天津中医药大学第一附属医院及上海市普陀区利群医院门诊的心律失常患者共60例，心律失常的诊断主要依据病史、心电图《实用内科学》（人民卫生出版社第13版）。按就诊顺序采用随机数字表法分为观察组和对照组各30例。观察组中，男性18例，女性12例；年龄40~60岁，平均57.3岁；病程最短者3月，最长3年，平均556天。对照组，男性16例，女性14例；年龄39~58岁，平均56.5岁；病程最短者40天，最长者3年余，平均540天；早搏47例（室性早搏27例，房性早搏14例，房室交界性早搏6例），阵发性室上速10例，阵发性房颤3例。两组病例在性别、年龄、病情分布上经统计学处理差异无统计学意义（$P>0.05$），具有可比性。

2 方法

2.1 对照组

室性早搏患者给予口服盐酸普萘洛尔 10mg，每日 3 次；室上性及室性快速心律失常者给予胺碘酮 200mg，每日 1 次；房颤者口服地高辛 0.25mg，每日 1 次。2 周为 1 疗程，2 疗程结束后观察疗效。

2.2 治疗组

针刺法：治则：益心阳，通心气。处方：主穴：窦性心动过速：内关；结性心律失常：内关；室性早搏：郄门、内关；房颤：郄门、内关、大陵；房室传导阻滞：内关、郄门。配穴：心气虚加气海、关元、足三里；心阴虚加复溜、三阴交、太溪；痰浊加丰隆、肺俞；瘀血阻络加血海、膈俞、太冲、操作方法：患者取仰卧位，取穴处常规皮肤消毒，视患者体型胖瘦选 1~3 寸毫针，进针 0.5~1.5 寸，窦性心动过速：内关，用提插泻法，每次行针 2~3 分钟，日 2 次；结性心律失常：内关，捻转补法，进针后泻法 1 分钟，日 1 次；室性早搏：郄门、内关、捻转平补平泻 3 分钟，若无效，20 分钟后再重复手法 1 次；房颤：郄门、内关、大陵，捻转泻法，每次手法 1~3 分钟；III°房室传导阻滞：内关、郄门、捻转补法 3 分钟，日 2 次。余穴用平补平泻手法，留针 30 分钟。每日 1 次。2 周为 1 疗程，2 疗程结束后观察疗效。方药：炙甘草 15g，桂枝 10g，生姜 15g，太子参 15g，阿胶 15g，生地黄 15g，麦冬 10g，麻仁 10g，远志 10g，酸枣仁 15g，油松节 20g。辨证加减：心阴虚者，加沙参、当归、白芍、首乌、枸杞子等；心阳虚者，加生黄芪、白术等；气阴两虚者，加生黄芪、当归、柏子仁等；饮邪上犯者，加茯苓、泽泻、白术等；瘀血阻络者，加瓜蒌、薤白、三七、丹参等。水煎服，日 1 剂，早晚分服。

2.3 统计学处理

采用 SPSS 13.0 软件进行处理，计量资料用均数±标准差（$\bar{x}\pm s$）表示，两组间比较用 t 检验，计数资料比较采用χ^2检验。

3 疗效观察

3.1 疗效标准

观察指标：对患者心悸、胸闷、气短、头晕、乏力情况进行详细观察记录；所有患者均于治疗后以心电图检查确定疗效。疗效判定：按文献[2]标准拟订。显效：症状明显改善或消失，心电图示早搏明显减少或控制。有效：症状有轻度改善，心电图示早搏减少<5 次/分钟。无效：症状无改善，心电图示早搏未见减少。恶化：症状加重，早搏增多或有不良反应发生。

3.2 结果

见表 1。

表 1　两组心律失常疗效比较　　[n（%）]

组别	例数	显效	有效	无效	恶化	改善率（%）
观察组	30	12	13	3	2	83.3
传统组	30	5	12	10	3	56.7

注：与常规口服药组比较，$P<0.05$ 观察组疗效优于常规口服药组。

4　病案举例

患者王某，男，62 岁，汉族，主以左侧肢体活动不利半月入院。入院时自诉心慌、憋气症状，心率：84 次/分，脉结代，舌淡暗，苔薄。既往高血压史 17 年，冠心病病史 15 年，1 个月前发现房颤。颅脑 CT 示：右基底节脑梗死。中医诊断为：中风（中经络），气虚血瘀证；西医诊断为：脑梗死，冠心病，阵发性房颤，高血压病。给予每日上午醒脑开窍治疗左半身不遂，下午予针刺内关、膻中治疗心律失常。并配合中药炙甘草 15g，桂枝 10g，太子参 15g，炙黄芪 15g，白芍 15g，当归 15g，阿胶 15g，生地黄 15g，麦冬 10g，丹参 15g，三七 3g，瓜蒌 15g，薤白 15g，远志 10g，酸枣仁 15g，油松节 20g。水煎服，日 1 剂，早晚分服。3 日后心悸症状减轻，1 疗程后症状基本消失。

5　讨论

各型临床心律失常，均属中医“心悸”“怔忡”范畴。其临床脉象可快可慢，可齐可乱，其病机多为心神不宁、心血不足、阴虚火旺、心阳不足、饮邪上犯、瘀血阻络。但究其病因均由心气虚所致、中医认为心主血脉，赖气血温煦，心气充沛才能维持正常心律，若气血亏虚，失其所养则见心悸之证。心悸证定脏在心，心包络代心受邪，笔者认为心包经可改善心肌供血、临床治疗心律失常循经取穴，一般应以“心包”为主。《类经》：“凡治病者，但治包络之腧即所以治心也。”《伤寒论》载“伤寒，脉结代，心动悸，炙甘草汤主之”。成无己说：“结代之脉……由血气虚衰，不能相续也。心中悸动，知真气内虚也，与炙甘草汤益虚，补血气而复脉。”临床上采用针刺心包经为主针刺方法并结合一定的手法量法改善心肌供血，配合汤药培补真气、宁心安神，相得益彰，共奏安神定悸之功。

“内关”穴是手厥阴心包经之络穴，又是八脉交会穴，通阴维脉；心包经与心脏关系密切，而“阴维为病、苦心痛”心包经和手少阳三焦经相表里，故针刺内关可以通三焦，调诸脏，心居上焦，亦受其调节，所以针刺内关穴对心律失常有调整作用。内关治疗心脏病已有悠久历史《灵枢》经脉篇手厥阴心包经病候记述：“甚则胸胁支满，心中澹澹大动”，经脉篇又云：“手心主之别，名曰内关，去腕二寸，出于两筋间……心系实则心痛，虚则为头强（《甲乙经》为“烦心”），取之两筋间也。”在选穴上，

《针灸甲乙经》载："心澹澹而善惊恐，心悲，内关主之。"有心律失常在行针刺复律时，必须强调"手法"与"量学"的要求。例如，针刺内关穴转复结性心律过速，应施快速捻转手法，只在一分钟内，即可复律成功；而在房颤或室上速时则刺激时间至少在3分钟之上方可奏效。故辨证论治，因人而异，以"手法量法"知道施针，是心律失常复律成功与否的关键。针刺手厥阴心包经穴对心肌细胞的保护作用已得到证实[3]。现代腧穴研究证明，针刺内关穴可以调节心率并对心率的调节具有双向良性作用，即过速的心率可使之减慢，过缓的心率可使之加快；针刺内关可增加急性心肌缺血时冠状动脉血流量；增强心肌收缩力，改善心脏功能[4-5]。

方中重用生地黄滋阴养血为君，于方中可开后药滋阴之路，且制约气阴两虚所生之内热，有活血之效正合病机以标本兼顾。配伍炙甘草、太子参益心气、补脾气，以资气血化生之源；麦冬、阿胶、麻仁滋心阴，养心血，充血脉，酸枣仁宁心安神，共为臣药。佐以桂枝、油松节、生姜辛温助阳，调畅气机，开郁散滞，使诸药补而不滞、滋而不腻，并防寒凉过甚，直折败胃。以上共为佐药。炙甘草温中益气，合桂枝辛甘化阳，并有调和诸药性之效，是兼佐、使之用。全方共奏益气养阴、宁心安神之效。疗效观察表明，大多数患者心悸症状不同程度的改善，针刺心包经为主结合汤药方法优于常规口服药，说明针刺心包经为主结合汤药，对心律失常患者的功能恢复有明显促进作用，值得临床推广。

参考文献

[1] 吴波．室性心律失常的治疗及进展［J］．心血管病学进展，2005，26（11）：114-117.

[2] 陈贵延，杨思澎．实用中西医结合诊断治疗学［M］．北京：中国医药科技出版社，1991：415-416.

[3] 田岳凤，吴富东，迟华基．针刺手厥阴心包经穴对心肌缺血再注损伤NO及NOS的影响［J］．山东中医药大学学报，2003，27（2）：150-151.

[4] Wang JX，Zhou Q，Xu GG，et al. Effect of acupuncture at acupoints Neiguan（PC6）and Ximen（PC4）on the left cardiac function in the patients with coronary heart disease［J］．J Acupnct Tuina Sci，2006，4（1）：40-41.

[5] Xie F，Liang XC，Wu HJ，et al. Effect of acupuncture at acupoint Neiguan（PC6）on the myocardial c-fos gene expression of acutemyocardial ischemia in rats［J］．J Acupunct Tuina Sci，2006，4（3）：132-135.

［摘自：四川中医，2016，34（1），196-197.］

针刺治疗糖尿病性胃轻瘫62例的疗效观察

佟媛媛，吕建明，卞金玲，石学敏

天津中医药大学第一附属医院，天津　300193

摘要　目的：观察针刺对糖尿病性胃轻瘫的疗效影响。方法：选取天津中医药大学第一附属医院就诊的62例糖尿病患者，取穴：内关（双）、公孙、丰隆、足三里、天枢（双）、上脘、中脘、下脘，每日针刺1次，10天为1个疗程，2个疗程间休息1天，共治疗3个疗程。观察患者治疗前、治疗第10天、3个疗程治疗后症状分级量化积分及症状改善情况进行统计分析。结果：可以看出3个疗程治疗后症状分级量化积分较治疗前明显下降（$P<0.05$），症状改善总有效率为90.32%。结论：针刺能有效地改善糖尿病性胃轻瘫患者消化道症状，从而有效的控制血糖水平，改善患者的生活质量，是一种安全有效的治疗方法。

关键词　糖尿病；胃轻瘫；血糖；针刺疗法

糖尿病是最常见的内分泌代谢疾病，近年来随着人们生活水平的提高以及生活方式的改变，糖尿病患者日益增多，糖尿病已成为严重危害人类健康的主要疾病之一。糖尿病自主神经病变是糖尿病患者常见并发症之一，主要影响消化道，引起食道、胃、小肠等消化器官运动功能障碍，其中尤以糖尿病性胃轻瘫为突出现象。糖尿病性胃轻瘫又叫“胃潴留”[1]，主要表现为恶心、呕吐、腹痛、腹胀、胃烧灼感、消化不良、早饱等症，常在餐后发生。它的发生严重影响降糖药物的吸收，从而影响药物的疗效，使患者血糖控制欠佳。而西医治疗糖尿病性胃轻瘫大多需要患者至少服用3个月甚则1年的胃动力药物，如胃复安、吗丁啉、西沙比利等，但因药物副作用较大、服用时间较长、停药后病情易复发，患者难以长期坚持治疗[2]。近年来，针刺疗法通过运用中医辨证论治的优势，在治疗本病方面取得了较好的疗效，不但能够缓解患者的临床症状，还使得患者避免服用西药引起的副作用且复发率低，对患者来说是一种较为理想的治疗方法。现将其总结如下。

1　临床资料

1.1　一般资料

选取天津中医药大学第一附属医院于2011年9月至2013年4月就诊的62例糖尿病胃轻瘫患者，其中男28例，女34例，最大年龄75岁，最小50岁，平均年龄（63.81±5.32）岁；病程最短5年，最长16年，平均（10.60±3.46）年。

1.2　诊断标准

符合《内科疾病诊断标准》中糖尿病性胃轻瘫[3]的诊断标准：糖尿病病程≥5年；可合并周围神经病变或视网膜病变；有早饱、腹胀、恶心、嗳气和消化不良等症且持续4周以上者；无胃黏膜损伤或幽门梗阻；X线检查证实餐后4h仍有标志物存留于胃内。

符合卫生部《中药新药临床研究指导原则》[4]中痞满证的诊断标准：患者自觉胃脘部饱胀、胀满、或胀痛不适，伴有饮食减少，嗳气多等为主要表现，反复发作在2个月以上者。

1.3　纳入标准

①符合糖尿病性胃轻瘫的诊断标准；②年龄在50~75岁之间；③糖尿病病程≥5年，且消化症状持续>4周；④停用胃动力药1周以上者。

1.4　排除标准

①合并严重的心脑血管疾病、恶性肿瘤、精神疾病者；②有胃、十二指肠等器质性病变患者；③有针灸禁忌证者；④不能配合完成针刺疗程者。

2　治疗方法

2.1　治疗原则

健利中焦、健脾和胃。

2.2　针刺取穴

内关（双）、公孙、丰隆、足三里、天枢（双）、上脘、中脘、下脘。

2.3　针刺操作

患者取仰卧位，采用苏州医疗器械厂生产的华佗牌0.30×50mm和0.25×30mm的一次性无菌针灸针。根据针刺部位不同选取不同型号的针灸针。内关、公孙直刺1~1.5寸，施捻转泻法1min；丰隆直刺1~1.5寸，施捻转泻法1min；足三里直刺1~1.5寸，施捻转补法1min；天枢穴位于中腹，脐中旁开2寸，左右各一，垂直缓慢进针，直刺1.5~2.0寸，施以提插补法1min；上脘、中脘、下脘，均位于前正中线上，剑突至脐中为8寸，中间4寸的地方为中脘，中脘上1寸为上脘，下2寸为下脘，针刺时均垂直缓慢进针，直刺1.5~2.0寸，得气后施捻转提插补法各1min。每次留针30min，每日1次。10次为1个疗程，治疗2个疗程间休息1d，共连续治疗3个疗程，随访3个月。

2.4　疗效评定标准

采用《中药新药临床研究指导原则》中“痞满”症状分级量化表评分，治疗前、治疗第10天、治疗后各记录1次，根据症状的改善情况分为：控制：总积分下降≥80%；显效：总积分下降≥50%~80%；有效：总积分下降≥25%~50%；无效：总积分下降<25%。

计算公式（尼莫地平法）为：疗效指数（%）=（治疗后积分-治疗前积分）/治疗前积分×100%。

2.5 统计学方法

应用 SPSS 15.0 统计软件进行数据分析，根据不同变量，计量资料应用 t 检验进行分析，计数资料应用 χ^2 检验分析，$P<0.05$ 差异具有统计学意义。

3 治疗结果

治疗完成情况所有 62 例患者，均完成 3 个治疗疗程。

3.1 62 例患者治疗前后症状积分比较

见表 1。显示出患者治疗 3 个疗程及随访时后症状评分显著下降（$P<0.05$）。随访 3 个月后患者的症状评分较治疗结束时无明显变化。

表 1 62 例患者治疗前后症状积分比较 （$\bar{x}\pm s$）

项目	治疗前	治疗第 10 天	治疗后	3 个月随访
症状积分	16.02±3.43	10.12±2.01	5.43±3.65	5.90±3.91

注：与治疗前相比，$P<0.05$。

3.2 62 例患者治疗后症状改善情况

见表 2。显示出患者治疗 3 个疗程后的症状改善总有效率为 90.32%，表明针刺治疗的疗效显著。

表 2 62 例患者治疗后症状改善情况 ［例（%）］

项目	控制	显效	有效	无效	总有效率（%）
症状改变情况	26（42.04）	22（35.48）	8（12.9）	6（9.68）	90.32

4 讨论

糖尿病性胃轻瘫是糖尿病在消化道常见的慢性并发症，其发病率较高，严重影响患者的生活质量。大约有 40%-50%的糖尿病患者有早期胃轻瘫的表现，症状明显的占 10%。现代大多数学者认为糖尿病自主神经病变是导致糖尿病性胃轻瘫的主要原因，其主要影响消化道，造成食道、胃、小肠等器官功能障碍。主要表现为恶心、呕吐、饱腹感、早饱、餐后饱胀、纳差、腹胀、腹痛及上腹部不适，腹痛与食量有关，常于餐后发生；恶心、呕吐常于饭后活动时发作，尤以进食过多时更易出现。糖尿病患者因胃轻瘫影响口服降糖药物的吸收利用，导致药物浓度降低，直接导致血糖控制不佳，引起微循环障碍，是造成心脑血管疾病、高血压、视网膜病变等并发症的重要病理生理基础[5]。目前西医在治疗本病方面主要是在控制血糖的基础上，加用促进胃肠动力药物及镇吐药，如甲氧氯普胺、多潘立酮及莫沙必利等。促动力药能增强消化道的运动功能，缓解运动被抑制引起的消化道症状，但这些药物也有其局限性，如副作用大、容易产生耐药性、停药后病情容易复发等[6]。故寻求一种安全有效的治疗方法是正待解决的。

糖尿病性胃轻瘫中医学尚无此病名，根据其临床症状可归属于中医“痞满”“痰饮”等范畴。多因脾胃失运，导致中焦气机不和，脾胃升降失调，胃肠功能紊乱而致病。如《赤水玄珠》记载：“消渴……饮食减半，神色大瘁……不能食者必传，中满鼓胀。”所提及中满与糖尿病性胃轻瘫临床症状相似。《杂病源流犀烛·肿胀源流》曰：“痞满，脾病也。本由脾气虚，及气郁不能行，心下痞塞满，故有中气不足，不能运化而成者。”《丹溪心法》曰：“有中气虚弱，不能运化精微为痞者，有饮食痰饮不能施化为痞者。”《圣济总录·消渴门》曰：“能食者，末传脑疽背；不能食者，末传中满臌胀。”《景岳全书·痛满》曰：“痞满一证，大有疑辨，则在虚实二字，凡有邪有滞而痞者，实痞也；无邪无滞而痞者，虚痞也；有胀有痛而满者，实满也；无胀无痛而满者，虚满也。”结合历代医家的研究发现，大多数医家认为本病以脾胃失运为本，以气滞、血瘀、痰浊、食滞为标，是因虚致实，虚实夹杂为主要特点。本病是由于消渴日久，损伤脾胃，致其运化无力，升降失司，气机不畅，食滞中焦所致。

针刺疗法是中医的诊疗方法之一。具有方便、安全性高、副作用小等特点，故笔者要利用中医针灸疗法，侧重整体观念、辨证论治、副作用小、安全性高等优势，帮助患者解除病痛，获得更大的利益。内关、公孙二穴为八脉交会穴之对穴，“公孙冲脉胃心胸，内关阴维下总同”。二穴相配可起到健利中焦、和胃降逆之功。丰隆为足阳明胃经之络穴，为宽肠下气之要穴。足三里为胃之合穴，具有调理脾胃、扶正祛邪之功能。现代研究发现针刺健康人和胃病患者的足三里穴，可以使胃弛缓时收缩加强，胃紧张时变为弛缓，并可解除幽门痉挛。还发现针刺单纯性消化不良患儿的足三里、合谷、三阴交，可使原来低下的胃游离酸、总酸度、胃蛋白酶和胃脂肪酶活性迅速升高，故刺之可加强脾胃的消化功能。中脘为胃之募穴，配天枢有理气宽中下气之功。还有天枢、上脘、中脘、下脘，皆位于中上腹，符合针刺的近治原则。天枢穴足阳明胃经穴位，也是手阳明大肠经之募穴，位于脐中旁开两寸，左右各一。位置恰为人身之中点，人的气机上下沟通，升降沉浮，均过于天枢穴。天枢穴位置又与胃肠道联系密切，穴位下为小肠，针刺疗法对调节脏腑有双向性疗效，具有调理胃肠、消炎止泻、通利大便等功能。大量实验和临床验证，针刺天枢穴对于改善肠腑功能，消除或减轻肠道功能失常而导致的各种证候，具有显著的功效[7]。上脘、中脘、下脘穴皆属于任脉，位于腹部前正中线上，主治消化系统疾病。上脘穴主治满闷、吐逆诸症，为治恶心呕吐之要穴。其解剖位置在胃的上部，和贲门相对应，肝脏前缘，故针刺时要注意进针角度及深度。中脘又名太仓，为胃经的募穴，《难经》曰："腑会中脘"，它是手太阳小肠经、手少阳三焦经、足阳明胃经和任脉的交会穴。中焦为脾胃运化气血精微之枢纽，为营卫气血的根源。脾以升为健，胃以降为顺。故针刺中脘穴可以使中焦气机枢纽得运，使精微物质输布五脏六腑，能起到健脾益气、行气止痛、开胃消滞之功。现代实验研究证实，针刺中脘穴通过调整胃壁的植物神经功能，起到治疗作用。促进胃酸的分泌，使胃蠕动功能加快，表现为幽门部立即开放，胃下缘轻度抬高，从而加速胃排空作用[8]。下脘穴属任脉，与足太阴脾经交会。下脘穴在胃的下面，在胃和小肠连接的转弯处。现代研究发现针刺中脘穴对肠、胃功能有调节作用，使肠功能障碍者功能恢复正常。还可促进胃、十二指肠溃疡的愈合，针刺下脘穴还可提高机体的免疫功能[9]。上脘、中脘、下脘穴加之天枢穴相配伍针刺，能够起到调整脾胃气机，增强胃肠传导功能，促进胃排空，改善胃部的微循环状态。

由此可以看出，针刺治疗糖尿病性胃轻瘫疗效显著且持久，副作用小，且中医辨证取穴理论依据充分，安全性高，为一种理想的治疗方法。虽说本病具有复发性，但再用针刺治疗仍可获效。为巩固疗效，待患者临床症状消失后仍建议患者继续治疗一段时间。

参考文献

[1] 许曼音，陆广华，陈明道，等．糖尿病学［M］．上海：上海科学技术出版社，2003：502-514.

[2] 姚东英，刘菲．糖尿病胃轻瘫发病机制的研究进展［J］．国际消化病杂志，2011，31：16-17.

[3] 贝政平，蔡映云．内科疾病诊断标准［M］．北京：科学技术出版社，2007.

[4] SFDA. 中药新药临床研究指导原则（试行）［S］．北京：中国医药科技出版社，2002.

[5] 董卫．影响临床研究质量的因素及其控制［J］．中国实用内科杂志，2006，26（21）：1754-1756.

[6] 尚莹莹，黄天生，肖定洪．糖尿病胃轻瘫中医理论及临床研究进展［J］．中医研究，2013，26（1）：75-77.

[7] 连春雪，周学林．针药治疗糖尿病胃轻瘫疗效观察［J］．现代中西医结合杂志，2011，20（1）：57-58.

[8] 王玲．针灸任脉经穴对糖尿病胃轻瘫胃排空及血糖的影响［J］．针灸临床杂志，2009，25（3）：5-7.

[9] 杨佐琴，吴曦，李瑛，等．针刺经穴治疗功能性消化不良疗效观察［J］．新中医，2011，（43）4：76-78.

［摘自：中华中医药杂志，2014，29（11）：3657-3659.］

针药并用治疗慢性萎缩性胃炎51例

周文艳

天津中医药大学第一附属医院，天津　300193

摘要　目的：寻求中医治疗慢性萎缩性胃炎的有效方法。方法：将101例经胃镜及病理检查确诊为慢性萎缩性胃炎的患者随机分为治疗组51例与对照组50例，治疗组予以中药胃萎方，同时针刺胸7~12夹脊穴；对照组服用胃复春片。3个月后进行疗效对比。结果：治疗组总有效率为92.2%，高于对照组之76.00%。结论：中药配合针刺夹脊穴是治疗慢性萎缩性胃炎的较佳方法。

关键词　慢性萎缩性胃炎；中医药；针灸；夹脊穴；

慢性萎缩性胃炎是一种常见病、多发病，在其基础上伴发的不完全型肠上皮化生和（或）中、重度异型增生，则被认为是重要的癌前病变。国内外应用手术或西药治疗，效果并不理想。笔者应用中药及针灸治疗此病，取得较好疗效。现报告如下。

1　资料与方法

1.1　诊断标准

慢性萎缩性胃炎的诊断主要依据胃镜及病理检查结果。根据1982年重庆会议所制定的《慢性胃炎的分类、纤维胃镜诊断标准及萎缩性胃炎的病理诊断标准》[1]中纤维胃镜诊断标准及萎缩性胃炎的病理诊断标准。

1.2　一般资料

全部病例均为本院门诊患者，随机分为两组。治疗组51例，男性33例，女性18例；年龄31~71岁；病程2~16年；伴肠化生或不典型增生者38例。对照组50例，男性29例，女性21例；年龄31~76岁；病程1.6~15年；伴肠化生或不典型增生者35例。两组性别、年龄、病程、病情等差异无显著性（$P>0.05$），具有可比性。

1.3　治疗方法

治疗组予胃萎方（党参15g，麦冬20g，白术10g，丹参15g，白芍15g，蒲公英15g，甘草6g，枳壳10g），伴肠化生或不典型增生者加三七3g，白花蛇舌草20g。每日1剂，水煎取汁150ml分2次口服。同时隔日针刺胸7~12夹脊穴，采用0.35×40毫针，旁开脊柱1寸，针尖斜向脊柱，得气后施平补平泻捻转1min，留针30min。对照组口服胃复春片（杭州胡庆余堂制药厂生产）每次5片，每日3次。均以3个月为1疗程。

1.4　疗效标准

治愈：临床主要症状消失，胃镜及病理检查证实活动性炎症消失，腺体萎缩，肠化生和不典型增生消失。显效：临床主要症状基本消失，胃镜及病理检查证实活动性炎症明显减轻，腺体萎缩，肠化生和不典型增生减轻 2 个等级以上（含 2 个等级）。有效：临床主要症状减轻，胃镜以及病理检查证实活动性炎症减轻，腺体萎缩，肠化生和不典型增生减轻 1 个等级以上。无效：临床症状、胃镜及病理检查均无改善。

2　结果

治疗组 51 例，治愈 6 例，显效 10 例，有效 31 例，无效 4 例，总有效率 92.16%；对照组 50 例，治愈 1 例，显效 8 例，有效 29 例，无效 12 例，总有效率 76%。两组比较，治疗组疗效优于对照组（$P<0.01$）。

3　讨论

慢性萎缩性胃炎被公认是顽固难治的消化系统常见病，多为癌前病变，属中医学“胃脘病”“痞满”等范畴。从中医学的角度来看，本病的病因多为脾胃素虚，毒邪乘而袭之，使脾胃升降失职所致。由于其病程长，根据“日久不愈，化火伤阴”“久病必瘀”“久病耗气”等理论，气阴不足、气血瘀阻是其基本病理特点。胃镜检查见胃黏膜呈苍白色或灰白色，皱襞变细、平坦，黏膜变薄，血管纹理显露，胃黏液量减少，部分胃小凹上皮增生而呈颗粒状小结节，提示胃黏膜局部血瘀阻络，气血运行不畅。近年来通过对血流屏障与胃黏膜病变关系的研究显示血瘀是慢性萎缩性胃炎的重要病机之一。而胃阴不足，胃络失于濡养，致脉络拘挛显露，阴精亏损，累及阳气生化无源。病久，胃黏膜腺体血运障碍，营养匮乏，促使胃黏膜固有腺体萎缩，肠上皮化生及炎性反应。因此虚实夹杂是本病的基本特点，治疗当以益气养阴、化瘀解毒为法。胃萎方以党参、白术、麦冬、白芍、甘草、枳壳健脾益气行气，养胃生津；丹参、三七活血化瘀；蒲公英、白花蛇舌草清热解毒，二者亦具有抗肿瘤作用，能有效逆转肠化生或不典型增生等癌前病变。健脾胃药物可提高机体免疫力，改善胃肠蠕动，调节胃泌素的分泌和胃蛋白酶的活力，增加胃黏膜的修复再生能力和屏障作用[2]。活血祛瘀中药能改善微循环，增加胃黏膜血流量，加速炎症细胞吸收和消散，促进胃黏膜再生，有效逆转胃黏膜萎缩、肠化生及异型增生[3]。诸药合用，具有扩张血管、改善局部微循环障碍、增加组织器官的血氧供应、促进胃黏膜再生作用。夹脊穴位于督脉与膀胱经之间。针刺夹脊穴可起到一针连及两经的整合作用。有资料显示，针刺 T7～T12 夹脊穴，可通过调节植物神经系统，改善胃分泌及运动功能，以促进胃液分泌和细胞再生，保护胃黏膜，阻断其改变[4]。因而针药合用施治于慢性萎缩性胃炎疗效满意。

参考文献

1. 李乾构，王自立．中医胃肠病学［M］．北京：中国医药科技出版社，1993：427-430.

2. 张涛，谢林，夏润珍，等．胡珂辨治慢性萎缩性胃炎经验［J］．甘肃中医，2004，17（4）：9-11.

3. 葛文松，刘杰民，安祯祥．中医药对逆转慢性萎缩性胃炎病理变化的探讨［J］．四川中医，2004，22（1）：20.

4. 谭奇纹，鞠琰莉，王育锋．针刺夹脊穴治疗慢性萎缩性胃炎临床研究［J］．中国针灸，2003，23（3）：133-135.

［摘自：中国中医急症，2007，16（2）：232-233.］

针刺对重症肺炎患者胃肠功能影响的临床研究

陈威立[1]，刘新桥[2]，刘学政[2]

1. 天津中医药大学，天津　300193；

2. 天津中医药大学第一附属医院，天津　300193

摘要　目的：观察针刺对重症肺炎患者胃肠功能的影响。方法：采用随机、单盲、自身前后对照的研究方法将45例重症肺炎患者进行胃肠功能衰竭评分后随机分为试验组和对照组。两组均给予抗感染、化痰等西药治疗。对照组给予常规治疗（吗丁啉10mg/次，Tid），治疗组在常规治疗基础上加用针刺治疗（2次/日）。一周后再次对重症肺炎患者胃肠道功能情况进行评分。观察治疗前后两组胃肠道功能衰竭评分变化。结果：试验组治疗后与治疗前比较，胃肠道功能衰竭评分降低 $P<0.05$ 差异有统计学意义；与对照组比较，试验组治疗后评分降低，$P<0.05$ 差异有统计学意义。结论：针刺可改善胃肠道功能，且改善情况优于西药吗丁啉，对于入住ICU的重症肺炎患者可降低胃肠功能衰竭的发生率，有效减少多脏器功能不全综合征（MODS）的作用。

关键词　重症肺炎；胃肠道功能；针刺疗法

重症监护室内入住的重症肺炎患者多会出现不同程度的胃肠功能衰竭情况，临床证实针刺疗法有预防和治疗胃肠功能衰竭的作用，在减少多器官功能障碍综合征（MODS）的发生方面具有重要意义。笔者观察针刺疗法对胃肠功能的影响，以探讨针刺对胃肠功能的保护作用。

1　临床资料

1.1　病例选择

选择2012年2月至12月住本院重症监护病房中的重症肺炎患者；排除血流动力学不稳定者。

1.2　一般资料

45例患者中男25例，女20例；年龄50~75岁。45例患者血流动力学均稳定。其中需要机械通气者20例，45例重症肺炎患者进行胃肠功能衰竭评分后按随机数字表法将病例按入院先后随机分为两组。其中治疗组23例中男13例，女10例；年龄50~75岁。对照组22例中男12例，女10例，年龄50~75岁。

2　治疗方法

2.1　治疗组

给予西药抗感染、化痰等基础治疗的同时，加用针刺治疗，根据中医经络理论，取穴：内关（双）、足三里（双）、天枢（双）、中脘、上巨虚。患者仰卧位，穴位用75%医用酒精消毒后，内关直刺0.5寸，足三里直刺1~1.5寸，其余位刺入0.8~1寸直刺入，行针得气后，虚证用补法，实证用泻法。不盛不虚用平补平泻手法，留针30min，2次/日。

2.2　对照组

西药抗感染、化痰等基础治疗的同时，予吗丁啉10mg，tid。1周后再次进行胃肠功能评分及生化检查评价。

3　结果

3.1　观察指标

采用胃肠功能评分标准进行治疗前后评价，见表1。

表1　胃肠功能评分标准

评分	临床症状
0分	肠道功能正常
1分	所需能量通过肠内给予<50%或腹部手术后禁食3天
2分	不能耐受食物（因胃潴留多、呕吐、肠胀气或严重腹泻不能行肠内营养）或腹高压
3分	不能耐受食物和腹高压同时存在
4分	腹腔间隔室综合征

3.2　两组胃肠道功能衰竭评分比较

见表2。

表2　两组治疗前后胃肠功能衰竭评分比较　($\bar{x}\pm s$)

组别	n	胃肠道功能衰竭评分	
		治疗前	治疗后
治疗组	23	1.657±0.67	0.653±0.43[1)2)]
对照组	22	1.589±0.73	1.213±0.52

注：与治疗前比较，[1)] $P<0.05$；与对照组比较，[2)] $P<0.05$。

3.3　两组治疗前后生化指标比较

见表3。

表 3　两组治疗前后生化指标比较　　　　　　　　　　　　($\bar{x}\pm s$)

组别	n	血红蛋白（g/L）		淋巴细胞（$\times10^9$/L）		白蛋白（g/L）	
		治疗前	治疗后	治疗前	治疗后	治疗前	治疗后
治疗组	23	112±11	115±10	1.15±0.52	1.35±0.75$^{1)2)}$	27.2±5.4	29.0±7.3$^{1)2)}$
对照组	22	108±13	106±12	1.21±0.64	1.25±0.67	25.7±5.2	27.4±5.6

注：与治疗前比较，$^{1)}$ $P<0.05$；与对照组比较，$^{2)}$ $P<0.05$。

4　讨论

入住 ICU 的危重症肺炎患者多存在肠蠕动减弱或肠麻痹，导致脘腹胀满，排便困难，无矢气，伴鼻饲后胃潴留及反流情况明显，皆由气机逆乱、升降失常所致。治疗关键在于调畅气机，如此气机顺畅，清升浊降，瘀滞自除。大量文献研究表明针灸治疗能够调节胃肠功能，针灸的传入冲动经躯体神经和血管壁神经丛两条通路传入，经脊髓向上到达大脑各级中枢，并与内脏发生联系，经植物神经系统及体液途径传出，调节胃、肠功能[1]。内关为八脉交会穴，主治胃心胸疾病；中脘为手太阳、少阳、足阳明、任脉之会，又为六腑之会，胃之募穴，为通腑升清降浊之要穴；足三里为足阳明经之合穴，胃腑的下合穴，有健脾和胃，益气升清之功。现代研究表明，针刺足三里对高张运动亢进的肠管有抑制作用，对降低张力的肠管有兴奋作用，可促进肠管的运动功能。针刺足三里穴后对损伤的胃黏膜血流量明显提升[2]。天枢穴有疏调肠腑、消食导滞、活血化瘀、化湿和中、止泻止痛、理气通便之功，擅治各种肠腑病及肠腑相关病证。上巨虚是大肠经的下合穴，中医认为“合治内腑。张靖等[3]发现针刺上巨虚穴可以使肠组织中的 sI-gA 含量升高，提示针刺可以提高机体的胃肠黏膜免疫力，本试验对照组吗丁啉通过阻断周围多巴胺受体，直接作用于胃肠壁，增强胃肠道的蠕动和张力，促进胃排空，以减轻消化系统症状。试验组可改善胃肠功能，促进且改善情况优于吗丁啉。因此，对于重症肺炎患者使用针刺治疗可降低胃肠功能衰竭的发生率，有利于对患者进行营养支持，进而改善患者的营养状况。营养状况的改善能够减少危重患者肠道菌群易位，避免发生多脏器功能障碍综合征。

参考文献

[1] D uan SX, Wang DY. Effects of acupuncture at Tsuanli on gastricmotor nerve: a survey [J]. Zhenjiu Linchuang Zazhi, 1999, 15 (1): 50.

[2] 林亚平，易受乡，严洁，等．电针足阳明经穴对胃黏膜损伤大鼠胃黏膜血流量及生长抑素的影响［J］．中国中西医结合消化杂志，2003，11（2）：75-77.

[3] 张靖，黄裕新，高巍，等．穴位电针对鼠胃肠黏膜免疫功能的影响［J］．世界华人消化杂志，2009，9（10）：1116-1119.

［摘自：山西中医，2013，29（7）：35-36.］

针刺日月穴对胆囊炎患者胆囊收缩功能的影响

秦研，张晓彤

天津中医药大学第一附属医院，天津　300193

摘要　目的：探讨针刺日月穴对胆囊收缩功能的影响，用以证明穴位的特异性，以指导临床对胆囊疾病的治疗。方法：33 例胆囊炎患者于针刺前后超声检查，常规测量胆囊大小。结果：针刺日月穴后胆囊大小均有不同程度的改变，经统计学处理有差异（$P<0.01$）。结论：针刺日月穴可使胆囊炎患者胆囊运动功能增强，利于胆汁排泄、炎症修复。

关键词　针刺；日月穴；胆囊炎；胆囊运动功能

针刺日月穴对胆囊运动功能有一定的影响，能促进胆囊的收缩和胆汁的排放。对此国内早有报道，且作为主穴治疗胆囊系统疾病已在临床广泛应用，疗效肯定。2012 年 4 月至 2013 年 4 月，为探讨日月穴对胆囊功能的影响，笔者对 33 例慢性胆囊炎患者采用超声下测量胆囊大小观察针刺日月穴胆囊运动状态体积变化，报道如下。

1　资料和方法

1.1　一般资料

33 例为我院针灸科门诊患者，其中男 15 例，女 18 例；年龄 33～77 岁，平均（45.9±9.6）岁。经 B 超检查，胆囊大小正常组 19 例，胆囊增大组 14 例。

1.2　诊断依据

参照 2002 年《中药（新药）临床研究指导原则》及《实用内科学》[1]中慢性胆囊炎诊断标准。①持续性右上腹部钝痛或者不适感，伴有右肩脚区疼痛；②有恶心、嗳气、反酸、腹胀和胃部灼热感等消化不良症状，进食油腻后加重；③病程长，有急性发作和缓解交替的特点；④胆囊区轻压痛和叩击痛；⑤彩超显示胆囊壁不光滑、增厚≥3mm，胆囊正常或扩大。具备⑤项，并具备①～④中 2 项者，即可诊断。

1.3　纳入及排除标准

符合上述临床诊断标准及彩超检查。排除合并胆囊结石、胆囊息肉、各种急性胆系疾病及伴心、脑、肝、肾等各系统严重疾病者；治疗前 1 周内使用相关药物治疗者。

1.4　观察方法

应用日本东芝 660A 型彩超检查，频率 3.5mHz，资深医师操作。受试者禁食水10～12h，取仰卧位，将探头置于患者右季肋部，显示胆囊最大长径，测量记录长径（L），宽径（W），胆囊纵切位，记录其厚度（H），同时观察胆囊的运动变化。

取双侧日月穴用直径 0.25mm，长 40mm 毫针，斜刺，得气以穴下酸胀为度，留针

30min 后出针、测量记录，计算胆囊容积（胆囊容积=L×W×H×π/6）。

1.5　统计学方法

应用 SPSS 13 应用软件进行分析，针刺前后作统计学处理，包括χ^2检验、t 检验。计量资料比较用（$\bar{x}\pm s$）表示，计数资料用百分比表示。

2　结果

如下表所示。

表　两组针刺日月穴前后胆囊运动功能改变　　　　（$\bar{x}\pm s$，cm^3）

组别	n	针前	针后
胆囊正常组	19	45.57±11.95	36.80±10.22
胆囊增大组	14	114.52±24.73	98.62±25.82

注：与同组针刺前比较，$P<0.01$。

针刺日月穴对胆囊炎患者胆囊运动功能有明显的调整作用。即针刺前、后胆囊容积比较有显著差异（$P<0.01$）。

3　讨论

胆囊的运动功能在浓缩、储存和排泄胆汁方面起着重要的生理功能。利用超声显像测定人体胆囊排空的方法实时、准确、无创伤，患者容易接受，已被广泛应用。

中医古代文献中无“胆囊炎”之名，依临床症状属中医胁痛、胆胀等范畴，《灵枢·胀论》有“胆胀者，胁下痛胀，口中苦，善太息”等记载。指出了胆胀的病位及主证。日月穴位于乳头直下第七肋间隙，又名“神光”，为足少阳胆经之“募穴”距胆腑最近，《甲乙经》记载“日月足太阴少阳之会，胆之募”，胆经气机汇聚于此。本穴又为足太阴、少阳之会，故针刺之可利胆降逆，调理胃肠，主治胁肋痛、呕吐、吞酸、黄疸、胆囊炎、胆囊结石等。本文结果显示，针刺日月穴时，于彩超下可直接观察到胆囊敏感且有节律的收缩运动变化。针刺前后经测量分析，胆囊体积明显缩小，与针刺前比较有显著差异（$P<0.01$）。提示针刺日月穴可在短时间内加速胆囊收缩，促进胆汁排泄，胆囊的运动功能得到相应的改善和恢复，以此达到治疗目的。

神经系统是针灸作用的基础[2]目前已得到广泛证实。蔚大金等[3]发现日月穴区的感觉神经投射与胆总管壶腹部感觉神经投射有 5~7 个节段的重叠，穴区投射的高峰段 T6~8 恰好位于壶腹部支配节段的中间部，这种重叠可初步说明针刺日月穴治疗胆道疾患的形态学基础。

近年来，有关针灸治疗急、慢性消化系疾病及改善调节胆囊运动功能的各种研究报道屡见不鲜。有动物实验证实[3-4]，针刺日月穴对胆囊的容积和压力、胆道及括约肌电活动均有明显的影响，可使胆囊、胆总管壶腹平滑肌舒缩状态得以调整。且对胆汁分泌有双向调节作用。许多临床研究也表明针灸对胆道功能有调整作用。人们在日常生活中由于各种因素的影响，胆囊收缩功能受到抑制，使胆囊的排空时间延缓，胆汁浓缩，形成慢性炎症。该临床观察结果提示，针刺日月穴对胆囊收缩功能有着肯定的调整作用，提示针刺日月穴可使胆囊炎患者胆囊运动功能增强，利于胆汁排泄、炎症恢复。此结果为针灸学经穴脏腑相关性理论提供了临床依据。同时也是对“针灸愈合作用假说”，即针灸的主要医疗作用是能激发或促进人体的自愈功能[2]，提供了较科学的临床佐证。

参考文献

［1］陈灏珠．实用内科学［M］．北京：人民卫生出版社，2005：2043-2047.

［2］李永明．针刺研究的困惑与假说［J］．中国中西医结合杂志，2013，33（11）：1445-1448.

［3］蔚大金，李强，张连才．日月、期门穴区与其相应神经干、相关内脏对中枢的投射关系—CT-HRP 和 CB-HRP 法研究［J］．针刺研究，1990，15（1）：13-16.

［4］金淑英，孙世晓，桑希生．从大鼠胆汁流量及其、Na^+、K^+、Cl^- 含量看经穴脏腑相关性［J］．中国针灸，2001，21（8）：490-492.

［摘自：山西中医，2014，30（11）：33-34.］

下合穴治疗老年性便秘 88 例

王乘虎[1]，石玉生[2]

1. 天津中医药大学，天津　300193；

2. 天津中医药大学第一附属医院，天津　300193

摘要　目的：观察针刺、推拿下合穴治疗老年性便秘的临床疗效。方法：选取老年性便秘患者 176 例，随机分为中医组和西医组各 88 例，中医组给予针刺、推拿足三里、上巨虚及下巨虚三对下合穴治疗；西医组给予莫沙比利、渗透性泻剂福松口服或予开塞露灌肠。结果：中医组总有效率 81.9%，西医组总有效率为 78.6%，两组比较，无统计学意义（$P>0.05$）西医组复发率 56.8%，中医组复发率 25.2%，两组复发率比较，差异有统计学意义（$P<0.05$）。结论：针刺、推拿下合穴治疗老年性便秘具有显著疗效，安全性高。并发症少，复发率低。

关键词　老年性便秘；下合穴；针刺疗法；推拿疗法

便秘是指在排便次数减少的同时并伴有排便困难大便干结等症状。一般正常人排便每日 1~2 次或者 2~3 日 1 次，而患有便秘患者每周排便次数少于 2 次，且排便过程中伴有排便困难、便质硬结或便量减少等症，尤其在老年人中最为常见，约占我国老年人总数的三分之一，严重影响老年人的生活质量。2009 年 8 月 ~2010 年 10 月笔者采用针刺、推拿下合穴治疗老年性便秘疗效甚佳，现报道如下。

1 资料与方法

1.1 一般资料

176 例老年性便秘患者均为我院推拿科住院部 2009 年 8 月 ~2010 年 10 月住院患者，男 78 例，女 98 例，年龄 58~88（65.00±4.51）岁，随机分为中医组和西医组。中医组 88 例，男 38 例，女 50 例；年龄 58~87（63.00±3.15）岁；西医组 88 例，男 40 例，女 48 例；年龄 58~88（66.00±4.31）岁；病程（8.90±4.24）a。两组年龄、性别、病程等方面均无显著差异具有可比性（$P>0.05$）。

1.2 诊断标准[1]

在过去的 1 年内，至少有 12 周出现以下 2 项及以上的情况：①在 1/4 以上的时间排便有紧迫感；②在 1/4 以上的时间便质干结或坚硬；③在 1/4 以上的时间内有便意不尽感；④在 1/4 以上的时间排便时有肛门阻塞感；⑤在 1/4 以上的时间要外部帮助；⑥每周排便<3 次。

1.3 排除标准

排除下消化道器质性病变者。

1.4 治疗方法

1.4.1 中医组

针刺取穴：主穴（均为双侧）：足三里、上巨虚、下巨虚；阿是穴：在双侧足阳明经（小腿段）上以指代针按揉寻找阳性痛点；阳陵泉（双侧）。操作方法：用 1.5 寸针，针刺时先常规消毒，使用呼吸补泻法进针，进针深度约 1 寸，一般情况下用补法，需较强得气感留针 30min。

推拿方法：患者仰卧，全身放松，排除杂念，自然呼吸。循经推拿：以拇指缓慢按揉双侧足阳明经（小腿段）并在按揉的过程中，重点点按足三里、上巨虚、下巨虚三穴及在小腿段阳明经的压痛点，反复按揉、点按 20~30 次；在腹部以神阙穴为中心单手作顺时针，逆时针方向各旋转按摩 20~30 次，然后以双手中指或拇指按揉天枢穴，每天早晚按摩 1 次，7 天为 1 个疗程，共治疗 2 个疗程。

1.4.2 西医组[2]

莫沙比利每次 5mg，日 3 次，渗透性泻剂福松（聚乙二醇 4000）每次 20mg，日 1 次，4 周为 1 个疗程。若口服通便药物仍未排出大便，可给予开塞露 40mL（成分：复方山梨醇制剂，含 50%的甘油 20mL · 支）插入肛门内约 3~4cm 注入。

1.5　疗效判定标准[3]

治愈：2d 内排便 1 次，便质转润，排便通畅，短期内无复发；有效：3 天内排便 1 次，便质转润，排便欠畅；无效：便秘症状无明显改善。总有效率 =（治愈 + 有效）/nx100%

2　结果

如下表所示。

表　两组总有效率与复发率比较　　[例（%）]

组别	n	总有效率	复发率
西医组	88	69（78.4）	37（53.6）
中医组	88	72（81.8）	16（22.2）

注：与西医组比较，$P<0.05$。

3　讨论

老年性便秘属于功能性便秘，是非肠道疾病所引起的原发性便秘。西药在治疗便秘方面主要分为三大类：分别为稀释性泻药、刺激性泻药和润滑性泻药。三类药中稀释性泻药作用时间最短，达到疗效最快，但常伴有腹痛长期使用易损伤正气，到了后期则排便更加困难；刺激性泻药相对作用较慢，但对消化系统具有一定刺激性，长期使用对消化系统有一定影响，不适合老年患者；润滑性泻药副作用最小，缺点是有时候疗效较差。

“下合穴”始见于《灵枢・四时气》：“邪在府，取之合”，《素问・咳论》载：“治藏者治其俞，治府者治其合”，说明临床上六腑的疾病可以用下合穴治疗。《灵枢・邪气藏府病形》：“荥俞治外经，合治内府”，说的是荥穴和俞穴主治肢体远端，经气表浅的经络之病，而合穴主治内在脏腑之病。这里所指的“合穴”即下合穴。《黄帝内经》云：“六腑以通为用”，便秘的病机即是肠腑不通、大便蕴结于肠腑，因此以下合穴治内腑腑治则气通，气通则便下。彭子益[4]认为“胃胆包心膀肺降，脾肝三小肾肠升”，小肠分清，大肠泌浊，胃、大肠、小肠腑气不降的疾病均可考虑用此三穴，如呃逆、腹胀、其他型的便秘、腹泻等。阳陵泉本身便是胆腑的下合穴，《黄帝内经》云：“凡十一经取决于胆也”，彭子益[4]认为“胆火不降胃受累”，因此阳陵泉可作为下合三穴的重要辅助穴。老年患者本就多中气亏虚、精血不足之证，而无力推动胃肠内的糟粕，故针刺手法以补法为主，正合病机。

参考文献

[1] 高玉梅，樊迎．穴位按摩联合六味安消胶囊治疗老年性便秘临床观察［J］．陕西中医，2012，33（10）：1395-1396.

［2］张和平，王敬敏．中西医结合治疗结肠慢传输型便秘 40 例［J］．河南中医，2012，32（11）：616-617.
［3］国家中医药管理局．中医病证诊断疗效标准［S］．南京：南京大学出版社，1994：11.
［4］彭子益．圆运动的古中医学［M］．北京：学苑出版社，2007：26-27.
［摘自：河南中医，2014，34（7），1401-1402.］

针刺治疗癫痫病的临床观察

杨白燕

天津中医药大学第一附属医院，天津　300193

关键词　癫痫；针刺治疗

癫痫是一种常见的神经系统疾病，针刺治疗此病，早在《内经》等古医籍中均有记载，近代亦有诸多报道，笔者通过大量的临床实践，取得了满意的疗效，现报道如下。

1　临床资料

本组 105 例患者来源于门诊及住院患者，均经脑电图、CT 的明确诊断。其中男 58 例，女 47 例；年龄最小 6 岁，最大 72 岁；病程最短 1 个月，最长者 19 年。

2　治疗方法

2.1　治则

醒脑开窍，熄风止痉，调理阴阳。

2.2　取穴

主穴：内关、水沟、风池、合谷、太冲、百会、四神聪、后溪、申脉；配穴：三阴交、丰隆、血海、头皮针。

2.3　操作

选用直径 0.3mm，长度 40mm 的毫针，常规消毒。水沟直刺 2~3 分，将针柄旋转一周，使肌纤维缠至针身，用雀啄手法至眼球湿润；风池直刺 1 寸，捻转补法；内关、合谷、太冲直刺 1 寸，用捻转泻法；百会、四神聪皆由前向后平刺 3~5 分；后溪直刺 0.5 寸；申脉平刺 2~3 分。肝肾阴虚者加三阴交，直刺进针 1 寸，用捻转补法；痰湿壅盛者加丰隆，直刺 1 寸，施捻转泻法；瘀血阻络者加血海，直刺 1~1.5 寸，采用捻转泻法；头皮针用运动区、舞蹈震颤区等，平补平泻，留针 40 分钟。14 次为一疗程，一般需要 2-4 个疗程。

3　疗效观察

3.1　疗效标准

临床治愈：治疗后症状完全消失，随访一年以上无复发。脑电图复查正常；好转：

治疗后发作次数减少，记忆力增加，发作持续时间明显缩短，脑电图复查有少量散在的棘慢波等；无效：治疗后癫痫发作次数无减少，持续时间无缩短，脑电图复查仍可见癫痫样放电波。

3.2 治疗结果

临床治愈 56 例，占 53.33%；好转 41 例，占 39.05%. 无效 8 例；7.62%，其总有效率为 92.38%，脑电图改善率达 78.10%。

4 典型病例

常某，男，51 岁，职员，于 2002 年 6 月初诊。因年迈母亲去世，加之工作紧张，家务负担过度，精神压力极大，于两月前突然发病。患者及家属描述，患者发作时表现为周身抽搐，双目上视，口吐涎沫，喉中发声，昏不识人，持续十几分钟后方可缓解。醒后有头痛，周身酸痛乏力，记忆力下降，视物模糊等症状，严重地影响了日常的生活和工作，就诊于某医院，查脑电图可见棘慢波，头颅 CT 示：未见明显异常，诊断为癫痫。曾服用苯妥英钠，期间仍每月发作 5-6 次，且伴有头晕、头胀痛、记忆力减退，遂即来我院就医，愿意接受针刺治疗。患者当时精神疲惫，面色萎黄，头晕，头沉，周身乏力，双目少神，反应欠灵敏，纳呆，舌淡红，苔薄白，脉弦细。采用针刺治疗 2 个疗程后，减为每月只发作一次，随后停止服用西药。第 3 个疗程后，癫痫未再发作，为巩固疗效，又治疗第 4 个疗程，完全恢复成常人，临床痊愈。随访 2 年未见复发。

5 体会

癫痫是一种因脑功能紊乱而使大脑皮层局部的异常放电引起的突发短暂意识丧失性疾病，发作时常有意识障碍、肌肉痉挛、感觉改变或行为异常，是较为常见的临床疾病。本病属中医的“痫证”范畴，系因肝肾亏损，情志不遂，瘀血阻络，使痰气、痰火互结，上蒙清窍，神明逆乱而发癫痫。取内关、水沟以醒脑开窍；风池可健脑止眩；合谷、太冲开四关，以调阴阳，达阴阳平衡、阴平阳秘；后溪、申脉为八脉交会穴，其经上行亦通络于头，两穴相配具有清脑醒神之功。三阴交以滋肝补肾，丰隆以健脾除痰，血海以活血散瘀，加之头皮针，通过经络系统调节肢体、脏腑及全身功能，诸穴合用，共同达到醒脑开窍，镇静止痉的功效。在治疗过程中，要做到手法正确，刺激量达到一定强度，才能取得临床上满意的疗效。针刺得当，可振奋阳气，疏调经脉，上下贯通，脑髓得以充养，癫痫由此可以控制。

[摘自：光明中医，2007，22（1）：42-43.]

针刺配合常规疗法治疗代谢综合征疗效观察

向杰[1]，于广[2]，张林鸣[1]，陈宇昕[1]，王清泉[2]

1. 天津中医药大学，天津　300193

2. 天津中医药大学第一附属医院，天津　300193

摘要　目的：通过辨脾论治指导针灸治疗代谢综合征，观察其临床疗效，并探讨其部分作用机理。方法：采用前瞻性、随机、对照的方法，将 74 例代谢综合征患者分成两组，对照组 38 例以常规治疗为基础，配合运动疗法及饮食控制；治疗组 36 例在对照组治疗基础上给予针灸治疗，疗程 14 日。观察治疗前后患者体重、腰围、血压、血糖、血脂方面的变化。结果：在治疗后，两组体重、腰围、收缩压、舒张压、空腹血糖、餐后 2h 血糖、胆固醇、甘油三酯下降程度均有统计学意义（$P<0.05$）；两组治疗前后 FBG、PBG、DBP、TC、TG 组间比较有统计学意义（$P<0.05$），两组体重、腰围、SBP 组间比较无统计学意义（$P<0.05$）。针刺治疗组疗效优于对照组（$P<0.05$）。结论：针刺干预治疗代谢综合征疗效较显著，安全性好。

关键词　代谢综合征；辨证论治；针刺疗法

代谢综合征[1]（metabolic syndrome，MS）是一种涉及多种代谢异常、与心血管病紧密联系的疾病状态，主要有肥胖症（尤其是中心性肥胖）、2 型糖尿病（T2DM）或糖调节受损、高甘油三酯（TG）血症及低高密度脂蛋白胆固醇（HDL-C）血症为特点的血脂紊乱以及高血压[2,3]。目前随着生活方式的改变，MS 在临床上的发病率有明显的升高趋势，患者以痰湿体质、瘀血体质、气郁体质和湿热体质为主，针灸治疗代谢综合征以调节这四种体质为基础，同时辨病辨证指导治疗。2014 年 8 月至 2015 年 9 月，笔者通过辨证论治指导针灸治疗代谢综合征，现报道如下。

1　资料与方法

1.1　一般资料

选择住院的 MS 患者 90 例按照随机数字表法分成两组，每组 45 例。研究过程中对照组 7 例、治疗组 9 例退出试验，视为脱落、除去病例记录不完整患者，最终对照组共纳入 38 例患者，治疗组共纳入 36 例患者。经过卡方检验和两独立样本 t 检验，两组在性别、年龄、身高等方面没有统计学差异，具有可比性，见表 1。

表1 两组患者一般资料比较

组别	例数	年龄（岁）	性别		身高（m）	吸烟史（%）	饮酒史（%）
			男	女			
治疗组	36	57.08±16.13	20	16	1.67±0.56	18（50）	24（67）
对照组	38	62.61±19.25	22	16	1.68±0.67	16（42）	22（58）

注：1）与对照组比较，$P>0.05$

1.2 纳入标准

（1）符合MS的诊断标准，中华医学会糖尿病学分会（CDS）诊断标准[4,5]：具备以下3项或全部为MS，①超重或肥胖：BMI≥25.0kg/㎡；②高血糖：FBG≥6.1mmol/L，或服糖2h血糖≥7.8mmol/L，或已诊断为糖尿病治疗者；③血压≥140/90mmHg，或已诊断为高血压及治疗者；④血脂紊乱TG≥1.70mmol/L；男性HDL-C<0.9mmol/L，女性HDL-C<1.0mmol/L。（2）年龄≥18岁，依从性良好，并签署知情同意书。

1.3 排除标准

（1）不符合纳入标准，未按规定疗程进行针灸的，资料录入不全者。（2）I型糖尿病、糖尿病酮症酸中毒或合并有严重心脑血管、肝肾和造血系统疾病及精神病患者。（3）3个月内有服用减肥药、肝素、甲状腺素。（4）有下丘脑病、垂体病、甲状腺功能异常、肾上腺功能异常等疾病。（5）妊娠期及哺乳期妇女。

1.4 治疗方法

1.4.1 对照组 常规治疗为基础，配合改变生活方式、饮食和运动治疗。

1.4.2 治疗组 在对照组治疗基础上给予针刺治疗，其中主穴取：足三里、内庭、太白、三阴交、丰隆、天枢、阴陵泉，及脾胃脏腑之俞、募穴（脾俞、胃俞、章门、中脘），并随证配穴：脾虚湿阻加足三里、阴陵泉；胃热湿阻加阴陵泉、内庭、曲池；肝郁困脾加阳陵泉、太冲、合谷；脾肾阳虚加太溪；阴虚内热加太冲、合谷、三阴交。选用华佗牌1.5寸毫针快速刺入皮下，行提插捻转手法，要求有酸胀麻重感，留针30min，每10min行针1次，隔日1次，疗程14日。

1.5 观察指标

由临床医师详细询问病史及住院一般情况，并测量、记录。腰围测量时以髋骨上及髂嵴上缘作为定位，体重测量时穿统一病号服，精确到0.1kg，采用同一体重器测定，血压以汞柱式血压计测定右侧肱动脉血压为标准。所有入选患者在入选时及服药14天后各记录一次身高、体重、腰围、空腹血糖、餐后2h血糖、上午8：00~10：00平均3次测量的收缩压和舒张压、血脂全项等。记录针灸治疗时有无不良反应，包括晕针、断针、血肿等。

1.6　疗效判定标准

显效：体质量指数、血糖、血压、血脂中 3 项降至正常范围；有效：体质量指数、血糖、血压、血脂中有 1~2 项下降至正常标准；无效：未达到以上标准者。

1.7　统计学方法

应用：SPSS 17.0 统计软件包进行统计分析。计量资料数据用均数±标准差（$\bar{x}\pm s$）表示，计数资料采用卡方检验，疗效比较采用非参数检验，组间比较用 t 检验，$P<0.05$ 有统计学意义。

2　结果

2.1　两组患者观察指标比较

两组患者观察指标变化经协方差比较（体重：F = 2.95，P = 0.09；腰围：F = 0.186，P = 0.668；FBG：F = 12.905，P = 0.001；PBG F = 36.89，P = 0.00；P：F = 1.78；P = 0.186；DBP：F = 21.22，P = 0.000；TC：F = 8.82，P = 0.004；TG：F = 7.773，P = 0.007）。与治疗前相比，两组患者治疗后体重、腰围、空腹血糖（FBG），餐后 2h 血糖（PBG），收缩压（SBP），舒张压（DPB），总胆固醇（TC）及甘油三酯（TG）都有不同程度的下降，经配对样本 t 检验，有统计学意义（$P<0.05$）。

两组 FBG、PBG、DBP、TC、TG 组间比较有意义（$P<0.05$），体重、腰围、SBP 组间比较无统计学意义（$P>0.05$），见表 2。

表 2　两组患者观察指标比较

组别		例数	体重（kg）	腰围（cm）	FBG（mmol/L）	PBG（mmol/L）	SBP（mmHg）	DBP（mmHg）	TC（mmol/L）	TG（mmol/L）
治疗组	治疗前	36	75.78±5.02	95.78±5.01	7.99±0.86	9.94±1.12	155.11±9.8	90.56±5.31	6.62±0.59	1.81±0.08
	治疗后	36	71.57±4.74 1)2)	86.02±4.76 1)2)	6.07±0.51 1)3)	8.64±0.81 1)3)	144.89±9.08 1)2)	87.00±4.64 1)3)	5.90±0.61 1)3)	1.68±0.07 1)3)
对照组	治疗前	38	76.03±5.99	96.03±6.00	7.90±0.85	9.86±1.17	155.79±10.18	90.68±4.21	6.80±0.53	1.8±0.10
	治疗后	38	74.63±5.88 1)	91.53±5.64 1)	6.73±0.82 1)	8.59±0.85 1)	147.68±9.55 1)	87.29±3.63 1)	6.12±0.50 1)	1.68±0.09 1)

注：1）与本组治疗前比较，治疗组 t = 8.23、9.51、10.40、9.70、2.67、8.17、2.15、12.85，对照组 t = 9.58、7.52、22.37、8.47、3、71、14.78、9.10、3.87，$P<0.05$；2）与对照组比较，$P>0.05$；3）与对照组比较，$P<0.05$.

2.2　两组临床疗效比较

治疗组显效 10 例，有效 22 例，无效 4 例，总有效率 88.89%；对照组显效 7 例，有效 18 例，无效 13 例，总有效率 65.79%。经独立样本非参数检验，两组疗效差别存在显著性差异（Z = -2.045，P = 0.041）。

2.3　不良反应

治疗组有 3 例出现轻度晕针，给予拔针、平卧休息等处理后恢复正常，4 例出现小范围血肿，用干棉球及时按压后血肿基本消失，余未见其他不良反应。

3 讨论

代谢综合征是一组以肥胖、高血糖、血脂异常以及高血压等聚集发病的临床综合征，因多种危险因素所致，主要以综合干预为防治手段。[7]对于代谢综合征的治疗，在提倡调节饮食、运动等健康生活方式的基础上，中医治疗强调扶正以驱邪，调整脏腑以恢复阴阳平衡，脏腑功能失调是代谢综合征发病的基础，主要与脾、肝、肾三脏关系密切，脾主运化，为储痰之器，肝主疏泄，肾主行水，三脏中的

任何一脏功能失调，均可导致体内各种代谢失衡[8]。《素问·痹论篇》谓："饮食自倍，肠胃乃伤"，肥胖多因中焦脾胃功能失常，水谷精微的转输不利，代谢紊乱，痰湿内生而致。过食肥甘厚腻，湿热内蕴，壅遏脾胃；长期大量饮酒，肠胃积热，化燥伤液或痰热浊邪，阻于经络，上扰清窍，则清阳不升，浊阴不降，可发为此病。《素问·奇病》谓："此肥美之所发也……肥者令人内热，甘者令人中满，故其气上溢，转为消渴。"《素问·宣明五气论篇》谓："久卧伤气，久坐伤肉"，长时间久坐，运动不足影响脾的运化功能，脾不散精，聚而为痰湿，变生膏脂，出现头晕目眩，倦怠懒言等症状，进而导致不同程度的血压升高、血脂异常等。脾和代谢综合征有密切关系，痰浊是代谢综合征的发病基础[9]；也有研究者认为是瘀血居多[10]。痰浊、瘀血为标，脾虚湿蕴为本，调补病脏，培补元气，调和阴阳，以求治本。由于脾胃内伤、痰湿内蕴为代谢综合征的病机关键，因此本病治疗应从脾论治，以健脾助运、化痰祛湿为主[11]。足阳明胃经的足三里、内庭，与胃的消化机能有着密切的关系，能影响胃的生理活动。根据"五脏有疾，当取之十二原"的理论，针刺足太阴脾经的原穴太白穴，可明显提高血清淀粉酶活性，提高D-木糖排泄率，促进小肠对营养物质的吸收[12]。丰隆属足阳明胃经之络穴，联络脾胃二经，为治痰要穴。针刺丰隆可健脾和胃而化痰利湿，使脾胃运行正常则痰无所生。从丰隆发出的胃之经别，上通于心，因此丰隆亦可活血祛瘀。脾经的三阴交、阴陵泉利水，阴陵泉为常用化湿利水要穴，如《百症赋》谓："阴陵、水分，去水肿之脐盈。"针刺三阴交可直接增强输尿管蠕动，增加尿量而调整机体水液代谢。针刺脾胃脏腑之俞、募穴等以引伸元气，培本固原。本研究表明，从脾论治针刺疗法对代谢综合征的治疗具有较显著疗效。对于代谢综合征患者，在给予降压、调节血脂、调节血糖及抗血小板等常规治疗[6]基础上，配合针刺治疗可有效改善患者体质量指数、血糖、血压、血脂水平。

参考文献

[1] Grundy SM, Brewer HB Jr, Cleeman JI, et al. Definition of Meta-bolic Syndrome: Report of the National Heart, Lung, and Blood Institute/American Heart Association Conference on Scientific issues Related to Ddfinition [J]. Arteriosclerosis, Trombosis, and Vascular Biology, 2004, 24

(2)：13-18.

[2] Yang TK，Hsieh JT，Chen SC，et al. Metabolic syndrome associated with reduced lower urinary tract sympotoms in middle - aged men receiving health check up [J]. Urology，2012，80（5）：1093-1097.

[3] Lee ET，Jobe JB，Yeh J，et al. A cardiovascular risk reduction programfor American Indians with metabolic syndrome：the Balance Study [J]. J Prim Prev，2012，33（4）：187-196.

[4] 陈秀红．代谢综合征的诊断与防治 [J]．中国社区医师（医学专业），2011，13（2）：91-92.

[5] Zhou H，Guo ZR，Yu LG，et al. Evidence on the applicability of the ATP III，IDF and CDS metabolic syndrome diagnostic criteria to identify CVD and T2DM in the Chinese population from a 6. 3 year cohort study in mid-eastern China [J]. Diabetes ResClin Pract，2010，90（3）：319-325.

[6] 熊璞，张弛，赵乃蕊，等．外周血白细胞计数对肥胖者发生代谢综合征的预测价值 [J]．现代生物医学进展，2012，12（35）：6887-6889.

[7] 陈丽，刘红，叶丽梅，等．对215例代谢综合征患者进行健康教育指导及其效果观察 [J]．现代生物医学进展，2013，23（18）：4492-4494.

[8] 余凌汉．中医治疗代谢综合征的临床分析 [J]．内蒙古中医药，2012，24（23）：15.

[9] 李东晓．痰与代谢综合征 [J]．中国中医基础医学杂志，2005，11（2）：114-146.

[10] 翁维．活血化瘀治疗疑难病 [M]．北京：学苑出版社，1993：164.

[11] 马伯艳，张福利，田旭升，等．从脾胃内伤、痰湿瘀热论治代谢综合征 [J]．中医药学报，2010，38（6）：1-3.

[12] 李婷，陈小兵．电针足太阴脾经原穴对脾虚家兔十二指肠黏膜病理学影响 [J]．中国针灸，1998，18（5）：297-299.

[摘自：山西中医，2016，32（1），30-32.]

针刺干预代谢综合征短期疗效的临床研究

赵建国[1]，张培[2]，牛博真[1]

1. 天津中医药大学第一附属医院，天津　300193；

2. 天津黄河医院，天津　300101

摘要　目的：评价针刺对代谢综合征（MetS）的干预作用。方法：收集2008年5月-2009年6月在天津中医药大学第一附属医院针灸部MetS患者90例，随机分为A组、B组、C组。A组为MetS的常规治疗，B组在A组的基础上加针刺基础穴位（以腹部穴位为主），C组在B组的基础上加按压激发经气留针法。观察两周后腰围、血糖、血脂、血压的变化。结果：各组间、组内腰围治疗前及治疗后比较差异无统计学意义（$P>0.05$）；A组与B组、A组与C组、B组与C组治疗前后差值比较差异有统计学意义（$P<0.05$）。组内治疗前后比较，A组收缩压（SBP）、舒张压（DBP）、三酰甘油（TG）差异有统计学意义（$P<0.05$），B组SBP、DBP、高密度脂蛋白胆固醇（HDL-C）及空腹血糖（FPG）差异有统计学意义（$P<0.05$），C组SBP、DBP、TG、HDL-C及FPG差异有统计学意义。3组SBP治疗前后差值组间两两比较，差异有统计学意义，A组与C组TG治疗前后差值比较，差异有统计学意义。结论：针刺可以减小患者的腰围、降低血压与空腹血糖、升高HDL-C，配合按压激发经气留针法疗效更显著，同时后者具有降低TG的作用，两者对MetS均有短期治疗作用，配合按压激发经气发疗效更佳。

关键词　代谢综合征；针刺；短期疗效；血脂；血糖

代谢综合征（MetS）是以胰岛素抵抗为中心的、多种代谢异常为特征的一组症候群，包括中心性肥胖、糖尿病及糖耐量异常、高血压、血脂紊乱、高胰岛素血症伴有胰岛素抵抗、微量蛋白尿、高尿酸血症等。MetS的发病机制并不十分清楚，目前认为肥胖为始动因子，胰岛素抵抗为中心环节。传统MetS定义中的主要因素都成为该指南关注的重点，MetS本身也被罗列其中。MetS已经作为心脑血管疾病的重要危险因素及独立预测因素受到广泛关注。目前关于针刺干预MetS的研究则较少。

1　资料与方法

1.1　研究对象

病例来源于2008年5月-2009年6月在天津中医药大学第一附属医院针灸部M etS患者，共90例，年龄40岁-80岁。

1.2　诊断标准

2005年国际糖尿病联盟（IDF）MetS全球共识定义[1]，中心性肥胖：在亚洲人种中为亚洲男性腰围≥90cm，亚洲女性腰围≥80cm。另加下列四项中任意两项：①三酰甘油（TG）水平升高>1.7mmol/L，或已接受针对此脂质异常的特殊治疗；②高密度脂蛋白胆固醇（HDL-C）水平降低：男性<1.03mmol/L，女性<1.29mmol/L，或已接受针对此脂质异常的特殊治疗；③血压升高：收缩压≥130mmHg（1mmHg=0.133kPa）或舒张压≥85mmHg，或此前已被诊断为高血压而接受治疗；④空腹血糖（FPG）升高：FPG≥5.6mmol/L，或已被诊断为2型糖尿病；如果空腹血糖≥5.6mmol/L，则强烈推荐行口服葡萄糖耐量试验（OGTT），但是OGTT在诊断MetS时并非必需。

1.3　纳入标准

符合代谢综合征西医诊断标准；并签署知情同意书。

1.4 排除标准

合并心、脑、肾、肝等重症患者；精神病患者、过敏体质者、妊娠或哺乳期妇女；拒绝签署知情同意书或参加其他临床试验的患者。

1.5 中止、剔除标准

不能坚持治疗中途要求退出的受试者；未按治疗方案执行的受试者；治疗过程中出现严重不良反应者；临床研究过程中出现严重的其他并发疾病。

1.6 方法

1.6.1 分组 将血压、血脂、血糖均异常的 90 例患者，按入院先后顺序随机分为 A 组、B 组、C 组，各 30 例。A 组：MetS 的常规治疗，其中男 12 例，女 18 例，年龄（61.63±6.33）岁；B 组：MetS 的常规治疗+针刺基础穴位，其中男 15 例，女 15 例，年龄（63.63±8.85）岁；C 组：MetS 的常规治疗+针刺基础穴位+按压激发经气留针法，其中男 15 例，女 15 例，年龄（65.60±9.16）岁。3 组性别构成、年龄差异无统计学意义（$P>0.05$）。

1.6.2 针具选择 苏州医疗用品厂有限公司生产的华佗牌一次性使用无菌针灸针。

1.6.3 基础选穴 中脘、梁门（双侧）、下院、天枢（双侧）、大横（双侧）、气海、关元、水道（双侧）、丰隆（双侧）、阴陵泉（双侧）。

1.6.4 治疗方法 针刺方法：按先上后下，先左后右的顺序，选用直径 0.30mm，长度 40mm 的毫针，直刺，针刺深度 0.6 寸-1.2 寸，进针后，以有酸麻胀重感为佳，予以留针 30min。按压激发经气留针法：在上述操作基础上，将针柄用衣物压倒，留针 30min。MetS 的常规治疗：非药物治疗包括改善生活模式，控制体重，控制热量，控制饮食，戒烟酒，合理运动等；药物治疗包括不同的 MetS 具体病情选用相对应的药物治疗。疗程均为 2 周，针刺 1 日 1 次

1.7 观察指标

观察治疗前后收缩压、舒张压、腰围、糖化血红蛋白（HbAlc）、FPG、TG、HDL-C 变化。FPG 测定采用已糖激酶法，血 TG、HDL-C 采用化学修饰酶法（日立 7600 自动生化检测仪）测定，HbAlc 采用 DiaSTAT 液相色谱法测定。

1.8 统计学处理

计量资料以均数±标准差（$\bar{x}\pm s$）表示，组内比较采用配对 t 检验，组间比较，正态分布采用两样本 t 检验，非正态分布采用非参数检验；计数资料比较采用卡方检验；等级资料采用秩和检验。应用 SPSS 11.0 统计软件包进行统计分析。

2 结果

2.1 3组治疗前后腰围比较（见表1）

各组间、组内腰围治疗前及治疗后比较差异无统计学意义（$P>0.05$）；A组与B组、A组与C组、B组与C组治疗前后差值比较差异有统计学意义。

表1 3组治疗前后腰围比较 （$\bar{x}\pm s$，m）

组别	n	治疗前	治疗后	差值
A组	30	97. 97±8. 42	99. 28±9. 36	−1. 32±2. 51
B组	30	99. 80±7. 71	99. 05±8. 63	0. 75±1. 30[1)]
C组	30	99. 65±7. 72	95. 88±8. 31	3. 77±1. 62[1)2)]

注：与A组比较，[1)] $P<0.05$；与B组比较，[2)] $P<0.05$

2.2 3组治疗前后血压、血脂、空腹血糖比较

3组治疗前各项指标差异无统计学意义。组内治疗前后比较，A组SBP、DBP、TG差异有统计学意义（$P<0.05$），B组SBP、DBP、HDL-C及FPG差异有统计学意义（$P<0.05$），C组SBP、DBP、TG、HDL-C及FPG差异有统计学意义。3组SBP治疗前后差值组间两两比较，差异有统计学意义，A组与C组TG治疗前后差值比较差异有统计学意义。详见表2。

表2 3组治疗前后血压、血脂、FPG比较 （$\bar{x}\pm s$）

分组		血压（mmHg）		血脂（mmol/L）		FPG
		SBP	DBP	TG	HDL-C	mmol/L
A组	治疗前	141. 67±14. 52	89. 17±6. 71	1. 70±0. 62	0. 94±0. 18	6. 66±1. 57
	治疗后	132. 83±5. 03[1)]	85. 67±3. 14[1)]	2. 10±0. 85[1)]	0. 90±0. 24	6. 51±1. 53
	差值	8. 83±14. 06	3. 50±6. 31	−0. 40±0. 65	0. 04±0. 17	0. 15±1. 92
B组	治疗前	147. 67±13. 69	92. 83±7. 51	1. 83±0. 77	0. 93±0. 22	6. 48±1. 06
	治疗后	130. 83±4. 56[1)]	6. 67±3. 80[1)]	2. 01±0. 99	0. 98±0. 23[1)]	5. 97±1. 21[1)]
	差值	16. 83±12. 56[2)]	6. 17±8. 48[2)]	−0. 17±0. 74	−0. 05±0. 10	0. 51±1. 21
C组	治疗前	142. 00±15. 51	92. 50±7. 63	2. 11±0. 92	0. 96±0. 25	7. 06±1. 56
	治疗后	131. 83±4. 82[1)3)]	87. 33±5. 04[1)3)]	1. 77±0. 68[1)3)]	1. 05±0. 25[1)3)]	6. 16±0. 87[1)]
	差值	10. 17±12. 89[3)]	5. 16±6. 36[2)]	0. 34±0. 77[2)]	−0. 09±0. 16	0. 91±1. 10

注：与同组治疗前比较，[1)] $P<0.05$；与A组比较，[2)] $P<0.05$；与B组比较，[3)] $P<0.05$

3 讨论

3.1 MetS的现代医学研究

现代医学认为MetS核心为IR，而腹型肥胖与IR的产生密切相关现已证实脂肪组织是一个能释放多种促进动脉粥样硬化、改变凝血与纤溶系统活性的炎性介质的内分泌

官。腹部脂肪代谢活性最高，故其与胰岛素抵抗的关系最受关注。一方面是因为肥胖与MetS各个危险因素关系密切；另一方面肥大的脂肪组织细胞会分泌各类脂肪因子，通过内分泌、旁分泌和自分泌途径参与维持机体众多生理功能[3,4]。肥胖时特别是腹部肥胖，脂肪组织表达的细胞因子谱发生改变，激活炎症信号通路，诱导大量的炎症介质表达，有研究显示C-反应蛋白（CRP）与肥胖、胰岛素抵抗综合征等密切相关[5]。机体处于慢性炎症状态，共同导致IR，进而发生MetS[4]。Von Eyben等[6]采用高通量芯片技术研究皮下和腹部内脏脂肪mRNA和蛋白表达谱，也证实内脏脂肪在MetS发病中起主导作用。肥胖者脂肪组织前炎症蛋白（即脂肪细胞因子）表达量增加。

3.2 MetS的中医病因病机与脏腑功能失调密切相关

中医学认为MetS发病既与先天遗传易感性有关，又是后天饮食不节（过食肥甘厚味）、情志所伤（思虑过度，情志抑郁）、劳逸过度（少动）等作用的结果。病变主要涉及脾、肝、肾三脏。各种病因共同作用，导致脏腑的功能失调产生痰、湿、瘀、毒等病理产物，这些病理产物又可以作为致病因素进一步影响脏腑的功能，共同推动MetS的发展。中医学中对此类疾病的诊治重在后天脾胃，饮食过量即成有形之邪，食邪长期困脾碍胃，使脾升清、胃降浊的生理功能不断降低，最终导致痰、湿、积、滞丛生，虚、实、寒、热并作[7]。但也有研究发现[5]，腰围这一指标未能受到五脏证候的明显影响，这可能因为腰围的变化不是由单独某一脏而是多脏参与作用所致，其机制尚需要进一步研究证实。

3.3 穴位的选取

基于前人的研究成果，本试验选穴以腹部腧穴为主，多为足阳明胃经、足太阴脾经及任脉的穴位，其在临床上多用于腹部减肥治疗，配合远端腧穴，共奏益气健脾、化痰利湿消脂的功效。选取：中脘、梁门（双侧）、下院、天枢（双侧）、大横（双侧）、气海、关元、水道（双侧）、丰隆（双侧）、阴陵泉（双侧）。①从选穴部位角度：腧穴作用的一大特性就是任何腧穴都可以治疗腧穴所在部位的局部病症和邻近病症，即“腧穴所在，主治所在”，故以腹部穴位为主；同时人体任何的脏腑、器官、部位都有一条或多条经脉分布，当这一部位发生病变时，凡是与之有联系的经脉上的腧穴，基本上都有治疗这一病变部位的作用，即“经脉所过，主治所在”，故配合远端的丰隆、阴陵泉，其分属足阳明胃经和足太阴脾经，两条经脉循行均经过腹部。②从穴位的功效角度：中脘、梁门、气海、关元益气健脾化痰，天枢、大横、水道等通肠利便，丰隆、阴陵泉消痰利湿。

3.4 留针法的选取

按压激发经气留针法，最早为于书庄老先生[9]提出，是指导患者自行自努（按压）激发，具体的方法是：待进针得气后，令患者双前臂屈曲，用对侧中指、无名指放在欲激发穴位（合谷或外关）的针柄下，食指放在针柄上轻轻按压，持续20min以达到激发经气，气至病所的目的。本试验所选方法运用于腹部穴位，用患者的衣物覆盖按压以代替患者自行按压，旨在提高针刺疗效以及为此法的运用提供试验的依据。

本研究的对象绝大部分来自天津市区，其结果的代表性有一定的局域性，对于在今后的研究中增加多中心，及样本量，以求增加结果的代表性。

参考文献

［1］金文胜，潘长玉．国际糖尿病联盟关于代谢综合征定义的全球共识［J］．中华内分泌代谢杂志，2005，21（4）：附录b-1-4b-2.

［2］World Health Organization Measuring obesity－classification and description of anthropometric data. Report on a WHO consultation of the epidemiology of obesity［S］. Warsaw，1987：21-23.

［3］Kershaw EE，Flier JS. Adipose tissue as an endocrine organ［J］. J Clin Endocrinol Metab，2004，89：2548-2556.

［4］Trayhurn P，Wood IS. Adipokines：Inflammation and the pleiotropic role of white adipose tissue［J］. Br J Nutr，2004，92：347-355.

［5］Fern·ndez-Real JM，Pickup JC. Innate immunity，insulin resistance and type 2 diabetes［J］. Trends Endocrinol M etab，2008，19（1）：10-16.

［6］VonEyben FE，Kroustrup JP，Larsen JF，et al. Comparison of gene expression in intraabdom inal and subcutaneous fat：A study of men with morbid obesity and nonobese men using microarrayand proteomics［J］. J Ann N Y Acad Sci，2004，1030：508-536.

［7］徐宇航，吕大谷教授“脾升胃降法”临床应用总结［J］．中国针灸，2010，30（2）：147-149.

［8］李晔，朱玲，张铁梅，等．对1231人代谢综合征相关指标的中医证候初步分析［J］．中华中医药杂志，2009，24（12）：1578-1580.

［9］于书庄，张如心，任华淑，等．患者自努（按压）激发“气至病所”出现率的观察［J］．上海针灸杂志，1986（1）：34.

［摘自：中西医结合心脑血管病杂志，2010，8（10）：1168-1170.］

活血降浊汤配合针刺治疗高脂血症疗效观察

常延平[1]，张富亮[2]，张其梅[1]

1. 天津中医药大学，天津　300193；

2. 天津中医药大学第一附属医院，天津　300193

摘要　中医学认为高脂血症与痰浊、瘀血有直接关系，其病机关键是痰浊壅滞、瘀血阻滞、痰瘀互结。治宜化痰降浊、活血化瘀，治痰莫忘活血，活血勿忘治痰。治宜通补兼施，痰瘀同治。配合针刺中脘、关元、天枢等穴，祛痰降浊、活血化瘀、健脾益气固本，具有调节血脂的作用。

关键词　高脂血症；活血降浊汤；针刺；中医药疗法

笔者于2007年6月至2008年6月应用活血降浊汤配合针刺治疗高脂血症55例，疗效满意。现介绍如下：

1　临床资料

1.1　诊断标准

《中药新药临床研究指导原则》[1]中治疗高脂血症的临床指导原则的诊断标准，在正常饮食情况下，2周内进行2次血脂检测，符合下列条件之一即可确诊。空腹血清总胆固醇（TC）>5.72mmol/L，或甘油三酯（TG）>1.70mmol/L，高密度脂蛋白（HDL-C）<0.91mmol/L，或低密度脂蛋白（LDL-C）>3.64mmol/L。

1.2　纳入及排除病例标准

本组入选的病例均来自我院心内科住院患者，符合高脂血症的诊断标准，年龄在35~70岁之间；男31例，女24例。有下列情况之一者除外：①年龄在18岁以下。②半年内曾患急性心肌梗死、脑血管意外、严重创伤或重大手术后患者。③因肾病综合征、甲状腺功能减退、痛风、肝胆疾病等所致的继发性高脂血症。④由药物（吩噻嗪类、β受体阻滞剂、肾上腺皮质类固醇及某些避孕药等）引起的高脂血症及纯合子型高胆固醇症者。⑤正在使用激素、甲状腺素治疗药和其他影响血脂代谢药物的患者及近两周曾采用其他降脂措施的患者。⑥合并肝、肾及造血系统等严重疾病、精神病患者。

2　治疗方法

2.1　针刺取穴

丰隆（双侧）、血海（双侧）、天枢（双侧）、中脘、关元，毫针（0.30mm×40mm或50mm）刺法，留针30min平补平泻。

2.2　中药汤剂

自拟活血降浊汤方，药用陈皮 15g、半夏 10g、苍术 10g、泽泻 15g、丹参 12g、三七粉 3g（冲服）、制首乌 15g、山楂 15g、神曲 15g、茯苓 15g、荷叶 10g、生甘草 6g，水煎服，取液 300mL，每日 1 剂，分 2 次服，早晚各 1 次。疗程不少于 3 周。

3　治疗结果

3.1　疗效判定标准

显效：临床症状、体征基本消失，血脂检测水平达到以下任一项者 TC 下降≥20%，TG 下降≥40%，HDL-C 上升≥0.26mmol/L；有效：TC 下降 10～20%，TG 下降 20～40%，HDL-C 上升 0.14～0.26mmol/L；无效：未达到上述指标者；恶化为达到以下任何一项，TC 上升 10%，TG 上升 20%，HDL-C 下降≥0.104mmo1/L。

3.2　统计方法

数据以平均值±标准差（$\bar{x}\pm s$）表示，采用 t 检验。

3.3　结果

治疗 3 周之后血脂水平的变化，治疗后比治疗前，TG、TC 及 LDL 显著下降（$P<0.05$）HDL 显著上升（$P<0.05$）见表 1。

表 1　治疗前后血脂指标的变化　　（$\bar{x}\pm s$，mmol/L）

时间	n	TG	TC	HDL	LDL
治疗前	55	4.15±0.27	7.39±0.22	0.97±0.15	3.75±0.25
治疗后	55	1.85±0.20	5.81±0.34	1.03±0.65	1.80±0.36

注：与治疗前比较 $p<0.05$

调脂疗效比较见表 2

表 2　调脂疗效比较

指标	n	显效	有效	有效率（%）
TG	50	10	31	82.0%
TC	10	4	3	70.0%
HDL	30	8	14	73.3%

病例中，TG 高者 50 例，TC 高者 10 例，HDL 高者 30 例，治疗总有效率分别为 82.0%、70.0%、73.3%，表明活血降浊汤配合针灸疗法对调脂均有显著疗效，其中对 TG 的调节最为显著。

4　讨论

中医虽无高脂血症的概念，但中医学认为高脂血症与痰浊，瘀血有着直接的关系。其病机关键主要是痰浊壅滞、瘀血阻滞、痰瘀互结；所以对高脂血症的治疗则以化痰降浊、活血化瘀为大法，治痰莫忘活血，活血勿忘治痰，但此二法均为治标之法，中医认为，高脂血症其本为肝、脾、肾三脏亏虚导致痰浊、瘀血留滞脉络。治宜通补兼施，痰瘀同治。

本病病机特点是，肝脾肾功能受损、湿痰瘀阻互结，病机关键是气血亏虚，日久则脾肾亏虚，肝气郁结，痰浊瘀滞体内而成脂肪肝[2]。

活血降浊汤方中，陈皮、法半夏行气化痰降浊；丹参、三七活血化瘀，共为君药；方中茯苓、苍术一燥一渗，运利结合，使水湿除而脾气健共为臣药；何首乌归肝、肾经，滋补肝肾益精血，泽泻、山楂、决明子、荷叶为调脂要药，共为佐药；甘草调和药性为使药，全方共奏活血健脾化痰、补肝益肾之功。针灸疗法中，中脘属胃脘，有调理中焦气机升降的作用，关元培肾固本，天枢穴为足阳明胃经腧穴，有调理脾胃功能的作用，通腹通便，增强脾胃功能，丰隆祛痰降浊，为祛痰之首选穴，血海活血化瘀健脾，几穴共用具有祛痰降浊、活血化瘀、健脾益气固本的功效，具有调节血脂的作用。

综上所述，中医方法治疗高脂血症效果显著，而且副作用少，值得进一步广泛应用。

参考文献

［1］中华人民共和国卫生部．中药（新药）临床研究指导原则［S］．1993：171-172.

［2］曹冰梅，杜发斌．中医药治疗脂肪肝研究进展［J］．实用中医内科杂志，2007，21（2）：10.

［摘自：实用中医内科杂志，2008，22（12）：56-57.］

针刺加刺络拔罐法治疗糖尿病周围神经病变临床疗效观察

刘雅静[1]，指导：王舒[2]

1. 天津中医药大学，天津　300193；

2. 天津中医药大学第一附属医院，天津　300193

摘要　目的：观察针刺加刺络拔罐法治疗糖尿病周围神经病变的临床疗效及对肌电图检测结果的影响。方法：对 52 例糖尿病周围神经病变患者采用针刺加刺络拔罐法治疗，治疗 6 周后评价临床疗效，并于治疗前后进行肌电图检测。结果：总有效率 88. 47%，痊愈率 53. 85%。治疗前后对神经运动传导速度、神经感觉传导速度分别进行比较，差异有显著意义（$P<0.01$）。结论：针刺加刺络拔罐法治疗糖尿病周围神经病变疗效显著。

关键词 针刺疗法；拔罐疗法；糖尿病神经病变

糖尿病周围神经病变（Diabetic Peripheral Neuropathy，DPN）是糖尿病常见的慢性并发症之一。DPN 发病率随病程延长可达 90%以上[1]，其主要临床表现为：肢体对称性疼痛和感觉异常，间歇性或持续性发作，静止或夜间加剧，引起感觉迟钝、麻木和关节麻痹[2]，严重地影响了糖尿病患者的生活质量，甚至可因严重的植物神经病变而发生猝死[3]，笔者经临床实践观察针刺结合刺络拔罐法治疗本病疗效显著，现报告如下。

1　一般资料

所有病例均为 2 型糖尿病并发周围神经病变患者。糖尿病依据 WHO 制定的诊断标准[4]，DPN 依据《临床糖尿病学》的诊断标准[5]。入选病例均为血糖控制到较满意水平（空腹血糖<7mmol/L，餐后 2h 血糖<10mmol/L）。52 例患者全部符合入选标准，其中男 30 例，女 22 例；年龄 36~73 岁；糖尿病病程 3~24 年；周围神经病变病程 1~10 年。

2　治疗方法

严格控制饮食，口服降糖药物或皮下注射胰岛素控制血糖至正常范围。不再使用改善微循环或营养神经及其他治疗 DPN 的药物。主穴：合谷、曲池、三阴交、太溪。配穴：外关、八邪、足三里、血海、阳陵泉、内庭、八风。操作方法：合谷，先直刺 0.5~0.8 寸，再分别向大指、次指、后溪穴斜刺；曲池，沿手阳明大肠经循行向下斜刺 1 寸；三阴交，与胫骨面成 45°角斜刺 0.5~1 寸；太溪，向内踝斜刺 0.5~0.8 寸；阳陵泉，沿足少阳胆经循行向下斜刺 1~1.5 寸；其他诸穴直刺即可。采用提插泻法，使针感沿经络循行向手、足末端放射，得气后留针 30min。

十宣刺络、足趾端刺络：承筋刺络拔罐，待针刺出血自然停止后再拔罐，出血量：20mL，穴位局部皮肤用酒精棉球常规消毒，以三棱针点刺出血 2~3 滴。针刺每天 1 次，28 天为 1 疗程。刺络隔日 1 次，14 次为 1 疗程。于治疗 6 周后进行临床疗效评价，并测得神经传导速度。

3　治疗结果

3.1　疗效标准

痊愈：肢端异常感觉消失；有效：肢端异常感觉较治疗前明显减轻；无效：肢端异常感觉较治疗前无明显改变或加重。

3.2　结果

痊愈 28 例，占 53.85%；有效 18 例，占 34.62%；无效 6 例，占 11.53%；总有效率 88.47%。

3.3　治疗前后神经传导速度比较

见表 1，表 2。

表 1　治疗前后神经运动传导速度比较　($\bar{x}\pm s$，m/s)

项目	正中神经	尺神经	胫神经
治疗前	40.2±3.8	37.8±4.9	32.5±4.8
治疗后	45.3±3.6△△	46.2±3.4△△	42.5±5.5△△

注：与治疗前比较△△ $P<0.01$。

表 2　治疗前后神经感觉传导速度比较　($\bar{x}\pm s$，m/s)

项目	正中神经	尺神经	胫神经
治疗前	36.7±4.6	41.2±3.6	33.3±4.2
治疗后	44.2±4.5△△	45.7±3.8△△	40.7±4.7△△

注：与治疗前比较△△ $P<0.01$。

4　讨论

糖尿病周围神经病变是由于消渴病迁延不愈而并发。目前普遍认为，本病是由于消渴日久，气阴两虚，气虚推动血液运行无力，阴虚热盛可煎血液，致血行迟缓，血脉瘀阻，不通则痛而致。我院经过长期针灸临床及观察研究，认为久病入络，本病病位在络脉，属于络病范畴，血瘀络损是 DPN 发病的病机关键，活血通络、祛瘀生新、止痛除痹是根本治则。针刺疗法可刺激微血管扩张，改善微循环，营养神经，促进神经功能恢复，提高免疫力，改善胰岛功能，恢复及加强胰岛受体及受体后作用，使胰岛素敏感性增加，有利于纠正糖代谢紊乱，协助控制血糖，并能提高局部痛觉阈值。

由研究结果得知，本法可明显改善神经传导速度。从神经解剖学角度分析，所取的穴位多有神经分布，如合谷穴浅层布有桡神经浅支，深层有正中神经深支的分支；曲池穴浅层布有前臂后皮神经，深层有桡神经；足三里穴浅层布有腓肠外侧皮神经[6]，这些穴位可明显激发神经传导功能。《石室秘录》中指出“消渴之证虽分上中下，而以肾虚致渴，则无不同。”可见，本病肾虚是根本，痰瘀是继发因素，贯穿本病始末。故选取太溪、三阴交，补益肾阴。配穴则以补益气血，疏通经络为目的。刺络拔罐法是刺络放血配合拔罐的一种综合疗法，《素问・针解篇》曰：“菀陈则除之者，出恶血也。”刺络放血法旨在祛瘀通络，而改善局部微循环，增加周围软组织的营养供应。拔罐法具有温经补气、活血通络、祛湿除寒、消肿止痛之功，同时通过罐内真空的吸附力作用增强局部新陈代谢和自身免疫力，共同达到直捣病所的目的。

参考文献

[1] 梁晓春，郭赛珊．治疗糖尿病神经病变的思路与方法［J］．中医杂志，1999，40（1）：52-53.

[2] 何丽云．中医药治疗糖尿病性周围神经病变概况［J］．长春中医学院学报，1998，14（69）：64-65.

[3] 施斌，熊奎志，熊慧萍．综合疗法治疗糖尿病周围神经病变 [J]．吉林中医药，2005，25(5)：13-14.
[4] 钱秋海．糖尿病学 [M]．太原：山西科学技术出版社，1997：46.
[5] 钟学礼．临床糖尿病学 [M]．上海：上海科学技术出版社，1989：242-252.
[6] 罗永芬．腧穴学 [M]．上海：上海科学技术出版社，1996：86，90，133，198，201.

[摘自：杏林中医药杂志，2008，28 (3)：198-199.]

针刺结合耳压治疗单纯肥胖症 312 例临床观察

李西忠[1]，指导：方桂梅[2]

1. 天津中医药大学，天津 300193；

2. 天津中医药大学第一附属医院，天津 300193

摘要 目的：观察针刺结合耳压治疗单纯性肥胖症的临床疗效。方法：针刺疗法取穴：天枢、滑肉门、石门、大巨、足三里、丰隆、梁丘、公孙。耳压疗法取穴：神门、肝、胃、脾、大肠、肺、内分泌、饥点等。结果：笔者收集了方桂梅主任近 5 年来运用针刺结合耳压疗法治疗单纯性肥胖症 312 例。结果：显效 127 例，占 40.71%。有效 154 例，占 49.36%。无效 31 例，占 9.94%。总有效率达 90.06%。结论：经过分析，针刺结合耳压治疗单纯性肥胖症疗效显著。

关键词 针刺疗法；耳压疗法；单纯性肥胖症

随着人们生活水平的不断提高和饮食结构和生活方式的变化，单纯性肥胖的发病率也逐渐增多。单纯性肥胖又称原发性肥胖，是指摄入的热量多于消耗的热量而以脂肪的形式储存于体内，以肥胖为主要临床症状，可伴有代谢方面的障碍，但无明显神经内分泌方面的异常表现。它是一种营养过剩的疾病，肥胖并不可怕，可怕的是其并发症严重损害患者的健康和生命。严重威胁着人类的健康，而且肥胖程度越高，危险度越大。笔者收集方桂梅主任 5 年来运用针刺结合耳压法治疗单纯性肥胖症的病例，并随访 6 个月。现将治疗情况总结如下。

1 临床资料

从 2001 年到 2005 年底以针刺治疗单纯性肥胖 312 例。男性 187 例，女性 125 例，年龄 20~75 岁，平均 52.3 岁，病程 2~33 年，平均病程 19 年。

2 诊断标准

采用近年来国际统一标准体重测量方法，体重指数（BMI）= 体重（kg）/身高$(cm)^2$，国际生命科学会中国肥胖问题工作组于 2001 年提出了“中国人体重指数分类”的建议，认为中国人的 BMI 在 18.5~23.9 为适宜范围，24.0~25.3 为超重，25.3~

27.4 为轻度超重，27.5~31.6 为中度超重，>31.6 为重度肥胖。

3 治疗方法[2]

3.1 针刺疗法[2]

取穴：天枢、滑肉门、石门、大巨、足三里、丰隆、梁丘、公孙。

操作：局部皮肤消毒，右手持针，针尖抵触穴位，压按结合刺入表皮，进针深度适宜，用提插泻法，得气后留针 30min，每日 1 次，30 天为 1 个疗程。

3.2 耳压疗法

取穴：神门、肝、胃、脾、大肠、肺、内分泌、饥点等。

操作：患者坐位，耳廓用 75%的酒精消毒，选准穴位后，将生王不留行籽固定在 0.5×0.5cm 脱敏胶布的中心，把胶布贴在耳廓穴位皮肤上。将籽贴压于耳穴上施以按压，用食指和拇指捻压至酸麻重或疼痛后为得气，并嘱咐其在饭前半小时按压，治疗期间，嘱患者每天按压耳穴 3~4 次，每穴 1min/次，食欲亢进者进餐前多按压，便秘者每天早晨起床前多按压。隔日换另一侧耳穴，两耳交替按压。

4 治疗效果

4.1 疗效标准

参考世界公认的肥胖症的评定法制定以下标准。显效：BMI 降低 3 个指数以上；有效：BMI 降低 0.5~3 个指数；无效：BMI 降低 0.5 个指数。

4.2 治疗结果

312 例肥胖症患者中，显效 127 例，占 40.71%。有效 154 例，占 49.36%。无效 31 例，占 9.94%。总有效率达 90.06%。

5 典型病例

张某，女性，49 岁。因体重持续增加，于 2004 年 9 月就诊。患者嗜食肥甘厚味，查胆固醇、三酰甘油均高于正常，BP：154/110kPa，体重 79kg，身高 161cm。口服减肥药体重减轻不明显，故来我针灸科进行针刺减肥。采用针灸结合耳压法体针与耳压间隔使用，以 1 个月为 1 个疗程。2 个疗程后，查胆固醇、三酰甘油明显降低。BP：130/85kPa，体重下降到 61kg。体重指数下降了 6.9 个指数。

6 讨论

中医对肥胖的认识源远流长，早在《黄帝内经》中就有许多关于肥胖病的记载。如《素问·通评虚实论》说："肥贵人，则膏粱之疾也"，《灵枢·逆顺肥瘦》中写到"肥人……其为人也，贪于取与。"《素问·奇病论》有："必数食甘美而多肥也。"《丹溪心法》指出："肥人多痰湿"。另外，还有"久卧伤气，久坐伤肉"等等。认为年老体衰、过食肥甘、缺乏运动、久病正虚、情志所伤都可以导致脏腑功能失调，水湿、痰浊、膏脂等蕴积于体内而发生肥胖。

临床取穴主要以阳明、太阴经穴为主。以清胃热、节食欲、健脾胃、祛痰湿为法消除体内停聚的膏脂及湿浊。耳穴压豆法不但无痛苦、无副作用，而且在治疗减肥同时，对某些并发症，如失眠、高血压、习惯性便秘、动脉硬化、糖尿病、关节炎等也能有所改善。祖国传统医学认为五脏六腑、皮肤九窍、四肢百骸等部位，通过经络与耳廓密切联系，故有“耳者宗脉之所聚也”“十二经脉、三百六十五络，其气血皆上于面而走空窍”之说。耳压法旨在宣畅经络，疏通气血，宣肺化浊，利湿降脂。耳压能够抑制胃肠的蠕动，并有抑制胃酸分泌的作用，从而减轻饥饿感，促使新陈代谢加快，能量不断消耗，机体重新建立平衡。[3]在治疗中，针刺不影响患者的食欲，但能使患者减少过多的饮食量，并且这种作用具有持续效应。故随访6个月仍未见有反弹者，可见针灸配合耳压法减肥是一种有效的途径，针灸结合耳压刺激腧穴，通过经络的调整作用，加强脾肾的功能，扶正祛邪，达到减肥的目的。现代医学认为针刺及耳压有良性双向性调节作用，可以使基础胃活动水平降低，进餐后胃的排空时间延长，能够抑制患者过亢的食欲，抑制亢进的消化吸收功能。治疗期间适当控制饮食，应该少食高糖、高脂以及油炸食物。宜多食蔬菜、水产类和低糖的水果。

参考文献

［1］方桂梅，桂泽．针刺治疗单纯性肥胖症268例远期疗效观察［J］．中医杂志．2001，42（1）：27.

［2］宓轶群．针灸治疗单纯性肥胖80例临床观察［J］．中国针灸．2006，25（2）：95.

［3］于憬玲．针灸与美容美形［J］．中国针灸，2003，23（41）：247.

［摘自：针灸临床杂志，2007，23（10）：18-19.］

华佗夹脊盘龙刺治疗强直性脊柱炎33例

沈冰[1]，吴敬[2]

1. 天津中医药大学，天津　300193；

2. 天津中医药大学第一附属医院，天津　300193

摘要　目的：观察针刺结合中药对强直性脊柱炎（AS）的临床疗效。方法：将66例患者随机分为两组，治疗组33例用华佗夹脊盘龙刺结合中药治疗，对照组33例用西药治疗，观察患者病情恢复情况。结果：治疗组和对照组总有效率分别为81.8%和78.8%，两组比较总有效率无统计意义（$P>0.05$）；两组治疗前后各项指标差异有统计学意义（$P<0.05$）。结论：针刺结合中药治疗AS疗效与西药相近，各相关指标均有改

善，但不良反应少。

关键词 强直性脊柱炎；华佗夹脊穴；盘龙刺

强直性脊柱炎（AS）是以骶髂关节和脊柱慢性炎症为主的周身进行性免疫性疾病，其特征性病理变化为肌腱和韧带附着点炎症，晚期可发生脊柱强直、畸形以至严重功能障碍，本病多见于青壮年，有明显家族聚集性，与 HLA-B27 强相关，但病因尚不清楚[1]。2011 年 5 月～2013 年 3 月期间，笔者采用华佗夹脊盘龙刺法针刺、中药内服并运用中药熏洗序贯分层法治疗强直性脊柱炎（AS）患者 33 例，取得较好疗效，报道如下。

1 临床资料

1.1 一般资料

观察病例均为我院门诊和住院的患者 66 例，随机分为两组，其中治疗组 33 例，男 29 例，女 4 例，年龄 18～54 岁，病程 9～25 年，中医辨证寒湿痹证 15 例，肝肾两虚痹证 10 例，痰瘀痹证 8 例。对照组 33 例，男 27 例，女 6 例，年龄 16～58 岁，病程 10～23 年，中医辨证寒湿痹证 13 例，肝肾两虚痹证 11 例，痰瘀痹证 9 例。两组患者在性别、年龄、病程、病情方面经统计学处理，差异无统计学意义（$P>0.05$），具有可比性。

1.2 诊断标准

中、西医诊断标准参照《中药新药临床研究指导原则（试行）》中 AS 诊断标准[2]。

2 治疗方法

2.1 治疗组

2.1.1 针刺治疗 采用华佗夹脊盘龙刺法，取穴与操作：华佗夹脊穴，自 T_1～L_5 采用自上而下、依次左右交替方法针刺，直刺 0.5～1 寸，施以捻转补法，留针 30min，15min 行针 1 次，每天 1 次，14 天为一疗程，疗程间休息 1 天，共 6 个疗程。寒湿痹证加肾俞、关元、太溪、三阴交、阴陵泉；肝肾两虚痹证加三阴交、肾俞、阴陵泉、阳陵泉、绝骨；痰瘀痹阻加丰隆、条口、血海，伴上肢疼痛加肩三针、臂臑、手三里、内关、曲池、合谷，下肢疼痛加秩边、殷门、委中、阳陵泉、昆仑。

2.1.2 中药治疗 根据临症特点，舌象、脉象辨证分型为：①寒湿痹证见腰腿疼痛，痛势较剧，遇寒痛甚，舌质淡，苔白，脉弦紧。予乌头汤加减，川乌、麻黄、白芍各 9g，黄芪 30g，当归、牛膝各 15g，甘草 9g；②肝肾两虚痹证见腰腿疼痛日久，关节屈伸不利，腰膝酸软，舌质淡红，苔薄白，脉细。予子独活寄生汤加减，独活 9g，桑寄生、杜仲、牛膝、细辛、茯苓、肉桂、防风、川芎、人参、当归、芍药、地黄、甘草各6g。③痰瘀痹阻见肌肉关节刺痛，夜间加重，舌有瘀斑，脉涩。予双合汤加减，桃仁9g，红花6g，当归、川芎、白芍、茯苓各9g，半夏15g，陈皮、白芥子各9g，甘草6g。1剂/日，分早、晚分服。

2.1.3　中药熏洗治疗　选用培补肝肾、舒筋止痛的独活寄生汤方，将药物装在纱布袋中，放在热水中浸泡1h，然后让患者身体浸在装有40℃熏洗液的木桶30min。

2.2　对照组

口服MTX（甲氨蝶呤，上海信宜药厂有限公司，国药准字H31020644）7.5mg、叶酸（上海实业联合集团长城药业有限公司，国药准字H20064871）5mg每周1次，莫比可（上海勃林格殷格翰药业有限公司，国药准字H20020217）7.5mg 2次/天，罗盖全（上海罗氏制药有限公司，国药准字J20100056）0.25μg 1次/天口服，14天为1个疗程，连续6个疗程。

3　疗效观察

3.1　观察指标

包括主要症状、体征改善情况及化验情况，主要有受累关节活动受限、晨僵、疼痛、血沉。并观察两组患者有无血细胞变化、皮疹、胃肠道反应、肝肾损害、体重变化等不良反应。

3.2　疗效评定标准

显效：主要症状基本消失或接近正常，关节功能明显改善，化验指标恢复正常或接近正常；有效：主要症状基本及关节功能均有所改善，化验指标有所下降；无效：治疗前后各方面均无改善。

3.3　统计学分析方法

采用SPSS 13.0统计软件进行统计学分析，两组总有效率比较采用χ^2检验，以$P<0.05$为差异具有统计学意义。

3.4　结果

3.4.1　两组疗效比较　两组临床疗效比较见表1，临床和实验室指标比较见表2。

表1　两组临床疗效比较例

组别	例数	显效	有效	无效	总有效率（%）
治疗组	33	6	21	6	81.8
对照组	33	4	22	7	78.8

表 2 临床和实验室指标比较 ($\bar{x}\pm s$)

组别	n	时段	关节肿数量（个）	晨僵时间（h）	血沉（mm/h）
对照组	33	治疗前	2.73±1.56	40.03±6.38	50.64±23.10
		治疗后	1.66±1.87	39.33±5.99	34.33±18.17
治疗组	33	治疗前	2.88±1.71	45.34±8.38	53.04±26.07
		治疗后	0.76±1.30	35.19±8.78	22.49±13.58

表 1 结果显示，治疗组总有效率与对照组比较，无统计学意义（$P>0.05$）。表 2 结果显示，两组临床和实验室指标比较，治疗 6 个疗程后均有改善，存在统计学意义（$P<0.05$）。

3.4.2 两组不良反应比较

治疗组有 2 例出现皮肤瘙痒，未出现肠道反应。对照组有 4 例出现恶心上腹部不适等胃肠道反应，1 例肝功能异常。对照组不良反应高于治疗组。

4 讨论

本病属于中医学"痹证"范畴，中医认为本病与外感风寒湿热之邪和人体正气不足有关。《素问·痹论》指出："风寒湿三气杂至，合而成痹"，故采用"标本兼治、扶正祛邪"治疗原则。"盘龙刺"乃华佗夹脊刺的一种针刺方法，其沿督脉左右而刺。督脉乃诸阳经交会之处，故具有调节阴阳经气的作用。华佗夹脊穴蓄溢十二经之精髓，能温运全身阳气，调节脏腑功能，疏通经络，扶正祛邪[3]。鉴于本病属疑难病症，病机复杂，兼伴发症状较多，应用西医治疗，毒副作用大，不良反应多，停药后疗效维持时间短。故在西医对此病疗效不佳情况下，予中医内治与外治相结合的方法，行"杂合以治"，即现代医学推崇的综合治疗。辨证取穴针刺，可直接刺激患部，调畅气血，抗炎镇痛，改善关节功能；方药需注重加减，重视整体，侧重虚实，方与证结合，标本兼治；配合中药熏洗使药效深达经脉，具有舒筋活络、滑利关节功效。将中医各种疗法结合治疗，具有起效快、疗效显著、副作用小、费用低廉、疗效维持时间久等优点。

参考文献

[1] 王吉耀. 内科学［M］. 北京：人民卫生出版社，2010.

[2] 郑筱萸. 中药新药临床研究指导原则［S］. 北京：中国医药科技出版社，2002

[3] 崔承斌. 从背俞穴与夹脊穴的关系论背俞功能带［J］. 中国针灸，2005，25（7）：483-486.

［摘自：针灸临床杂志，2014，30（1）：13-14.］

温针灸治疗急性痛风性关节炎20例

宗静杰[1]，高宇[1]，王淑颖[1]，荷花女[1]，指导：郑健刚[2]

1. 天津中医药大学，天津　300193

2. 天津中医药大学第一附属医院，天津　300193

摘要　目的：观察温针灸治疗急性痛风性关节炎的临床疗效及对血尿酸的影响，寻求治疗急性痛风性关节炎的有效方法。方法：将40例急性痛风性关节炎患者随机分为温针灸组（治疗组）和西药组（对照组），每组20例，分别采用温针灸及口服西药2种方法治疗，并于治疗前、后分别测定两组患者血尿酸的变化，然后进行两组临床疗效的对比研究。结果：两组疗效比较差异有显著性意义（$P<0.01$），治疗组、西药组的有效率分别为95.0%、75.0%；治疗组能显著降低血尿酸值、症状积分指标（各项指标其自身前后对比及与西药组的组间比较有显著性差异，$P<0.01$）。结论：温针灸是治疗急性痛风性关节炎的有效方法，且对血尿酸有调节作用。

关键词　针灸疗法；针刺；急性痛风性关节炎

急性痛风性关节炎是原发性痛风的首发症状，好发于下肢，其特点是起病急骤、关节及周围软组织出现红肿热痛，痛甚剧烈，反复发作，严重者可致关节畸形，活动障碍。近年来，随着人们物质生活水平的提高和饮食结构的改变，痛风发病率呈逐年上升的趋势，而目前治疗尚缺乏病因治疗和根治措施。笔者近年来运用温针灸治疗本病20例，并与西药组20例进行对照研究，取得了较好的疗效，现将有关的结果报道如下。

1　临床资料

1.1　一般资料

全部病例均为天津中医药大学第一附属医院针灸科门诊2010年4月~2010年8月急性痛风性关节炎患者。40例患者按随机数字表法分为温针灸组（治疗组）和西药组（对照组），各组均为20例。温针灸组病例中，男13例，女7例；年龄最小34岁，最大72岁；病程最短4天，最长为11天。西药组病例中，男14例，女6例；年龄最小为30岁，最大70岁；病程最短5天，最长13天。两组患者的性别、年龄、病程等一般情况基本一致，经统计学处理无显著性差异，具有可比性（$P>0.05$）。见表1。

1.2　诊疗标准

1.2.1　急性痛风性关节炎的诊断标准　（1）西医诊断标准：参照1997年美国风

湿病协会关于“急性痛风性关节炎”的诊断标准[1]。①滑囊液中查见特异性尿酸盐结晶；或②痛风石经化学方法或偏振光显微镜检查，证实含有尿酸钠结晶；或③具备下列临床表现、实验室检查和X线征象等12项中的6项者：①1次以上的关节炎的发作；②炎症表现在1天内达到高峰；③单关节炎发作；④患病关节皮肤呈暗红色；⑤第一跖趾关节疼痛或肿胀；⑥单侧发作累及第一跖趾关节；⑦单侧发作累及附骨关节；⑧有可疑的痛风石；⑨高尿酸血症；⑩X线显示关节非对称性肿胀；⑪X线摄片示骨皮质下囊肿不伴骨质侵蚀；⑫关节炎症发作期间关节液微生物培养阴性。一般而言，急性痛风根据典型临床表现、实验室检查和治疗反应不难做出诊断。（2）中医诊断标准：依据1994年国家中医药管理局发布的《中医病证诊断疗效标准》[2]关于本病的诊断标准：①多以单个趾指关节猝然红肿疼痛，逐渐痛剧如虎咬，昼轻夜甚，反复发作，可伴有发热、头痛等症。②多见于中老年男子，可有痛风家族史，常因劳累、暴饮暴食、吃高嘌呤饮食、饮酒及外感风寒等诱发。③初起可单关节发病，以第一跖关节为多见，继则足踝、足跟、手指和其他小关节出现红肿热痛，甚则关节腔可渗液，反复发作后，可伴有关节周围及耳廓、耳轮及趾、指骨间出现痛风石。④血尿酸、尿尿酸增高，发作期白细胞总数可增高。⑤必要时作肾B超探测、尿常规、肾功能等检查，以了解痛风石后肾病变情况，X线摄片检查：可示软骨缘邻近关节的骨质有不整齐的穿凿样圆形缺损。

1.2.2　纳入标准　符合上述诊断者的门诊患者；生活规律基本一致者。

1.2.3　排除标准　①出血性疾病患者；②单纯高尿酸血症，无临床症状患者；③合并糖尿病、风湿性关节炎或类风湿性关节炎及心肝肾和造血系统等疾病者；④被治疗部位有金属导体的病危患者。

1.2.4　剔除及脱落病例标准　①因故终止治疗者；②不按时复诊或失访者，无法判断疗效或资料不全者；③不依从设计方案治疗者。

2　治疗方法

2.1　温针灸组

2.1.1　选取穴位　主穴：曲池、合谷、梁丘、阴陵泉、足三里、三阴交、太溪、阿是穴（均患侧）。配穴：第1环趾关节肿痛者，加隐白、太冲；踝关节肿痛者，加绝骨、昆仑、商丘；膝关节肿痛者，加血海、犊鼻、阳陵泉；肘关节肿痛者，加少海、尺泽、手三里；腕关节肿痛者，加阳池、外关、阳溪。

2.1.2　操作方法　患者取仰卧位，病变局部皮肤常规消毒，用0.25mm×40mm毫针快速进针，直刺上述诸穴，阴陵泉、足三里、三阴交、太溪用捻转补法，曲池、合谷、梁丘用捻转泻法，均使其针感传导，同时用毫针围刺局部阿是穴，针尖刺向病变中心，以泻法为主，以上诸穴得气后于足三里、阴陵泉、三阴交处施灸。艾灸：选用苏州姑苏针灸器械有限公司精制温针艾条一段（直径1.5cm，长2.0cm）套于针尾，距皮肤2.0cm，点燃艾条下端，每次每穴用2小段艾条温。上述治疗每日1次，留针30分钟，6天为1疗程。

2.2 西药组

每日予消炎痛每次25mg，每日3次；别嘌呤醇每次100mg，每日3次。6天为1疗程。不予其他任何治疗。两组均治疗1个疗程后统计疗效。

2.3 观察指标

（1）两组于治疗前空腹抽血测定血尿酸的含量，治疗1个疗程后分别再次空腹抽血复查血尿酸的含量。血尿酸的测定，应用上海科华-东菱诊断用品有限公司的尿酸试剂盒（Trinder法）。（2）记录患者全身及局部的症状体征。（3）临床症状积分根据《中药新药临床研究指导原则》[3]中症状积分，并结合临床经验制定：①主要症状：关节疼痛积分：0分=无痛；1分=轻度痛；2分=中度痛，常影响睡眠，尚可忍受；3分=重度痛，日夜持续性疼痛，难忍受。关节触痛积分：0分=无触痛；1分=轻触或活动时疼痛；2分=触按或活动时表情痛苦；3分=触按时极明显或退缩拒按。关节肿胀积分：0分=无肿胀；1分=轻度肿胀，关节周围凹陷轮廓微隆起；2分=中度肿胀，关节周围凹陷消失与骨突平；3分=高度肿胀，高出骨突。累及部位：0分=未累及任何关节；1分=仅累及单侧第一跖趾关节或拇指关节；2分=累及单侧第一跖趾关节及拇指关节；3分=累及多个关节。间歇时间：0分=1年以上；1分=0.5-1年；2分=数月-半年；3分=1周内发作数次。局部肤色：0分=局部皮色正常；1分=局部皮色微红；2分=局部皮色发红；3分=局部皮色暗红伴皮温高。活动受限：0分=关节活动自由；1分=轻度受限；2分=明显受限；3分=活动严重受限。②次要症状：全身症状：0分=无明显全身症状；1分=低热（37.5℃以下），周身乏力，头痛较轻和食欲较差；2分=发热（37.5~38℃），周身不适，疲乏无力，食欲不振，头痛较轻；3分=高热（38℃以上），寒战，周身疼痛，厌食疲倦，头痛较重。按以上标准逐一登记各受累关节疼痛、压痛、肿胀评分数值，最后相加得出症状总分数。

2.4 疗效评定标准

参照《中药新药临床研究指导原则》制定的疗效评定标准[4]。疗效指数（采用尼莫地平法）=［（治疗前积分-治疗后积分）/治疗前积分］×100%。①临床痊愈：症状完全消失，关节功能恢复正常，主要理化检查指标正常，疗效指数均≥95%；②显效：主要症状消失，关节功能基本恢复，主要理化检查指标基本正常，疗效指数为70%~94%；③有效：主要症状基本消失，主要关节功能及主要理化指标有所改善，疗效指数为 30%～69%；④无效：与治疗前相比，各方面均无改善，疗效指数<30%。

2.5 统计方法

试验数据以均数和标准差表示，计量资料用 t 检验，计数资料用 χ^2 检验，组间比较用 Ridit 分析，进行统计学处理。

3 治疗结果

3.1 两组治疗后总疗效比较

两组总有效率差异有显著性意义（P<0.01），提示：针灸组疗效更佳。见表 1。

3.2 两组治疗后的血尿酸与治疗前对比

差异均有显著性意义（P<0.01）；而治疗后两组比较，差异也存在显著性意义（P<0.01），提示：治疗组降尿酸效果更好。见表 2。

3.3 两组治疗前后症状积分变化情况比较

两组患者症状积分明显下降，较治疗前均有显著性降低（P<0.01）；治疗后治疗组症状积分比对照组更低（P<0.01）。见表 3。

3.4 两组治疗前后临床表现愈显率比较

治疗组高于西药组，尤其在去除关节疼痛及改善局部肤色方面，疗效极为显著，而西药组的疗效较差。见表 4。

表 1 两组临床疗效比较 （n）

组别	n	痊愈	好转	未愈	总有效率（%）
治疗组	20	17	2	1	95.0
西药组	20	10	5	5	75.0

注：两组比较，χ^2=2.766，P<0.01

表 2 治疗前后两组血尿酸水平改变 （$\bar{x}\pm s$，mmol）

组别	n	治疗前	治疗后	P
治疗组	20	539.31±91.17	404.9±15.3612①②	<0.01
西药组	20	526.39±85.35	439.22±53.43①	<0.01

注：与本组治疗前比较，①P<0.01；与同期对照组比较，②P<0.01

表 3 两组治疗前后症状积分变化情况 （$\bar{x}\pm s$）

组别	n	治疗前	治疗后
治疗组	20	10.76±4.23	5.45±3.1512①②
西药组	20	12.73±4.55	9.211±4.291①

注：与本组治疗前比较，①P<0.01；与同期对照组比较，②P<0.01

表 4　两组治疗前后临床表现改善情况　　[n]

项目	组别	n	痊愈	显效	有效	无效	愈显率（%）
关节疼痛	治疗组	20	18	1	1	0	95.0
	西药组	20	10	4	4	2	70.0
关节触痛	治疗组	15	13	1	1	0	93.33
	西药组	13	9	2	2	0	84.62
关节肿胀	治疗组	9	7	1	1	0	88.89
	西药组	11	7	2	1	1	81.82
累及部位	治疗组	16	12	3	1	0	93.75
	西药组	12	8	1	0	3	75.0
局部肤色	治疗组	4	3	1	0	0	100.0
	西药组	6	2	1	1	2	50.0
活动受限	治疗组	17	13	2	2	0	88.24
	西药组	16	10	2	1	3	75.0
全身症状	治疗组	8	6	1	1	0	87.5
	西药组	8	3	3	2	0	75.0

注：临床表现改善的平均愈显率分别为：治疗组 92.39%、西药组 73.07%

4　讨论

现代医学认为，痛风为体内嘌呤代谢紊乱和（或）尿酸排泄障碍所致血尿酸增高的一组异质性疾病。急性痛风性关节炎成为首发症状。目前，西医用于治疗痛风性关节炎的药物毒副反应较大，难以长期使用，而针灸疗效肯定、无副作用，对肾功能亦无不良影响，值得推广应用。

中医学认为本病属于中医的“痹证”，其发病以脾肾两虚为本，湿浊、热毒为标。由于素体脾肾不足，气血两亏，加之饮食不节，过食膏粱厚味或贪饮酒浆，痰湿内蕴，进而阻碍血行，血不行则瘀，湿、痰、瘀互结，滞留于肌肉关节，郁久化热而发为本病。笔者治疗本病是从中医的整体观念出发，遵循辨证施治的总则，选取手阳明大肠经的合穴，配以合谷穴活血止痛，足三里为阳明胃经之合穴，阴陵泉为脾经合穴，脾胃为气血生化之源，针刺之能补益气血，健脾祛湿；梁丘为胃经郄穴，郄穴善于调治各种急性病，针刺快速调节胃经之气血；三阴交为肝脾肾三经之交会穴，配足少阴肾经输穴和原穴太溪刺之能健脾，补益肝肾；阿是穴依据《内经》“以痛为腧”的原则，针刺治疗能够直达病所，采用泻法，“宛陈则除之”，从而起到疏经活络、化瘀止痛的作用。本组针刺特点：首先采用毫针刺，有通经活络、行气止痛的效果。大量针灸学文献及临床实践总结证明，针灸具有良好的镇痛效果。其二治“痹”当突出“温通”二字，温以除寒湿，通经络，故应用温针的方法，可将艾火的热力通过针身传入体内，直达病所，使寒邪得散，水邪得化，湿邪得利，从而达到消肿止痛疗效。

本研究表明，温针灸可调和营卫、温经通络，行气化湿散热，引邪外出，从而起到消炎止痛，改善血液循环，增强免疫力的作用，疗效优于单纯西药。但尚有不足之处：首先，本研究尚属小样本研究，今后应进一步加强大样本量的研究，以进一步肯定针灸对本病的有效治疗作用。其次，本病具有反复发作的特点，是治疗中的一大难题，本研究由于时间的限制，患者远期疗效的观察未能列入统计，有待今后进一步随访。

参考文献

[1] 何培根摘录．风湿性疾病的诊断标准［J］．临床内科杂志，1995，3（12）：13-14.

[2] 国家中医药管理局．中医病证诊断疗效标准［M］．南京：南京大学出版社，1994：31-32.

[3] 郑筱萸．中药新药临床研究指导原则（第2辑）［M］．北京：中国医药科技出版社，2002：179-183.

[4] 中华人民共和国卫生部．中药新药临床研究指导原则［M］．中国医药科技出版社，1995：179-182.

［摘自：四川中医，2011，29（3），115-117.］

针药并用治疗干燥综合征30例

刘晓亚[1]，房丹[2]，刘维[1]

1. 天津中医药大学第一附属医院，天津　300193；

2. 中国人民解放军第272医院，天津　300200

关键词　干燥综合征；针刺；清燥方；中医药疗法

干燥综合征（sjogren’s syndrome，SS）是最常见的风湿性疾病之一，至今尚无特效的治疗手段。笔者应用针刺联合经验方清燥方治疗干燥综合征，临床疗效满意，现报告如下。

1　临床资料

1.1　一般资料

60例SS患者均来自我院2011年1月至2013年11月门诊患者，按照就诊时间先后顺序随机分为治疗组和对照组各30例。治疗组中男5例，女25例；年龄28~57岁，平均（35±12）岁；病程18~48个月，平均（23.3±14.5）个月。对照组中男2例，女28例；年龄23~63岁，平均（37±14）岁；病程12~42个月，平均（20.6±15.7）个月。2组在性别、年龄、病程、病情等方面经统计学处理均无显著性差异（$P>0.05$），具有可比性。

1.2　病例选择标准

1.2.1　诊断标准　西医诊断标准参照2002年修订的干燥综合征国际诊断（分类）标准[1]。主要指标：①抗 SSA 或抗 SSB（+）；②下唇腺病理活检示灶性淋巴细胞浸润。次要指标：①口干持续3个月以上和（或）腮腺反复、持续肿大，吞咽干性食物需用水帮助；②眼干持续3个月以上和（或）反复的磨砂感，每日需用人工泪液3次以上；③Schirmer 试验阳性（≤5mm/5min）和（或）角膜染色（+）；④唾液流率阳性（≤1.5mL/15min）和（或）腮腺造影（+）。必须除外艾滋病、淋巴瘤、结节病、丙肝病毒感染等。1项主要指标和至少3项次要指标可诊断。

1.2.2　排除标准　①非本病引起的严重心、肝、肾、脑等重要器官病变者；②孕妇或哺乳妇女；③有药物过敏史者；④试验前3周内已接受免疫抑制剂、氯喹、肾上腺糖皮质激素治疗者；⑤本病合并的神经系统损害、肾小球肾炎、间质性肺炎、肝损害、血细胞低下者。

2　方法

2.1　治疗方法

2.1.1　对照组　应用清燥方治疗。处方：生地10g，生黄芪15g，沙参15g，麦冬15g，白花蛇舌草20g，夏枯草10g，露蜂房10g，王不留行10g。每天1剂，水煎服，150mL，每日2次。共治疗12周。

2.1.2　治疗组　在对照组的基础上加针刺治疗。选穴：廉泉、金津、玉液，双侧四白、睛明、合谷、曲池、太冲、三阴交、足三里。操作方法：金津、玉液点刺，廉泉、睛明、四白平补平泻得气后留针30min，太溪、三阴交、足三里补法得气后留针30min，曲池、太冲用泻法得气后留针30min。共治疗12周。

2.2　观察指标

治疗前后检测血沉（ESR）、C反应蛋白（CRP）、免疫球蛋白（IgG、IgM、IgA）、唾液腺流率（唾液流量）、Schirmer 试验（泪液流量）；试验期间抗风湿药物及糖皮质激素、雷公藤多甙等药物不增量。

2.3　统计学处理

采用SPSS 13.0统计软件分析资料，计数资料采用χ^2检验，计量资料以（$\bar{x}\pm s$）表示，一般组内比较采用配对t检验，2组比较用成组t检验，$P<0.05$为差异有统计学意义。

3　治疗结果

3.1　疗效判定标准

参照《中药新药临床研究指导原则》[2]，①临床缓解：症状、体征消失，理化检查结果正常；②显效：口干、眼干症状好转，理化检查明显改善；③有效：口干、眼干症状好转，全身症状好转，理化检查有所改善；④无效：口干、眼干症状改善不明显或不稳定，理化检查无改善。

3.2 结果

3.2.1 2组免疫指标变化比较 见表1。

表1 2组免疫指标变化比较 （$\bar{x}\pm s$）

组别	n		ESR/（mm/h）	CRP/（mg/L）	IgG（g/L）	IgA（g/L）	IgM（g/L）
治疗组	30	治疗前	45.62±30.21	2.58±2.14	23.52±7.74	4.55±0.83	3.41±0.74
		治疗后	30.32±20.91[1)]	1.96±1.87[1)]	16.66±7.91[1)]	4.15±0.38	3.02±0.53
对照组	30	治疗前	46.82±22.45	2.32±2.08	22.91±8.92	4.55±0.83	3.41±0.74
		治疗后	31.56±19.50[1)]	1.77±1.56[1)]	16.96±6.18[1)]	4.15±0.38	3.02±0.53

注：与治疗前比较，[1)] $P<0.05$。

3.2.2 2组治疗前后唾液流率、泪液分泌量变化比较 见表2。

表2 2组唾液流率、Schirmer试验比较 （$\bar{x}\pm s$）

组别	n	唾液流率/（mL/15min）		Schirmer试验/（mm/5min）	
		治疗前	治疗后	治疗前	治疗后
治疗组	30	1.67±1.12	5.59±3.98[1)2)]	2.22±2.01	5.93±5.73[1)]
对照组	30	1.81±1.64	4.24±3.36[1)]	2.23±1.97	4.65±5.01[1)]

注：与治疗前比较，[1)] $P<0.05$；与对照组比较，[2)] $P<0.05$。

3.2.3 2组疗效比较 见表3。

表3 2组疗效比较 （$\bar{x}\pm s$）

组别	n	临床缓解	有效	无效	总有效率/%
治疗组	30	7	21	2	93.33[1)]
对照组	30	2	20	8	73.33

注：与对照组比较，[1)] $P<0.05$

4 讨论

中医认为本病属“燥证”范畴，诸医家对其病因病机看法较为一致，不外乎正虚邪盛、外感内伤。虽然本病的发病和致病过程错综复杂，其本质是阴津亏虚，而燥为其貌，干燥症状在于津液的失敷失润，或由津液的亏损耗夺，或由津液敷布受阻，即津液代谢失调所致。阴津亏虚是基本的病理基础，但燥热瘀毒为标，亦同时兼夹湿夹热为患。肺处上焦，失于宣发通调，或脾胃失于运化，或肾虚，水失所主，致使水液代谢障碍，水湿内停，与燥热相互搏结；或阴液不足，虚热内生，燥热乃炽，日久燥盛成毒。故干燥综合征一方面可见阴津亏虚，四肢九窍、脏腑经脉失于濡润之象；另一方面可以见到湿热内阻，虚实夹杂之象[3-4]。故干燥综合征的治法以滋阴润燥、解毒通络为主。针刺所选诸穴中，廉泉为任脉主穴，因任脉为阴脉之海，刺之可助阴津上乘，使口舌得润；金津、玉液为经外奇穴，有生津降火之功；三阴交乃足太阴、厥阴、少阴之交会穴，取之滋阴降火；曲泽为厥阴心包经合穴，取之清热活血，与合谷共用以清热通络；睛明为五脉之会穴，可疏通经络；四白疏通眼部经气，治眼部病变；太冲乃肝经原穴，疏肝行气，通络生津；足三里具有调节机体免疫功能作用[5]。清燥方由生地、生黄芪、沙参、麦冬、白花蛇舌草、夏枯草、露蜂房等组成。方中生地益肾养肝，滋阴润燥；生黄芪益气助阴；当归、沙参、麦冬滋阴养血；白花蛇舌草、夏枯草、露蜂房清热解毒；王不留行活血化瘀通络。诸药合用，肝肾濡润，津液得生，瘀血得祛，热毒得清，共奏滋阴润燥、清热解毒之功。综上，针药共用，津液生，燥毒除，气血通。

参考文献

[1] 蒋明，David Yu，林孝义，等．中华风湿病学［M］．北京：华夏出版社，2004：841-845.

[2] 郑筱萸．中药新药临床研究指导原则（试行）［S］．北京：中国中医药科技出版社，2002：119.

[3] 刘维．干燥综合征的虚瘀毒论［J］．中国中医药信息杂志，2008，15（8）：95.

[4] 刘维，王慧，杨晓砚，等．清燥方治疗干燥综合征临床观察［J］．中国中西医结合杂志，2005，25（1）：53.

[5] 边晓东，王寿椿，罗开涛．针药结合治疗干燥综合征 60 例［J］．山东中医杂志，2011，30（3）：178-179.

［摘自：福建中医药，2014，2，45（1）：14-15.］

针刺选穴治疗ⅢB 型前列腺炎的疗效观察

耿强[1]，赵玉[2]，欧阳斌[2]

1. 天津中医药大学研究生院，天津 300193；

2. 天津中医药大学第一附属医院，天津 300193

摘要 目的：观察选取特定穴位针刺治疗ⅢB 型前列腺炎（慢性盆腔疼痛综合征）的临床疗效。方法：选取 56 例门诊患者，随机分为治疗组和对照组，治疗组采取针刺疗法，进针得气后，运用提插捻转补泄法进行行针，间歇行针 10min，行针 2 次后，留针 30min，每隔 1 天治疗 1 次，15 次为 1 个疗程；对照组采用口服盐酸坦索罗辛，每次

0.2mg，每日1次，4周为1个疗程；治疗并观察1个疗程。结果：治疗4周后，治疗组在NIH-CPSI总分、疼痛评分以及生活质量评分改善均高于对照组，差异具有统计学意义（$P<0.05$），而在尿路评分方面则差异无统计学意义（$P>0.05$）。结论：针刺选取特定穴位能够有效ⅢB型前列腺炎患者的疼痛症状，降低NIH-CPSI评分，值得临床推广。

关键词 针刺；特定选穴；ⅢB型前列腺炎

ⅢB型前列腺炎即慢性盆腔疼痛综合征（CPPS）是男科常见病，据流行病学调查显示约占门诊慢性前列腺炎的90%以上[1]。临床主要表现为长期、反复的盆骨区域疼痛或不适，可牵扯至睾丸甚至大腿根部，持续时间超过3个月，可伴有不同程度的排尿症状和性功能障碍，严重影响患者的生活质量。在长期慢性疼痛的作用下，会导致患者产生明显的精神负担和人格特性改变[2]，因此缓解疼痛等相关症状是治疗的关键。中医药具有上千年历史，在治疗ⅢB型前列腺炎优势明显，尤以针刺治疗在改善患者疼痛指数、生活质量方面效果显著，本研究通过选择特定穴位进行针刺治疗，并以口服盐酸坦索罗辛（哈乐）作为对照，观察针刺疗法对CPPS的临床疗效。

1 临床资料

1.1 一般资料

56例均为2014年6月至2015年6月的天津中医药大学第一附属医院男科门诊就诊患者，年龄18~45岁，患者均接受前列腺按摩检查，前列腺液（EPS）检查以及细菌学培养检查，按照美国国立卫生研究院（NIH）的分类标准，确诊为CPPS，并将患者随机分为治疗组和对照组，每组28例，两组治疗前在年龄、病程方面无统计学意义。见表1。

表1 两组间年龄及病程比较 （$\bar{x}\pm s$）

组别	年龄/岁	病程/月
治疗组	29.13±13.56	5.6±3.8
对照组	28.84±14.63	6.2±2.7

注：与对照组比较，差异无统计学意义，$P>0.05$。

1.2 诊断标准

参照吴阶平主编的《泌尿外科学》及美国国立卫生研究院（NIH）分类标准制定。①临床症状：不同程度的尿频、尿急、尿痛、尿不尽感，尿道灼热，晨起、尿末或大便时尿道偶有少量白色分泌物流出，会阴部、外生殖器区、下腹部、耻骨上区、腰部及肛门周围坠胀、疼痛。②前列腺按摩：腺体饱满，或软硬不均，或有炎性结节，或质地较；可有局限性压痛；前列腺体积可增大、正常或缩小。③EPS镜检：卵磷脂小体减少或消失，高倍视野下 EPS 中 WBC≤10 个，尿液两杯法细菌培养阴性。必须同时符合①②③方可确诊。NIH 慢性前列腺炎症状指数（chronic prostatitis symptom index，CPSI）评分 0~21 分。

1.3　纳入标准

①符合上述临床诊断标准；②年龄在 18~45 周岁的男性患者。

1.4　排除标准

①患有良性前列腺增生症、前列腺癌、神经源性膀胱、间质性膀胱炎、尿道畸形或狭窄及严重神经官能症；②具有长期慢性局部疼痛的患者，如肾、膀胱及输尿管结石、腹股沟炎症及同部位其他疾病、耻骨炎、精索静脉曲张、附睾炎、直肠结肠疾病、腰背肌筋膜炎等；③合并有心、肝、肾和造血系统等严重原发性疾病者；④晕针及对口服哈乐过敏者；⑤患严重精神疾病等无法合作的患者。

1.5　剔除标准

①在临床观察中疗效不好，甚至慢性盆腔疼痛症状加重，严重影响日常工作及生活者；②受试者依从性较差，影响本实验有效性及安全性研究者；③出现严重不良反应者，根据医师判断应停止观察者，即立即停止该病例临床试验。

2　治疗方法

2.1　治疗方法

治疗组采用针刺选穴进行治疗，选取穴位：①头部穴位：四神聪，百会；②腹部穴位：中极，关元，气海；③腿部穴位：阴陵泉，阳陵泉，三阴交，足三里。操作方法，嘱患者取仰卧位，选取特定穴位，进针得气后，运用提插捻转补泻法进行行针，间歇行针 10min，行针 2 次后，留针 30min，每隔 1 天治疗 1 次，15 次为一个疗程；对照组采用口服盐酸坦索罗辛（安斯泰来制药有限公司，国药准字 H20000681），每次 0.2mg，每日 1 次，睡前服用，4 周为 1 个疗程；两组均治疗并观察 1 个疗程。

2.2　疗效观察

2.2.1　症状评分　对治疗前以及治疗后所有纳入病理运用国际公认的美国国立卫生研究院制定的慢性前列腺炎症状积分指数（NIH-CPSI）[3]进行评分。

2.2.2　临床疗效标准　参考美国国立卫生院制定的慢性前列腺炎症状评分[3]和卫生部评定中心修订的《慢性前列腺炎临床指导原则》[4]。临床痊愈：NIH-CPSI 的总分减少≥90%，连续 3 次及以上 EPS 检查均正常，且中医症候完全消失；显效：NIH-CPSI 的总分减少≥80%~89%，常规 EPS 检查改善或基本趋于正常，中医症候改善或者基本消失；有效：NIH-CPSI 的总分减少≥35%~79%，EPS 检查改善，并且中医症状也改善；无效：NIH-CPSI 的总分无变化或减少<35%，EPS 检查无改善，并且中医症候无变化。

2.3 统计学方法

采用 SPSS 17.0 统计分析软件，试验数据采用（$\bar{x}\pm s$）表示，采用 t 检验，以 $P<0.05$ 为差异有统计学意义。

3 结果

3.1 两组临床综合疗效分析

结果显示，治疗组在有效率、显效率、治愈率及总有效率均高于对照组，差异具有统计学意义（$P<0.05$），而在有效率上，两组间无差异（$P>0.05$）。见表 2。

表 2 两组临床综合治疗结果分析

组别	总例数	临床近期痊愈		显效		有效		无效		总有效率/%
		例	率/%	例	率/%	例	率/%	例	率/%	率/%
治疗组	28	11	39.2	9	32.1	4	14.2	4	14.2	85.7
对照组	28	7	25	7	25	5	17.8	9	32.1	67.8

注：与对照组比较，差异具有统计学意义，$P<0.05$；与对照组比较，差异无统计学意义，$P>0.05$。

3.2 两组在治疗前后 NIH-CPSI 总分及各项评分比较

治疗后，两组在 NIH-CPSI 总分、疼痛症状评分以及生活质量评分（QOL）方面差异均具有统计学意义（$P<0.05$），而在尿路症状评分方面差异无统计学意义（$P<0.05$）。见表 3。

表 3 两组不同时期 NIH-CPSI 评分比较 （$\bar{x}\pm s$）

组别		例数	NIH-CPSI 评分	疼痛症状评分	尿路症状评分	QOL
治疗组	治疗前	28	22.55±7.38	13.43±3.93	5.73±1.9	4.13±1.26
	治疗后		16.05±7.0	9.05±3.26	3.77±1.62	1.85±1.16
对照组	治疗前	28	23.9±5.18	13.25±3.20	6.03±1.56	3.83±1.08
	治疗后		19.77±6.32	11.4±2.55	3.67±1.34	2.82±1.29

注：与对照组比较，差异有统计学意义，$P<0.05$；与对照组比较，差异无统计学意义，$P>0.05$。

4 讨论

ⅢB 型前列腺炎（慢性盆腔疼痛综合征）属男科常见疾病，其临床特点主要表现为长期慢性病理性疼痛，传统中医理论中无慢性盆腔疼痛综合征这一病名，概属“腰痛”“精浊”范畴，《证治要诀）中云：“痛则不通，通则不痛”，《素问・举痛论》中云：“脉泣则血虚，血虚则同”，即虚、瘀为导致慢性盆腔疼痛的主要原因。针刺疗法为传统中医治疗手段之一，具有无创伤、疗效优等特点，其临床应用具有上千年历史，

《黄帝内经》中亦有记载用针“疏其血气，令其条达，而致平和”。现代研究证实[6]，针刺能够刺激外周感觉神经，通过脊髓神经系统以及中枢神经系统参与的传导和调节，减少疼痛信号的传递，从而达到镇痛的效果，有研究[6]发现，针刺治疗能够降低前列腺液内细胞白介素 10，产生相应镇痛效果，降低 NIH-CPSI 各项评分，有效治疗慢性盆腔疼痛综合征。

本研究选穴方面，头部穴位选取百会、四神聪，百会为督脉经穴，具有升阳举陷、益气固脱之效，有相关研究[7]显示刺激百会能够显著降低神经中枢儿茶酚胺神经递质的释放，从而减轻焦虑情绪；四神聪为头部要穴，通过点刺四神聪等穴位，显著改善患者焦虑情绪及健康状况[8]。腹部选取中极、关元、气海三穴，中极具有肾气、利膀胱、清湿热之功效，关元能够补肾培源、温阳固脱，气海补元气、利下焦，三穴合用，能够调气血、舒肝脾、温肾阳，既能活血，又能补虚。腿部选穴方面，选取三阴交、阴陵泉、阳陵泉、足三里，三阴交为足部三条阴经交会穴。最新研究发现[9]，单独针刺三阴交穴能够缓解女性原发性痛经，表明单独使用或联合应用三阴交穴均能起到镇痛的效果；阳陵泉、阴陵泉相配伍能够祛湿理气，舒筋活络；三穴合用，能够有效改善患者 NIH-CPSI 评分，尤其是在改善疼痛方面疗效显著[10]；相关研究[11]证实联合针刺足三里与阳陵泉联合能够下调 CCI 大鼠 DRG 神经源中 P2X3 受体蛋白的表达，减轻大鼠机械性痛觉过敏和热痛觉过敏，从而起到镇痛作用。

哈乐为 α 受体阻滞剂，能够有效改善患者下尿路症状，有研究[12]证实哈乐能够有效降低患者 NIH-CPSI 评分，改善患者疼痛以及尿路评分，其有效性及安全性得到证实，故本研究选取哈乐作为对照药物。

ⅢB 型前列腺炎（慢性盆腔疼痛综合征）病因复杂，且其机理至今仍未阐明，故给临床治疗带来极大的挑战。本研究以中医传统理论为基础，采用针刺选取特定穴位治疗慢性盆腔疼痛，相对于口服哈乐的对照组，在降低评分、改善疼痛症状方面效果显著，优势明显，故可为相关临床医师在治疗慢性盆腔疼痛综合征时提供一个治疗参考。因条件有限，本研究样本量较小，故有待大样本、多中心的临床研究来证实针刺治疗 CPPS 的疗效。

参考文献

[1] Schaeffer AJ, Knauss JS, Landis JR, et al. Leukocyte and bacterial counts do not correlate with severity of symptoms in men with chronic prostatitis: the National insitutes of Health Chronic Prostatitis Cohort Study [J]. J Urol, 2002, 168 (3): 1048.

[2] 张志超，彭靖．慢性前列腺炎/慢性盆腔疼痛综合征的新诊断/治疗模式-UPOINT 系统[J]．中华男科学杂志，2013，19（7）：579.

[3] Liwin MS, McNaughton-Collions M, Fowler FJ Jr, et al. The National Institutes of Health chronic prostatitis symptom index: development and validation of a new outcome measure. Chronic Proststitis Collabora-tive Research Network [J]. J Urol, 1999, 162 (2): 369.

[4] 中华人民共和国卫生部. 中药新药临床研究指导原则，第三辑 [S]. 北京：中国医药科技出版社，1997：52.

[5] 张吉，张宁. 针刺镇痛机制的探讨 [J]. 中国针灸，2007，27 (1)：72.

[6] 袁少英，覃湛，刘东生，等. 针刺治疗慢性骨盆疼痛综合征（CPPS）及其对前列腺液中细胞因子的影响 [J]. 中国针灸，2011，31 (1)：11.

[7] 魏达能，周齐志，蔡定均，等. 电针对慢性情绪应激焦虑大鼠中枢儿茶酚胺类神经递质的调节作用研究 [J]. 中国中医基础医学杂志，2014，20 (11)：1542.

[8] 朱天民，金容疆，钟晓鸣，等. 电针结合心理干预治疗互联网成瘾综合征临床研究 [J]. 中国中西医结合杂志，2009，29 (3)：212.

[9] 韩莹，周友龙，郭现辉，等. 三阴交穴真假针刺对原发性痛经镇痛作用临床观察 [J]. 中国针灸，2015，35 (4)：318.

[10] 徐仁全. 针刺会阴穴为主治疗慢性前列腺炎 70 例临床观察 [J]. 黑龙江中医药，2014，21 (5)：61.

[11] 操芬，屠文展. 程瑞动，等. 缪刺电针足三里穴、阳陵泉穴对 CCI 大鼠背根神经节 P2X3 受体表达的影响 [J]. 医学研究杂志，2012，41 (8)：38.

[12] Chen Y, Wu X, Liu J, et al. Tamsulosin Monotherapy versus Combination Therapy with Antibiotics or Anti-Inflammatory Agents in the Treatment of Chronic Pelvic Pain Syndrome [J]. Int Neurourol J, 2011, 15 (2): 92.

[摘自：时珍国医国药，2016，27 (8)：1916-1917.]

五、心身科疾病

针刺配合推拿治疗原发性失眠临床观察

纪东升[1]，黎波[2]，吕凤琼[2]

1. 天津中医药大学第一附属医院，天津 300193；

2. 天津中医药大学，天津 300193

摘要 目的：评价针刺配合推拿治疗原发性失眠的临床疗效。方法：随机分为针刺配合推拿组 38 例，单纯针刺组 36 例。采用匹兹堡睡眠质量指数问卷治疗前后总分评价疗效。统计学分析采用 RevMan4.2.8。结果：针刺配合推拿组改善匹兹堡睡眠质量总分数优于针刺组，两组总有效率及治愈率均无统计学意义，肝郁化火型失眠患者治愈率优于其他证型。结论：针刺配合推拿改善失眠症状优于单纯针刺；肝郁化火型失眠患者疗效较好。

关键词 针灸；推拿；原发性失眠；疗效评价

原发性失眠为持续相当长时间睡眠的质和量不佳，患者因此而忧虑或恐惧，并在心理上产生恶性循环而使本症持续存在。在各年龄段的成人中，患失眠者高达40%，但患病率随年龄增加而增加，18~64岁的人群的患病率约为31%~38%，65~79岁的患病率约为45%[1]。西医学认为本病与睡眠—觉醒调节机制紊乱，及心理、社会因素有关，病因尚不明确。临床上可表现为夜间入睡困难、易醒、早醒、睡眠时间明显减少，白昼工作、学习、记忆及其他功能低下。中医称为“不寐”“不得眠”，病位多在心，多因情志所伤，饮食不节，久病、年迈成虚，禀赋不足，心虚胆怯所致。笔者采用针灸配合推拿治疗原发性失眠，疗效显著，并与单纯针刺组对照，现报告如下。

1 临床资料与方法

1.1 临床资料

病例来源于2007年天津中医药大学第一附属医院推拿科门诊和病房患者，年龄最小16岁，最大63岁；病程最短1个月，最长10a；两组患者经统计学处理，无显著性差异，具有可比性。

1.2 诊断标准

符合中国精神障碍分类与诊断（CCMD-3）失眠诊断标准，65岁以下且无严重内科疾病的患者。（1）以睡眠障碍为几乎唯一的症状，其他症状均继发于失眠，包括难以入睡、睡眠不深、易醒、多梦、早醒、醒后不易再睡，醒后感不适、疲乏或白天困倦。（2）上述睡眠障碍每周至少发生3次，并持续1个月以上。（3）失眠引起显著的苦恼，或精神障碍症状的一部分，活动效率下降，或妨碍社会功能。（4）排除躯体疾病或精神疾病导致的继发性失眠。

1.3 辨证标准

采用《中医诊断疗效标准》失眠分型：（1）肝郁化火型：心烦不能入睡，烦躁易怒，胸闷胁痛，头痛面红，目赤，口苦，便秘尿黄。舌红，苔黄，脉弦数。（2）痰热内扰型：睡眠不安，心烦懊恼，胸闷脘痞，口苦痰多，头晕目眩。舌红，苔黄腻，脉滑或滑数。（3）阴虚火旺型：心烦不寐，或时寐时醒，手足心热，头晕耳鸣，心悸，健忘，颧红潮热，口干少津。舌红，苔少，脉细数。（4）心脾两虚型：多梦易醒，或朦胧不实，心悸，健忘，头晕目眩，神疲乏力，面色不华。舌淡，苔薄，脉细弱。（5）心虚胆怯：夜寐多梦易惊，心悸胆怯。舌淡，苔薄，脉弦细。

2 治疗方法

2.1 针刺治疗主穴

百会、四神聪，神门、合谷、太冲、三阴交。配穴：肝郁化火加肝俞、行间、侠溪；痰热内扰加曲池、中脘、内庭、丰隆；阴虚火旺加太溪、照海、心俞；心脾两虚加劳宫、心俞、脾俞、足三里；心虚胆怯加心俞、胆俞、神堂、魄户。操作方法：先刺百会、神门、四神聪，行捻转平补平泻 1~3min，使局部产生强烈针感，严重患者四神聪可留针过夜。余穴常规操作。

2.2 推拿治疗

（1）轮指推前额。从中间开始先向左再向右，以指腹着力，手法轻快，重复 3~5 遍。（2）开天门。以拇指轻揉印堂穴，拇指交替推向上星，推 3~5 遍。（3）点按督脉穴，上星、囟会、前顶、百会，每穴操作 1min。（4）勾揉项背，以中指自第 2 胸椎棘突向上至枕骨粗隆，沿督脉、华佗夹脊及太阳经 5 条线逐节勾揉，每个点 10~20 次，每条线 3~5 遍。（5）勾揉风池、风府，每穴 1min。（6）按揉膻中，以中指指腹着力，按揉 0.5min，再以大鱼际轻揉整理。（7）腰背部推按，以直推和分推为主，时间约 3~5min，再反复按点、推膏肓、心俞、膈俞等区。

治疗组针刺配合推拿，对照组单纯针刺疗法，2 组均治疗 1 次/d，10 次为 1 个疗程，疗程间隔 2~3d，治疗 4 个疗程统计疗效。

3 疗效观察

3.1 疗效判定标准

采用匹兹堡睡眠质量指数问卷（PSQI）[2]，包括睡眠质量、入睡时间、睡眠时间、睡眠效率、睡眠障碍、日间功能各项目的评分和总评计分，总分范围为 0~21，得分越高，表示睡眠质量越差。

依据《中药新药临床研究指导原则》制定，临床痊愈：睡眠时间恢复正常或夜间睡眠时间在 6h 以上，睡眠深沉，醒后精神充沛。显效：睡眠明显好转，睡眠时间增加 3h 以上，睡眠深度增加。有效：症状减轻，睡眠时间较前增加不足 3h。无效：治疗后失眠无明显改善或反加重。

3.2 治疗结果

统计治疗前后匹兹堡睡眠质量指数问卷总分情况，以评价疗效。统计学分析采用 RevMan4.2.8，对结果测量的度量衡单位相同的连续变量采用权重均数差。两组治疗前后总分均数标准差（WMD）为 0.37，95%CI（0.14~27.5）；$P=0.002$，针刺配合推拿对照单纯针刺疗效统计学有差异性，提示针刺配合推拿改善原发性失眠症状优于单纯针刺。见表 1。

表 1　两组治疗前后 PSQI 分数变化比较　　　　（$\bar{x}\pm s$，分）

组别	n	治疗前	治疗后
治疗组	38	13.87±3.26	6.77±2.84
对照组	36	13.64±3.39	6.91±2.82

治疗组 38 例，治愈 20 例，有效 9 例，显效 5 例，无效 4 例；对照组 36 例，治愈 14 例，有效 7 例，显效 8 例，无效 6 例。两组治愈率相对危险度 RR 为 1.35，95%可信区间（CI）（0.81～2.25）；P＝0.24，两组总有效率相对危险度 RR 为 1.19，95%CI（0.96～1.48）；P＝0.11，提示两种治疗方法为等效研究。见表 2。

表 2　两组疗效比较　　　　（例）

组别	n	痊愈	显效	有效	无效	总有效（率%）
治疗组	38	20	5	9	4	89.47
对照组	36	14	8	6	9	75.00

各证型组间比较总有效率无显著差异性，$P>0.05$。肝郁化火型治愈率均优于其他证型，$P<0.05$。提示肝郁化火型失眠患者疗效优于其他证型患者。见表 3。

表 3　不同证型疗效比较

证型	n	痊愈	显效	有效	无效	总有效率（%）
肝郁化火	29	21	3	5	2	94.74
痰热内扰	9	3	1	3	2	77.78
阴虚火旺	12	2	4	3	3	75.00
心脾两虚	19	7	3	5	4	78.95
心虚胆怯	5	1	2	1	2	60.00

4　讨论

失眠的病因较多，但其病理变化则总属阳盛阴衰，阴阳失交。或阴虚不能纳阳，或为阳盛不得入于阴。“心者，君主之官，神明出焉。”心藏神，乃神明之府，神安则寐，不安则不寐，其病位主要在心，与肝脾肾的关系也很密切。四神聪调神利眠；神门穴，为心经的原穴，能补心、清心、镇心安神；合谷与太冲相配，具有行气开郁之功；三阴交，为肝脾肾三经的交会穴，擅调理三脏的功能。再随症选穴，对因治疗。推拿具有疏通经络，调理气血的功能，与针灸配合加强彼此调理人体阴阳平衡的作用，使机体恢复阴平阳秘的状态，从而达到调神利眠目的。

笔者在治疗时发现，肝郁化火型失眠患者所占比例为 39%，但其治疗效果起效快，症状改善较好，治愈率较其他各型高。可能因失眠的疗效与患者自身焦虑抑郁程度相关[2]，焦虑抑郁越重，其牵涉或影响的脏腑就越多，治疗失眠症的效果就越差。因此治疗失眠时，必须考虑焦虑抑郁对疗效的影响因素，要根据患者焦虑抑郁程度调整紊乱的各脏腑机能，对提高临床疗效非常有帮助。

参考文献

[1] 英国医学杂志社．临床证据［M］．北京：北京大学医学出版社，2008：779-779.

[2] 杜元灏，石学敏．中华针灸临床诊疗规范［S］．南京：江苏科学技术出版社，2007：216-216.

［摘自：天津中医药大学学报，2008，27（4）：255-257.］

针药结合治疗梅核气

李作伟[1]，李平[1]，金殿蓉[1]，姚璐璐[1]，邢凤池[2]，刘存志[3]，宋骞[4]

1. 天津市南开医院，天津　300000；

2. 天津中医药大学第一附属医院，天津　300193；

3. 首都医科大学附属北京中医医院，北京　100010；

4. 天津城建大学，天津　300384

摘要　梅核气即是气机不利所致的，以咽喉中如有梅核阻，咽之不下，咯之不出时发时止为特征的一种咽喉部疾患。相当于现代医学咽神经官能症。笔者通过临床观察将该病分为肝郁气滞、脾虚痰聚、肝肾阴虚三型，并采用针刺配合中药治疗取得明显效果。

关键词　针刺；辨证；梅核气

梅核气又有《喉症集录》：“梅核膈”，《喉科紫珍集》：“甸气，回食单”，《咽喉秘传》：“回舌单式”，《咽喉症类》：“气丹”，《喉科指掌》：“梅核风，回食丹”等记载[1]，其症状犹如梅核阻塞咽喉。目前，临床上常以咽异感症一词泛指除疼痛外的各种咽部异常感觉，如幻觉、球塞感、蚁行感等。该病患者大多数为中年人，以女性多见。目前梅核气有针刺、中药、放血、情志、推拿、饮食、灸法、耳针、烙治等中医疗法，多因七情不良刺激，致气机不调，痰气交阻，结于咽喉。因属无形之痰，故不出现咳痰之症；又因无热毒内侵，故不出现局部的红肿热痛，仅表现为咽喉部的异物感，吐之不出，咽之不下[2]。当情致舒畅时，症状减轻或消失；反之，情致不舒，气机郁结时，则再度出现。笔者将梅核气分为肝郁气滞、脾虚痰聚、肝肾阴虚三型，并采用通督调神针刺法配合中药治疗有效率达到 80.0%，现分述如下。

1　辨证分型

1.1　肝郁气滞型

因平素情志抑郁，肝失条达，则肝气郁结，气机阻滞，肝气上逆，阻结于咽喉而为病[3]。临床表现：咽喉有异物感，精神抑郁，心烦易怒，脉弦。治以舒肝理气解郁：针刺以局部取穴及取任脉、足厥阴肝经穴为主，并根据兼症而适当取太冲（双）、足临泣（双）、天突，列缺（双）、照海（双）、内关（双）等，施平补平泻法，取廉泉穴，针向上刺至舌根部，令患者做吞咽动作，至异物感消失出针[5]；方用逍遥散合香苏饮加减。

1.2　脾虚痰聚型

由于思虑伤脾，或肝病乘脾，致脾虚运化失健，聚湿生痰，痰气互结于咽喉而为病[4]。症见：咽喉有异物感，喉间痰多肢倦、纳呆，脘腹胀满舌胖苔白腻，脉滑。治以益气健脾化痰：针刺以局部取穴及取足阳明胃经、足少阴肾经、足厥阴肝经穴为主，并根据兼症之不同，而适当选取配穴如太冲（双）、丰隆（双）、太溪（双）、公孙（双）、列缺（双）、脾腧、天突等，施平补平泻法，取廉泉穴，针向上刺至舌根部，令患者做吞咽动作，至异物感消失出针；方用黄芪建中汤合二陈汤加减。

1.3　肝肾阴虚型

肝肾同源，肝阴与肾阴互相化生，若七情所伤，劳伤精血，则肾阴耗损，阴液不能上承于咽，咽失滋养而为病。临床表现：咽喉有异物感，潮热盗汗舌红少津少苔，脉细数。治以滋阴补肾养肝：针刺以局部取穴及任脉、督脉、足厥阴肝、足少阴肾经穴为主，适当选取配穴如行间（双）、足临泣（双）、三阴交（双）、太溪（双）、天突、列缺（双）、肾俞、风池（双）、百会等，施平补平泻法，取廉泉穴，针向上刺至舌根部，令患者做吞咽动作，至异物感消失出针；方用沙参麦冬汤加减。

2　典型病例

例 1：吕某，女，42 岁，2005 年 12 月 29 日就诊。患者数年前大怒后发现咽中如有异物，吞之不下，吐之不出，无痰，无咳嗽，加重时伴呃逆、嗳气，至就诊前未作任何治疗。证属肝郁气滞，以舒肝解郁理气为治则，针刺以局部取穴及取任脉、足厥阴肝经穴为主，取太冲（双），足临泣（双），列缺（双），照海（双），内关（双），施平补平泻法，取廉泉穴，针向上刺至舌根部，令患者做吞咽动作，至异物感消失出针。方药用逍遥散合香苏饮加减：香附 8g、郁金 10g、枳壳 10g、厚朴 10g、陈皮 10g、半夏 10g、元参 15g、白术 15g、茯苓 20g、刀豆 15g、青果 10g、苏梗 10g、公英 15g、白附子 8g、甘草 6g，150ml 水煎服，每日两次。治疗 9 次后，诸症减轻，但仍有呃逆、嗳气，针刺继前方加百会穴平补平泻，中药前方加莱菔子 10g，炒枣仁 20g。治疗 1 个月后诸症消失。

按：因大怒伤肝，肝失疏泄，横逆犯胃，致胃气动膈，出于喉间如有异物，吞之不下，吐之不出。其病因主要为肝郁气滞，与情志因素、气机不利有关。故凡是影响脏腑功能活动，使人体内“气”运行失常的因素，均可导致本病，治疗应辨别脏腑，调整脏腑功能，从气而治。针刺足厥阴肝经原穴太冲以疏肝理气解郁；针刺照海、列缺为八脉交会穴配穴法，能通利咽喉，引火下行。中药逍遥散合香苏饮疏肝理气解郁。

例2：张某，男，38岁，2006年1月3日就诊。患者因工作原因常年饮食无规律，精神紧张，2个月前出现进食后胃脘胀满不舒，喉间呃呃有声，有异物感，咽之不下，咯之不出，时发时止，在当地医院诊断为“痞满”，予保和丸和喉症丸等药物治疗，胃脘症状有所缓解，喉间异物感未消失，此后反复发作。现症：喉间异物感，吐之不出，咽之不下，喉间痰多，肢倦，进食后腹部胀满疼痛，疼痛持续至饭后1小时，纳差，大便干，舌胖苔白腻，脉滑。证属脾虚痰聚，以补气健脾、化湿利痰为治则，针刺以局部取穴及取足阳明胃经、足少阴肾经、足厥阴肝经穴为主，取太冲（双）、丰隆（双）、太溪（双）、公孙（双）、列缺（双）、脾俞、天突等，施平补平泻法，取廉泉穴，针向上刺至舌根部，令患者做吞咽动作，至异物感消失出针。方药用黄芪建中汤合二陈汤加减：黄芪6g、丹参30g、檀香8g、砂仁10g、云苓20g、半夏10g、橘红10g、杭芍10g、枳壳10g、厚朴10g、熟军6g、甘草6g，150ml水煎服，每日两次。治疗7天后，腹满胀疼痛好转，大便正常，无痰，咽喉异物感较前减轻。继前针刺治疗及中药前方去熟军，加川楝子10g，元胡20g，连续治疗1个月，诸症消失。

按：中医认为足厥阴肝经上行于咽喉，情志抑郁伤肝，使肝气瘀滞，经络之气不疏，循经上逆于咽喉，故有梅核之气而无其形；肝病伤脾脾郁肝滞，精液不能输布，积聚成痰，痰气互结于咽喉，故喉中如物阻塞，咯之不出，咽之不下。隋代《诸病源候论·卷三十九》指出本病是痰与气相搏，结聚与咽喉而起。针刺太冲疏肝利气解郁；太溪为足少阴肾经原穴，肾经上循喉咙通利口咽；丰隆降逆化痰，疏经活络；天突宽胸理气，降逆化痰，开音散结。诸穴配伍行气活血、解郁散结、清利咽喉。方药用黄芪建中汤合二陈汤补气健脾，燥湿化痰，湿去水利气行则痰灭。

例3：崔某，女，74岁，2005年10月14日就诊。患者1月前与家人发生争吵后，不思饮食，进食后腹部及胁部胀满不舒，咽中异物感，未治疗。现症：腰膝酸软，腹胀，劳累、情绪波动时症状加重，咽干，潮热盗汗，舌干红少苔，脉细数。证属肝肾阴虚，治以滋补肝肾、益气养阴，针刺以局部取穴及任脉、督脉、足厥阴肝经、足少阴肾经穴为主如行间（双）、三阴交（双）、天突、列缺（双）、肾俞、风池（双）、百会等，施平补平泻法，取廉泉穴，针向上刺至舌根部，令患者做吞咽动作，至异物感消失出针。方药以沙参麦门冬汤加减：北沙参15g、麦冬15g、云苓20g、陈皮10g、半夏20g、玉竹10g、炒扁豆15g、枳壳10g、厚朴10g、苏梗10g、花粉10g、桑叶10g、熟地10g、炒山萸8g、郁金10g、甘草6g，150ml水煎服，每日两次。治疗1个月余，诸症完全消失，随访未复发。

按：患者年老体弱，肾元亏虚，七情郁结，使肝肾之阴耗损，阴液不能上承咽喉，故感咽有异物；肾阴不足，髓海空虚则腰膝酸软；肝肾阴虚，虚火内生，故有烦躁咽干，舌红少苔，脉细数等肝肾阴虚之症。治以补血益气，培补脏腑，调理气机。三阴交是足太阴脾经穴，又是肝、脾、肾三经的交会穴，针刺三阴交行气活血、化湿祛痰和滋阴降火。督脉诸穴取其固本培元，补虚扶正鼓舞一身阳气及局部，祛邪通窍之功。沙参麦门冬汤滋补阴液，炒山萸、熟地补益肝肾。

3 讨论

笔者认为梅核气首先应明确诊断，通过望、闻、问、切，根据中医辨证论治做相关的咽喉部、食道、心、肺等专科检查，排除器质性病变者可诊断为梅核气。其次心理开导至关重要，患者多误疑为食道癌而惶恐不安，致使咽中之异物感与干亢不适加剧，故临证时宜注意患者精神因素，使其正确认识本病，以解除疑虑，有助于治疗。最早记载梅核气的症状和治法者，首推汉代张仲景《金匮要略·妇人杂病脉证并治》，书中云："妇人咽中如炙脔，半夏厚朴汤主之。"这首方剂成为后世医家治疗梅核气的代表方沿用至今。现代研究资料中，运用针刺治疗梅核气的报道较为丰富，针刺手法也越来越多。"通督调神"针法是天津市中西医结合医院脑病内科学科带头人李平教授在长期临床实践基础上，构建形成的以治疗中枢神经系统疾病、精神心理疾患以及慢性疾病伴有精神症状者的针刺法则。该针法尤其强调元神对机体的统摄作用，认为元神不能"居其位、司其职、畅其用"则导致脏腑失衡、气血逆乱、阴阳偏颇，变生百病。临床取穴以督脉腧穴为主，辅以心经、心包经腧穴，总以调神为第一要务，燮理元神、恢复神机。作者在临床观察运用"通督调神"针法配合中药治疗，疗效显著。

参考文献

[1] 张赞臣. 中医喉科集成[M]. 北京：人民卫生出版社，1995：419-422.

[2] 胡连生. 中医耳鼻咽喉科学[M]. 北京：中国中医药出版社，2004：283-287.

[3] 王永钦. 中医耳鼻咽喉口腔科学[M]. 北京：人民卫生出版社，2001：636-651.

[4] 王德鉴. 中医耳鼻咽喉口腔科学[M]. 北京：人民卫生出版社，1993：449-504.

[5] 李岩，李平. 变应性鼻炎针灸治疗概况[M]. 针灸临床杂志，2005，21(9)：53.

[摘自：内蒙古中医药，2013，32(22)：64-65.]

李世君运用针刺法治疗抑郁症经验

任建魁[1]，指导：李世君[2]

1. 天津中医药大学，天津　300193；

2. 天津中医药大学第一附属医院，天津　300193

摘要　总结李世君主任医师运用针刺法治疗抑郁症的经验。李世君认为，抑郁症的病因病机重点在于情志不遂，致肝气郁结，临床以解郁调神法针刺治疗为主，并配合精神调治。针刺治疗注重以通阳利窍为枢，临床常选用颈椎夹脊穴（C3～C6）、水沟、印堂、神庭等穴治疗。李世君针刺擅用对穴，常用对穴有内关与膻中、神门与三阴交、中脘与足三里、水沟与间使、合谷与太冲、率谷与丘墟，临证融会八脉交会穴，随证用穴。

关键词　抑郁症；中医药疗法；针刺；名医经验；李世君

随着现代社会的迅速发展和信息化时代的到来，社会竞争的日益激烈，生活节奏的加快，人际关系的紧张，精神压力的增大，抑郁症呈现高发趋势。抑郁症是一种严重的精神疾病，主要表现为心境低落，兴趣减低，悲观厌世，思维迟缓，缺乏主动性，甚至出现自杀行为。世界卫生组织最新调查统计分析显示，抑郁症在全球的患病率约为31%，在我国一线城市的终生患病率为3.6%[1]。

李世君，主任医师，硕士研究生导师，从事中医针灸临床、教学、科研20余载，学验俱丰，疗效卓著。抑郁症属于中医学“郁证”“脏躁”“百合病”等情志类疾病的范畴，针灸治疗抑郁症是中医的特色和优势，李世君主任医师在中医针灸治疗抑郁症方面积累了丰富的临床经验，形成了自己的治疗思路和特色，临床取得了满意疗效。余有幸跟师临证学习，聆听教诲，受益匪浅，现将李师治疗抑郁症的临证思路总结如下。

1　解郁调神为本

中医学中有关类似抑郁症症状的描述，根据历代医学典籍，多见于“郁证”“梅核气”“脏躁”“百合病”等病证中。早在《黄帝内经》中就论述了情志内郁致病的思想，如《素问·本病论篇》载：“人或恚怒，气逆上而不下，即伤肝也。”《伤寒杂病论》载：“胸胁苦满，嘿嘿不欲饮食，心烦喜呕，或胸烦而不呕，或渴，或腹中痛，或胁下痞硬。”《医林改错》载：“瞀梦，即小事不能开展，即是血瘀”“急躁，平素和平，有病急躁，是血瘀”“俗言肝气病，无故爱生气，是血府血瘀。”总之，七情之病多责之于肝，结合该病临床特点，李师认为抑郁症患者病因诸多，症状明显，以情绪低落为主症，病因病机的关键是因情志不遂而致病，主要病位在肝，以“肝郁”为核心，由于肝失疏泄，肝气郁滞致气机不畅，经络失和，肝郁土壅，心神困扰，神不守舍，故产生诸多的精神和躯体症状群。因此强调解郁调神法针刺治疗为主，以百会、四神聪、风池、神门、合谷、太冲、内关、间使、三阴交为主穴，结合病机，临证辨证取穴，随症加减，标本兼顾，灵活运用。

2　精神调摄为要

抑郁症指情感性精神障碍，属于中医学情志类疾病。本病虽有外因之扰，主因多由内伤情志，脏气虚弱，肝气郁结，思虑太过等精神因素引起脏腑、经络、气血津液功能失调，故精神治疗解除致病原因对本病具有重要的作用。《灵枢·师传第二十九》载：“语之以其善，导之以其所便，开之以其所苦。”《类证治裁·郁症》载：“然以情病者，当以理谴以命安，若不能怡情放怀，至积郁成劳，草木无能为挽矣。”这都说明了精神调摄的重要性。李师认为调和脏腑必先调和情志心神，倡导以心理疏导为先，根据不同个体的心理-社会因素进行个体化治疗，在临床中耐心解疑释惑，晓之以理，动之以情，鼓励患者调心态，转境界，气可鼓，不可泄，多与家人朋友交流沟通，或进行适度的体育锻炼，促使身心愉悦，排遣情思，缓解压力，重新正确认识自我和对待疾病，增强信心，以新的精神风貌面对生活，以促进病情好转、痊愈。

3　通阳利窍为枢

李师指出，“气为人之根本”“阳气盛则体健。”反之，气机郁滞，脏气虚弱，气血津液运行不畅，阳气虚损，则清窍蔽阻，元神失守。如《素问·生气通天论篇》载：“阳气者，精者养神，柔者养筋”“阳气者，若天与日，失其所，则折寿而不彰，故天运当以日光明。”在临床常见患者情绪低落，头目昏沉，精神委顿，面色少华，纳呆口淡，心烦胸闷，少气懒言，四肢不温，易健忘、少寐等症。由此可见，阳气不足，清阳不升，蒙蔽清窍导致神明失常，脏腑阴阳气血功能失调。李师注重以通阳利窍为枢，即通达阳气，疏利清窍，从而达到怡养精神的目的。正如《素问集注》载：“阳之神气，上会于头，诸髓之精，上聚于脑，故头为精髓神明之府。”临床选用颈部夹脊穴（C3~C6）、水沟、印堂、神庭等穴治疗，夹脊穴循行于足太阳膀胱经与督脉之间，经络学理论认为督脉为“阳脉之海”，可“总督诸阳”，而五脏六腑的背俞穴均分布于足太阳膀胱经上，针刺夹脊穴不仅可以通调督脉气血，而且可以调达足太阳膀胱经经气，百会、水沟、印堂、神庭等穴位于头面部，阳经汇集于头部，“头为诸阳之会”。针刺以上诸穴通达阳气，疏利清窍，醒神宁心，振奋元阳，调和五脏六腑之气血，使阴阳平衡，能使患者精神状态及其他症状得到明显改善。

4　针刺妙用对穴

“对穴”即是针灸临床中所用的一种配伍形式。《灵枢·官能》载：“先得其道，稀而疏之。”对穴的应用，正是“先得其道”。临床用穴贵在精疏，在精通腧穴主治性能的基础上，根据客观病情而精简取穴，非此不达“稀而疏之”、效专力宏的目的[2]。李师结合自己多年的临床实践经验，认为巧妙运用对穴可更好的提高临床疗效，通过辨证立法，选穴整合运用，达到通达互补、相得益彰的效果。常用的对穴有内关、膻中，两穴相用可调达上焦气机，理气宽胸，清心安神；神门、三阴交，二穴相伍养心宁神、交通心肾；中脘、足三里，二穴相合，一上一下，升降调达，通调腑气，补中和胃；水沟、间使，合用清心开窍，解郁安神；合谷、太冲，相伍谓开四关，调气血，和阴阳，平肝降逆，理气止痛；率谷、丘墟，经气相通，疏肝利胆，通经活络，和解少阳。李师在临证时所用的对穴不胜枚举，以上仅择其要穴做一概述。临床中对于抑郁失眠症状严重者，李师配用耳穴治疗，耳朵与经络脏腑有着密切的联系，正如《灵枢·口问》所载：“耳者，宗脉之所聚也”，《证治准绳》载：“肾为耳窍之主，心为耳窍之客。”故以神门、心、肾、肝、脾为主。刘涓等[3]认为肝气郁结与耳穴的肝、脾等穴位有相关性，通过针刺激肝穴有疏肝解郁、理气宁神的作用。抑郁症的临床症状复杂多样，李师临证时圆机活法，融会八脉交会穴，对兼有气郁化火者外关配足临泣，痰气交阻者列缺配照海。

5　病案举例

李某，女，27岁，于2013年11月6日就诊。主诉：情绪低落伴头部胀痛1个月余。病史：1个月前因工作压力大，情绪紧张，诸事不遂，生活失意，胸闷心烦，继而出现头部胀痛。在天津市某医院就诊，经颅脑CT、心电图检查均未见异常，予口服镇定止痛药（具体药名不详），未见好转。遂就诊于我院针灸科门诊。刻诊：情绪低落，头部胀痛，痛以巅顶部尤甚，神疲乏力，不寐，纳呆，二便调。查体：血压110/75mmHg。舌质淡红，舌体胖大，舌边有齿痕，苔薄白，脉弦细。中医诊断：郁证；西医诊断：抑郁症。治法：解郁调神，疏肝健脾，通阳利窍。嘱其敞开心扉，调整心态，化压力为生活的动力。取穴：百会，四神聪，风池，颈夹脊穴（C3～C5），印堂，水沟，内关，膻中，神门，间使，合谷，中脘，足三里，三阴交，太冲。平补平泻。治疗过程：针刺第2天头痛明显减轻，神清气爽，针刺治疗3周后，诸症基本消失，巩固治疗1周，病情痊愈。嘱患者调畅情志，注意休息，合理饮食，适当锻炼。随访至今，未再复发。

6　小结

抑郁症是临床较常见的疾病，中医学认为郁证多与督脉及手足厥阴经、手少阴心经气血失调逆乱有关。《本草纲目》载："脑为元神之府。"针刺头部腧穴及循经取穴有疏通经络气血、解郁调神、疏肝健脾、通阳利窍之效。百会、四神聪、风池、颈夹脊穴（C3~C5）、印堂醒神健脑，通阳利窍；间使、水沟理气宁神；内关、膻中行气调中，宁心安神；中脘、足三里补中益气，健脾和胃；神门、三阴交心肾相济，滋阴养血；太冲、合谷为对穴，太冲疏肝解郁，合谷理气和胃，一阴一阳，升降互用，醒神开窍，调和气血阴阳。《灵枢·本神》载："凡刺之法，先必本于神。"治病先治神，以神为本。李师临证治疗时，常与患者亲切交流沟通，以情感人，多一些人文关怀，化解疑虑，深得患者的信任和感激，运用解郁调神、精神调摄、通阳利窍法贯穿于始终，穴证相合，综合调治，临床多有效验。

参考文献

[1] LEE S, TSANG A, HUANG Y Q, et al. The epidemiology of depressionin metropolitan China [J]. Psychological medicine, 2009, 39 (5): 735-747.

[2] 吕玉娥. 吕景山对穴临床应用经验举隅 [J]. 山西中医学院学报, 2007, 8 (2): 35-36.

[3] 刘涓, 姜良铎, 赵吉平. 肝郁气滞证与耳穴压痛反应相关性研究 [J]. 中国针灸, 2007, 27 (5): 345-347.

［摘自：湖南中医杂志，2014，30（11）：51-52.］

武连仲治疗癔症经验总结

李雅杰[1]，高其芳[2]

1. 天津中医药大学，天津　300193；

2. 天津中医药大学第一附属医院，天津　300193

摘要　武连仲教授认为癔症为情志所伤，其临床表现以抑郁、癫狂、反应迟钝、反应过敏、喜怒无常、哭笑不休等精神症状为重点；心主神明，故主要责之于心。病机以心窍被蒙、神机逆乱为本，局部经气阻滞为标；治疗原则以开窍醒神为主，通经导气为辅；治疗选穴以内关、人中为主穴，内关采用提插泻法，人中采用雀啄泻法，局部根据症状随证选穴。

关键词　武连仲；癔症；针刺；内关；人中；名医经验

癔症，又称为歇斯底里症，为神经系统的功能性疾病。其临床表现多样，首先是精神症状，如抑郁、反应迟钝、反应过敏、喜怒无常、哭笑不休等；其次是运动障碍，包括运动功能减退、消失和活跃，如癔症性瘫痪、癔症性抽搐；另有感觉障碍和植物神经障碍，如视物异常、耳鸣、耳聋、出汗异常、癔症性哮喘、大肠神经官能症等。

本病发病多为青壮年，以女性多见；往往骤然发作，反复发作；症状和相应神经系统检查不符；不存在病理反射；疗程短，预后良好，暗示性强。西医主要采取心理治疗、暗示疗法和镇静疗法等[1]，效果不佳。武连仲教授从事针灸临床50余年，运用针刺治疗癔症疗效显著，介绍如下。

1　病因病机

根据其临床表现，本病属于中医学“脏躁”“郁证”“厥证”“癫狂”“百合病”“失音”“暴聋”“奔豚”“痛症”等范畴。癔症的病因为情志所伤，包括内外两方面，内因为患者自身的病态人格，如洁癖或多疑善惊、谨小慎微等性格特点；外因为长期持续的精神因素刺激或突然遭受巨大、强烈的精神刺激。情志所伤，则气机运行失常，《素问·举痛论》曰：“怒则气上，喜则气缓，悲则气消，恐则气下……惊则气乱……思则气结。”气机运行不畅，易化火生痰，痰易蒙蔽心窍，致神机逆乱而病生。情志损伤亦可致阴血暗耗、虚热内生而扰动心神、虚烦不宁而发病。武老认为癔症的病机主要是七情拂郁、痰火郁结和血虚内热[2]，以致心窍被蒙而神机逆乱。

2　辨证要点

因癔症以心窍被蒙、神机逆乱为本，局部经气阻滞为标，二者同时并重，故应标本同治。局部经气阻滞根据其临床表现，行脏腑经络辨证，如表现为哭笑不休、喜怒无常等精神症状的应归属于心经和心包经。心藏神，主神志，心主神志功能异常则出现意识、思维、情志的异常，轻者失眠多梦、情绪不宁，重者谵语癫狂或抑郁萎靡、反应迟钝。心包络位于心之外围，常代心受邪，《灵枢·邪客》曰：“诸邪之在于心者，皆在于心之包络。”《灵枢·经脉》曰：“心主手厥阴心包络之脉……是动则病手心热……心中憺憺大动，面赤目黄，喜笑不休。是主脉所生病者，烦心心痛，掌中热。”

瘫痪、肢体疼痛等归属于局部气血运行不畅。气载血沿脉管循行于全身，血盛则形盛，血衰则形衰，四肢百骸的生长及健壮依靠气血的温养。气血运行不畅，则局部皮、肉、筋、骨皆失于濡养，而出现疼痛、无力等症状。视觉异常责之于肝，肝主目，肝经连于目系。耳聋、耳鸣责之于胆经、三焦经。少阳经与耳直接相连。《灵枢·经脉》：“三焦手少阳之脉……系耳后，直上出耳上角，以屈下颊至；其支者，从耳后入耳中，出走耳前”“胆足少阳之脉，起于目锐眦……其支者，从耳后入耳中，出走耳前。”《素问·热论》曰：“少阳主骨，其脉循胁络于耳，故胸胁痛而耳聋。”

3　针刺治疗

3.1　针具选择

采用华佗牌针灸针，选取0.30mm×40mm不锈钢毫针。

3.2 选穴

3.2.1 以内关、人中为主穴：癔症的主要治疗原则为开窍醒神，辅以通经导气。以内关、人中为主穴，局部根据症状随证选穴。(1) 内关穴采用提插泻法，直刺0.5~0.8寸，留针30min。内关穴为心包之络，别走手少阳，且为八脉交会穴，通于阴维，阴维、冲脉合于胃心胸，具有清心开窍、调气豁痰之功效。《针灸甲乙经》记载："实则心痛，虚则为烦心，取之两筋间""心澹澹而善惊恐，心悲，内关主之"。(2) 人中穴，向鼻中隔方向斜刺0.3~0.5寸，进针后单向捻转360°，行雀啄泻法，以眼睛湿润或前额出汗为度。留针30min。该法刺激量要大，针刺时针体略微倾斜可减轻患者疼痛。人中穴属于督脉，督脉为阳脉之海，通脑达巅，重泻人中可通督调神。武老认为人中为阴阳之界、清浊之分、水火之济、气血之合，可调理人体一身之阴阳，使阴平阳秘、水火既济、气血相合。

3.2.2 局部选穴：(1) 癔症性瘫痪，上肢可选颈臂穴（锁骨与胸锁乳突肌形成的三角，即颈三角上1寸，平第四颈椎棘突），直刺0.8~1寸，行提插泻法，引发从颈部到手臂及手指的窜动抽针感或触电感，不留针；极泉（循经下移1.5寸取穴），斜刺0.5~1寸，提插泻法，使上肢及手指屈曲，不留针。下肢取三阴交，斜刺0.5~1寸，行提插补法；太溪，直刺0.5~0.8寸，行提插补法，使针感向足部放射，留针30min；委中，直刺0.5~1寸，行提插泻法，引起窜动抽针感，不留针。(2) 吞咽困难、失语取三廉泉：前廉泉（位于下颌颏后1寸，前正中线上），提插泻法直刺1寸，不留针；上廉泉（舌骨体正中上缘），向舌根方向斜刺2~2.5寸，捻转补法，不留针；正廉泉（甲状软骨与舌骨体之间的凹陷处），直刺0.2~0.5寸，雀啄补法，使咽部有酸胀感，不留针。(3) 耳鸣、耳聋取耳门、听宫、听会，直刺0.5~1.3寸，张口取穴，施以小幅度提插捻转手法，使针感向耳内及脑内传导，留针30min。(4) 失明取攒竹，向眉中斜刺0.3~0.5寸，鱼腰向上斜刺0.2~0.3寸，睛明直刺0.3~0.5寸，球后沿眶下缘直刺0.5~1.5寸，留针30min。(5) 小便频数取中极、关元，直刺1~1.5寸，捻转补法，留针30min。

3.3 治疗要点

针刺主穴时手法要重，针感要强，以患者最大耐受限度为准。局部取穴越靠近病所越好，务必气至病所。主穴、副穴针感一定要互动互参。强调针刺治疗的首次效果。针刺后或针刺过程中要做恢复功能的动作，如癔症性呕吐，针刺结束即嘱患者进水、进食。治疗过程中给予患者恰当的暗示和指令。

4 病案举例

4.1 病例1

患者，女，45岁，因"左侧上下肢无力2月余"于2013年10月3日就诊。患者生气后出现头部胀痛久不缓解，因老伴死于脑梗死，故怀疑自己也患脑梗死，逐渐感觉左侧肢体无力，查颅脑 MR 未见明显缺血灶及软化灶，于社区医院接受改善脑代谢治疗（具体用药不详），未见明显改善。查体：左上肢肌力 3 级，左下肢肌力 4 级，右侧上下肢肌力均为 5 级，病理反射未引出。诊断为癔症性瘫痪。治疗取穴：人中，向鼻中隔方向斜刺 0.3~0.5 寸，行雀啄泻法，以眼睛湿润或前额出汗为度；内关，采用提插泻法，直刺 0.5~0.8 寸；颈臂穴，直刺 0.8~1 寸，行提插泻法，引发从颈部到手臂及手指窜动抽针感，不留针；极泉，斜刺 0.5~1 寸，提插泻法，使上肢及手指屈曲，不留针；手三里，向外斜刺 0.5~1 寸，引发窜动抽针感；足三里、丰隆，直刺 1~2 寸，提插泻法，引发下肢窜动抽针感；委中（不留针）、三阴交，亦采用激发经气的手法，使下肢抽动；太冲，直刺 0.5~0.8 寸，捻转泻法，使局部有胀感；上星透百会斜刺 0.3~0.5 寸，额厌斜刺 0.3~0.5 寸，使局部胀感；印堂，平刺 0.3~0.5 寸，提插泻法，引发胀感至鼻。留针穴位均留针 30min。起针后患者抬高上肢无障碍，下肢亦明显好转。每日 1 次，7 天为 1 个疗程，共治疗 2 个疗程后，患者左侧肢体有力，无不适感，活动如常。

4.2　病例 2

患者，女，27 岁，因“失音 5 天”于 2013 年 10 月 21 日就诊。家属诉患者于 5 天前受到惊吓后突然失音，于耳鼻喉科检查，喉镜示：双声带无充血，外展、内收正常，查颅脑 CT 未见异常。查体：生理反射存在，病理反射未引出，令患者咳嗽，可闻咳嗽声。诊断为癔症性失语。取穴：前廉泉，活络利舌，直刺 1~1.5 寸，提插泻法，不留针；上廉泉，通关利窍，向舌根方向进针 2~2.5 寸，捻转泻法，不留针；正廉泉，甲状软骨与舌骨体之间的凹陷处，直刺 0.2~0.5 寸，雀啄补法，使咽部有酸胀感，不留针；人中，向鼻中隔方向斜刺 0.3~0.5 寸，进针后单向捻转 360°，行雀啄泻法，以眼睛湿润或前额出汗为度；内关，采用提插泻法，直刺 0.5~0.8 寸，留针 30min，用泻法以开窍醒神；天突，直刺 2 分后向下沿胸骨柄后方刺 1~1.5 寸；哑门，向下颌方向斜刺 0.5~1 寸，捻转泻法，留针 30min。起针后鼓励患者发音，患者发音无障碍，治疗 1 次即愈。

参考文献

[1] 潘莹，武连仲．简介武老针刺治疗癔病的精要［J］．中国民族民间医药杂志，2006，(4)：226-227.

[2] 武连仲，张庆年．针刺治疗癔病的探讨［J］．天津中医学院第一附属医院院刊，1984，(Z1)：29-31，76.

［摘自：北京中医药，2014，33（7）：511-513.］

针刺为主结合心理疗法治疗惊恐障碍 21 例

程坤，沈莉，颜红

天津中医药大学第一附属医院，天津　300193

关键词　惊恐障碍；针刺；心理疗法

惊恐障碍是以惊恐发作为主要原发症状而反复发作的精神障碍，惊恐发作是一种突然出现的强烈的恐惧体验，往往伴有心悸、呼吸急促、头晕、震颤及出汗等躯体生理症状，有时伴有濒死感。其与广泛焦虑障碍同属于“焦虑症”的范畴。笔者采用针刺、电针并配合心理疗法治疗惊恐障碍 21 例，获得满意疗效。现报告如下。

1　资料与方法

1.1　一般资料

21 例惊恐障碍患者均为我院 2003 年 1 月～2005 年 12 月门诊及住院病例，其中男性 6 例，女性 15 例；年龄 17～58 岁，平均 36 岁；病程 1 个月至 5 年，平均 14 个月。均符合 CCMD-3 惊恐障碍诊断标准[1]，均有 2 次或 2 次以上急诊救治经历，排除器质性疾病。

1.2　治疗方法

1.2.1　针刺疗法　急性发作时针刺人中、涌泉，人中施以雀啄泻法，致眼球湿润为度；涌泉施以捻转提插补法。发作间歇期针刺百会、四神聪、印堂、太阳、内关、足三里、三阴交、合谷、太冲，其中百会、四神聪平补平泻，印堂、太阳、合谷、太冲捻转泻法，足三里捻转补法，内关捻转提插泻法，三阴交捻转提插补法。同时连接电针仪针百会、印堂穴，电流达到患者感到舒适为准，每日行针 1 次，连续治疗 1 个月。

1.2.2　心理疗法　配合认知心理治疗、心理分析，每周各 2 次，1 个月为 1 疗程。通过告知患者本病的相关知识，纠正患者对疾病的错误认知及对本病发作时情感体验及躯体症状的不合理解释，消除患者的过度恐慌心理，减少惊恐发作次数。

2　疗效观察

2.1　疗效标准

参照解放军总后勤部卫生部《常见疾病诊断依据治愈好转标准》拟定。显效：患者精神症状基本或大部分消失。有效：精神症状减轻。无效：精神症状改善不明显。

2.2　结果

本组 21 例，显效 8 例，有效 11 例，无效 2 例，总有效率 90.48%。

3　讨论

惊恐障碍属中医学“惊悸”“怔忡”“心悸”等范畴，多由七情所伤，劳伤心脾，或心肾不交，致心失所养，神无所倚，心神不宁，而致惊恐发作。病位多涉及心、肝、脾、肾。惊恐障碍是焦虑症的一种类型，其确切病因迄今尚未阐明。患者因伴有显著的恐惧感、濒死感，或失控感及伴发的心动过速、心悸、呼吸急促、出汗、眩晕、震颤等症，常难以忍受而拨打“120”，多次赴医院急诊抢救，反复心电图及相关实验室检查，甚至冠状动脉造影检查，均无明显心血管系统及其他内科疾病发现。在发作间歇期，患者因害怕再次出现惊恐发作而表现不安或恐惧感，往往过度要求有人陪伴，给患者带来极大痛苦，也给家人带来诸多不便。

人中穴为任脉之穴，刺之可醒脑开窍；涌泉穴为肾经穴，刺之可补肾定惊，两穴常用于治疗神志病。百会穴位于巅顶督脉之上，为诸阳之会，与经外奇穴四神聪相配，有调整阴阳、宁心安神的作用；印堂、太阳亦为经外奇穴，刺之可清心除烦、醒神清窍；三阴交为足太阴、少阴、厥阴三脉之交会穴，有滋补肝肾之阴、健脾之效；太冲为足厥阴经输穴、原穴，泻之可疏肝理气；合谷为手阳明大肠经穴，泻之可泻火除烦；针刺内关可清心安神；电针百会、印堂穴可以通调督脉，激发经气。诸穴合用，可定惊安神、调和阴阳，“阴平阳秘，精神乃治”。现代生物学研究发现，惊恐障碍的发生与去甲肾上腺素（NE）和5-羟色胺（5-HT）神经受体功能失调有关，电针百会、印堂穴可促进中枢NE的释放或代谢，协调NE与5-HT之间的关系[2]。此外，惊恐是患者对某种身体感觉的灾难性错解所致，因此认知心理治疗的关键是帮助患者认识到自己的躯体不适并非严重的器质性疾病所致，逐步纠正患者以往对症状的错误解释和过度反应，鼓励患者树立战胜疾病的信心。

资料显示，惊恐障碍的患病率并不低，女性为2%～3%，男性为0.5%～1.5%，由于对惊恐障碍的认识及重视程度不够，其临床诊断率过低，大多归并于焦虑症，而不再区分惊恐障碍与广泛性焦虑症；其他综合科室多经反复系统的检查后诊为心脏神经官能症、过度换气、神经衰弱、癔症、更年期综合征、肠易激惹综合征等，这也是此病患者多次急诊、内科就医后，最终转诊至心理精神专科的原因之一。今后应通过精神医学继续教育、专科讲座等方法，强化综合医院各相关科室，尤其是急诊科、心内科医务人员对此病的认识，以便及早发现，及早建议心理专科治疗，避免过多的卫生资源浪费，尽早解决患者的心理病痛。相信随着对惊恐障碍的逐步重视，有关惊恐障碍发病机理治疗方面的大样本、双盲对照的研究也会越来越多。

参考文献

[1] 中华医学会精神科分会，中国精神障碍分类与诊断标准［S］，第3版，济南：山东科学技术出版社，2001：105-106.

[2] 罗和春，周东丰，贾云奎，等．电针治疗抑郁症临床观察与实验研究［J］．北京医科大学学报，1987，19（1）：45-47.

［摘自：中国中医急症，2007，16（5）：609-610.］

针药结合治疗广泛性焦虑症临床观察

沈莉，颜红，冯辉

天津中医药大学第一附属医院，天津　300193

摘要　目的：观察疏肝理气、清心除烦中药结合针刺治疗广泛性焦虑症的疗效。方法：治疗组用针刺结合中药治疗40例，对照组采用口服多虑平治疗38例，治疗前、中、后均作焦虑自评量表（SAS）、副反应量表（TESS）评定。结果：治疗组与对照组总有效率分别为82.50%、84.21%，两组治疗前后SAS组内比较差异有统计学意义（$P<0.01$），两组间痊愈显效率、总有效率及SAS评分比较无差异（$P>0.05$），但副反应对照组显著高于治疗组（$P<0.01$）。结论：针刺结合中药治疗广泛性焦虑症疗效确切，且毒副反应轻微。

关键词　焦虑症；中药疗法；针刺疗法；针药并用

广泛性焦虑症（GAD）作为一种常见的精神障碍疾病，在我国的发病率呈上升趋势。目前常用的西药起效较快，效果较好，但副反应多（嗜睡、耐药、成瘾等）。鉴于此，我们于2001年以来尝试对广泛性焦虑症进行中医辨证分型、针药并用，在临床实践中总结出中药协定处方“虑烦汤剂”，对其中肝郁化火型予中药针刺并用，收到较好疗效。现将临床观察结果报告如下。

1　临床资料

1.1　病例选择与纳入标准

全部病例选自2001年-2004年的我院心身中心门诊及住院患者，均符合CCMD-3的GAD诊断标准[1]，病程>4星期，焦虑自评量表（SAS）[2]标准分>50分，排除严重精神病（脑器质性精神病、精神分裂症、情感性障碍等）、严重躯体疾病、精神活性物质的滥用等，并运用中医理论辨证为肝郁化火型的患者。

1.2　一般资料

符合上述纳入标准的患者共80例，均在治疗前进行血常规、尿常规、肝肾功能、心电图检查，并按治疗的先后顺序随机分为治疗组及对照组各40例。经8星期的治疗，治疗组无脱落病例，对照组脱落2例（自动退出），最终分析病例数分别为40、38例。统计结果显示，两组在性别比、年龄、病程、SAS标准分间差异无统计学意义（$P>$

0.05)，具有可比性（见表1）。

表1 两组一般资料比较 （$\bar{x}\pm s$）

组别	N	性别（男：女）	年龄（岁）	病程（月）	SAS标准分
治疗组	40	12：28	37.23±12.93	25.38±21.96	68.19±7.26
对照组	38	12：26	37.11±12.18	26.42±24.24	68.27±6.87

两组患者在停用其他抗焦虑药物2星期后按组治疗。疗程均为8星期。

2 治疗方法

2.1 治疗组

2.1.1 针刺取穴 百会、四神聪、神门、内关、足三里、三阴交。

2.1.2 操作 百会、四神聪平刺0.5~0.8寸，神门直刺0.3~0.5寸，均行平补平泻法，内关直刺0.5~1寸，行提插泻法，足三里、三阴交直刺1~1.5寸，行提插补法。得气后留针30min。期间行针1~2次，并进行心理治疗。给予心理性支持及正性暗示，端正患者对疾病的认识态度及非理性观念，增强患者战胜疾病的信心。

2.1.3 中药汤剂 栀子、淡豆豉、柴胡、枳壳、莲子心、远志、生地、丹皮、赤芍、白芍、黄连、茯苓、百合、磁石、夜交藤、生龙齿，每日1剂，水煎服150mL，日2次分服。

2.2 对照组

口服多虑平，每次25~50mg，每日2次。晚间睡眠障碍者加服佳静安定0.4~0.8mg。每次就诊均辅以心理治疗。

3 治疗效果

在治疗前、治疗中（治疗4星期末）、治疗后用SAS各评定一次。

3.1 疗效标准

痊愈 SAS治疗前后减分率［（治疗前-治疗后）/治疗前×100%］≥75%；显效 SAS减分率为50%~74%；有效 SAS减分率为25%~49%；无效 减分率<25%。

3.2 治疗结果

3.2.1 两组临床疗效比较 表2显示，经8星期治疗两组均取得较好的疗效，治疗组的痊愈显效率，总有效率与对照组比较，差异无统计学意义。

3.2.2 两组治疗前、中、后SAS评分比较 表2、表3显示，治疗4星期后，两组患者焦虑症症状均有明显改善，治疗8星期后，两组均取得显著疗效。治疗前后组内比较差异有统计学意义，但两组间治疗前、中、后比较，$P>0.05$，差异无统计学意义。

表 2　两组临床疗效比较　　(n)

组别	N	痊愈	显效	有效	无效	痊愈显效率/%	总有效率/%
治疗组	40	5	13	15	7	45.00[1)]	82.50[1)]
对照组	38	5	11	16	6	42.10	84.21

注：与对照组比较，[1)] $P>0.05$。

表 3　两组 SAS 评分比较　　($\bar{x}\pm s$)

组别	N	治疗前	治疗中		治疗后	
			SAS 分	减分率/%	SAS 分	减分率/%
治疗组	40	68.16±9.26	42.83±6.38[1)]	37.19±5.16	35.77±6.32[2)]	47.54±7.19
对照组	38	68.27±9.51	43.34±6.91[1)]	36.52±5.33	34.99±5.98[2)]	48.75±7.05

注：与本组治疗前比较，[1)] $P<0.05$，[2)] $P<0.01$。

3.2.3　两组副反应比较　全部病例在治疗后用副反应量表（TESS）评定，并复查血常规、尿常规、肝肾功能、心电图。

表 4 显示，治疗组除个别病例有恶心、纳差、腹泻等胃肠道反应外，无明显其他副反应，而对照组则大部分病例存在嗜睡、口干、便秘、头昏等副反应。经 Ridit 分析，两组比较差异具有统计学意义。两组治疗前后的血常规、尿常规、肝肾功能、心电图检查均无异常。

表 4　两组副反应比较

副反应	治疗组		对照组	
	例数	发生率/%	例数	发生率/%
嗜睡	2	5.00	12	31.58
便秘	0	0.00	10	26.32
口干	0	0.00	11	28.95
胃肠道症状	4	10.00	3	7.89
头昏和昏厥	0	0.00	8	21.05
合计	5	12.50	24	63.16[1)]

注：与对照组比较，[1)] $P<0.01$。

4　讨论

广泛性焦虑症在中医学中多属“郁证”“惊悸”“怔忡”“脏躁”等范畴，大多由于七情内伤，肝气郁结，郁久化热，上扰心神而发病。故治以疏肝理气，清心除烦。中药汤剂用柴胡、枳壳、白芍疏肝理气，栀子、豆豉、莲子心、黄连、丹皮、赤芍、生地养阴清热除烦，百合、茯苓、夜交藤健脾养心、宁心神，远志、磁石、生龙齿镇心安神。全方共奏清心除烦、宁心安神之功。针刺百会、四神聪升提阳气，神门、内关安神定志，三阴交、足三里以健脾胃、调气血，全方共达宁心安神之效。

现代医学认为广泛性焦虑症的发生多与个体生物学特征和社会心理因素有关，常采用三环类抗抑郁药（多虑平等）、苯二氮卓类药物（佳静安定、劳拉西泮等），因其口服吸收良好，代谢迅速，具有较好的抗焦虑及镇静等作用而被广泛使用。但亦有大量文献报道上述药物具有较多的不良反应及耐药性、成瘾性。在本临床对照观察中，治疗组（针药结合）对治疗肝郁化火型广泛性焦虑症，与对照组（多虑平）的疗效相当，治疗前后减分率均接近于50%，前后比较差异有统计学意义。组间比较，治疗组的痊愈显效率、总有效率、减分率均与对照组相当，无差异统计学意义。但在副反应比较方面，治疗组副反应很少，而对照组从病例数、症状种类明显高于治疗组，两组比较差异有统计学意义。

本研究结果表明，针药结合，并辅以心理治疗，具有疗效确切、副反应轻微的优势，为广泛性焦虑症患者提供了一个新的治疗方法，亦值得进一步探讨。

参考文献

［1］中华医学会精神科分会．中国精神障碍分类与诊断标准［M］．第3版，济南：山东科学技术出版社，2001：103.

［2］张明园．精神科评定量表手册［M］．长沙：湖南科学技术出版社，1993：38.

［摘自：上海针灸杂志，2007，26（3）：3-4.］

六、骨伤科疾病

三间、鱼肩穴配合夹脊穴针刺治疗颈型颈椎病30例

高莹[1]，杨建[2]，王舒[2]

1. 天津中医药大学研究生院，天津　300193；

2. 天津中医药大学第一附属医院，天津　300193

关键词　颈型，颈椎病；针刺；穴，三间；穴，鱼肩；夹脊穴

笔者采用三间、鱼肩穴配合夹脊穴针刺治疗颈型颈椎病30例，现报道如下。

1　一般资料

30例均为2012年8月至2013年8月天津中医药大学第一附属医院针灸科门诊收治的患者，其中男17例，女13例。年龄20~65岁，平均38岁；病程1周~3个月。

2 诊断标准

全部病例符合《临床诊疗指南-疼痛学分册》有关颈型颈椎病的诊断标准：①枕颈部痛，颈部活动受限，颈肌僵硬；②在颈椎旁肌、斜方肌、胸锁乳突肌等处有压痛点；③前屈旋颈试验阳性；④X 线或 CT 片示：颈椎生理弧度在病变处改变，或有轻度、中度颈椎退变征象；⑤排除脊髓神经肿瘤、脊髓空洞症、颈椎结核、类风湿脊柱炎等疾病。

3 治疗方法

取穴：双侧三间、鱼肩穴（第一掌指关节后桡侧凹陷处）C_2-C_7夹脊穴。操作方法：患者取坐位，常规消毒针刺部位，选用 0.25mm×40mm 华佗牌一次性无菌针，三间穴直刺，鱼肩穴直刺 10mm 嘱患者小幅度缓慢活动颈部 5min；再直刺 C_2-C_7夹脊穴，向椎体方向刺入 10mm～20mm，所有穴位均行平补平泻法，留针 20min。每日针刺 1 次 5 天为一疗程，一般治疗，1～3 个疗程后评定疗效。

4 治疗效果

参照《中医病证诊断疗效标准》[1]评定疗效。治愈：颈部酸麻胀痛等不适感消失，肌力正常，颈部功能恢复正常，能参加正常劳动和工作，计 14 例；有效：颈部酸麻胀痛等不适感减轻，颈部功能改善，计 14 例；无效：治疗后症状无改善，计 2 例。总有效率达 93.3%。

5 体会

颈型颈椎病是由各种急慢性损伤或颈椎退变等原因造成椎间盘、韧带、关节囊及骨膜等组织不同程度的受损而发病，属于中医学“痹症”“项强”“颈肩痛”等范畴。由于颈部过度劳累、姿势不正及外感病邪侵袭经络，气血闭阻，经脉不畅，久而成瘀，“不通则痛”而发病。

夹脊穴位于足太阳膀胱经和督脉之间，可联络沟通二脉，夹脊穴能起到调节两经的整合作用，能放松颈部肌群，恢复颈椎动、静力平衡，减少血管受压，改善头颈部血液供应。并可促进外周炎性组织的阿片肽释放，以及抑制大脑皮层的病理性反应起到镇痛作用[2]。三间位于第二掌指关节后桡侧凹陷处，肩穴位于第一掌指关节后桡侧凹陷处。根据生物全息疗法，第一、二掌骨远端相当于人体头部，近端相当于人体足部[3]。三间、鱼肩穴均相当于人体头颈部位置[4]，可治疗颈部及头面部疾病。强刺激全息颈穴，可以调动机体对针刺信息的响应，产生较强的作用，治疗颈部病变；针刺全息颈穴有较强止痛作用，能显著降低疼痛指数，且治疗时间短，可有效改善颈项部功能活动。黄亮等[5]研究认为，全息电针疗法可降低血液的全血高、低切黏度、血浆黏度、纤维蛋白原及红细胞压积等指标，改变血液的“浓、黏、凝、聚”状态，有效促进血液循环，通畅颈部经脉气血，缓解颈肩部肌群的紧张僵硬状态，从而治愈本病。

总之，针刺三间、鱼肩穴并活动颈部可迅速地疏通经络气血，达到“通则不痛”的效果。

参考文献

[1] 国家中医药管理局. 中医病证诊断疗效标准 [S]. 南京：南京大学出版社，1994：193.

[2] 杜震，邵萍，何永淮，等. 电针华佗夹脊穴治疗腰椎间盘突出症 32 例临床观察 [J]. 中医杂志，2009，50（7）：617-618.

[3] 张颖清，生物全息诊疗法 [M]. 济南：山东大学出版社，1987：6-19.

[4] 高树中. 一针疗法 [M]. 济南：济南出版社，2006：77-79.

[5] 黄亮，何俊，全息穴电针不同留针时间对脑梗死患者血液流变学的影响 [J]. 上海针灸杂志，2010，29（12）：762-763.

[摘自：中国针灸杂志，2014，34（9）：914.]

手法推拿配合针刺药物治疗椎动脉型颈椎病 60 例临床观察

贾伟

天津中医药大学第一附属医院，天津　300193

摘要　目的：观察手法推拿配合针、药治疗椎动脉型颈椎病的临床疗效。方法：针对患者症状，施以手法推拿、针刺、药物治疗，治疗 21 天后观察临床疗效。结果：根据结果有效性，探讨该疗法疗效，总有效率 93.3%。结论：表明应用推拿方法治疗颈椎病疗效肯定。

关键词　手法推拿；针刺；药物；椎动脉型颈椎病

椎动脉型是常见的一种颈椎病，它是在颈椎退变的基础上，引起椎动脉供血不足，而引起一系列病症。发病时，患者都有不同程度的眩晕，还伴有恶心、呕吐、复视、耳鸣、耳聋等症状。每当患者头部向后仰、低头看书、突然转头、反复左右转头时，发生眩晕。猝倒是这种病的特有的症状，往往在颈部转动时，突然发生四肢麻木、软弱无力而跌倒，但患者神志清楚，多能自己起来。颈椎病发病患者多见于 40 岁以后，近年来发患者群趋于年轻化，且可常见于大、中学生中，可见与人们的生活习惯及工作、学习环境改变有关。椎动脉型颈椎病在颈椎病发病患者中占近 20%，特别是青少年患者及老年患者多见，可达发患者群的 30%~40%。近一年来，笔者对 60 例椎动脉型颈椎病患者采用手法推拿、针刺和药物治疗，进行观察，现总结如下。

1 临床资料

1.1 一般资料

入选患者均为2008～2009年天津中医药大学第一附属医院骨伤推拿科住院患者，其中男23例，女37例；年龄最小21岁，最大76岁，平均年龄39.4岁；病程最短2天，最长3年。

1.2 诊断标准

①经常因为头颈部体位的改变而致眩晕，恶心，头痛及视力减退。另外，患者可以伴有神经根刺激症状。②发病时患者颈部活动常常受限；作颈部较大的旋转、后伸活动时引起眩晕症状。③作后颈部触诊检查时，可以发现部分患者上颈椎或其他患椎有移位，相应的关节囊部肿胀和压痛。④颈椎正侧位及斜位X线平片可以发现患椎病理性移位。⑤部分患者在患侧锁骨上部可以听到椎动脉血流受阻的声音。

1.3 纳入标准

符合上述诊断标准，且能按医生要求完成治疗者。

1.4 排除标准

①仅有影像学表现异常，而无临床症状者。②急性外伤性颈椎间盘脱出者。③除外耳源性和眼源性眩晕。④除外椎动脉Ⅰ（进入C6横突孔以前的椎动脉段）和椎动脉Ⅲ段（出颈椎进入颅内以前的椎动脉段）受压所导致的基底动脉供血不全。⑤除外神经官能症、颅内肿瘤等。⑥不能坚持治疗而致观察脱落者。

2 治疗方法

2.1 手法推拿

患者仰卧位，医者坐于床头，以食指、中指、无名指交替钩揉双侧风池、完骨、天柱、翳风穴各1～2min，以局部酸胀为度；双手自上而下交替指揉患者颈部肌肉5min；双手交替捏按双侧肩井、缺盆、肩外俞各1min；患者坐位以双手拇指交替点按风池、天牖、天鼎、肩中俞；然后运用拔伸旋转法，以扩大椎间隙剥离粘连，纠正小关节错位，患者坐位，医者立于患者右后方，以右肘窝托住患者下颌，上臂及小臂贴于患者面部两侧固定，左手抵于颈后部，以右臂向上拔伸提起，然后向右后方旋转牵拉颈部，后回到中立位，操作中常可听到弹响音。左侧操作同右侧。最后用揉法、捏法、滚法放松颈肩部肌肉。

上述推拿治疗每日1次，12次为1疗程。

2.2 针刺治疗

穴位：风池、完骨、天柱、百会、四神聪、大椎、头维、印堂。手法：平补平泻，留针20min。每日1次，12次为1疗程。

2.3　药物治疗

将注射用盐酸川芎嗪粉针剂 0.12g，加入到 0.9%氯化钠注射液 250mL 中，静脉滴注，每日 1 次，共用 14 天。

采用此综合疗法，3 周为 1 疗程。

3　疗效观察

3.1　疗效标准

参照国家中医药管理局《中医病证诊断疗效标准》。临床治愈：自觉症状，阳性体征消失，恢复日常工作。好转：自觉症状有所好转，阳性体征没有完全消失。无效：经 1 个疗程治疗，症状无任何改善。

3.2　疗效统计

治愈 48 例，占 80%；好转 8 例，占 13.3%；无效 4 例，占 6.7%。总有效率 93.3%。

4　讨论

颈椎及周围组织解剖复杂，常见发病因素可见钩椎关节出现侧向增生的骨刺，或后伸性椎体半脱位，使上关节突向前滑脱，或关节突骨刺，或后侧性椎间盘脱出等。这些病理变化不仅可以引起颈周围软组织痉挛、炎症刺激或压迫椎动脉直接导致供血受阻，亦可间接刺激椎动脉周围的交感神经，引起椎动脉反射性收缩，使血管痉挛、变细、血流量减少，进一步导致脑内循环障碍而致病。从而出现位置性眩晕或体位性摔倒、头痛、恶心呕吐，或耳鸣、耳聋、视物不清、舌动障阻、血压异常，肢体麻木、感觉异常、持物落地等症状，严重影响患者工作生活。中医学认为，颈椎病属“痹证”“肩颈痛”“痿证”“头痛”“眩晕”等范畴，《内经》云：“痹，闭也，气血凝涩不行也……痹之为病，或痛或不痛，或不仁，或寒或热，或燥或湿，举而论之，故曰痹论。”本病的病变部位在骨，在督脉和足太阳经循行范围。其病机因情志及饮食所伤及劳倦过度等致病因素，而致气血运行不畅，经络痹阻；或中老年人气血亏损，脑失所养，髓海不足，聚湿生痰，或风邪上犯头部，痰浊为病，随气上逆，尤易蒙蔽清窍，扰乱心神，出现头晕目眩，由于血流动力学改变，血脂升高，血黏度增高。血流缓慢，血流量减少，造成椎-基底动脉缺血综合征出现。治疗宜以通经活络、补益肝肾、活血化瘀为法。推拿是一种保守治疗方法，对椎动脉型颈椎病，其特点是疗程短、见效快、无副作用。通过推拿治疗，能消颈部周围软组织的炎性水肿，改善颈部的血液循环，延缓或减轻椎间关节、关节囊、韧带的钙化和骨化过程，增强肌肉张力，改善小关节功能等。辅以针刺治疗，有效地扩张椎动脉，缓解其痉挛，从而降低其平均峰流速，恢复正常供血流量。盐酸川芎嗪可扩张小动脉，改善微循环和增加脑血流量。病情缓解后，应嘱患进行相应的功能锻炼，并改变生活及工作的不良习惯，以防止病情反复。采用此综合疗法，亦应明确诊断，辨证施治，这样才能取得满意的疗效。

［摘自：辽宁中医药大学报，2010，12（10）：159-160.］

针刺及推拿治疗神经根型颈椎病50例

张凯

天津中医药大学第一附属医院，天津　300193

摘要　目的：观察针刺及推拿治疗神经根型颈椎病临床疗效。方法：选取50例神经根型颈椎病患者，采用针刺及推拿治疗4周，观察治疗前、后症状和体征积分变化。结果：治疗总有效率达到90%，治疗后积分较治疗前明显减少。结论：针刺及推拿治疗在治疗神经根型颈椎病方面有明显的疗效。

关键词　神经根型颈椎病；针刺；推拿

颈椎病是一种进展缓慢的颈椎退行性疾病，也是骨伤科门诊常见病和多发病，多见于中老年人，青少年亦可发病。根据症状和体征的特点可分为神经根型、脊髓型、椎动脉型、交感神经型、混合型5种[1]，神经根型颈椎病发病率较高。笔者采用针刺及推拿治疗神经根型颈椎病，疗效满意。现报告如下。

1　资料与方法

1.1　临床资料

选择2009年5月~2010年4月天津中医药大学第一附属医院骨伤科门诊50例神经根型颈椎病患者。西医诊断标准参照文献[2]，中医辨证标准参照文献[3]制定，两周内未服用治疗颈椎病的药物。其中男性22例，女性28例；年龄36~71岁，平均48.50岁；病程1~9个月，平均3.40个月。

1.2　治疗方法

1.2.1　针刺治疗　治则：行气活血，通经止痛，补益肝肾。主穴为颈椎夹脊刺、养老、痛点刺络。配穴为枕项疼痛加风池、印堂、天柱、昆仑；前臂手指麻木加极泉、合谷；头晕加风池；耳鸣加听宫、三阴交。颈椎夹脊刺沿颈椎旁开0.5寸进针1寸，针尖斜向脊柱，予捻转补法，局部酸重为度；养老向上斜刺0.5寸，予捻转泻法，行手法1~3min。痛点用三棱针点刺5~6点，然后闪火拔罐，令出血5~10mL。风池针向对侧耳屏，针2~2.5寸，天柱直刺1~1.5寸，两穴均用捻转泻法，每穴行手法1min。印堂向鼻根部斜刺0.5寸，用雀啄手法，以局部酸胀为度。昆仑为远道取穴，直刺1寸，用捻转泻法，施手法1min，以上4穴均留针20~30min。极泉在腋横纹下1寸，沿肱二头肌内侧缘直刺1~1.5寸，用提插法，令手指抽动3次。合谷可采用合谷刺法，令大指、次指抽动即可，极泉、合谷不留针。指针风池、天柱，用两拇指按压穴位，由轻而重，以患者局部酸重为度，按压与轻揉交替操作，每对穴要求施行10~20min。听宫只针患侧，直刺0.5寸，用捻转补法做手法1min。三阴交直刺1寸，予捻转补法，施术1min。

1.2.2　推拿手法治疗　治则：缓解颈肌紧张状态，恢复颈椎动静力平衡。神经根型以神经根减压为主，部位及取穴为枕后部、颈项部、肩背部；风池、颈夹脊穴、阿是穴。手法为一指禅推法、按法、拔伸法、推法、拿法、按揉法、拨法、扳法手法。患者取坐位医者站在患者背后，一手按于头顶，另一手从风池沿颈项两侧推至颈肩交界处，往返10~20遍，在揉的过程中，在两侧斜方肌处摸到硬结或条索时有背部筋膜处剥离并有明显的局部压痛。加手法点摩。患者骑在靠背椅上，医者站在患者背后一手扶颈后，拇指及中食指扣紧风池穴，另一手掌托下颌，两手同时向上牵拉，一般拔伸3~5s放松后按方法拔伸3~5次，随后采用双环式揉法使颈部软组织松解。以上针刺及推拿治疗每日1次，每周5次，30天为1疗程。

1.3　观察方法

全部患者均经体查及X线摄片检查。观察颈项疼痛、颈部压痛、肢体麻木、颈项活动、椎间孔挤压试验及臂丛神经牵拉试验。然后按症状及体征轻重分级记分（见表1）。

表1　临床症状及体征分级计分标准

症状	分级	标准	计分
颈项疼痛	0级	正常	0
	Ⅰ级	痛轻微，偶尔发作	2
	Ⅱ级	痛可忍，时常发作	4
	Ⅲ级	痛难忍，持续不止	6
颈部压痛	0级	正常	0
	Ⅰ级	轻度压痛	2
	Ⅱ级	明显压痛	4
	Ⅲ级	严重压痛	6
肢体麻木	0级	正常	0
	Ⅰ级	微麻木，偶尔发作	2
	Ⅱ级	麻木可忍，时常发作	4
	Ⅲ级	麻木难忍，持续不止	6

续表

症状	分级	标准	计分
颈项活动	0级	活动范围正常	0
	Ⅰ级	活动范围基本正常	2
	Ⅱ级	活动范围受限	4
	Ⅲ级	活动范围严重受限	6
椎间孔挤压（试验）	0级	正常	0
	Ⅰ级	弱阳性	2
	Ⅱ级	阳性	4
	Ⅲ级	强阳性	6
臂丛神经牵拉（试验）	0级	正常	0
	Ⅰ级	弱阳性	2
	Ⅱ级	阳性	4
	Ⅲ级	强阳性	6

1.4　疗效标准

显效：症状及体征基本消失，积分减少≥75%。有效：症状及体征明显改善，仍有轻度不适，积分减少≥30%。无效：症状及体征基本无变化，积分减少<30%。

1.5　统计学处理

采用自身治疗前、后症状及体征积分对照法进行配对统计，计量资料用（$\bar{x}\pm s$）表示，采用 t 检验。$P<0.05$ 为差异有统计学意义。

2　结果

本组50例，显效18例，有效27例，无效5例；总有效率90.00%。治疗前后症状及体征积分变化比较，见表2。

表2　治疗前、后症状及体征比较　（$\bar{x}\pm s$，分）

时期	n	颈部疼痛	颈部压痛	肢体麻木	颈项活动	椎间孔挤压试验	臂丛神经牵拉实验
治疗前	50	3.42±0.35	3.42±0.35	3.54±0.44	3.12±0.32	3.15±0.68	4.11±0.57
治疗后	50	0.77±0.35△	0.79±0.29△	1.03±0.23△	0.96±0.24△	1.29±0.45△	1.34±0.45△

注：与治疗前比较，△$P<0.01$。

3　讨论

神经根型颈椎病属于中医学“痹证”范畴。多因气血亏虚，肝肾不足，髓海空虚，风寒湿客于三阳经，而太阳为三阳之表，故手太阳小肠经病候较为突出。运用颈椎夹脊刺及痛点刺络，可疏通一经乃至二经、三经之邪，以达活血通经止痛之功。现代医学认为，本病是因颈椎病变或其邻近组织炎症、水肿粘连，使神经、血管束受到压迫所致，压迫颈神经和动脉，针刺风池、天柱，能疏通太、少二阳之经气，并与之相表里的肝肾二经相通，再与三阴交合伍，共奏滋补肝肾，填精补髓之效，针刺时当注意手法及操作时间，实验表明针刺风池、天柱可改善椎-基底动脉血供，改善神经压迫症状。推拿作用机制是解除颈部肌肉痉挛，从而减少对椎间盘的压力，增大椎间隙和椎间孔，使神经根所受的刺激和压迫得以缓和，神经根和周围组织的粘连也可能得以松解缓冲椎间盘组织向周缘的压力，并有利于已经向外突出的纤维环组织消肿，使扭曲于横突孔间的椎动脉得以伸张。

参考文献

［1］南登昆，郭正成．康复医学临床指南［M］．北京：科学出版社，1999：9，77-78.

［2］胥少汀，葛宝丰，许印坎．实用骨科学［M］．3 版．北京：人民军医出版社，2006：1637-1644.

［3］国家中医药管理局．中医病证诊断疗效标准［M］．南京：南京大学出版社，1994：186-189.

［摘自：中国中医急症，2011，20（6）：989-990.］

针刺天鼎穴治疗前斜角肌综合征 1 例

杜鑫[1]，王舒[2,3]

1. 天津中医药大学研究生院，天津　300193；

2. 天津中医药大学第一附属医院，天津　300193；

3. 天津市针灸学重点实验室，天津市针灸研究所，天津　300193

摘要　前斜角肌综合征乃积累性劳损或感受风寒而诱发，使经络受阻，气血不行，为肿为痛。治疗以就近取穴为原则，通过针刺疏通经气，改善局部的血液循环，消肿止痛。天鼎穴为手阳明经穴，针刺天鼎穴可使针感沿经脉下传至手指，使经脉得以疏通，达到通则不痛的目的，以治疗前臂和手尺侧痛。这同时也充分体现了在有效的针刺手法基础上，得气感传导的循经特异性，即经穴效应的循经特异性。

关键词　针灸疗法；天鼎穴；经穴效应；循经特异性；前斜角肌综合征

前斜角肌综合征是指颈部前斜角肌肥大或痉挛，压迫锁骨下动脉、锁骨下静脉及臂丛神经从而引起一侧或双侧肩部和上肢放射性疼痛等神经、血管压迫症状，如手部发凉、发紫，或苍白、麻木等症状、体征，其发病年龄多在 35 岁以上，女性多于男性。笔者在临床遇到 1 例前斜角肌综合征女性患者，针刺天鼎穴治疗效果颇为明显，充分体现了经穴效应的循经特异性，现介绍如下：

1　病案举例

患者孙某，女性，40岁。主因“右下颈部前侧面，酸胀疼痛伴右上肢疼痛重着5天”于2012年2月17日在门诊接受治疗。患者自发病上肢痛以前臂及手尺侧为主，上臂经常有重着感，并伴有肩胛骨内侧缘疼痛不适，遇劳累后加重，高举右上肢可减轻疼痛，向下牵拉可使疼痛感加重。查体：在颈前部可摸到肌肉紧张，肥大而硬的前斜角肌肌腹，锁骨上窝处压痛阳性，并有前臂放射痛。艾迪森氏（Adson）试验阳性，臂丛牵拉试验阳性，斜角肌试验阳性，深呼吸试验阳性，肋锁操作试验阳性。高举患肢症状减轻，向下牵拉患肢症状加重，右手握力减弱。拍摄颈、胸段正侧位X线片未见明显异常。诊断：右侧前斜角肌综合征。针刺治疗：取患侧天鼎穴。操作方法：正坐微仰头，或仰卧位。天鼎穴在颈外侧部，胸锁乳突肌后缘，当喉结旁，扶突与缺盆连线中点[1]。用1.5寸针直刺0.5~0.8寸向颈后方抖刺以针感向后背肩胛、肩、前臂及手指放射，后做小幅度的提插捻转，持续行针1min后出针，不留针。

经过3次治疗后，患者自觉症状有所改善，疼痛减轻。7次为1疗程，坚持治疗1个疗程后，自觉症状基本消失，偶有麻木感。巩固治疗第2个疗程之后，临床症状全部消失。患者复查艾迪森氏（Adson）试验阴性，臂丛牵拉试验阴性，斜角肌试验阴性，深呼吸试验阴性，肋锁操作试验阴性。后电话随访未见复发。

2　讨论

从现代解剖学中发现，前斜角肌的全部皆位于胸锁乳突肌之深面，起于第3、4、5、6颈椎横突前结节，其纤维向下止于第1肋骨内侧缘和斜角肌结节。前斜角肌发生痉挛，或炎性水肿促使前斜角肌增粗，或加有颈肋现象刺激而出现挤压情况，将锁骨下动脉和臂丛神经干向第1肋骨挤压产生不同程度的神经和血管受压症状，受压最多者为锁骨下动脉和颈7与胸1神经合成之干，故尺神经症状较多。由于臂丛下部的牵拉可刺激供应前斜角肌的神经，而使该肌收缩，该肌越收缩，越将第1肋骨的位置提高，结果对臂丛的刺激和牵拉越发加重，形成恶性循环。从以上所述可以看出，本病主要是因前斜角肌的痉挛或增粗而出现挤压现象产生症状，故临床上所要解决的是解除前斜角肌过度紧张及消除炎性肿等因素。前斜角肌综合征属中医学肩臂劳损的范畴，此乃积累性劳损或感受风寒而诱发，使经络受阻，气血不行，为肿为痛。治疗以就近取穴为原则，通过针刺疏通经气，改善局部的血液循环，消肿止痛。天鼎穴为手阳明经穴，其经起于食指桡侧端，循行于上肢外侧的前缘，上走肩，入缺盆；手阳明经筋绕肩胛，夹脊；从天鼎穴的局部解剖看，在针刺时依次通过皮肤、皮下组织、颈阔肌、斜角肌，而且该穴下有较多的神经分布：有耳大，枕小，交感，颈皮，臂丛，以及膈神经的起点等。所以局部针刺可缓解前斜角肌的痉挛，解除肩胛内侧缘疼痛不适，消除上肢前缘和尺侧疼痛麻木，并可松解消除臂丛神经的卡压或刺激。“通则不痛，痛则不通”，手阳明大肠经经脉主要分布在上肢外侧前缘，手少阴心经分布在上肢尺侧缘，手阳明经别“属于肺，上循喉咙”而手少阴经别“属心，走喉咙”，天鼎穴位于“喉咙”旁，从经别理论看，针刺天鼎穴可使针感沿经脉下传至手指，使经脉得以疏通，达到通则不痛的目的，以治疗前臂和手尺侧痛。这同时也充分体现了在有效的针刺手法基础上，得气感传导的循经特异性，即经穴效应的循经特异性。从现代医学角度解释，通过针刺天鼎穴，针刺信息经传入神经进入脊髓，通过存在于中枢各级水平的“痛觉调制系统”的加工整合，使伤害性疼痛刺激引起的感觉和反应受到抑制，从而产生镇痛效应。针刺的镇痛效应还有体液因素的参与，针刺神经根部位，可以改善局部供血，加速炎症吸收，并激发内源性镇痛物质的释放，这些物质对疼痛刺激的冲动都有抑制性影响，从而达到消炎止痛之功效[2]。

前斜角肌综合征在临床上并不多见，本病例属于初期，独取天鼎穴毫针抖刺并提插捻转以针感向后背肩胛、肩、前臂及手指放射为准。针刺的关键在于“得气”，《标幽赋》中“气至而速效，气迟至而不治”讲的正是此理。该穴位置表现、得气迅速，加之刺法得当，方向正确，深度适宜，均可收到理想的得气效果而治愈疾病。但在针刺天鼎穴操作过程中，一定要熟悉针刺部位的组织结构，如果进针的方法和深度掌握不当，很容易造成严重后果，甚至造成死亡[3]。前斜角肌综合征临床可分为初期和后期，初期颈部压痛，肩背及肩胛骨内侧缘痛，疼痛以放射性，昼轻夜重，影响入睡，持物骑车时手臂麻木冰冷无力等为特点。后期肌肉萎缩，手握力降低，丧失持物能力，面部出汗，眩晕，瞳孔扩大，少数患者可出现霍纳氏征，X线检查颈椎关节唇样增生，椎体间隙变窄等症状。后期治疗可配合肩井、肩髃、肩贞、臂臑、天宗、肩部阿是穴、肩中俞、肩外俞、天窗、扶突、曲池、小海、合谷、缺盆、侠白、气舍等穴，将针刺入穴位得气后，留针20~30min，可收到明显效果。

参考文献

[1] 徐恒泽．针灸学［M］．北京：人民卫生出版社，2002：54.

[2] 李仲廉．临床疼痛治疗学［M］．天津：天津科学技术出版社，1994：109.

[3] 王云龙．针刺双侧天鼎穴致气胸死亡1例［J］．法医学杂志，1999，15（1）：47-48.

［摘自：吉林中医药杂志，2012，32（6）：630-631.］

针刺阳性筋结点治疗肩周炎临床观察

亓秀娟[1]，高淑红[2]

1. 天津中医药大学，天津　300193；

2. 天津中医药大学第一附属医院，天津　300193

摘要　目的：观察针刺阳性筋结点治疗肩周炎的临床疗效。方法：将肩周患者60例随机分为2组，每组30例，治疗组选取阳性筋结点、臂臑、曲池、外关、合谷针刺治疗，对照组采用肩三针、臂臑、曲池、外关、合谷针刺治疗，10天1个疗程，2个疗程后采用简式Mcgill疼痛量表（MPQ）从症状总体恢复和疼痛两方面进行疗效评价。结果：2组间总有效率比较差异具有统计学意义（$P<0.05$）；疼痛分级指数评定（PRI）、视觉模拟评分（VAS）、现有疼痛强度（PPI）方面比较差异具有统计学意义（$P<0.05$）。结论：针刺阳性筋结点可明显改善肩周炎患者的症状和体征。

关键词　肩周炎；针刺；阳性筋结点

肩周炎，又称“五十肩”“冻结肩”，是肩部关节囊和周围软组织的一种慢性炎症，以肩关节疼痛及功能障碍为主症。本病好发于50岁左右的人群，女性多于男性，多为单侧发病，左侧较右侧多见，少数双侧同时发病。随着人们生活方式及工作习惯的改变，发病趋向低龄化，严重影响了人们日常生活和工作。本研究通过选取阳性筋结点、臂臑、曲池、外关、合谷针刺治疗取得满意疗效，现报道如下：

1　资料与方法

1.1　临床资料

将2012年5月至2013年3月天津中医药大学第一附属医院针灸科门诊肩周炎患者60例按就诊登记号随机分为2组，每组30例。治疗组中男14例，女16例；年龄38~61岁，平均（49.31±10.26）岁；病程1~10个月，平均（6.47±4.18）月。对照组中男12例，女18例；年龄40~56岁，平均（48.23±7.65）岁；病程0.5~13个月，平均（7.26±6.84）月。2组患者年龄、性别、病程等比较差异无统计学意义（$P>0.05$），具有可比性。

1.2　诊断标准

依据《中医病证诊断疗效标准》[1]中有关肩周炎的相关诊断标准。①慢性劳损，气血不足，复感风寒湿邪所致；②50岁左右的体力劳动者，慢性发病；③肩周疼痛，夜间为甚，常因天气变化及劳累诱发，肩关节活动障碍；④肩部肌肉萎缩，局部压痛，出现典型“扛肩”现象；⑤X线检查无骨关节病变。

1.3 纳入标准

①符合肩周炎诊断标准；愿意接受针灸治疗者；②签署知情同意书。

1.4 排除标准

①糖尿病、心脏病、血液病、肩部骨折、肩关节结核、肿瘤患者；②由胆囊炎、类风湿性关节炎、系统性红斑狼疮等内科疾病引起的肩部疼痛患者；③不符合纳入标准者。

1.5 治疗方法

1.5.1 治疗组 主穴：阳性筋结点。配穴：臂臑、曲池、外关、合谷。操作：阳性筋结点定位。患者健侧卧位，暴露患侧肩部，用左手拇指指腹点压循按，自上而下，先点后线，由线至面的方法，沿经筋或经脉进行逐一寻查。一般压痛最集中、最敏感处即筋结点位置，该处常可触及条索状硬结。局部常规消毒后，医者左手拇指切按固定筋结点，右手持华佗牌 0.30mm×40mm 毫针快速进针，边进针边捻转，根据筋结点病灶的大小、深浅进行探刺，直刺至筋结点之基底部，患者出现酸胀、麻木或向周围放射感 1 分钟后出针。配穴采用常规针刺方法。1 次/天，每次留针 30 分钟。10 天为 1 个疗程，共治疗 2 个疗程。

1.5.2 对照组 主穴：肩三针、臂臑、曲池、外关、合谷。操作：平补平泻。1 次/天，每次留针 30 分钟。10 天为 1 个疗程，共治疗 2 个疗程。

1.6 疗效判定标准

1.6.1 有效率评定[2]痊愈：肩部疼痛消失，肩关节功能完全或基本恢复；好转：肩部疼痛减轻，肩关节功能改善；无效：症状与体征无改善。

1.6.2 简式 Mcgill 疼痛量表（McgillPain Question-naire，MPQ）疼痛分级指数评定（PRI）包括 11 项感觉项和 4 项情感项，按疼痛程度无、轻、中、重分别记 0、1、2、3 分，分别计算出感觉分、情绪分和中分；视觉模拟评分（VAS）为 1 条 10cm 长的直线，两端分别代表无痛（0）和剧痛（100 分），患者在其中标出疼痛程度；现有疼痛强度（PPI）从 0~5 分依次使用无痛、轻度不适、不适、难受、可怕的痛、极为痛苦等词语描述疼痛程度。

1.7 统计学方法

数据采用 SPSS 13.0 软件进行统计分析，计量资料以（$\bar{x}\pm s$）表示，采用 t 检验；计数资料采用 χ^2 检验；等级资料采用 Ridit 分析；$P<0.05$ 为差异有统计学意义。

2 结果

2.1 临床疗效

2 组患者总有效率比较差异有统计学意义（$P<0.05$），提示针刺阳性筋结点能有效

改善肩周炎症状，见表1。

表1　2组患者临床疗效比较

组别	例数	痊愈/例	好转/例	无效/例	总有效率/%
治疗组	30	22	7	1	96.7
对照组	30	10	12	8	73.3

2.2　简式Mcgill疼痛量表评分

同组治疗前后PRI、VAS、PPI评分比较差异有统计学意义（$P<0.05$），治疗2个疗程后，2组PRI、VAS、PPI评分比较差异有统计学意义（$P<0.05$）。提示针刺阳性筋结点能缓解疼痛和改善肩关节功能活动，见表2。

表2　简式Mcgill疼痛量表评分比较　　（$\bar{x}\pm s$，分）

组别	例数	时间	PRI	VAS	PPI
治疗组	30	治疗前	27.21±2.10	90.21±4.86	4.60±0.52
		治疗后	5.67±4.07	13.27±9.26	0.92±0.67
对照组	30	治疗前	28.18±2.87	90.45±3.42	4.82±0.39
		治疗后	12.56±3.41	30.92±8.91	1.86±0.56

3　讨论

肩周炎属中医“肩痹”范畴，多与气血不和、感受风寒湿邪或劳作过度有关，以致经络受损、气血瘀滞、不通则痛，属肩关节经筋之病。“筋”在《说文解字》中解释为“肉之力也”即能够产生力量的肌肉，以“肌肉解利”为其生理常态。与骨构成人体身形，缠绕关节，主司运动。《灵枢·经筋》篇概括经筋致病特点“其病所过者肢痛转筋”。本病“以灶为输”的治疗原则由《灵枢·经筋》篇提出“治在燔针劫刺，以知为数，以痛为输”的理论发展而来。由于疼痛主要依赖患者自身的描述，难以排除自身对刺激的敏感程度、表达能力甚至情绪等主观影响，缺乏对疾病的客观评价标准，同时，肩周炎病灶多位于关节囊、韧带、肌腱等深层躯体结构，其疼痛特征具有弥散及不易定位性，与原发部位远离[3]，所以难准确反映病灶所在，与治病治本的治疗大法相驳。而“以灶为输”取穴理论则克服了上述定位不准确之不足。《素问·五脏生成篇》曰：“诸筋者皆属于节。”当肌组织受到主动收缩力或被动牵引力时，其受力点基本位于肌肉的起止点处，即筋结点。是劳损并引起关节疼痛的重要部位，筋结点反复损伤，出于机体自我保护的本能便会自动紧缩去包裹受损部位，打结形成“筋结”保护伤痛处，即结筋病灶点[4]。如《灵枢·经筋》篇所述：“手太阳经筋……其病小指支……腋下痛，腋后廉痛……手阳明经筋……其病当所过支者痛及转筋，肩不举颈……手太阴经筋……病当所过者支转筋痛。”这些病灶与解剖学有关肌腱、韧带抵止点大都吻合[5]。医生根据患者病史、症状及肩关节活动受限情况，结合肩关节周围的解剖、生理、病理特点，查出肩周炎病灶上疼痛最集中的敏感点作为针刺穴位（即：阳性筋结点）。直接刺激阳性筋结点，可充分发挥针灸镇痛、抗炎和改善血液循环的效应，从而达到止痛、吸收炎症及松解粘连之功效，有效缓解肩关节的疼痛和功能受限。

综上所述，针刺阳性筋结点具有迅速松解粘连、活血通络、解痉止痛之功效，从而恢复运动系统动态平衡，达到“治病求本”的根本原则。配合针刺局部配穴，使针至病所，疗效好，疗程短。针刺阳性筋结点治疗本病时找准筋结点是提高疗效的关键所在。

参考文献

[1] 国家中医药管理局．中医病证诊断疗效标准［M］．南京：南京大学出版社，1994：186.

[2] 陈佑邦．中医病证诊断疗效标准［M］．南京：南京大学出版社，1994：202.

[3] 何广新，曲延华．疼痛针灸治疗学［M］．北京：中国中医药出版社，1994：53.

[4] 高巍巍．冈下肌肌筋膜疼痛症与相关经筋关系研究及针刀治疗机理探索［D］．南京中医药大学，2011.

[5] 李晶，刘辉，薛立功．增生性膝关节炎结筋病灶点的临床观察［J］．中国针灸，2002，22（8）：533-534.

［摘自：西部中医药杂志，2014，27（9）：131-133.］

针刺加中药熏蒸治疗急性腰扭伤疗效观察

卢国珍[1]，卞金玲[2]

1. 天津中医药大学，天津　300193；

2. 天津中医药大学第一附属医院，天津　300193

摘要　目的：观察针刺加中药熏蒸治疗急性腰扭伤的临床疗效。方法：将40例急性腰扭伤的病例随机分为治疗组20例，采用针刺加中药熏蒸治疗；对照组20例，单纯针刺治疗，疗程1~5次。结果：治疗组1~3次治愈率为80%，对照组为60%，治疗组明显高于对照组，有显著差异，（$P<0.05$）。结论：针刺加中药熏蒸治疗急性腰扭伤优于单纯针刺疗法。

关键词　急性腰扭伤；中药熏蒸；针刺疗法

笔者自2005年6月至2006年11月，将40例急性腰扭伤患者随机分为治疗组和对照组，对照组单纯应用针刺治疗，治疗组针刺加中药熏蒸治疗，其疗效比较如下。

1　一般资料

本研究的受试对象均来源于天津中医药大学第一附属医院针灸科门诊，共有 40 例患者纳入试验，随机分为治疗组（针药组）20 例和对照组（针刺组）20 例。治疗组中，男 12 例，女 8 例；年龄最大 74 岁，最小 18 岁；病程最短 3 小时，最长 5 天。对照组中，男 11 例，女 9 例；年龄最大 68 岁，最小 21 岁；病程最短 5h，最长 4 天。两组患者年龄、性别、病程长短方面经 χ^2 检验和 t 检验均无显著性差异（$P>0.05$）。

2　治疗方法

2.1　治疗组

2.1.1　针刺疗法　取穴：平胸 11～腰 5 椎体棘突下，旁开 3 寸，即在膀胱经第二侧线之意舍、胃仓、肓门、志室及腰 3、4、5 椎体旁的相应位置取穴，一般每侧取 3～4 穴，亦可酌情增加；环跳、委中、申脉均取双侧。操作：患者俯卧，局部皮肤常规消毒。取 30 号 1.5～2 寸毫针，以腰背部病变部位为中心，选取膀胱经第二侧线穴位进行排刺。以 45°角对准脊柱将针快速刺入皮下后，使针体与皮肤成 45°～60°角斜刺，针尖刺至椎体为度，行小幅度捻转法 1min；环跳穴，以 30 号 3 寸毫针，快速进针，以患侧下肢出现放射传导感为度；委中，采取常规刺法，以患者下肢出现放射传导感为度；申脉，采取常规刺法，大幅度捻转 1min。留针 30min。

2.1.2　中药熏蒸　起针后行中药熏床熏蒸腰部。中药配方为炙川乌、炙草乌、豨莶草各 60g，苏木、麻黄、羌活、独活、川断各 30g。将上药装入布袋，放于自制熏蒸床电热锅内，加入一定量水浸泡后，加热至 50℃～70℃，视患者对热耐受情况调节温度，令患者腰部暴露，仰卧于熏蒸床上，腰部对准电热锅，使中药蒸气直接熏蒸患处，每次 40min，熏蒸时可让患者在床上活动腰部，熏后勿受凉。

2.2　对照组

主穴胸 11～腰 5 椎体棘突下，旁开 3 寸，每侧取 3～4 穴，亦可酌情增加；环跳、委中、申脉均取双侧。操作如前，每隔 10min 行针 1 次，留针 30min，每日 1 次。

3　疗效观察

3.1　疗效标准

参照 1994 年国家中医药管理局颁布的《中医病证诊断疗效标准》[1] 进行疗效评定。临床治愈：腰（腿）痛症状消失，活动功能恢复正常；好转：腰（腿）痛症状减轻，活动功能改善；无效：症状，体征无改善。

3.2　治疗结果

见表 1。

表 1　两组疗效比较

组别	n	1 次治愈（%）	3 次治愈（%）	5 次治愈（%）
治疗组	20	9（45）	7（35）	4（20）
对照组	20	5（25）	7（35）	8（40）

以上结果表明治疗组 3 次以内的治愈率达 80%，对照组 3 次以内的治愈率为 60%，经统计学处理有明显差异（$P<0.05$）。

4　讨论

急性腰扭伤俗称“闪腰”，多见于青壮年，好发于下腰部，常因挑担、抬扛、搬挪重物等用力过猛，扭伤腰部肌肉、韧带等软组织所致。腰部扭伤后若得不到及时正确治疗，病程可持续数周或转为慢性腰痛。针刺治疗是中医治疗该病的常规有效方法，而中药熏蒸是一种古法熏蒸与现代科学技术相结合的药物理疗治疗措施，二者结合起来能更好地促进急性腰扭伤的恢复。急性腰扭伤的经络辨证主要与督脉、足太阳膀胱经、足少阳胆经等有关。腰局部排针透刺法横贯腰部足太阳膀胱经双线、直抵华佗夹脊穴及循脊之督脉，通过局部排刺、可通调整个腰部之经脉气血，疏经通络止痛。远取膀胱经委中、申脉及胆经环跳穴，即上病下取，穴少而精，放射感使经气流通，增强了止痛效果。中药熏蒸有舒筋活血、行气通络、祛瘀止痛等作用，通过热熏，可使中药经皮肤吸收至患病部位，而发挥其药理作用。针刺与中药熏蒸配合应用能快速解除腰部的病变，从而大大减少了治愈急性腰扭伤的治疗次数。故该法起效快、疗程短，是治疗急性腰扭伤的快捷方法。

参考文献

[1] 陈佑邦，丁泽民，干祖望，等．中医病证诊断疗效标准［M］．南京：南京大学出版社，1994：202.

［摘自：山西中医，2008，24（4）：29.］

长短针配合治疗腰椎间盘突出症 258 例

张建立

天津中医药大学第一附属医院，天津　300193

长短针配合治疗腰椎间盘突出症系一种特殊的针刺治疗手段，对腰椎间盘变位性疾病有良好的治疗效果。笔者运用此法治疗该病 258 例，取得了一些成功的经验。

1　一般资料

258 例患者中男 142 例，女 116 例；年龄最小 21 岁，最大 83 岁；病程最短者为发病当天，最长达20年。全部病例均经MRI或CT检查确诊，其中L4~S1椎间盘均突出或膨出者为133例，占大多数。病变在L4/L5者56例，L5/S1者69例。临床表现为腰痛且活动受限者72例，腰及一侧下肢疼痛137例，腰及双下肢疼痛49例。

2 治疗方法

2.1 取穴

主穴：长针刺激点（为自拟经验穴）。取穴标准有二：第一，在L4、L5或L5、S1棘突下旁开0.2~0.5寸处寻找压痛点，该压痛点即为刺激点；第二，若无明显压痛点或阳性反应点，可参考CT或MRI所示，在腰椎间盘突出部位的腰椎棘突下旁开0.5寸处取穴进针。配穴：肾俞、气海俞、大肠俞、关元俞，患侧昆仑、殷门、委中、承山。

2.2 操作

2.2.1 长针刺主穴 令患者取俯卧位，取0.35mm×150mm长针，直刺进针约15mm后稍向外上方斜刺，进针约90~110mm，施捻转加提插泻法30秒~1分钟，使局部有酸胀热感为佳，不要求针感向远端传导，不留针。

2.2.2 毫针刺配穴 芒针起针后，患者需俯卧休息片刻，嘱患者尽量放松腰部肌肉。用0.30mm×40mm毫针针刺患侧昆仑穴，进针15~25mm，用提插泻法；针刺双侧肾俞、气海俞、大肠俞、关元俞，用轻柔捻转补法；根据疼痛部位不同用毫针选刺患侧殷门、委中、承山等穴，施提插泻法，留针20~30分钟。每日或隔日针刺1次，12次为一疗程，治疗2~4个疗程后观察疗效。

3 治疗效果

痊愈：临床症状及体征如腰椎棘突旁压痛、腰腿自觉痛、活动受限、直腿抬高试验及挺腹试验阳性等均消失，生活完全自理，并能恢复原工作，计159例，占61.6%；好转：腰腿痛明显减轻，腰部活动不受限或轻度受限，生活基本自理，计90例，占34.9%；无效：治疗前后症状、体征均无改善，计9例，占3.5%。总有效率为96.5%。

4 体会

笔者在临床中发现，本病临床疗效与病程长短有关，病程短则疗程也短，疗效亦佳；反之，病程越长，疗程就越长，疗效相对亦差。另外，临床表现兼有伸趾肌力减弱者15例中，好转12例，无效3例，无一例痊愈，表明针灸对此疗效欠佳。长针是古代九针之一，后世针灸学中的芒针即由此发展而来。长针功擅通经止痛，《灵枢·九针论》中“主取深邪远痹”，采用长针深刺能直达病所，疏通经络，活血理气，迅速止痛。同时，考虑到肾虚为该病之本，故在泻实之后，用毫针缓补肾俞、气海俞、大肠俞、关元俞等穴，以达到标本同治的效果。

［摘自：中国针灸，2007，27（6）：434.］

芒针针刺华佗夹脊穴为主治疗腰椎间盘突出症疗效观察

杨铭

天津中医药大学第一附属医院，天津　300193

摘要　目的：观察芒针针刺华佗夹脊穴为主治疗腰椎间盘突出症的临床疗效。方法：纳入患者108例，随机分为治疗组与对照组各54例，治疗组采用芒针针刺双侧华佗夹脊穴腰3、4、5，秩边、环跳、臀中，均不留针，毫针针刺肾俞、大肠俞、殷门、委中、承山，留针15~20min；对照组采用毫针针刺上述腧穴。两组患者均每日治疗1次，10次为1个疗程，治疗2~4个疗程。结果：治疗组临床疗效优于对照组，差异有统计学意义。结论：芒针针刺华佗夹脊穴为主治疗腰椎间盘突出症具有较好的临床疗效。

关键词　腰椎间盘突出症；针灸疗法；芒针；华佗夹脊穴

腰椎间盘突出症是临床常见病，本病多由过度劳损，体位骤变，猛力动作或暴力撞击，造成腰椎间盘外部的纤维环向外膨出，引起髓核经过破裂的纤维环的裂隙向外突出，导致相邻的组织，如脊神经根、脊髓等遭受刺激或压迫，局部产生水肿，从而产生腰部疼痛，一侧下肢或双下肢麻木、疼痛等临床症状。本病以腰4~腰5、腰5~骶1椎间盘发病率最高，占腰椎间盘突出症的90%~96%，一般多个椎间盘同时发病产生症状的较少，占5%~22%，中医将本症归于“腰痛”“腰腿痛”。目前，腰椎间盘突出症的治疗主要根据腰椎间盘突出的程度以及症状严重程度综合考虑，采取手术疗法或保守治疗。笔者自2007年至2009年采用芒针针刺华佗夹脊穴为主治疗该病，取得了满意疗效，现报道如下。

1　临床资料

1.1　一般资料

108例腰椎间盘突出症患者均为本院针灸门诊病例，随机分为治疗组和对照组，其中治疗组54例，男27例，女27例，年龄26~70岁，平均45.33±11.57岁；病程最短1d，最长15年。对照组54例，男26例，女28例，年龄25~69岁，平均45.11±11.75岁；病程最短1d，最长15年。两组患者在性别、年龄等无统计学差异（$P>0.05$），具有可比性。

1.2　诊断标准

符合按照中华人民共和国卫生部制定发布的《中药新药临床研究指导原则》，1997年第三辑中的“中药新药治疗腰椎间盘突出症的临床研究指导原则”要求进行设计[1]。

1.3　纳入标准

①疼痛好发于下腰，且向下肢放射；②腰椎间盘突出症、急性腰扭伤发作期；

③有局限性压痛点；④直腿抬高试验和加强试验阳性；⑤皮肤感觉、肌力和腱反射的改变；⑥脊柱姿态的改变；⑦X 线腰椎正侧位片提示脊柱侧凸或腰椎生理性前凸消失；⑧CT 提示有椎间盘突出。其中前 4 项为基本根据，第 8 项为确诊根据。排除①合并腰椎肿瘤、结核、骨折者；②严重心、肺、肾功能不全；③髓核突出严重压迫马尾神经者；④哺乳、妊娠或正准备妊娠的妇女。

2　治疗方法

2.1　治疗组

2.1.1　穴位选取　主穴双侧华佗夹脊穴腰 3、4、5，秩边、环跳、臀中，配穴双侧肾俞、大肠俞、患侧殷门、委中、承山，伴有小关节紊乱的取双侧间隔不对称华佗夹脊穴。

2.1.2　操作方法　令患者俯卧位，常规消毒，选用华佗牌 0.35mm×4 寸针灸针，针刺双侧华佗夹脊穴。确定病变部位后，选择夹脊穴腰 3、4、5，针尖向椎体方向斜刺，缓慢进针，针尖抵达病变部位或周围软组织，行针以小幅度提插为主，得气者有局部酸胀感，和/或伴有向下肢前内侧、前侧、前外侧快速传导感，但不可强求传导感。秩边、环跳、臀中采用芒针直刺，得气者有局部酸胀感，和/或伴有向下肢后侧快速传导感，上述腧穴均不留针。采用毫针针刺双侧肾俞、大肠俞、患侧殷门、委中、承山，得气后留针 15~20min。每日治疗 1 次，10 次为 1 个疗程，治疗 2~4 个疗程。

2.2　对照组

采用毫针针刺上述腧穴，余同。

3　疗效标准

参照国家中医药管理局 1994 年制定的《中医病证诊断疗效标准》。治愈：腰腿痛症状完全解除，抬腿正常，恢复正常工作和劳动；好转：主要症状解除，抬腿正常，能参加正常工作，但有轻微残余症状；显效：腰腿痛明显减轻，抬腿增高，但未完全达到正常高度，能做轻工作；无效：症状无明显改善。治疗结果　治疗组 54 例，治愈 42 例，好转 8 例，显效 3 例，无效 1 例，总有效率 92.59%；对照组 54 例，治愈 12 例，好转 19 例，显效 10 例，无效 4 例，总有效率 74.07%；对该有序分类资料进行 Ridit 分析，结果 =0.70，u=5.786，$p=0$，差异有统计学意义，临床疗效治疗组优于对照组。

4　讨论

腰椎间盘突出症属中医“痹症”的范畴，“不通则痛”，经络气血痹阻不通是引起本病的主要原因。现代医学认为，腰椎是人体负重、活动的枢纽，在受外力时，腰椎间盘接受来自不同方位的盈利，最易发生萎缩、弹性减弱等退行性改变，由于椎间盘本身没有血液循环，修复能力较弱，退行性改变成为一种规律性变化。研究显示[2,3]，腰椎间盘突出症是肌肉骨骼系统疾病的针灸第 3 大病谱，自 1995 年以来，本病发病率升高明显，而选择针灸治疗的患者也越来越多，针灸在缓解腰痛和神经痛方面疗效肯定。

华佗夹脊穴以定位于脊柱正中旁开 1 寸为宜，有疏经通络、调节脏腑气血、舒筋活络、安神镇痛的作用。芒针“刺深邪远痹”，可疏通机体深层的气血经络、解痉定痛等功能。用于腰椎间盘突出症不但能使痉挛的软组织得以松解，且能通畅经气，调和气血，促使炎证、水肿吸收和变性组织的修复。通过穴位刺激、经络感传、气至病所可产生良好的改善血液循环、消肿镇痛作用，与秩边、环跳、臀中、肾俞、大肠俞、殷门、委中、承山合用，共奏舒筋活络、运行气血之功，从而达到治愈或缓解症状的目的。由于针灸治疗本身具有的效能特点[4,5]。一般而言，针灸治疗腰椎间盘突出症，近期发病的针灸疗效要优于反复发作的，长期多次发病可能导致神经根周围软组织的粘连甚至神经根的损伤，影响针灸疗效。从分型与针灸疗效关系看，针灸疗效由优到差为退变型>膨出型>突出型>脱出型>游离型。从髓核突出的方向和部位上看，后方突出的针灸疗效优于前方突出，侧方突出的针灸疗效优于中央型突出，椎体内突出疗效优于四周突出和椎体外突出[5]。

针灸治疗腰椎间盘突出症的作用环节包括：①针灸科通过刺激反射性促进人体内源性镇痛物质的释放，缓解疼痛，并通过局部刺激感觉神经末梢，减轻或拮抗疼痛刺激的信号传入，提高人体痛阈而达到止痛或缓解疼痛的效果；②通过针灸刺激能够促进椎间盘周围局部微循环，调节微血管的舒缩运动，增加循环血量和营养物质供应，从而促进局部的物质代谢和炎性物质的吸收，消除椎间盘周围软组织水肿造成的压迫症状[5]；③针灸能够协调病变局部的肌肉、韧带、肌腱等失衡的生物力学状态，缓解痉挛，促进建立新的平衡关系；④针刺能够直接刺激神经，引起神经冲动的传导，这种反射性刺激能够促进神经细胞的代谢和自我修复。基于针灸治疗腰椎间盘突出症的作用环节，笔者认为：以针灸为主治疗腰椎间盘突出症，针刺深度和方向须严格把握，借助现代检查手段如腰椎 CT、腰椎 MRI 等的结果，在明确病变具体位置的前提下，选择好进针方向和角度、深度，针尖需抵达或接近受损椎间旁部位或病变周围软组织，才能产生更有效的刺激作用，另外，在针灸同时配合局部艾灸，通过温热刺激的传导，能够有效促进针灸疗效[6]。

参考文献

［1］国家食品监督管理局．中药新药临床研究指导原则［S］．第 3 辑．1997：145.

［2］杜元灏，李晶，孙冬玮，等．中国现代针灸病谱的研究［J］．中国针灸，2007，（27）5：

373-378.

[3] 杜元灏．现代针灸病谱［M］．人民卫生出版社，2009：33.

[4] 黎波，杜元灏，熊俊．针灸效能的几点思考—从针灸病谱研究看针灸效能调节特点［J］．中医杂志，2009，(7)：3.

[5] 杜元灏．中华针灸临末诊疗规范［M］．江苏科技出版社，2007：21.

[6] 中华医学会．临床技术操作规范．疼痛学分册［M］．人民军医出版社，2004：199.

［摘自：陕西中医药杂志，2011，32（8）：1049-1050.］

针刺治疗膝骨性关节炎45例临床观察

曹锐[1]，杨红玲[1]，何润东[2]

1. 天津中医药大学第一附属医院，天津　300193；

2. 天津中医药大学，天津　300193

摘要　目的：评价针刺治疗膝骨性关节炎的疗效及安全性。方法：将90例膝骨性关节炎患者随机分为针刺组和安慰针组各45例，针刺组取患侧穴位犊鼻、内膝眼、血海、梁丘、鹤顶、阳陵泉、阴陵泉、曲泉、膝阳关、阿是穴进行毫针针刺；安慰针组取相同穴位采用安慰针具施术。两组均每周连续治疗5天，休息2天后进行下周治疗，连续治疗4周。分别于治疗前、治疗2周、4周根据the Western Ontayio and McMaste universities骨性关节炎指数（WOMAC）评分，治疗前、治疗4周根据世界卫生组织生存质量测定量表简表（WHOQOL-BREF量表）对两组患者膝关节功能和生存质量进行评价。记录治疗过程中不良反应的发生情况。结果：两组治疗2周及4周后WOMAC评分均低于治疗前（$P<0.05$），且针刺组治疗后两时间点WOMAC评分均明显低于安慰针组（$P<0.05$）。治疗4周后针刺组患者健康状况主观感觉、生理领域评分均高于本组治疗前（$P<0.05$），安慰针组WHOQOL-BREF量表各维度治疗前后比较差异无统计学意义（$P>0.05$）；治疗4周后针刺组生存质量主观感觉、健康状况主观感觉、生理领域评分均高于安慰针组（$P<0.05$）针刺组共计4例5次针刺导致皮下血肿计入不良反应，血肿均自行吸收；安慰针组无不良反应。结论：针刺治疗能够改善膝骨性关节炎患者膝关节功能、提高患者生活质量，且安全性良好。

关键词　膝骨性关节炎；针刺疗法；安慰针；WOMAC评分；世界卫生组织生存质量测定量表

膝骨性关节炎是中老年人群中最常见的关节疾病[1]，以关节软骨的进行性退化为特征，目前尚无单纯药物治疗此病的理想方法。在临床实践中发现，针刺对于缓解膝骨性关节炎症状和改善关节功能疗效确切。为了评价针刺治疗的疗效和安全性以及患者生活质量的改善情况，设计随机对照试验如下。

1 临床资料

1.1 诊断标准

1.1.1 西医诊断标准 依照美国风湿病协会对膝骨性关节炎的诊断标准[2]：①1个月里大多数时间膝痛；②X线片示关节边缘骨赘增生；③关节液检查符合骨性关节炎；④年龄≥40岁；⑤晨僵<30min；⑥关节活动时有骨响声。具备以上①、②或①、②、③、⑤、⑥或①、④、⑤、⑥者即可诊断。

1.1.2 中医诊断标准 参照《中医病证诊断疗效标准》[3]骨痹的诊断依据：①初起多见腰腿、腰脊、膝关节等隐隐作痛，屈伸、俯仰、转侧不利，轻微活动稍缓解，气候变化加重，反复缠绵不愈。②起病隐袭，发病缓慢，多见于中老年人。③局部关节可轻度肿胀，活动时关节常有喀刺声或摩擦声。严重者可见肌肉萎缩，关节畸形，腰弯背驼。④X线摄片检查示骨质疏松，关节面不规则，关节间隙狭窄，软骨下骨质硬化，以及边缘唇样改变，骨赘形成。⑤查血沉、抗“O”、黏蛋白、类风湿因子等与风湿痹、尪痹相鉴别。

1.2 纳入标准

①符合膝骨性关节炎诊断标准；②年龄40~65岁；③15天内未服用相关治疗药物或接受其他治疗；④未针对此病进行过针刺治疗；⑤签署受试者知情同意书。

1.3 排除标准

①合并有心脑血管、肝、肾和造血系统等严重危及生命的原发性疾病以及精神病患者；②关节间隙显著狭窄或关节间形成骨桥连接而呈骨性僵直者；③膝关节肿胀积液严重者（浮髌试验阳性）；④有明显膝关节内外翻畸形及患肢有血管神经损伤史者；⑤合并有风湿、类风湿、痛风等其他膝关节疼痛性疾病者。

1.4 脱落标准

依从性差，发生严重不良事件、并发症或特殊生理变化不宜继续接受试验，自行退出者。

1.5 一般资料

收集2014年1月至2015年3月天津中医药大学第一附属医院门诊患者90例，采用随机数字表法将患者分为安慰针组与针刺组各45例。安慰针组男19例，女26例；年龄41~65岁，平均（60.7±6.9）岁；体重指数（24.2±2.6）kg/m^2；病程10~25个月，平均（17.6±7.3）个月。针刺组男15例，女30例；年龄40~63岁，平均（63.6±7.2）岁；体重指数（24.5±2.1）kg/m^2；病程12~29个月，平均（20.2±8.1）个月。两组患者一般资料比较差异均无统计学意义（$P>0.05$），具有可比性。

2 方法

2.1 治疗方法

2.1.1 针刺组 采用 50mmx0.25mm 毫针（苏州医疗用品厂有限公司，标准号：GB2024-1994）针刺。取患侧穴位犊鼻、内膝眼、血海、梁丘、鹤顶、阳陵泉、阴陵泉、曲泉、膝阳关、阿是穴，进针深度约 1 寸，以手下沉紧得气为度。

2.1.2 安慰针组 采用套迭式钝头安慰针（Dong Bang acupuncture，INC）针刺[4]。在针头抵住皮肤稍加用力后，针身逐渐滑入针柄而缩短，并可产生一定痛觉，给患者刺入皮下的错觉。取穴同针刺组。

两组均不行提插捻转等手法。每周连续治疗 5 天，休息 2 天后进行下周治疗，连续治疗 4 周。允许两组患者服用与膝骨性关节炎治疗无明显相关性的其他基础病治疗及预防药物，所有合并用药均做记录，试验结束后进行合并用药相关性分析。

2.2 观察指标和方法

2.2.1 骨性关节炎指数（WOMAC）评分[5]从疼痛、僵硬和关节功能三大方面来评估膝关节的结构和功能，总共有 24 个条目，其中疼痛有 5 个条目、僵硬有 2 个条目、关节功能有 17 个条目。各条目均有 5 个选项，根据严重程度分别计 0~4 分，评分越高表示病情越严重。

患者入组后即刻进行 WOMAC 评分，并分别于治疗 2 周和 4 周末进行第 2 次及第 3 次 WOMAC 评分。

2.2.2 世界卫生组织生存质量测定量表简表（WHOQOL-BREF）量表评分[6] WHOQOL-BREF 量表由（26 个条目组成，包括 6 个维度：①生存质量主观感觉；②健康状况主观感觉；③生理领域；④心理领域；⑤社会关系领域；⑥环境领域。26 个条目中前 2 个条目是受试者对自身生存质量和健康状况总的主观感受，后 24 个条目则分属 4 个领域。每个条目按程度由轻到重分别计 1~5 分，评分根据其所属方面的正、负方向而定，评分越高提示本领域生存质量越好。患者入组后即刻进行 WHOQOL-BREF 量表评分，并于治疗 4 周末进行第 2 次评分。

2.2.3 安全性检测 包括不良事件发生率、生命体征异常变化。所有不良事件均做记录，并进行与试验干预的相关性分析，若存在相关性，则计为不良反应。

2.3 统计学方法

采用 SPSS 12.0 统计软件进行分析。计量资料以（$\bar{x}\pm s$）表示，对两组 WOMAC 评分数据进行重复测量方差分析，两组 WHOQOL-BREF 量表评分数据采用独立样本 t 检验。计数资料以百分比表示，组间不良反应发生率采用卡方检验。

3 结果

安慰针组和针刺组分别脱落3例和2例，但因其都已完成一半以上治疗，故治疗2周WOMAC评分数据纳入分析，其他疗效分析中予以剔除。

3.1 两组患者治疗前后WOMAC评分比较

表1示，两组治疗2周及4周WOMAC评分均低于治疗前（$P<0.05$ 或 $P<0.01$）；针刺组治疗4周WOMAC评分低于治疗2周（$P<0.05$）；安慰针组治疗4周WOMAC评分高于治疗后2周（$P<0.05$）" 两组治疗2周与4周针刺组WOMAC评分均明显低于安慰针组（$P<0.05$）

表1 两组膝骨性关节炎患者治疗前后不同时间WOMAC评分比较 （$\bar{x}\pm s$，分）

组别	治疗前	治疗2周	治疗4周
针刺组	84.1±6.4（45）	53.8±13.8$^{*▲}$（45）	36.7±11.4$^{**△▲}$（43）
安慰针组	81.5±10.2（45）	65.4±16.8*（45）	74.1±15.6$^{*△}$（42）

注：WOMAC，the Western Ontayio and McMaste universities 骨性关节炎指数；与本组治疗前比较，$^{*}P<0.05$，$^{**}P<0.01$；与本组治疗2周比较，$^{△}P<0.05$；与安慰针组同时间比较，$^{▲}P<0.05$；（ ）内为例数。

表2 两组膝骨性关节炎患者治疗前后WHOQOL-BREF量表各维度评分比较 （$\bar{x}\pm s$，分）

组别	时间	例数	生存质量主观感觉	健康状况主观感觉	生理领域	心理领域	社会关系领域	环境领域
针刺组	治疗前	45	3.3±0.8	2.3±0.8	68.7±11.5	72.1±8.1	42.2±4.1	93.6±4.8
	治疗前4周	43	3.3±1.0$^{△}$	3.3±1.1$^{*△}$	99.5±10.3$^{*△}$	81.0±8.1	44.4±5.5	91.6±6.3
安慰针组	治疗前	45	3.4±0.6	2.4±0.6	66.5±12.1	70.0±9.7	44.3±5.4	90.8±3.5
	治疗前4周	42	3.1±0.9	2.5±1.1	71.0±13.6	72.0±10.7	42.4±3.8	92.9±6.2

注：WHOQOL-BREF，世界卫生组织生存质量测定量表简表；与本组治疗前比较，$^{*}P<0.05$；与安慰针组同时间比较，$^{△}P<0.05$

3.2 两组患者治疗前后WHOQOL-BREF量表各维度评分比较

表2示，治疗4周针刺组患者健康状况主观感觉、生理领域评分均高于本组治疗前（$P<0.05$）；安慰针组各维度治疗前后比较差异无统计学意义（$P>0.05$）。治疗4周针刺组生存质量主观感觉、健康状况主观感觉、生理领域评分均高于安慰针组（$P<0.05$），而心理领域、社会关系领域及环境领域两组比较差异无统计学意义（$P>0.05$）。

3.3 不良事件

针刺组4例共5次针刺所致皮下血肿计入不良反应，安慰针组无不良反应。经卡方检验，两组不良反应发生率差异有统计学意义（$P<0.05$）。血肿均自行吸收。

安慰针组和针刺组分别有 5 例和 4 例受试者因感冒在研究者建议下服用中成药治疗，对试验无明显影响。

4 讨论

本研究采用随机安慰针平行对照的方法评估了针刺治疗膝骨性关节炎的疗效和安全性，在疗效指标上，更加关注患者整体关节功能的恢复和生活质量的改善。本研究结果显示，针刺治疗能够改善患者膝关节功能、提高患者生活质量，且安全性良好。安慰针的方法在 20 世纪 90 年代首先在国外研究中被使用[7]，在国内此对照方法应用较少，可能与安慰针操作中较易出现意外破盲情况，且对于操作手法限制较多、不宜发挥针刺治疗的特色有关。且安慰针方法在受试者选择上应以未进行过针刺治疗的患者为佳，如此便能最大限度避免意外破盲，但这又增加了入组难度。因此本研究纳入时对标准适当放宽，只需符合“未针对此病进行过针刺治疗”即可，但仍存在较大的破盲风险，需要客观分析研究结果。另外，在试验结束后应加设询问受试者是否知晓自己分组的步骤，以期能在统计处理中最大限度地减小偏倚。

本研究纳入对象为轻、中度病情患者，纳入患者均未服药治疗本病，可以耐受不服用相关药物治疗，且不存在骨性僵直、严重积液等严重病理变化。研究过程中规定对不良事件进行监控和处理，一旦出现患者症状加重则计入不良事件，由经治医师判断是否与本病相关并评价严重程度，进一步可加用口服镇痛药或进行其他相关治疗，合并用药及其他治疗均进行记录。虽然正式临床研究中患者未出现此类不良事件，但这些设计和应对措施都最大限度地保证了受试者医疗的安全性，符合伦理学有利原则及不伤害原则。

已有研究表明，针刺不仅可以改善周围组织的微循环，消除炎性介质，抑制伤害性信息的传导，还能缓解肌痉挛，并可刺激脑垂体释放内源性阿片样物质、5-羟色胺、乙酰胆碱等神经介质而达到镇痛作用[8]。随着医学模式的转变，对疾病的治疗越来越重视患者生理功能以及社会功能的恢复。本研究疗效指标选择 WOMAC 与 WHOQOL-BREF 量表评分，将关注点放在患者关节功能恢复情况以及生活质量改善情况上，而不单纯是对于疾病的治疗作用。研究结果表明，针刺组患者健康状况主观感觉、生理领域评分均高于治疗前，而安慰针组治疗前后差异无统计学意义。治疗 4 周的组间比较中，仅生存质量主观感觉、健康状况主观感觉及生理领域评分显示出了统计学差异，心理领域与治疗前比较虽然也有了改善，但是尚未显示出统计学意义，推测疾病的改善从而引起心理状况的改善需要一个相对较长的时间，增大样本量、延长治疗时间或增设随访可能会使心理领域的变化显示出统计学意义。对于社会关系、环境两个领域，我们认为是多种因素长时间作用下的结果，很难在较短时间内有所改善。

针刺治疗相对于药物治疗在安全性方面也具有一定优势，针刺的常见不良反应即是局部出血或血肿，极少见严重不良反应，且出现严重不良反应多与操作者操作失误有关。相对于常用于骨性关节炎治疗的镇痛药以及氨基葡萄糖等药物易出现的消化道不良反应[9]，针刺所致出血虽发生率较高，但患者不适感以及对治疗的影响都很小，故针刺治疗膝关节骨性关节炎是目前较为安全的治疗手段。本研究未设置随访，无法得知针刺治疗的远期效应，也不能了解患者治疗结束后生活质量的变化情况。在今后的研究中，应设置随访，采用多中心、大样本临床研究，以对针刺治疗膝关节骨性关节炎进行更加深入地研究，并探究治疗膝关节骨性关节炎及改善患者生活质量的其他疗法及治疗方案，为本病的治疗提供更多临床证据。

参考文献

[1] PALACIOS LC，JONES WY，MAYO HG，et al. clinical inquiries. Do steroid injections help with osteoarthritis of the knee?［J］. J Fam Pract，2004，53（11）：921-922.

[2] HOCHBREG MC，ALTMAN RD，BRANDT KD，et al. Guidelines for the medical management of osteoarthritis. Part II. Osteoarthritis of the knee. American College of Rheumatology［J］. Arthritis Rheum，1995，38（11）：1541-1546.

[3] 国家中医药管理局. 中医病证诊断疗效标准［S］. 北京：中国医药科技出版社，2012：48-49.

[4] KLEINHENZ J，STREITBERGER K，WINDELER J，et al. Randomised clinical trial comparing the effects of acupuncture and a newly designed placebo needle in rotator cuff tendintis［J］. Pain，1999，83（2）：235-241.

[5] BELLAMY N，BUCHANAN WW，GOLDSMITH CH，et al. Validations study of WOMAC：a health status instrument for measuring clinically important patients relevant outcomes to anthritis of the hip or knee［J］. J Rheumatol，1988，15（12）：1833-1840.

[6] 郝元涛，方积乾. 世界卫生组织生存质量测定量表中文版介绍及其使用说明［J］. 现代康复，2000，4（8）：1127.

[7] MACPHERSON H，HAMMERSCHLAG R，COEYTAUX RR，et al. Unanticipated insights into biomedicine from the study of acupuncture［J］. J Altern Complement Med，2015，22（2）：1-7.

[8] 方剑乔，刘元亮，莫晓明，等. 电针巨刺与患侧针刺镇痛的临床与实验研究［J］. 中国中西医结合杂志，1994，14（10）：579.

[9] 邱贵兴，翁习生，张克，等. 盐酸/硫酸氨基葡萄糖治疗骨关节炎的平行对照临床研究［J］. 中华医学杂志，2005，85（43）：49-52.

［摘自：中医杂志，2016，57（13）：1133-1136.］

针刺董氏奇穴治疗踝扭伤疗效观察

石庆彬[1]，杨白燕[2]，支宝华[1]，杲丽静[1]，许敏[1]
1. 天津中医药大学，天津　300193；
2. 天津中医药大学第一附属医院，天津　300193

摘要　目的：观察针刺董氏奇穴与经穴治疗踝关节扭伤的疗效。方法：将60例踝关节扭伤患者随机分为董氏奇穴组（30例）与经穴组（30例），进行治疗并观察其疗效。结果：1个疗程后，董氏奇穴组治愈率为63.3%，总有效率为90.0%；经穴组治愈率为36.7%，总有效率为73.3%。两组比较，疗效差异有显著性意义（$P<0.05$）。2个疗程后，董氏奇穴组治愈率为80.0%，总有效率为96.7%；经穴组治愈率为56.7%，总有效率为83.3%。两组比较，疗效差异有显著性意义（$P<0.05$）。结论：针刺董氏奇穴较针刺经穴对踝关节扭伤疗效显著。

关键词　踝关节扭伤；针刺治疗；董氏奇穴；经穴

踝关节扭伤是临床中常见的以踝部软组织损伤为主要临床表现的疾病。踝关节周围韧带包括内侧韧带、外侧韧带、下胫腓韧带等，这些韧带对保持踝关节的稳定性有重要作用。笔者将就诊患者随机分为两组，董氏奇穴组（治疗组）30例和经穴组（对照组）30例进行随机对比研究，观察两组的治疗效果，现将结果报告如下。

1　临床资料

1.1　一般资料

60例患者均为我院针灸科门诊患者，董氏奇穴组（治疗组）30例患者中，男23例，女7例；年龄最小10岁，最大49岁；病程最短7天，最长3月余。经穴组（对照组）30例患者中，男21例，女9例；年龄最小12岁，最大45岁，病程最短5天，最长3月余。

1.2　诊断标准

根据《中医病证诊断疗效标准》[1]①有明确的踝部外伤史；②损伤后踝关节出现疼痛，局部肿胀，皮下瘀斑，伴跛行；③局部压痛明显，若内翻扭伤者，将足做内翻动作时，外踝前下方痛；若外翻扭伤者，将足做外翻动作时，内踝前下方剧痛；④X线摄片检查未见骨折。

1.3　排除标准

排除踝关节骨关节病、风湿、类风湿、痛风、结核、肿瘤等。

2 治疗方法

2.1 董氏奇穴组（治疗组）

委中（患侧）、对侧五虎四（手掌面拇指第一节中央外侧五分，从掌指横纹起，每上二分一穴，计有五穴，自指尖向手掌顺数，第四个为五虎四）、对侧小节（位于掌面大指指掌关节桡侧横纹头）、病程超过一个月者加针刺阿是穴。患者取仰卧位，抬高患侧下肢，局部常规消毒后，用梅花针在委中穴处重叩刺出血，后用干棉球将污血擦净；阿是穴选用0.35mm×40mm毫针直刺0.5~1寸，五虎四、小节选用0.35mm×25mm毫针紧贴骨缘刺入0.5寸，予动气针法（进针得气后，在捻针的同时，令患者活动患处，若病程短，且疗效较好，5min后出针；若病程较长（超过一个月），则留针20min，留针期间一面捻针，一面令患者活动患处）。每日1次，7天为1个疗程。

2.2 经穴组（对照组）

外踝扭伤以患侧解溪、昆仑、申脉、丘墟，以及阿是穴为主穴，以患侧足三里、委中、承山、阳陵泉为辅穴；内踝扭伤以患侧商丘、太溪、照海、中封，以及阿是穴为主穴，以患侧三阴交、太冲为辅穴。患者取仰卧位，上述穴位周围常规消毒后，抬高患侧下肢，委中、承山予强刺激而不留针。余穴选用0.35mm×40mm毫针直刺0.5~1寸，予提插捻转平补平泻法，留针30min，每日1次，7天为1个疗程。

3 疗效观察

3.1 疗效标准

根据《中医病证诊断疗效标准》[1]。痊愈：局部疼痛肿胀消失，关节稳定，活动功能正常；好转：局部疼痛减轻，轻度肿胀或皮下瘀斑，关节欠稳，步行乏力酸痛；无效：局部疼痛无改善，活动受限。

3.2 治疗结果

1个疗程后评价疗效，董氏奇穴组（治疗组）与经穴组（对照组）的疗效比较有显著的差异（$P<0.05$），见表1。

表1 董氏奇穴组与经穴组疗效比较 [n（%）]

组别	n	痊愈	好转	无效	总有效率（%）
治疗组	30	19（63.3）	8（26.7）	3（10.0）	27（90.0）
对照组	30	11（36.7）	11（36.7）	8（26.7）	22（73.3）

经过IBM SPSS的Mann-Whitney检定，两组的疗效比较有显著的差异（$P<0.05$）。

2个疗程后评价疗效，董氏奇穴组（治疗组）与经穴组（对照组）的疗效比较有显著的差异（$P<0.05$）。见表2。

表 2　董氏奇穴组与经穴组疗效比较　　[n（%）]

组别	n	痊愈	好转	无效	总有效率（%）
治疗组	30	24（80.0）	5（16.7）	1（3.3）	29（96.7）
对照组	30	17（56.7）	8（26.7）	5（16.7）	25（83.3）

经过 IBM SPSS 的 Mann-Whitney 检定，两组的疗效比较有显著的差异（$P<0.05$）。

4　典型病例

患者顾某，男，26 岁，学生，主诉为左外踝肿胀、疼痛 10 余天。患者 10 天前由于打篮球时不慎扭伤左外踝，出现左外踝疼痛、周围肿胀等症，就诊于我院骨伤科门诊，查左踝关节 X 线提示未见明显异常，予中药外敷治疗，病情未见明显好转，故就诊于我院针灸科门诊。现患者左外踝疼痛、明显肿胀、皮下有瘀斑、关节活动受限，局部压痛明显，将左足做内翻时，外踝前下方疼痛加剧，舌紫暗，舌下有瘀斑，脉细涩。中医诊断：伤筋，气滞血瘀证；西医诊断：左踝关节扭伤。治则：疏通经脉、行气活血、消肿止痛。取穴：予董氏奇穴组治疗方案治疗，三次治疗后，患者自述疼痛明显减轻，肿胀消失过半，踝关节活动有明显改善，继予原方治疗，经两个疗程后，患者疼痛消失，未见明显肿胀，功能活动恢复至正常，痊愈。3 个月后追访，无复发。

5　讨论

现代医学认为，该疾病多由某种原因导致身体失重、在不平的地面上行走、跳跃及下楼时踩空等引起。临床上常分为内翻型、外翻型。踝关节扭伤属中医学“伤筋”范畴，从中医学角度讲是由于踝关节扭伤后气血瘀滞于局部，经气运行不畅，而致“不通则痛”。正如《诸病源候论》所云：“伤筋脉，皆是卒然致损，故血气隔绝能周荣。”《医宗金鉴·正骨心法要旨》亦有云：“跌打损伤之症，专从血论”且有“菀陈者则除之”“血实者则决之”的疾病治疗原则，故其治疗原则，宜疏通经脉、行气活血、消肿止痛。

根据《董氏奇穴针灸学》[2]记载，委中穴点刺出血对于改善踝关节扭伤所引起的肿胀症有良效；《针灸大成》里亦提到“委中者，血郄也……刺之出血。”充分证明了当各类疾病伤及“血”证时，宜点刺出血。踝扭伤基本病机为扭伤后气血瘀滞于经脉，故宜患侧委中点刺出血。五虎四、小节穴乃杨维杰先生依据董氏奇穴对应取穴和手足顺对等理论发现的治疗踝扭伤的要穴。五虎四、小节两穴近骨缘分布，进针时宜紧贴骨缘刺入，而针刺效应与骨膜传导有密切关系，故紧贴骨缘刺入能加强效果。《标幽赋》里提到：“交经缪刺，左有病而右畔取；泻络远针。”故踝关节扭伤取对侧五虎四、小节穴。针刺阿是穴可以取到通调局部经络、活血化瘀的作用。董氏奇穴组取以上诸穴以共凑疏通经脉、行气活血、消肿止痛之功，以达到治疗目的。经穴组（对照组），取穴包括近部穴位和远部穴位。以达到疏通局部经气、活血化瘀、消肿止痛的治疗效果。《针灸聚英·肘后歌》里提到："打仆伤损……，先于痛处下针攻。"故治疗时取患侧踝关节周围穴位为主穴；取远部穴位是为了加强近部穴位的治疗作用，体现了"经脉所过，主治所及"的取穴原则。治疗外踝扭伤时，取解溪、昆仑、申脉、丘墟为主穴，因为它们为踝关节足三阳经附近穴位，取这些穴位以疏通外踝周围经络、行其气血。足三里、委中、承山、阳陵泉为踝关节足部三阳经远部穴位，取这些穴位可以加强调节足部三阳经的经气，以增强对外踝扭伤的治疗作用。商丘、太溪、照海，中封为踝关节足部三阴经近部穴位，为治疗内踝扭伤主穴，取其疏通内踝周围经气，行气活血的作用。三阴交、太冲可增强对足三阴经经络的调节，取这些穴位以加强近部穴位对内踝扭伤的治疗作用。

与传统十四经针刺相比，董氏奇穴针刺法有自己的特色，首先，取穴少，用穴精，且以远端穴位为主，可以减少对疼痛部位的刺激，以减少患者痛苦。对于久病患者，亦取局部阿是穴位。董氏奇穴治疗方案中以远部穴位五虎四、小节穴为主，病程长者加阿是穴，正是基于此理。其次，董氏奇穴施针手法较简单，不采用传统针法"提插""捻转"等，可减少晕针、滞针等不良现象发生，相对而言更为安全。再次，董氏奇穴刺络放血的最大特点是远离患处放血，亦可减少患者痛苦。"动气针法"是一种特殊针法，其意在治神，《标幽赋》里提到"既刺也，使本神定而气随"，动气针法可以让患者精神集中患处，使治疗作用集中于患处，故能加强治疗效果。

有关针灸治疗踝关节扭伤的文章很多，但专门论述针刺董氏奇穴治疗踝关节扭伤的文章较少。本文就针刺董氏奇穴与针刺经穴进行疗效比较，发现治疗踝关节扭伤，针刺董氏奇穴优于针刺经穴，值得临床推广。根据临床观察，踝关节扭伤，越早治疗，疗效越好，故对于本患者来说，要早期治疗，不要耽误治疗时机。

参考文献

[1] 国家中医药管理局. 中医病证诊断疗效标准［S］. 南京：南京大学出版社，1994：198.

[2] 杨维杰. 董氏奇穴针灸学［M］. 北京：中医古籍出版社，1995：206.

［摘自：四川中医，2016，34（2）：172-174.］

七、急　症

早期针刺对心脏骤停患者脑复苏的影响

赵宇[1]，刘新桥[2]，李岩[3]
1. 天津中医药大学，天津　300193；
2. 天津中医药大学第一附属医院，天津　300193；
3. 天津市公安医院，天津　300042

摘要　目的：观察早期针刺对心脏骤停患者脑复苏的影响。方法：将43例心脏骤停经初步心肺复苏成功的患者随机分为两组，对照组采用西医综合治疗，针刺组在西医综合治疗基础上早期加用针刺治疗，通过记录并对比两组患者各时期格拉斯哥昏迷评分，评价两组患者神经功能改善状况。结果：针刺组格拉斯哥昏迷评分明显高于对照组（$P<0.05$）。结论：早期针刺可促进心肺复苏后患者脑功能的恢复。

关键词　心脏骤停；脑复苏；针刺疗法；针药并用

心脏骤停（CA）是最严重的心脏急症之一。随着心肺脑复苏术（CPCR）的普及，心肺复苏的成功率有所提高，但是脑复苏的成功率并不令人满意。针灸治疗对神经功能的恢复起促进作用目前已得到公认，但将针刺应用于CPCR中却鲜有报道，笔者对心肺复苏后患者实施早期针刺治疗，经观察发现早期针刺可促进脑功能的恢复。

1　资料与方法

1.1　一般资料

均来自我院2005年7月~2006年7月急诊ICU病房的心脏骤停经初步心肺复苏成功的患者，共43例。随机将患者分成两组，针刺组（22例）和对照组（21例）。根据患者一般资料以及基础病情资料，采用APACHEⅡ评分标准评估患者基础病情程度；两组患者人口学资料及APACHEⅡ评分比较差异均无统计学意义（$P>0.05$），具有可比性。

1.2　纳入标准

心脏骤停经初步心肺复苏成功的患者。

初步心肺复苏成功标准拟定为：经心肺复苏后心脏在自主心律或起搏心律下能维持血压≥90/60mmHg（12/8kPa）或平均动脉压≥60mmHg（≥8kPa），维持时间超过24h。

1.3　治疗方法

两组均按《2000年国际心肺复苏与心血管急救指南》在CA后进行积极的CPCR抢救治疗。

针刺组同时予以针刺辅助治疗。针刺选用水沟、百会、内关、涌泉四穴。水沟行雀啄泻法；百会行捻转补法；双侧内关穴行提插泻法；双侧涌泉穴行提插补法。各穴每日针刺2次，每次行针1min后留针20min。

1.4　观察指标

两组患者，根据格拉斯哥昏迷评分（GCS），观察并记录患者在复苏即刻、复苏后第1、2、3、5、7天的GCS评分。最高15分，最低3分，死亡病例最小分值1分计算入相应时段。

1.5　统计方法

用SPSS 11.5统计软件分析。采用双侧检验，检验水准 $\alpha = 0.05$，计量资料以均数±标准差（$\bar{x}\pm s$）表示；组间等级资料比较采用Wilcoxon秩和检验，组内比较采用重复测量的方差分析。

2　结果

两组患者各时间GCS评分结果见表1。复苏即刻，两组GCS评分差异无统计学意义（$P>0.05$）。复苏后3d，两组的GCS评分均较复苏即刻明显升高（$P<0.05$），两组间评分比较差异无统计学意义（$P>0.05$）。复苏后7d，两组的GCS评分均较复苏即刻明显升高（$P<0.05$），针刺组GCS评分明显高于对照组（$P<0.05$），说明针刺组治疗较常规治疗更能改善脑复苏患者的神经功能状况。

表1　两组格拉斯哥昏迷评分比较　（$\bar{x}\pm s$）

组别	N	复苏后					
		即刻	1d	2d	3d	5d	7d
针刺组	22	6.2±1.3	6.5±1.5	7.8±1.6	9.0±1.6[1)3)]	10.5±1.8	12.1±1.9[1)2)]
对照组	21	6.3±1.9	6.7±1.6	7.5±1.7	8.3±1.6[1)]	9.1±1.7	9.9±1.8[1)]

注：1）与同组即刻相比 $P<0.05$；2）与对照组同期比 $P<0.05$；3）与对照组同期比 $P>0.05$

3　讨论

心脏骤停属于中医学的“卒死”范畴。早在《灵枢·五色》中就已有“大气入于脏腑者，不病而卒死”的记载。关于卒死的病机历代医家各有论述，但概而言之为正虚内损或邪实气闭，导致气血不能周流，阴阳偏竭不交，气机离决而致。如《肘后方·救卒中恶死方》：“凡卒死中恶及尸蹶，皆天地及人身自然阴阳之气忽有乖离，否隔，上下不通，偏竭所致。”关于卒死的治疗，中医学古籍中亦有相当多的论述，如

《金匮要略·杂疗方第二十三》："救卒死方薤捣汁灌鼻中"，又《千金要方·备急》记载："仰卧，以物塞两耳，竹筒内口中，使两人通吹之"，但较之现代急救心肺复苏术（CPR）却显落后。

现代中医学对卒死有了更深刻的认识，认为多因邪实内闭，气机升降痞隔，心气闭决，心神失助，或外因引动心胸隐疾，宗气外泄，真气耗散，阴阳偏竭，而致窍闭神匿。救卒死应急字当先，尽快恢复心主血脉、肺主气的功能，并以护神醒神为最终目的。使患者恢复自主生活能力。如救治不及时或时间过长，即使恢复了心主血脉，肺主气司呼吸的作用，亦因髓海失养时久，神机耗散而致患者死亡或持续神昏不醒，使整个急救失败。而针灸自古就应用于急救方面，现代研究亦证明针刺对神经功能的恢复具有促进作用，因此将之应用于现代 CPCR 中具有良好的前景。

3.1　所选穴位的作用分析

督脉上入络脑，下络肾，与脑和脊髓密切相关，主神志病；亦与手足三阳经交会于大椎穴，与阳维脉交会于哑门、风府穴，故为阳脉之都纲，总督阳气。针刺督脉，泻能振奋阳气，醒神启闭开窍；补能健脑补阳，调神益智。故其为本次针刺治疗选用的主经。

水沟为督脉和手足阳明经的交会穴，自古即为急救之要穴，《肘后方·救卒死尸方》："爪人中良久又针刺人中至齿，立起。"现代针灸研究表明，针刺水沟穴所产生的剧烈痛刺激可以直接兴奋上行神经系统，解除脑细胞的抑制状态，激活脑干网状觉醒系统的功能；并可以纠正血液动力学紊乱改善脑循环[1]。临床针刺水沟穴已比较广泛地应用于治疗昏迷、惊厥，同时对抢救休克、调节血压呼吸也有明显的作用[2]。

百会穴位于人身之巅，是督脉与足太阳、手少阳、足少阳、足厥阴五条经脉的交会穴，故称三阳五会。可调节周身经脉之气，醒神开窍，并有升举精气以养神明之功，治一切头疾，亦为急救之穴。《千金翼方》："凡尸厥如死，脉动如故，针百会二分补之。"现代研究表明，百会对人体神经系统有较为显著的调节作用，同时还可抑制脑缺血再灌注后炎性介质对脑组织的损伤，具有一定的脑保护作用[3]。

内关穴乃手厥阴心包经之络穴，通阴维，系八脉交会穴之一。针刺内关穴有养心安神、疏通气血之效。现代研究证实针刺内关可改善左心功能[4]，改善心肌能量供应，抑制自由基产生，减轻心肌因缺血缺氧以及缺血再灌注所造成的损伤，具有良好的保护心脏功能的作用[5]；增强心肌缺血时的收缩力泵血能力，增加脑灌注量，改善脑循环[6]。这些治疗功能实为心肺脑复苏之必要。

肾主骨生髓，髓聚而成脑，肾中精气充盈则髓海得养。刺肾经穴位可固肾水，益精添髓，安神醒脑。涌泉穴为足少阴肾经井穴，全身阴阳之气交接之处，自古即为人体的长寿大穴及急救之要穴。具有通关醒脑开窍、补肾安神益聪之功效。针刺涌泉穴可以调整肾的蕴精生髓的生理机制，达到通关开窍，益聪醒脑的作用，从而影响脑的生理功能，促使脑部疾患康复[7]。

3.2　四穴配伍的意义

水沟、百会为本次治疗之主穴，两者相配可振奋阳气，醒神开窍；百会与涌泉，两者上下相配，调和阴阳，通利周身气血，益肾升精，上养髓海，使神有所依、神有所养。血为神的物质基础，针刺内关可保护和促进心主血脉的功能，改善周身特别是脑的气血运行状况，为其他三穴醒脑护脑，开窍醒神提供物质保障。四穴六针同用则可醒脑开窍，调和阴阳气血，疏通经络，益精养神，改善元神之府大脑的功能。

从现代医学角度看，早期应用针刺治疗，可以及时地改善脑缺血、缺氧，促使其恢复正常的生理功能，缩短脑缺血的时间，防止因脑缺血时间过长，脑血流量减少过快，而导致神经细胞受损。同时有报道称针刺水沟与百会对脑缺血再灌注损伤也具有一定的保护作用[8]。

3.3　结语

针灸自古既已积累了丰富的治疗神志病的经验，石学敏院士结合古今中西医理论提出的“醒脑开窍针刺法”，已成为现代针灸治疗脑部疾患的重要方法。本次所选穴位及手法是在“醒脑开窍针刺法”的基础上根据临床需要加以取舍而来。因所用穴位较少，安全性高，操作简便，适合于心肺脑复苏的危急情况。通过对心脏骤停后患者针刺治疗，取得了一定的临床疗效，说明早期针刺可以成为临床脑复苏治疗的辅助治疗方法之一，但选用穴位及其机理还有待于继续深入研究。

参考文献

[1] 杜元灏，冀健民．醒脑开窍针法中水沟穴作用探讨［J］．中国针灸，2001，21（9）：535-536.

[2] 郭华林，郭杰，陈玲．针刺水沟穴干预治疗急诊抽搐休克［J］．中国针灸，2001，21（4）：13.

[3] 裴海涛．针刺“百会透曲鬓”穴对脑缺血再灌注大鼠脑微血管内皮细胞黏附分子1表达的影响［J］．中国临床康复，2005，9（21）：130-131.

[4] 陈少宁，叶芳，刘维渊．用“平补平泻”手法针刺内关穴对冠心病患者左心功能的影响［J］．针灸学报，1992，（2）：102-112.

[5] 易受乡，林亚平，严洁，等．针刺内关与缺血预处理对心肌缺血再灌注损伤保护作用的比较［J］．中国中医基础医学杂志，2001，7（8）：56-58.

[6] 石学敏，傅立新．醒脑开窍针法对实验性脑缺血大鼠心肌超微结构损伤的保护作用［J］．中国针灸，1998，18（7）：405.

[7] 牟秋榕．涌泉穴治疗脑病临床体会［J］．中国针灸，1998，18（2）：106.

[8] 毛庆菊，陈邦国，王淑姬．电针对大鼠前脑缺血再灌注损伤的保护作用［J］．湖北中医学院学报，2004，6（2）：21-22.

［摘自：上海针灸杂志，2007，26（4）：7-9.］

针刺对急性心肌梗死合并室性心律失常60例临床对照研究

刘新桥，卢绍强，罗利

天津中医药大学第一附属医院，天津　300193

摘要　目的：探讨针刺对急性心肌梗死合并室性心律失常的疗效及其机制。方法：采用临床对照设计方案，治疗组与对照组人数之比为1∶1，观察60例急性心肌梗死合并室性心律失常患者，治疗组采用针刺治疗，特定针刺手法和选穴，对照组采用利多卡因，按常规剂量静脉推注和静脉点滴。结果：治疗组和对照组疗效无显著差别（$P>0.05$）。结论：针刺治疗急性心肌梗死合并室性心律失常与利多卡因疗效相近，认为急性心肌梗死合并心律失常患者基本病因为："心脉不畅，心神失养"；本质是"心血瘀阻，心神失调"；病属虚实夹杂证。同时确立了治疗大法为"理气通脉，养心安神"。

关键词　急性心肌梗死；心律失常；针刺；对照研究

急性心肌梗死（AMI）是临床常见的急症，室性心律失常是急性心肌梗死的常见并发症。笔者在临床运用针刺治疗急性心肌梗死合并室性心律失常取得了较好的疗效，本研究共收治60例患者，均系确诊急性心肌梗死后，除接受心肌梗死常规治疗外，对出现室性心律失常的患者分别使用针刺和常规西药进行分组治疗，以资对照。

1　资料与方法

1.1　一般资料

60例患者均为天津中医药大学第一附属医院于2002年2-12月在冠心病监护治疗室（CCU）急诊住院的急性心肌梗死患者，随机分为两组，两组患者在性别、年龄和发病时间上无明显差别（$P>0.05$）；两组病情的Lown's分级无明显差别（$P>0.05$）。

1.2　诊断标准

参照中华医学会2000年制定的《急性心肌梗死诊断和治疗指南》：有AMI临床症状；心电图（ECG）符合AMI的演变过程；血清酶学检测符合AMI的演变过程。具备上述3项中2项或2项以上者为确诊急性心肌梗死。心电图或心电监护记录到室性心律失常。

1.3　病例选择标准

1.3.1　纳入标准　确诊急性心肌梗死合并心律失常；本院CCU住院患者；年龄在

42-74 岁之间；同意执行本治疗方案的患者。

1.3.2 排除标准 不符合诊断和纳入标准；不同意本方案治疗的患者。

1.4 治疗方法与观察指标

急性心肌梗死确诊后，接受常规治疗，符合溶栓指征者均进行静脉溶栓治疗，若出现室性心律失常者，随机分组，治疗组用针刺治疗，对照组用利多卡因治疗。

1.4.1 治疗组 穴位：内关、三阴交、神门。手法要点：患者取平卧位，选用30-32 号 3.37-4.97cm 毫针，手法采用捻转提插补法为主，要求徐徐得气，以弱或中等强度针感为主，各穴位得气后持续施针 1min，留针 10~20min。施针手法：内关穴，直刺 1.67~3.33cm，施以大幅度低频率捻转提插泻法，令针感向上传导；三阴交，直刺疾入 2.66~3.99cm，施捻转提插补法，令针感向下传导；神门穴，进针 1.67~2.66cm，向上斜刺小幅度高频率捻转补法，令针感向上传导为佳。每天上下午各施针 1 次。

1.4.2 对照组 使用利多卡因，按常规剂量静脉推注或静点。

1.4.3 观察指标 血清肌酸激酶同功酶（治疗前即就诊即刻、发病后 14、16、24h 分别取血）变化；室性早搏改善情况。

1.5 疗效判定

心电图和症状缓解，改善生效时间，根据 Lown's 的室性心律失常诊断分级标准制定，心律失常消失为临床治愈；改善 I 级和 II 级为有效；无改善者、加重或死亡者为无效。

1.6 统计学方法

计量资料以均数±标准差（$\bar{x}\pm s$）表示，用方差分析和秩和检验。计数料用χ^2检验。

2 结果

2.1 实验室指标

分别检测了两组患者在治疗前即刻、发病后 14、16 和 24h 的血清心肌酸激酶同功酶（CK-MB）的变化，发现血清肌酸激酶同功酶改变情况在这 4 个时间点上两组无差异（$P>0.05$），见表 1。

表 1 血清肌酸激酶同工酶 CK-MB 比较 （$\bar{x}\pm s$，U/L）

组别	n	治疗前即刻	发病后 14h	发病后 16h	发病后 24h
治疗组	30	78.70±27.72	172.00±64.84	136.40±42.19	60.40±20.81
对照组	30	77.67±17.90	175.00±63.01	150.33±35.86	70.02±28.73

2.2 两组临床疗效比较

两组临床疗效比较无显著性差异，两组治疗措施平均生效时间无明显著性差异，

$P>0.05$。见表2、表3。

表2 室性心律失常患者疗效分析 [n (%)]

组别	n	临床治愈	有效	无效	总有效
治疗组	30	22 (73.33)	4 (13.33)	4 (13.33)	26 (86.67)
对照组	30	25 (83.33)	2 (6.67)	3 (10.00)	27 (90.00)

表3 两组平均生效时间比较 ($\bar{x}\pm s$)

组别	n	平均生效时间
治疗组	30	0.33±0.38
对照组	30	0.29±0.29

3 讨论

针刺治疗缺血性心律失常在临床有所报道，其作用主要通过改善冠心病患者的心肌血供，稳定心电活动而发挥作用。

3.1 改善冠脉血流，降低心肌耗氧

针刺内关穴能增强血栓溶解性，改变纤维蛋白原的稳定性，从而降低血液黏度，同时抑制红细胞和血小板的聚集，改善冠状动脉的血流状态，增加血氧含量，改善微循环[1]。实验研究表明，针刺内关可缩短心肌缺血性损伤后心电图ST段恢复时间，缩小心肌梗死面积，增强急性心肌缺血损伤过程中心肌纤维收缩强度和速度[2]。近期研究表明，还可降低血浆中肌酸激酶（CPK）浓度，促进缺血区糖原恢复，改善心肌能量供应，减轻心肌组织损伤[3]。以上表明针刺对急性心肌缺血具有良性调整作用。

3.2 调节细胞离子平衡，改善心肌电学性能

目前认为，急性心肌缺血时，儿茶酚胺（cAMP）的增加，引起细胞内环磷酸腺苷（cAMP）浓度的升高。cAMP不仅能使细胞内环境之PH明显下降，还能导致Na^+-K^+-ATP酶活性下降与Ca^{2+}内流的增加，使膜内外离子分布发生异常，造成心肌细胞电稳定性发生改变，而出现心律失常。针刺内关可影响急性心肌缺血的能量代谢，抑制心肌细胞内cAMP/环磷酸鸟苷（cGMP）比值过度增高[4]。还有实验表明电针内关可能通过兴奋α肾上腺受体，抑制β肾上腺受体起作用[5]。心室晚电位是心室除极终末时的碎裂电活动，是受损心室肌延迟除极所致，其阳性提示了产生折返的可能，是发生恶性心律失常的预判指标之一。研究显示，针刺内关穴能使心室晚电位阳性转为阴性的比率提高，从而降低患者室速、室颤的发生和病死率[6]，使心电活动趋于稳定。

本课题从临床观察急性心肌梗死合并室性心律失常患者的针刺疗效，研究结果证

明：针刺组与对照组对急性心肌梗死合并室性心律失常的疗效和平均生效时间，统计学上无显著性差异。按中医观点分析认为：心脉不畅，心神失养为其发病基本病因；心血瘀阻，心神失调是其发病的本质，病属虚实夹杂之证。治疗应以“理气通脉、养心安神”为原则。另外，通过临床观察结果分析：两组患者的血清心肌酶同功酶在各时间段的结果未出现统计学差异，但出现下降趋势，说明针刺对缺血心肌有保护作用或有减少再灌注损伤的潜在作用，但有待今后的临床研究中进一步探讨和证实。

参考文献

1. 胡乃珂．针刺内关穴治疗冠心病心绞痛血液流变学观察［J］．山东中医杂志，1997，16（13）：116-117.
2. 刘瑞庭．针刺对犬实验性心肌缺血性损伤影响的观察［J］．中医杂志，1980，4（5）：77-78.
3. 易受乡．针刺内关与缺血预处理对心肌缺血再灌注损伤保护作用的比较［J］．中国中医基础医学杂志，2001，7（8）：61-62.
4. 吴绪平．电针“内关”对急性心肌缺血家兔延髓、心肌、血浆中 cAMP、cGMP 含量影响［J］．针灸临床杂志，1999，15（9）：60-61.
5. 李伊为．中枢肾上腺素能系统在“内关”与心脏相关联系中的作用［J］．针刺研究，2000，25（4）：263-264.
6. 宋和文．针刺内关穴对急性心肌梗死患者心室晚电位的影响［J］．疑难病杂志，2003，6（2）：171-172.

［摘自：天津中医药，2006，23（4）：291-292.］

针刺对心肺复苏后早期神经功能影响的临床研究

刘学政，刘新桥

天津中医药大学第一附属医院，天津　300193

摘要　目的：探讨早期针刺治疗对心肺复苏后患者神经功能的影响。方法：采用格拉斯哥昏迷评分（GCS）对心肺复苏后患者的神经功能状况进行评定，并观察早期针刺对其的影响。结果：在心肺复苏后前 6d，针刺组 GCS 评分明显高于常规治疗组（$P<0.05$）。复苏后第 7 天，针刺组 GCS 评分仍高于对照组，但无统计学意义（$P>0.05$）。针刺组机械通气时间明显短于对照组，具有明显差异（$P<0.05$）。结论：早期针刺治疗可改善心肺复苏后患者的神经功能状况，促进神经系统恢复，提高患者的生存质量。

关键词　心肺复苏；脑复苏；针刺治疗；神经功能状况

心跳骤停（CA）后及时实施心肺复苏（CPR），约50%患者能达到自主循环恢复，但仍有许多短期存活者最终死于昏迷状态下，10%~30%的长期存活者可能遗留不同程度的永久性脑损伤。心肺脑复苏（CPCR）体系，它包括基础生命支持（BLS）、高级生命支持（ALS）、长期生命支持（PLS）三个相互连贯的救治阶段，将脑功能的恢复作为复苏的最终目标[1]。本研究对心脏骤停后心肺复苏患者予以针刺治疗，探讨针刺对心肺复苏后早期神经功能的影响。

1　资料与方法

1.1　一般资料

本组研究对象为2004年~2010年我院ICU心脏骤停经CPR抢救成功，并存活超过24h的患者。男35例，女38例，年龄45岁~83岁（67.9岁±7.1岁）。73例患者中，冠心病27例，脑血管疾病15例，呼吸衰竭12例，电解质紊乱8例，休克3例，其他8例。纳入统计研究范畴的共计73例，随机分为试验组和对照组。详见表1、表2。

表1　两组一般资料

组别	n	性别（例）		年龄岁	格拉斯哥昏迷评分分
		男	女		
针刺组	37	19	18	67.2±7.7	10.2±5.3
对照组	36	16	20	68.6±6.7	10.3±6.5

注：两组各项相比，$P>0.05$。

表2　两组病因及复苏时间比较

组别	n	病因（例）		CA至CPR时间min	存活7d例
		心源性	非心源性		
针刺组	37	19	18	3.23±0.96	15
对照组	36	18	18	3.06±0.81	13

注：两组各项相比，$P>0.05$。

1.2　治疗方法

1.2.1　心跳骤停的诊断标准　患者意识突然丧失；大动脉搏动消失；听不到心音，测不到血压；心电监护下见室颤、电-机械分离或心室停搏。以上任意一条符合即可确诊。

1.2.2　CPR方法　两组均按2005年国际心肺复苏指南进行积极的CPR，其抢救措施和急救药物常规应用。主要步骤：基本生命支持：开放气道，托起下颌，清除呼吸道内异物或分泌物，保持呼吸道通畅，气管插管。人工呼吸，口对口或对鼻呼吸，或使用球囊面罩装置。循环支持，持续有效的胸外按压。除颤，双相波电除颤每次 150J，除颤失败时可重复。高级生命支持：吸氧，氧浓度短时间内可使用 100%纯氧。气管插管连接呼吸机。使用血管活性药物，肾上腺素（1mg）静脉推注，每 5min 一次，可逐渐加大剂量，不使用心内注射。碳酸氢钠只在原来即有代谢性酸中毒、高钾血症、三环类或苯巴比妥类药物过量的情况下才应用。如出现室性心律失常予胺碘酮，给药方法为先静脉推注 150mg/10min，后按 1mg/min 持续静滴 6h，再减量至 0. 5mg/min 持续 18h。其他药物如多巴胺、多巴酚丁胺可根据情况使用以维持血流动力学稳定。

1. 2. 3　初步心肺复苏成功的标准　自主心脏恢复，可听到心音，触及大动脉搏动，心电图示窦性、房性或交界性心律，即使为心房扑动或颤动亦是自主心脏恢复的表现。瞳孔变化，散大的瞳孔回缩变小，对光反应恢复。

1. 2. 4　分组与治疗　针刺组，在上述救治基础上，心脏复跳自主循环恢复后，即予针刺水沟行雀啄泻法；百会行捻转补法；双侧内关穴行提插泻法。各穴位行针 1min 后，留针 30min。在最初的 24h 中，每 6h 针刺一次。以后每 12h 针刺 1 次。对照组除不针刺外其他治疗与针刺组相同。两组均予基础治疗，使用头部重点低温降低脑氧耗量；使用电动冰帽降温治疗。维持电冰帽温度-1℃～7℃或头温 27℃，可使用 72h。甘露醇脱水治疗脑水肿 72h 内每 12h 快速静点甘露醇 125mL，脱水降低颅内压。

1. 2. 5　两组复苏时间指标　针刺组心肺复苏开始至心律稳定时间为 19. 4min±5. 4min，对照组为 18. 8min±6. 9min。两组比较无统计学意义。针刺组心肺复苏时肾上腺素用量为 6. 4mg±3. 2mg，对照组为 6. 8mg±2. 9mg，两组比较无统计学意义。

1. 3　观察指标及方法

1. 3. 1　格拉斯哥昏迷评分　复苏早期格拉斯哥昏迷评分（Glasgow coma scale，GCS），全部患者在复苏即刻、复苏后 24h、48h、72h、96h 分别进行格拉斯哥评分，总分共 15 分。死亡病例以最小分值计算入相应时段。

1. 3. 2　统计学处理　计量资料以均数±标准差（$\bar{x}\pm s$）表示，采用 t 检验。应用 SPSS 10. 0 处理。

2　结果

2. 1　格拉斯哥昏迷评分（见表 3、表 4）

复苏后 72h 针刺组 GCS 评分明显高于常规治疗组（$P<0.05$）。复苏后第 7 天，针刺组 GCS 评分仍高于对照组，但无统计学意义（$P>0.05$）。针刺组治疗较常规治疗更能改善脑复苏早期患者的神经功能状况。

表 3　两组复苏后 96h 内格拉斯哥昏迷评分　（$\bar{x}\pm s$，分）

组别	n	即刻	24h	48h	72h	96h
针刺组	37	3. 7±1. 3	6. 3±3. 5[1)2)]	6. 6±3. 6[1)]	7. 9±4. 9[1)]	8. 1±4. 2[1)]
对照组	36	3. 8±1. 9	4. 2±2. 3	6. 2±3. 4	7. 5±4. 2	7. 6±4. 6

注：与对照组相比，[1)] $P<0.05$；与复苏即刻对比，[2)] $P<0.05$

表 4　两组复苏后 7d 内格拉斯哥昏迷评分　（$\bar{x}\pm s$，分）

组别	n	即刻	5d	6d	7d
针刺组	37	3. 7±1. 3[1)]	8. 5±5. 3[1)]	9. 8±4. 8[1)]	10. 6±5. 9
对照组	36	3. 8±1. 9	8. 1±4. 1	8. 6±3. 5	9. 8±4. 6

注：与对照组相比，[1)] $P<0.05$

2.2　两组机械通气时间

针刺组机械通气时间 59. 6h±25. 2h 明显短于对照组 98. 4h±34. 91h，具有统计学意义（$P<0.05$）。

3　讨论

3.1　脑复苏在心脏骤停心肺复苏后的意义

心脏骤停后能否达到 CPCR 成功，取决于以下 2 个方面：心脏骤停时的心律，室颤所导致的心脏骤停抢救成功率最高，而电-机械分离和心室停搏导致的心脏骤停抢救成功率较低；CPR 开始的时间，CPR 开始的时间越短抢救成功率越高，2000 年国际心肺复苏与心血管急救指南中提出的 CPR 法虽可使大多数心脏骤停患者恢复心搏，但其后往往由于心脏和循环功能不能维持而发生低血压或休克，致使组织发生缺氧、代谢障碍，甚至死亡。临床上虽然大多数心脏骤停患者心搏恢复，但由于不能维持心脏和循环功能，其后约有半数患者进入脑死亡，其存活者中 10%~40%留有永久性大脑损害。

心肺复苏后脑损伤的原因主要与缺血-再灌注损伤有关，因脑再灌注后所产生的脂质过氧化可造成氧自由基对细胞的损害及细胞内 Ca^{2+} 超载等[2]，进而导致血小板活化，使脑细胞能量代谢障碍，脑微循环障碍，最终使脑细胞凋亡而失去功能。目前脑复苏的研究方向就是阻断病程的发展，提高智能康复率[3]。

3.2　针刺在脑复苏中的作用

本研究采用格拉斯哥评分对心肺复苏后患者的神经功能状况进行评定。观察到早期针刺对心肺复苏后患者评分的影响，针刺组格拉斯哥昏迷评分较对照组明显提高（$P<0.05$）。而 7d 后两组患者格拉斯哥昏迷评分差异缩小。提示针刺治疗可促进心肺复苏后脑复苏早期神经功能的恢复，缩短脑复苏的时间。患者神经功能早期得到恢复，有助于降低通气机相关性肺炎（VAP）的发生率，并且降低了医疗费用。

水沟穴，首见于《针灸甲乙经》，别名人中（《肘后备急方》）、鬼宫、鬼客厅（《备急千金要方》）、鬼市（《千金翼方》）等，系督脉穴，为手、足阳明经与督脉的交会穴。水沟为临床上常用的急救穴，作用强烈。解剖学研究表明，水沟穴分布着面神经及三叉神经分支，脑血管上的胆碱能神经纤维、血管活性肠肽（Vip）能神经纤维均源于面神经的蝶腭神经节，它们对脑血管起舒张作用，尤其是 Vip 作用更强。免疫细胞化学研究发现，Vip 神经元与皮层神经元和脑血管都有密切连接，使神经元活动、能量代谢与局部血流相匹配，因此，蝶腭神经节被称为面部脑血管舒张中枢。当然，水沟穴的救急作用绝不仅限于舒张微血管的作用，如 Vip 对脑神经元活动的直接影响，也就是说针刺水沟一方面兴奋脑神经元，使中枢神经发挥复杂的整合作用，但神经元兴奋需要能量，而脑细胞内几乎无糖原的贮存，占心输出量 20% 的脑一刻也离不开心脏的血供，因此另一方针刺水沟可改善脑血流，为脑细胞的功能恢复提供能量（脑血流）也就成为急救作用的重要方面，这两方面的作用构成了水沟的醒神调神功能。

百会穴别称巅上，穴居巅顶正中，其名最早见于《针灸甲乙经》："百会，一名三阳五会，在前顶后一寸五分"，为督脉要穴，是临床常用穴位，应用范围广，可单独使用，也可配合其他穴位使用。如《针灸资生经》：百会"百病皆主""人身有四穴最急应，四百四病皆能治之，百会盖其一也"。百会穴具有疏散风寒、温经、升阳固脱、镇惊熄风、安神健脑、清热开窍等作用，其祛风宣阳作用最强，为治风要穴；施以灸法对气不摄血，气虚升提无力之症效果较好，又为回阳救逆之要穴，临床疗效得以肯定。针刺百会穴可抑制脑缺血后脑内神经细胞凋亡，阻止神经细胞内 Ca^{2+} 超载，对缺血性脑损伤具有一定的保护作用。

内关穴首见于《灵枢·经脉》："手心主之别，名曰内关，去腕二寸，出于两筋之间，循经以上，系于心包络。心系实则心痛，虚则为头强，取之两筋间也。"内关之"关"字，有联络的含义，因其为手心包经之络穴，别走手太阳，能联络内脏，主治内藏之疾；又因其在掌后内侧去腕二寸，两筋陷中，与外关相对而属内，故名内关。具有调整阴阳和脏腑功能，调整心经气血，开启心窍之闭，宣发心神之气临床上运用非常广泛。电针内关穴可明显降低缺血-再灌注损伤的程度，对心肌细胞有着良好的预防保护作用。

此三穴合用起到开启心窍，醒脑促醒的作用。常用于昏迷、晕厥、中风闭证的急救及痴呆、癫狂痫等神志病的治疗。通过上述穴位的强刺激，可激活脑干网状觉醒系统的功能，促进心脏骤停患者的意识恢复。用于 CA 后 CPCR 治疗，方法简便、实用，未见不良反应。

参考文献

[1] George R. 急诊医学［M］. 上海：上海翻译出版公司，1994：3；130.

[2] 胡国强，田菲，李平，等．醒脑开窍针法对脑缺血及再灌注家兔脑自由基病理学超微结构的影响 [J]．中国危重病急救医学，1996，8（1）：5-7.

[3] 优军贤，姬新才，刘丹平．心脏骤停后脑复苏研究进展 [J]．中国急救医学，2002，22（6）：368.

[摘自：中西医结合心脑血管病杂志，2011，9（9）：1072-1073.]

针刺配合心肺复苏术治疗窒息 1 例

王琳[1]，于涛[2]

1. 天津中医药大学，天津　300193；

2. 天津中医药大学第一附属医院，天津　300193

关键词　针刺；心肺复苏术；窒息

从心肺复苏（CPR）到心肺脑复苏（CPCR）的发展进程表明，复苏成功不仅仅是心肺功能的恢复，更重要的是脑功能的恢复，在日益推崇生存质量的医学环境下，脑功能恢复的地位愈发重要。而常规的复苏对于脑组织缺氧后功能恢复效果并不理想，笔者在常规复苏的基础上配合针刺治疗 1 例窒息患者，疗效较好，现报道如下。

1　病历介绍

患者，女，70 岁，主因咳呛后喘息憋气 10h 于 2010 年 10 月 15 日入院。患者平素长期卧床，胃管进食，因胃管注药时出现咳呛，继而出现呼吸困难，唇甲发绀，渐进性意识不清，牙关紧闭，两目上视，送入急症门诊，根据患者症状体征及化验回报，诊断为窒息、吸入性肺炎、冠心病、呼吸衰竭。予初步治疗后转入 ICU，转入后患者神志转清，精神弱，口角流涎，呼吸尚平稳，二便调，舌红苔少，脉沉细数。血压：125/83mmHg（1mmHg=0.133kPa），格拉斯哥评分为 11 分，双侧瞳孔直径 2.5：2.5，等大等圆，对光反射灵敏。双肺呼吸音粗，双肺布满干湿啰音，心界向左侧扩大，心音低钝，心率：113 次/min，律齐，各瓣膜听诊区未闻及病理性杂音。血常规：白细胞 10.13×10^9/L，血红蛋白 94g/L，中性粒细胞百分比 81.3%；血气分析：pH 7.309，二氧化碳分压（PCO_2）45.7mmHg，氧分压（PO_2）64.9mmHg，剩余碱（BE）1.5mmol/L。中医诊断：喘证，虚喘（正虚喘脱）。西医诊断：肺炎，呼吸衰竭，冠心病，心律失常，窦性心动过速，心功能Ⅳ级，陈旧脑梗死。10 月 16 日 12：30 患者突发恶心、呕吐，呼吸困难，神志不清，呼之不应，口唇爪甲发绀，心率自 90 次/min 降至 18 次/min，GCS 评分 3 分。双侧瞳孔 3：3，对光反射迟钝。考虑患者呕吐后窒息，立即给予人工呼吸、胸外按压、阿托品 0.5g 静脉注射。12：45 查血气分析：pH

6.949，PCO_2 95.9mmHg、PO_2 57.6mmHg，BE -11.9mmol/L。患者神志仍不清，呼之不应，呼吸困难缓解，口唇爪甲发绀明显减轻，心率：130 次/min，血压：84/40mmHg，给予尼可刹米 0.375g、多巴胺 200g 加盐水 250mL 静脉注射；同时给予针刺治疗，取穴水沟、内关、素髎、中冲。水沟穴施雀啄手法刺激 10 次左右；双侧内关穴采用捻转提插泻法持续操作 1min，素髎穴向上斜刺，三棱针点刺双侧中冲穴出血 3~5 滴。四穴均不留针。针刺即刻患者心率下降至 110 次/min，血压：90/58mmHg，但仍神志恍惚，呼吸浅慢，口唇发绀较前缓解，GCS 评分 4 分。给予患者气管插管，呼吸机辅助通气，碳酸氢钠 0.5g 气管滴入。急救后患者病情暂时稳定，予针刺治疗每日 2 次。10 月 19 日患者神志转清，呼之可应，血压：100/62mmHg，GCS 评分 10T（T 代表气管插管），双侧瞳孔 2.5 ∶ 2.5，对光反射灵敏。血气分析：pH 7.169，PCO_2 54mmHg，PO_2 90.6mmHg，BE -9.0mmol/L。继续给予针刺水沟、内关、中冲治疗。10 月 20 日患者神志清楚，呼吸平稳，问答切题，心率：93 次/min、律齐，血压：105/65mmHg，GCS 评分 15 分。患者病情基本稳定，停止呼吸机使用，拔除气管插管。

2 讨论

在脑组织中，大脑皮质主管人的意识，皮质细胞耐受缺血、缺氧的能力最差，在 CPCR 中，只要皮质功能恢复了，其他皮质下细胞的功能一般均可恢复，因此脑复苏的效果主要依据意识状况恢复的程度。在现代医学方面：多采用脱水降颅压、过度通气、去骨板减压、亚低温、高压氧、药物等保护脑组织。这些治疗方法对心肺复苏后脑组织损伤、意识的恢复起到一定程度的保护作用。在中医药方面，也有安宫牛黄丸、苏合香丸、至宝丹、醒脑静注射液、独参汤等。但针刺与这些治疗方法相比更加易于操作且及时，最重要的是针刺治疗昏迷、厥证等意识功能障碍的急性病症在古籍中早有记载，且目前在临床上也证实确有疗效[1-3]，故在心肺复苏早期给予针刺治疗是合理的也是十分重要的。本例患者呕吐导致窒息，心率、血压迅速下降，并出现神志不清、呼之不应的意识障碍表现，在中医学中当属于卒死范畴，卒死病机为气机逆乱、阴阳失和、清窍闭阻，所以治疗的关键就在于理气调神，平衡阴阳，开窍醒神。水沟、内关作为急救的主穴，根据患者病势及病史，在水沟和内关的基础上，加刺和水沟同属督脉的素髎以及心包经的中冲穴。

《修真十书》称脑“为一身之宗，百神之会”，当出现气机逆乱、阴阳失和时，势必影响到脑，出现窍闭神匿的表现。水沟为督脉腧穴，督脉入属于脑，所以水沟很早就用于治疗昏迷、厥证，如《肘后方·救卒死尸方》：“爪人中良久又针刺人中至齿，立起。”现代针灸研究表明，针刺水沟穴所产生的剧烈痛刺激可以直接兴奋上行神经系统，解除脑细胞的抑制状态，激活脑干网状觉醒系统的功能，并可以纠正血流动力学紊乱而改善脑循环[4]。

心藏神，脑为元神之府。心主血，上供于脑，血足则脑髓充盈，故心与脑通。《灵枢·邪客》“……故诸邪之在于心者，皆在于心之包络。”内关为心包经络穴，针刺内关穴有养心安神、疏通气血之效，是治疗心血管疾病的主穴。现代研究也表明针刺内关可显著改善心肌缺血[5]，增强心肌缺血时的收缩力、泵血能力，从而增加脑灌注量，改善脑循环[6]，所以临床上脑病可从心论治，再加上患者本身就患有心脏疾病，故取内关为主穴。现代实验表明，针刺人中、内关能够改善脑血流量，并减轻其对脑组织和血管的损伤，起到脑保护作用[7]。

素髎可升阳救逆，开窍醒神，有总督全身诸阳经的功效，急刺可使血压升高。且根据“腧穴所在，主治所在”的原则，素髎位于面部，具有治疗头面部的作用，也是急救要穴之一。路玫等[8]以中医的藏象学说为中心，结合西医解剖学对素髎主治机制进行分析，认为素髎穴其作用机制关键在于鼻尖（素髎穴）下是鼻中隔，而鼻中隔对应的是胸廓中的纵隔，《正常人体解剖学》指出，两肺之间为纵隔，纵隔内有心包、心。因此取素髎透刺鼻中隔可用来治疗心、脑（神志）等疾病。在10月19日的治疗中，因患者神志转清，而针刺素髎刺激较强烈，故不予针刺。

中冲为心包经井穴，能调阴阳经气之逆乱，多用来治疗神志病症，针刺中冲能够提高大脑皮质、心肌 Na^+K^+-ATP 酶、乳酸脱氢酶的活性，从而改善急性缺氧小白鼠的能量代谢[9]。水沟、内关、素髎、中冲四穴合用，可起到回阳固脱之效。本例患者在常规复苏的基础上配合针刺治疗达到了较好的疗效，但因例数有限，需要在临床中进一步观察研究。

参考文献

[1] 徐振华，曾绍红．针刺为主治疗心肺复苏后昏迷2例［J］．天津中医药，2004，21（3）：224.

[2] 傅立新，史慧妍．人中穴抗休克研究进展［J］．中国中医急症，2007，16（2）：218-219.

[3] 郭华林，郭杰．针刺水沟穴干预治疗急诊抽搐休克［J］．中国针灸，2001，21（4）：205-206.

[4] 杜元灏，冀健民．醒脑开窍针法中水沟穴作用探讨［J］．中国针灸，2001，21（9）：535-536.

[5] 胡乃珂．针刺内关穴试验对冠心病与心脏神经官能症改变的观察［J］．中国中西医结合杂志，1997，17（8）：504.

[6] 石学敏，傅立新．醒脑开窍针法对实验性脑缺血大鼠心肌超微结构损伤的保护作用［J］．中国针灸，1998，18（7）：405-408.

[7] 高锋，何伟，陈墩寿，等．电针“人中”“内关”对急性脑缺血大鼠血清一氧化氮的影响

[J]. 中华现代临床医学杂志，2004，2（1）：237-238.
[8] 路玫，曹大明. 素髎、水沟穴主治机理新释 [J]. 中国针灸，2006，26（7）：487-488.
[9] 徐放明，郭义，陈爽白. 针刺中冲对急性缺氧小白鼠能量代谢的影响 [J]. 天津中医药，2005，22（2）：126-127.

[摘自：现代中西医结合杂志，2011，20（33）：4265-4266.]

针刺人中穴合西药治疗过敏性休克1例

李桂伟[1]，崔娜[2]

1 天津中医药大学第一附属医院，天津 300193；

2. 天津中医药大学，天津 300193

关键词 过敏性休克；中西医结合治疗；针刺疗法；人中穴

过敏性休克发病急，病情危重，若不及时处理常可危及生命。临床上在及时进行西医对症处理疗效不显的情况下，节律性、连续弱性或强性刺激人中穴可明显升高血压，降低心率，同时也可使呼吸平稳。笔者临床针刺人中穴联合西药成功救治过敏性休克1例，现报告如下。

1 病案资料

魏某，女，58岁，体质量50kg。因“间断胸闷、憋气5年，加重1d”入院，诊断为“冠心病、心肌缺血”。患者过敏体质，既往有过1次过敏性休克病史。否认高血压病史。患者入院治疗后，随即突发恶心，胸闷憋气，喉头紧缩感，呼吸困难，左上肢麻木。考虑药物过敏反应，紧急暂停目前液体输注，重新更换液路，测BP 60/40mmHg，HR 92次/min，律齐，SPO2 95%，予0.9%氯化钠溶液250mL ivdrip、氟美松5mg iv、肾上腺素1mg iv，5min后，患者神清，应答切题，诉恶心、胸闷、憋气，仍呼吸困难，喉头紧缩感，咳嗽咳痰，左上肢麻木。心电监护下BP 52/30mmHg，HR 95次/min，律齐，SPO2 95%。予0.9%氯化钠溶液30mL+多巴胺200mg以15mL/h静脉泵入；氟美松5mg iv；苯海拉明20mg im st。10min后，症状同前，心电监护下BP 60/25mmHg，HR 135次/min，律齐，SPO2 92%。15min后，症状同前，心电监护下BP 71/49mmHg，HR 148次/分，律齐，R 38次/min，SPO2 96%。查双肺呼吸音略粗，未及明显干湿啰音。予0.9%氯化钠溶液100mL+氢化可的松琥珀酸钠100mg ivdrip。20min后，症状较前加重，心电监护下BP 80/50mmHg，HR 170~180次/min，律齐，R 36次/min，SPO2 96%。考虑患者多巴胺用量已达最大，此时患者血压仍不理想，并且心率和呼吸均持续上升，综合考虑予针刺人中穴。主要采用泻法，向上斜刺0.3~0.5寸，每分钟捻针

20~40次，每次持续0.5-1秒。手法针刺1min后，采用电针按照上述频率刺激。行针5min后测BP 90/59mmHg，HR-120次/min，律齐，R 25次/min，SPO2 97%。继续按上述频率电针刺激人中穴。行针10min后，患者症状明显缓解，Bp 110/70mmHg，HR 115次/min，律齐，R 22次/min，SPO2 97%。行针15min后，HR 101次/min，律齐，BP 121/83mmHg，R 22次/min，SPO2 97%。此时患者生命体征持续平稳，暂停针刺治疗，多巴胺持续泵入。停针后5min，患者症状较前明显缓解，HR 86次/min，律齐，BP 125/80mmHg，R 19次/min，SPO2 100%。多巴胺仍持续泵入。停针20min后，BP 122/82mmHg，HR 82次/min，律齐，R 16次/min，SPO2 100%，持续多巴胺泵入。此时患者症状明显缓解，生命体征已平稳。

2 讨论

水沟又名人中穴位于人中沟的上1/3与下2/3交界处，为急救昏厥要穴，主治癫、狂、痫、中风昏迷、小儿惊风、面肿、腰背强痛等病症。现代医学研究对人中穴的急救作用作了科学解释：（1）刺激人中穴可以升高血压。在危急情况下升高血压可以保证机体各个重要脏器的血液供应，维持生命活力，而节律性、连续弱性或强性刺激人中穴能使动脉血压升高。（2）刺激人中穴位，可影响呼吸活动，有利于节律性呼吸活动的运行[1]。休克是临床最常见的急危重症之一，在及时进行西医对症处理等基础上，针刺人中穴具有升压作用快、复苏时间短等优势[2]。临床上常采用重雀啄手法针刺人中穴，治疗后15min即可明显提升休克患者血压，减慢心率[3]。本病例先用重雀啄手法针刺人中穴1min，向上斜刺8~20min，其后采用电针刺激，留针1h出针，15min前为单纯针刺治疗，15min后予西医常规治疗，其即刻升压起效时间较单纯西药治疗提前。但临床针刺人中穴时应注意连续刺激可引起吸气兴奋或抑制，因此在实际应用中应注意不同的刺激手法对呼吸活动有不同的影响，在充分发挥升血压作用的同时，要注意避免对呼吸活动的不利影响。研究表明适当的节律性刺激最为合适，可用拇指尖掐或针刺人中穴，每分钟掐压或捻针20-40次，每次持续0.5-1秒[1]。另外，针刺的强度与疗效之间有怎样的关系，需要多大的刺激量，如何将其进行量化尚有待进一步研究。

参考文献

[1] 施永连．“人中穴”为何有急救作用［N］．大众卫生报，2005.9.1.

[2] 杜洋，刘盼功，赵晓峰，等．人中穴的临床应用及疗效影响因素的述评［J］．时珍国医国药，2010（4）．954-956.

[3] 赵滨，郭小芹，曹书华．中西医结合治疗休克疗效观察［J］．现代中西医结合杂志，2008，17（22）：3413.

［摘自：湖南中医杂志，2014，30（5）：98.］

八、妇科疾病

武连仲教授针刺大敦穴治疗原发性痛经验案举隅

刘上上[1]，赵红[2]

1. 天津中医药大学，天津　300193；

2. 天津中医药大学第一附属医院，天津　300193

摘要　武连仲教授认为妇科四大证（经、带、胎、产）的主要病因为肝郁气滞，调经应先调肝。取肝经井穴双侧大敦（非常规取穴）为主穴，明确其定位及功用，配以三阴交（双侧）、大横（双侧）、胞门、子户、地机（双侧）共同治疗原发性痛经，见效快，疗效显著。

关键词　针刺；大敦穴；原发性痛经

原发性痛经[1]又称功能性痛经，是指女性生殖器官无明显器质性改变的经行小腹疼痛，并随月经周期而发作的一种疾病，为妇科常见病，青春期多见。疼痛位于下腹部，呈痉挛性，甚者可放射至腰骶部及大腿内侧。武连仲教授系天津中医药大学第一附属医院主任医师、教授，从医近50载，擅长针灸治疗各种疾病，对女子痛经的诊治认识独到，现将武教授针刺大敦穴治疗原发性痛经验案一则汇报如下。

1　病案介绍

王某某，女，29岁，已婚，2013年8月15日初诊。经前期偶发小腹坠胀疼痛2年余，未曾治疗。患者平素月经规则，周期29天，经期7天，经量适中，少量血块，经行前1~2天疼痛，伴小腹坠胀、腰酸，经前乳房胀痛。末次月经：7月16日，6天净，白带量中，色白。

患者就诊时双手置于小腹部，面色发白，微汗出，乏力，诉经前3天心烦易怒，现小腹疼痛难忍，无头晕、恶心等不适。舌淡暗，苔薄白，脉弦涩。彩超提示：子宫附件未见异常。诊断：中医：痛经（气滞血瘀证）：西医：原发性痛经。治法：疏肝行气，化瘀止痛。针灸处方：患者取仰卧位，取主穴大敦（双侧）：配穴：三阴交（双侧）、大横（双侧）、胞门、子户、地机（双侧）。大敦穴定位，循经脉起止：足大趾末端，三毛处。《灵枢·本输》云："肝出于大敦，大敦者，足大指之端及三毛之中也，为井木。"具体定位：足大趾背侧横纹中外三分之一交点处。操作方法：大敦穴直刺0.3寸，行提插泻法，以施术局部出现循经走窜针感为宜；三阴交，沿胫骨内侧缘45°

向后方斜刺 0.5~1 寸，提插捻转泻法；大横穴直刺 1~2 寸；胞门、子户直刺0.8~1.2 寸；地机直刺 0.5~0.8 寸，皆施平补平泻针法，激发局部经气，留针 30min 施术 5min 后，患者疼痛不适感明显减轻；出针后述小腹轻微坠胀疼痛，嘱患者注意经期卫生，调节情绪，避风寒，忌食生冷食物。

8 月 16 日二诊痛减，小腹偶有坠胀感，原方针治施术，3 次痊愈。随访 3 个月经周期未再复发。

2　讨论

武教授认为妇科四大证（经、带、胎、产）的主要病因为肝郁气滞，用治肝之法可获效，故调经先调肝。叶天士在《临证指南医案》中指出："女子以肝为先天"[2]，肝与女性生理特性密切相关，女性以血为重，行经耗血、妊娠、养胎、分娩等都会导致血之不足。肝藏血，主疏泄，司血海，体阴而用阳，五行属木，喜条达，能够贮藏血液，调节血流量"冲为血海，任主胞胎"，女子生理与冲任二脉的联系亦十分紧密。足厥阴肝经循行沿大腿内侧，过阴器，抵小腹，所过之处联系冲任。《医学真传》有"盖冲任之血，肝所主也"之说，故调肝兼能调冲任，二者共同调理，效果更佳。上述可见调肝意义重大，若肝郁气滞，则木失条畅，气机易滞，不通则痛。大敦穴作为足厥阴肝经的井穴，是肝经经气始动部位，针刺大敦穴具有疏肝理气，活血化瘀，痛经止痛的作用，为妇科要穴，可用于痛经、闭经、胞经不下、闭产等妇科血实血瘀之证。

本例患者气滞血瘀，情志不调，气血运行不畅，血行受阻，血瘀作痛，因而取大敦穴为主穴，以疏肝理气，化瘀止痛。配穴：三阴交为足三阴经交会穴，可通经止痛；大横穴为足太阴与阴维脉交会穴，具有行气活血之功；胞门、子户为冲脉与足少阴之会，是冲脉气血

外出的主要门户，能够补益冲任；地机为脾经郄穴，与三阴交相配治疗痛经。以上诸穴合用，共同达到疏肝行气、化瘀止痛之功。

武教授对大敦穴的认识非常深刻，特别提出了对大敦穴的精准定位并明确了其功效。临床以针刺大敦穴为主穴治疗肝郁气滞型痛经见效快，疗效显著，屡试不爽，值得学习借鉴。

参考文献

［1］乐杰．妇产科学［M］．7 版．北京：人民卫生出版社，2008：318.

［2］王大增．论女子以肝为先天［J］．中医杂志，1995（2）：73-75.

［摘自：中医药学报，2014，42（3）：126.］

针刺治疗原发性痛经50例

付蕾

天津中医药大学第一附属医院，天津　300193

摘要　目的：观察针刺治疗原发性痛经的临床疗效。方法：将100例痛经患者随机分为治疗组和对照组各50例，治疗组采用针刺治疗，对照组采用口服芬必得治疗。结果：针刺组的总有效率为92%，对照组的总有效率为70%，针刺组的疗效明显优于对照组。结论：针刺治疗原发性痛经临床效果显著。

关键词　原发性痛经；针刺；临床报道

痛经是指在经期或经行前后出现周期性小腹疼痛，或痛及腰髓，甚至剧痛晕厥。原发性痛经是指生殖器官无器质性病变者，又称功能性痛经。痛经是妇科的常见病和多发病，好发于未婚青年女性，严重影响了妇女的工作和生活。西医治疗本病常以止痛等对症处理为主，存在治标不治本、容易复发的不足。笔者近年来采用针刺方法治疗原发性痛经50例，并以临床上常用的芬必得口服作比较，现报告如下。

1　临床资料

1.1　一般资料

100例痛经患者均为天津中医药大学第一附属医院针灸科门诊的就诊者，采用随机方法将其分为针刺组与对照组各50例。具体见表1。两组在年龄、病程、疼痛持续时间等方面进行比较，均无显著性差异（$p>0.05$），具有可比性。

表1　两组一般资料比较

组别	总例数	13~25岁	26~35岁	月经周期	月经期	病程（年）			疼痛持续时间(天)	
						<1	1~5	5~10	≤1	1~7
针刺组	50	38	12	28±3	3~5	18	28	4	20	30
对照组	50	37	13	28±4	3~5	17	29	4	22	28

1.2　诊断标准

根据国家中医药管理局颁布《中医病证诊断疗效标准》[1]制定：①经期或经行前后小腹疼痛，痛及腰髓，甚至晕厥，呈周期性发作；②好发于未婚青年女性；③排除盆腔器质性疾病所致的腹痛。

2　治疗与观察方法

2.1　治疗方法

针刺组：选取双侧三阴交、子宫、足三里及关元穴，实证加太冲、地机，虚证加血海、膈俞。具体操作方法：先令患者排空小便，嘱患者取仰卧位，暴露穴位局部，定穴、揣穴后常规消毒，然后用30号2寸毫针在上述穴位进针约1寸左右，行平补平泻手法，留针30min后出针。每日1次，连续治疗6日。于月经期前3天开始治疗，下次月经周期同一时间再次治疗，1个月经周期为1个疗程，连续治疗3个疗程。

对照组：以芬必得口服，每次1粒，1日2次。疼痛开始时服用，连服3天。连续服用3个治疗周期。

在此期间，两组均停用其他治疗性的中西医药物。停药后观察3个周期，然后统计疗效。

2.2　统计学方法

应用SPSS 8.0统计软件，计数资料采用卡方检验，计量资料采用 t 检验。

3　疗效观察

3.1　疗效标准

根据国家中医药管理局颁布《中医病证诊断疗效标》制定。痊愈：疼痛消失，停药后连续3个月经周期未复发者；好转：连续3次疼痛减轻者；无效：疼痛未见改善。

3.2　两组临床疗效比较具体见表2

表2　两组临床疗效比较例（%）

组别	例数	痊愈	好转	无效	总有效率（%）
针刺组	50	31（62）	15（30）	4（8）	92*
对照组	50	16（32）	19（38）	15（30）	70

注：与对照组比较，* $p<0.05$。

由表2可知，针刺组的总有效率为92%，对照组的总有效率为70%，针刺组与对照组比较，$p<0.05$，疗效明显优于对照组。

4　讨论

痛经，亦称“经行腹痛”，可分为虚证、实证两大类，实证多因经期受寒或过食生冷而致寒湿之邪客于胞宫，经血受阻，运行不畅；亦可因七情郁结，肝失调达，气机不利，气滞血瘀，冲任二脉及胞宫经血流畅受阻，不通则痛。虚证则多由禀赋虚弱、肝肾不足、孕育过多、精血万虚或大病、久病之后，气血不足，血海空虚，胞脉失于濡养，不荣则痛。西医对本病的认识是：子宫内膜和血中的前列腺素含量增高。

针刺治疗以调理冲任气血为主。三阴交为肝、脾、肾三经的交会穴，是临床治疗痛证的要穴，也是妇产科临床常用穴之一，强刺激可以活血、行血、补益气血，从而使瘀滞得通，通则不痛。子宫穴为痛经的病位穴，位居少腹部，中极穴旁开3寸，属经外奇穴。针刺子宫穴能疏通经脉、行气活血祛瘀。二者远近相配共取行气祛瘀、通经活血之功而痛经得除。足三里是足阳明胃经之经穴，具有补虚、补益气血、调理经气之功。关元统调经气、通运下焦而温养冲任、行气活血而止痛。太冲、地机疏肝行气止痛。血海、膈俞补益气血，气血得充则胞宫得以濡养，荣则不痛。另要做好患者的思想工作使之端正生活态度，正确认识疾病，调畅情志，则可助气机通畅，气行则血行，血行瘀则通[2]。

针刺治疗痛经具有简、便、廉、效等特点，通过针刺，可以疏通经络、调理冲任、止痛。从而可以避免因服用芬必得对肠胃造成刺激，引起恶心、泛酸、呕吐等副作用。针刺治疗患者容易接受且临床疗效显著，值得临床推广应用。

参考文献

［1］国家中医药管理局，中医病证诊断疗效标准［S］，南京：南京人学出版社，1996. 264.

［2］金锦兰，针灸治疗原发性痛经［J］，辽宁中医杂志 2009 36（10）：1783-1784.

［摘自：针灸临床杂志，2010，26（7）：16-17.］

中药配合艾灸治疗室女痛经 45 例

韩云鹏[1]，朱颖[2]

1. 天津中医药大学研究生，天津　300193；

2. 天津中医药大学第一附属医院，天津　300193

关键词　室女痛经；中药；针刺；艾灸

笔者自 2005 年 10 月-2006 年 10 月，以《沈氏尊生书》艾附暖宫丸化裁配合艾灸治疗室女痛经，疗效满意，现总结如下。

1　临床资料

1.1　诊断标准

参照《妇产科学》[1]及《中药新药临床研究指导原则》[2]中诊断标准进行诊断。

1.2　一般资料

75 例观察病例均来源于门诊，符合上述诊断标准的患者随机分成治疗组（45 例）和对照组（30 例）。年龄 13~4 岁，治疗组平均 16. 11 岁，对照组平均 16. 14 岁；病程 5 个月~10 年，治疗组平均 2. 29 年，对照组平均 2. 23 年。两组病例在年龄、病程、病性及痛经程度等方面差异均无显著性（P>0. 05），具有可比性。

2　治疗方法

2.1　治疗组

经前 1 周开始服药，以期迎而夺之，服至月经第 3 天，连服 l0d，方以《沈氏尊生书》艾附暖宫丸化裁，药用：艾叶 10g，香附 10g，当归 10g，黄芪 30g，吴茱萸 6g，川芎 l0g，肉桂 5g，白芍 15g，生地 15g，续断 15g，川楝子 l0g，延胡索 l0g，细辛 3g，白芷 10g。乳房胀痛者加郁金、香附；经中有血块者加蒲黄、五灵脂；腰部酸痛者加狗脊、杜仲；恶心呕吐者加半夏。并于经前 3d 以针刺加隔姜灸，1 次/天，月经来潮时停止治疗。针刺及艾灸取任脉、足太阴经穴：气海、关元、三阴交、足三里，用平补平泻手法，留针 30min，每隔 10min 行针 1 次，针后加艾隔姜灸，以灸至穴周皮肤红润为度。

2.2 对照组

经前 1 周开始服用元胡止痛片，3 次/天，5 片/次，持续至月经第 3 天停服。

以上两组病例疗程均为 3 个月，经后期均予中成药归芍地黄丸口服 1 丸/次，2 次/天。

3 疗效评定标准与结果

3.1 疗效评定标准

参照卫生部《中药新药临床研究指导原则》[2]及国家中医药管理局《中医病症诊断疗效标准》[3]制订。

3.2 结果

治疗组痊愈 28 例，显效 9 例，有效 5 例，无效 3 例，总有效率为 93.3%。对照组痊愈 9 例，显效 3 例，有效 11 例，无效 7 例，总有效率为 76.7%。两组总有效率经 χ^2 检验，$p<0.05$。

4 体会

中医学认为室女痛经主要病机为寒凝气血，气滞血瘀，经行不畅。《沈氏尊生书》艾附暖宫丸以理气补血、温经散寒、暖宫活血为治，用之于临床，每每获效。方中艾叶、吴茱萸温经祛寒暖宫；香附行气以助血循而止痛；黄芪、当归、生地、白芍、川芎，益气养血补虚止痛；续断益肾止痛，切中室女痛经之肯綮，方中加川楝子、延胡索理气止痛；细辛、白芷温经通络止痛，临证施治，谨守病机，随症加减。经后期辅以归芍地黄丸补肾调气血，充血脉，开蕴滞，以候经期。原发性痛经大多以寒凝血瘀证型为主，尤其是重度痛经患者，冲任瘀阻，寒凝经脉，气血运行不畅，不通则痛，故配合针刺隔姜灸以温经散寒，化瘀止痛。气海为任脉经穴，可通调冲任脉气；关元为任脉强壮穴，针灸之可暖下焦温养冲任；三阴交为足太阴脾经、足少阴肾经、足厥阴肝经之交会穴，针之可使气血下行达到通经目的。再取胃经足三里，既能调理气血，又可兼治痛经之恶心呕吐、腹泻等伴随症状。经临床证实艾附暖宫丸配合艾灸是治疗室女痛经的有效方法。

参考文献

［1］乐杰．妇产科学［M］．北京：人民卫生出版社．2000：123-145.

［2］中华人民共和国卫生部．中药新药临床研究指导原则［S］．北京人民卫生出版社，1993：263-266.

［3］国家中医药管理局．中华人民共和国中医药行业标准［S］．南京：南京人学出版社．1994：61-62.

［摘自：天津中医药，2007，24（5）：372.］

针刺分娩镇痛的临床试验研究

李平[1]，刘学文[2]

1. 天津中医药大学第一附属医院，天津　300193；

2. 天津中医药大学，天津　300193

摘要　目的：研究针刺分娩镇痛的作用机制。方法：以KPPIP标尺图评级法及视觉模拟评分法（VAS）疼痛分级法作为针刺分娩镇痛效果评定方法，并通过记录产妇产程等来观察针刺对母婴的影响，通过观察针刺前后及相应时间产妇外周血中ß—内啡肽（ß-EP）及5-羟色胺（5-HT）浓度变化，探讨该方法的镇痛机制。结果：针刺能有效减轻第一产程分娩疼痛，与自然分娩对照组相比有显著性差异（$P<0.05$），对母婴无不良影响且能缩短产程。该方法能明显提高产妇外周血中ß-EP及5-HT浓度。结论：以针刺作为分娩镇痛手段，具有操作方便、安全，镇痛效果可靠，无副作用等优点，其镇痛效果可能是通过中枢镇痛系统与对子宫的直接作用共同实现的。

关键词　针刺；分娩疼痛；第一产程

产程中强烈的疼痛可使产妇宫缩不协调，子宫血流量降低，产程延长，导致胎儿宫内窘迫和酸碱平衡失调[1]。但迄今尚无一种能完全止痛且简单、安全、对母婴健康无影响的无痛分娩方法[2]。笔者采用针刺分娩镇痛，通过镇痛效果观察证明有良好的效果，对母婴无不良影响，现总结如下。

1　临床资料

全部35例产妇，均系天津中心妇产医院产科收住院者，正常初产妇，孕38~41周，足月单胎，头位，无头盆不称，无产科和内科并发症，无产道异常，且不使用药物引产，胎头吸引和人工破膜。选择及排除标准依照《妇产科学》[3]。随机分为针刺组和对照组。两组产妇年龄、孕周分布、文化程度等各项对比无显著性差异（$P>0.05$）。

2 治疗方法

采用韩氏穴位神经刺激仪（韩氏针刺仪），LH202H 型，由北京医科大学研制，北京华卫产业开发公司生产。针刺组：取双侧合谷、三阴交、太冲及百会，在宫口开至 2~3cm 时针刺，得气后行针 1min 合谷采用提插捻转补法，直刺 3.3cm；三阴交用提插泻法，沿胫骨后缘与皮肤呈 45°角斜刺，进针3.3~4.8cm；太冲用提插泻法，直刺1.6~3.3cm；百会沿头皮斜刺，进针 1.6cm。然后在同侧合谷和三阴交分别接韩氏针刺仪输出端的两极，左侧接 A 输出端，右侧接 B 输出端，以 2Hz/100Hz 疏密波刺激，强度为 14~30mA，以产妇能忍受为宜。在宫口开至 7~8cm 时再行针刺并接针刺仪，取穴及方法同上。对照组：均为自然分娩，不施加任何催产镇痛方法。

5-羟色胺（5-HT）与 ß-内啡肽（ß-EP）均为中枢神经系统神经递质。在产程进入活跃期及宫口开全时，对全部产妇各取肘静脉血 3mL，分别置于普通试管内，静置约 30min，待血清析出，3 000r/min 离心，提取血-80℃深低温冰冻保存，用放射免疫法测 ß-EP 和 5-HT 浓度。

统计学方法：采用 SPSS 10.0 分别进行 t 检验。

3 镇痛效果评定标准及结果

3.1 疗效标准

采用 Keele 标尺图评级法和视觉模拟评分法（VAS）疼痛分级法，以标尺图评级法为主。无效：镇痛后疼痛程度上升或疼痛级别一直不变。有效：镇痛后疼痛程度降低，但不超过一个级别。显效：镇痛后疼痛程度降低一个级别或更多。

3.2 治疗结果

针刺组中，镇痛总显效人次 58 人次，总有效人次 12 人次，平均镇痛有效率为 100%。对照组疼痛程度无变化。

3.3 疗效分析

针刺组与对照组产程和产后出血量比较见表 1；针刺组与对照组新生儿 Apgar 评分及体质量的比较见表 2。产后出血量无显著性差异，提示针刺对产妇产后出血量无明显影响。

表 1 针刺组与对照组产程和产后出血量的比较 （$\bar{x}\pm s$）

组别	n	产程（h）	出血量（mL）
对照组	16	4.65±2.48▲	177.37±38.02△
针刺组	19	7.60±2.71	176.88±21.05

注：组间比较△ $P>0.05$，▲ $P<0.05$。

由表 1 可知，针刺组与对照组产程有显著性差异，提示针刺能缩短产程。

表 2　针刺组与对照组新生儿 Apgar 评分及体质量的比较　($\bar{x}$±s，g)

组别	n	1 min	5 min	体质量
对照组	19	9.63±0.96★	10	2 915.79±603.76▲
针刺组	16	9.75±0.77	10	2 934.69±506.93

注：组间比较★ P>0.05，组间比较▲ P>0.05。

由表 Apgar 评分及体质量无显著性差异，提示针刺对新生儿 Apgar 评分及体质量无明显不良影响。

针刺组与对照组分娩方式及产后并发症比较：针刺组有 1 例因胎儿头曲屈不良而行剖腹产，对照组有 1 例因胎位不正而行剖腹产，其余均为顺产。两组产妇均无产后并发症。提示针刺对分娩方式无明显影响且不增加产后并发症发生率。

3.4　机制研究结果　ß-内啡肽，5-HT 治疗前后或相应时间浓度改变的比较分别见表 3，表 4

表 3　β-内啡肽治疗前后或相应时间浓度改变的比较　($\bar{x}$±s，ng/L)

组别	n	宫口开大 2~3cm	宫口开全
针刺组	16	1 122.81±397.23▲	1 607.92±274.71◆
对照组	19	1 063.49±419.19	1 315.71±519.99★

注：组内比较* P<0.01，组内比较★ P<0.05，组间比较▲ P>0.05，组间比较◆ P<0.05。

由表 3 可知，针刺组 ß-内啡肽在宫口开大 2~3cm 时和宫口开全时有显著性差异（p<0.01），对照组 ß-内啡肽在宫口开大 2~3cm 时和宫口开全时有显著性差异（p<0.05），针刺组和对照组 ß-内啡肽在宫口开大 2~3cm 时无显著性差（p>0.05），但在宫口开全时有显著性差异（p<0.05）。提示针刺能显著提高产妇血中 ß-内啡肽浓度。

表 4　5-HT 治疗前后或相应时间浓度改变的比较　($\bar{x}$±s，μg/L)

组别	n	宫口开大 2~3cm	宫口开全
针刺组	16	1 915.02±512.85▲	2 497.20±888.20*△
对照组	19	2 070.18±571.86	2 101.78±676.61★

注：组内比较* P<0.05，组内比较★ P>0.05，组间比较▲ P>0.05，组间比较△ P>0.05。

由表 4 可知，针刺组 5-HT 在宫口开大 2~3cm 时和宫口开全时有显著性差异（P<0.05），对照组 5-HT 在宫口开大 2~3cm 时和宫口开全时无显著性差异

（P>0.05），针刺组和对照组 5-HT 在宫口开大 2~3cm 时无显著性差异（P>0.05），在宫口开全时无显著性差异（P>0.05），但有增高趋势，考虑与病例数较少有关。

4 讨论

4.1 选穴及针刺方法

刺激单一穴位即有镇痛效果，刺激两个穴位镇痛效果略有加强，但不能成倍提高[4]。根据《针灸大成》等历史文献记载及临床经验总结，选择镇痛及催产经验穴，包括合谷、三阴交、太冲、百会，并要求针刺必须要有较强的针感。

合谷为手阳明大肠经原穴，功能行气活血，镇静止痛，有双向调节子宫平滑肌的作用，其作用是通过中枢调节实现的。三阴交为肝经、肾经、脾经交会穴，功能补气行血，补益肝肾，调经止带。针刺三阴交可以刺激躯干神经感觉纤维，传入脊髓中枢使其兴奋，再经过交感神经系统使盆腔神经丛兴奋，引起子宫肌肉生理性改变而产生子宫收缩。两穴通过对宫缩的双向调节，达到协调宫缩而减少分娩疼痛的效果。太冲为足厥阴肝经输穴，原穴，功能疏肝理气。百会为诸阳之会，功能镇静安神，醒脑开窍，全方以疏肝行气活血，镇静安神止痛为主。

针刺后接电针仪，以6s为1周期，即2Hz占3s，100Hz（或15Hz）占3s，自动交替，镇痛效果最佳，而2Hz/100Hz或2Hz/15Hz两种疏密波的镇痛效果不相上下，且镇痛效果与刺激强度无关[5]。因此，本实验选择2Hz/100Hz或2Hz/15Hz作为刺激频率，而强度以使产妇有针感并能忍受为度。

4.2 针刺分娩镇痛机制探讨

ß-EP在针刺分娩镇痛的机制中起重要作用。ß-EP释放增加能兴奋中脑导水管周围灰质（PAG），激活内源性镇痛系统。内源性镇痛系统由PAG-伏隔核-杏仁体-缰-PAG构成的“中脑-边缘镇痛回路”和从PAG到脊髓的下行镇痛通路共同构成。PAG被激活后，上行抑制丘脑束旁核的分娩疼痛感受功能[6]，还激活中缝大核神经元的放电，抑制其疼痛感受反应，并进一步通过下行通路在脊髓中释放脑啡肽，抑制由后角细胞上行的分娩疼痛传递路径。本实验中，针刺后ß-EP浓度明显增高，分娩疼痛得到有效缓解，故可认为针刺促使ß-EP释放的增加，激活了内源性镇痛系统中枢，减少了分娩疼痛信号的传，并使针刺效应持续较长时间，从而产生了较好的分娩镇痛效果。ß-EP还是影响子宫收缩的抑制性激素，对由催产素等诱发的子宫收缩有明显的拮抗作用[7]。而针刺后ß-EP浓度增高程度与自然分娩相比有显著性差异，又进一步抑制了子宫兴奋性收缩，促进协调宫缩，并提高对宫缩疼痛的耐受性[3]，从而减少了分娩疼痛，但对产程及母婴又无不良影响。

5-HT属吲哚胺化合物，在针刺分娩镇痛的中枢机制中起重要作用。色氨酸（TP）是5-HT生物合成过程中必需的前体，血中的色氨酸必须先通过血脑屏障进入脑内，才能生成中枢5-HT。针刺可使血浆游离型色氨酸增加[8]，而游离型色氨酸易于通过血脑屏障而进入脑内，针刺也能促进其进入血脑屏障[9]，因而增加了中枢5-HT浓度。本试验中针刺引起外周血5-HT浓度增高，而针刺还能改变血脑屏障的通透性[10]，因此可以认为，针刺通过增加了外周血中的5-HT浓度从而达到了增加中枢5-HT浓度的效果。

中枢5-HT能神经元集中于中缝核群，由此发出上行纤维至PAG[11]、杏仁体、缰和伏隔核等，这些部位也是ß-EP激活的内源性镇痛系统。因此，在这些核团内可能存在着5-HT与ß-EP的相互作用。本实验中针刺后ß-内啡肽与5-HT浓度均增高，因此，可认为两者能互相配合，弥补对方量不足而造成的镇痛效果下降，共同实现镇痛。

另外，产痛时机体组织的缺血、损伤可使细胞破裂，释放组织胺，5-HT等致痛物质，刺激传递伤害信息的神经纤维末梢，激发传入冲动，引起疼痛感受[12]本试验中针刺组5-HT浓度与对照组相比有增高趋势，但分娩疼痛反而下降，这可能是因为中枢的下行抑制系统的作用更强烈，或者是因为5-HT并不是传递产痛的神经纤维的主要递质。

参考文献

[1] 张曦．产科分娩镇痛的现状［J］．河南医科大学学报，2001，36（1）：1-4.

[2] 靳家玉．分娩镇痛的历史现状与展望［J］．中国实用妇科与产科杂志，2000，16（2）：69-71.

[3] 曹泽毅．中华妇产科学［M］．北京：人民卫生出版社，1999：222-231.

[4] 金有慧．针药结合分娩镇痛的临床研究［J］．针刺研究，1996，21（3）：9-17.

[5] 李晓滋．针刺三阴交、合谷对产妇第一产程宫缩影响的临床观察［J］．北京中医药大学学报，1996，11（19）：38-41.

[6] Chen XH，Guo SF，Chang CG，et al. Optimal conditions for eliciting maximal electroacupuncture analgesia with dense and disperse mode stimulation［J］. Am J Accupuncture，1994，22：47-53.

[7] Han JS. Accupuncture and stimulation-produced analgesia In：Handbook of Experimental［J］. Pharmacology，1993，104（2）：105-125.

[8] 金有慧．针药结合分娩镇痛的临床研究［J］．北京中医，1997，18（2）：56-58.

[9] 许绍芬．神经生物学（第2版）［M］．上海：上海科学技术出版社，1998：185-190.

[10] 刘晓霓．针刺对实验性脑缺血家兔血脑屏障超微结构及血液流变学的影响［J］．牡丹江医学院学报，2002，23（2）：1-4.

[11] 纪晓军．头穴针刺对大鼠急性脑出血血脑屏障影响的实验研究［J］．中国急救医学，2001，21（11）：624-625.

[12] Han JS，Yu LC. A neuronal circuitry in the brain for antinociception［J］. J Beijing Medical University，1987，19：441-448.

［摘自：天津中医药大学学报，2006，25（2）：74-76.］

针刺配合耳穴贴压疗法治疗乳腺增生验案1则

商艳慧[1]，申鹏飞[2]

1. 天津中医药大学，天津　300193；

2. 天津中医药大学第一附属医院，天津　300193

关键词　乳腺增生；针刺；耳穴贴压

乳腺增生是乳腺组织的既非炎症也非肿瘤的良性增生性疾病，好发于25~45岁的中青年妇女，其主要症状以单侧或双侧乳房疼痛并出现肿块为主，属中医的乳癖范畴。该病为临床最常见的乳房疾病，是一种较为难治之症，中医针刺配合耳穴贴压法在治疗该病上有着独特的疗效，现将1例临床病例报告如下。

1　病例介绍

患者吴某，女，38岁，1年前因情绪不舒出现双侧乳房胀痛，月经前疼痛较为明显，曾口服乳腺灵治疗半年，无明显缓解。近1个月症状加重，于本院查双侧乳腺彩超示：右侧乳腺厚度1.0cm，左侧乳腺厚度0.9cm；双侧腺体可见多个片状低回声区及低回声结节，右侧结节最大位于12点钟方向，大小0.6cm×0.3cm，左侧结节最大位与2点钟方向，大小0.9cm×0.4cm，均未见血流信号；双侧乳腺导管未见扩张；左腋下可见1.3cm×0.5cm淋巴样结节回声。为求进一步诊治，来我门诊。刻诊：双侧乳房胀痛，情绪波动后症状加重，月经前较为明显，侧躺时一乳房有针刺样痛感，纳食可，夜寐欠安，二便调，舌暗红，苔薄黄，脉弦滑。西医诊断：双侧乳腺增生。中医诊断：乳癖，证属肝郁痰凝。

2　治疗经过

2.1　针刺治疗取穴

以乳头为中心沿乳腺导管向结节方向阿是穴、屋翳、膻中、期门、足三里、三阴交、合谷、太冲、肝俞等。操作方法：以乳头为中心沿乳腺导管向结节方向阿是穴排刺，直刺0.3~0.8寸，施以平补平泻手法，得气即可；膻中平刺0.3~0.5寸，施以捻转补法，使针感向两乳房方向放射；期门平刺0.5~0.8寸，施以捻转泻法，得气即可；太冲直刺0.5~0.8寸，施以提插捻转泻法，使针感放散到足背；余穴均常规针刺，平补平泻，得气即可。14次为一疗程。经治疗一疗程后，患者一乳房胀痛感明显缓解，乳房触诊硬结范围缩小。但情绪变化时一仍有胀痛感，因此在原方基础上加行间、丰隆、脾俞、气海。续治2个疗程，月经前未见明显胀痛，后患者因工作原因间断治疗1个月，中间病情稍有反复，后继续治疗1个疗程。患者痊愈至今未见复发。

2.2 耳穴贴压取穴

肝、乳腺、内分泌、神门、交感、皮质下、三焦、肾上腺等。操作方法：先将患者一外耳廓用75%酒精消毒，然后用多用电子穴位测定治疗仪探准穴位，将王不留行籽置于约0.6cm×0.6cm的脱敏胶布上，使药籽正对穴位，将胶布贴紧，每天按压3~5次，每次5min左右，间隔3天后将王不留行籽换掉重新贴。14天为一疗程，同时一配合针刺治疗，前后共治疗两个月，患者痊愈。于本院复查双侧乳腺彩超示：右侧乳腺厚度0.9cm，左侧乳腺厚度0.7cm；双侧腺体未见低回声区及低回声结节，双侧乳腺导管未见扩张。

3 讨论

现代医学认为乳腺增生主要是由于内分泌激素平衡失调所致，以乳房出现肿块和胀痛为主要临床表现的一种增生性病变，以乳腺、腺泡、导管的上皮细胞及结缔组织增生为基本病理变化的一类疾病的总称。归属于中医“乳癖”范畴，“乳癖”之名最早见于华佗《中藏经》。临床上以乳房肿块、乳房疼痛为主症，伴随月经周期的变化而改变，一般在经前期疼痛加重、肿块增大，行经后肿块、疼痛均缓解和减轻。中医学认为肝胃两经与乳房关系最为密切，其次为冲任两脉。肝郁气滞、情志内伤等因素在乳癖的发病过程中有着重要的影响。平素情志不畅，气滞不舒，气血运行失度，结于乳房脉络，使乳络经脉壅塞不通，不通则痛，从而引起乳房疼痛；肝气横逆犯胃，脾失健运，痰浊内生，气滞血瘀挟痰结聚为核，循经留聚乳中，则乳中结块。

在本例的治疗中，笔者一选取以乳头为中心沿乳腺导管向结节方向的阿是穴，乃局部取穴，针之能促进局部气血循环。膻中为补气要穴《灵枢·海论》曰：“膻中者，为气之海”《灵枢·五味论》亦提到“其大气之抟而不行者，积于胸中，命曰气海”，故针刺其穴能畅达胸中郁滞之气机，增加胸部气血循环。足三里五行属土，乳房亦属土，且足三里为后天强壮保健要穴，补气血之功尤著，针之使乳房气血运行丰富。合谷、太冲为四关穴，两穴相配一气一血、一阳一阴、一升一降，具有气血同调、阴阳同调、脏腑同调的功效。《灵枢》云：“耳者，宗脉之所聚也。”通过耳与脏腑经络的密切关系，耳穴选取乳腺、内分泌、神门、交感、皮质下、肾上腺，是通过神经内分泌的调节途径，传导兴奋至中枢神经系统，再经过下丘脑-垂体-性腺轴的调节，以影响妇女内分泌周期，从而达到治疗乳腺增生病的目的；耳穴肝区能调节冲任、疏肝解郁、化痰散结，有利于乳房肿块的消散吸收。二法相配，使机体调节冲任、疏肝解郁、化痰散结的功能增强，从而大大缩短患者的治疗周期，且避免了药物给患者一带来的毒副作用，是一种绿色疗法，易于被患者接受。

［摘自：针灸临床杂志，2012，28（2）：47-48.］

针推调和阴阳法治疗欧洲妇女更年期失眠35例

王宇澄，LISA YUAn，赵铎，王大力，李健

天津中医药大学第一附属医院，天津　300193

摘要　目的：从治疗更年期失眠入手，观察针刺、推拿调和阴阳法治疗欧美妇女更年期综合征的临床疗效。方法：采用针刺、推拿“调和阴阳法”予以治疗。分别于治疗前、后由患者在医生指导下填写Kupperman Index（指数量表，MI）以及调查患者的睡眠效率，供研究人员做统计学分析。结果：显示患者睡眠效率及MI评分比较 $P<0.01$，$P<0.01$，差异有显著性意义。结论：通过治疗失眠症状，可以有效地改善欧洲妇女更年期综合征的其他伴随症状。

关键词　入睡和睡眠障/针灸疗法；绝经；按摩疗法；推拿穴，百会穴，涌泉穴，太冲穴

更年期是指女性在绝经期前后的一段时期，时间跨度为5年~10年。由于卵巢功能衰退，引起下丘脑-垂体-卵巢轴内分泌功能失调，出现以植物神经功能紊乱为主的症候群，包括：潮热、汗出异常、失眠、心悸、烦躁、性欲减退、头晕耳鸣、肌肉关节疼痛、感觉异常、抑郁焦虑、疲倦等症状，称为更年期综合征。失眠往往是欧洲更年期妇女的重要主诉之一，其发病率达52%~70%。由于西药的副作用明显，一部分欧洲妇女转而选择中医治疗。基于失眠症与更年期综合征在病机上有共同之处—脏腑阴阳失衡，笔者在瑞士工作期间以针推“调和阴阳法”从治疗失眠人手，治疗欧洲妇女更年期综合征35例，疗效突出，现报道如下。

1　临床资料

1.1　一般资料

观察的35例患者来自瑞士中医中心（TCMswiss AG）所属的14家中医诊所，就诊前均经当地专科医生（Facharzt）诊断为更年期综合征。经我们再次诊断，符合更年期综合征及失眠症的诊断标准。组内患者白种人29例，拉美种裔6例；年龄47~53岁；病程8~12个月。MI评分16分以下的（轻度）的7例，17-36分（中度）23例，37分以上的（重度）的5例。其中肝肾阴虚型17例，脾肾阳虚型5例，心脾两虚型7例，肝火偏旺型6例。

1.2　诊断依据

1.2.1　西医诊断依据《现代临床疾病诊断学》[1]，《中国神障碍分类与诊断标准》[2]符合更年期综合征、非器质性失眠症的诊断标准。

1.2.2　中医辨证依据《中医病症诊断疗效标准》[3]“绝经前后诸症”分为肝肾阴虚、肾阳亏虚、心脾两虚、肝火偏旺等证型。

2　治疗方法

2.1　针刺穴位

主穴：百会、涌泉、四神聪、神门、关元、太溪。随症加减：肝肾阴虚型配三阴交；脾肾阳虚型关元穴加灸；心脾两虚型配血海、足三里；肝火偏旺型配太冲。

2.2　推拿手法

以掌跟及拇指推法施术于督脉与膀胱经。具体操作：患者取俯卧位，治疗者以掌根推法及一指禅推法交替施于膀肤经及督脉，方向由骶部至头部，并于五脏瑜穴处着重点按，手法共约 15min；患者仰卧针刺：百会、涌泉、太溪、太冲采用 0.25×25mm 毫针刺入约 15mm，四神聪点刺 2mm，神门直刺 5mm，关元、血海、足三里等穴用 0.25×40mm 毫针直刺 30mm。双侧取穴，不行补泻，留针 45min。

由于欧洲的特定环境如：治疗习惯、保险条例、作息制度等因素的限制，不能与国内患者一样连续治疗。我们采取如下方法：治疗开始后的前 4 周 2 次/周；第 5 周开始，1 次/周，共计治疗 12 次，时间跨度为 8 周。从治疗开始之日算起，12 周后统计疗效。

3　疗效标准

3.1　失眠症的疗效评价标准[4]

采用国际通用的睡眠效率值评定失眠的疗效，具体为：痊愈：睡眠率≥75%；显效：睡眠率≥65%；有效：睡眠率≥55%；无效：睡眠率<40%。睡眠效率=实际睡眠时间/上床至起床总时间×100%。

3.2　更年期综合征的疗效评价标准[5]

采用 MI 比值的方法评定更年期综合征的疗效，具体为：显效：MI 比值<15%；有效：15%≤MI 比值≤50%；无效：MI 比值>50%

Kuppermann Index（MI）量表涉及更年期综合征的 11 个症状，每个症状赋子 1～-4 不等的权重系数及 0～3 不等的程度因子等级，二者的乘积即是该症状的评分。总分为 54 分，得分越高表明病情越严重。

统计学方法使用 Splus 8.1 软件，对计数资料采用 F 检验的方法比较方差是否有齐性。方差无显著差异、有齐性的，采用有齐性的 t 检验分析；方差有显著差异、无齐性的，采用无齐性的 t 检验分析。

3.2.1　治疗效果失眠症、更年期综合征的疗效　见表 1。

表 1　患者失眠症状及更年期综合征疗效表

项目	n	痊愈	显效	有效	无效	总有效率
失眠症	35	6（17.1）	13（37.1）	11（31.4）	5（14.3）	85.7
更年期	35	0	19（54.3）	11（31.4）	5（14.3）	85.7

表 1 显示，失眠症的愈显率为 54.2%，更年期综合征的显效率为 54.3%，总有效率均为 85.7%，且两者的疗效成正比关系。

3.2.2　治疗前后睡眠效率比较 见表 2。

表 2　治疗前后睡眠效率比较（%）

组别	n	平均数	方差	标准差	t
治疗前	35	51.83	9.77	1.6513	
治疗后	35	64.63	14.20	2.3996	-4.3942

注：P=<0.01，与治疗前比较有显著差异。

表 2 显示，治疗 8w 后睡眠效率较治疗前有显著增加（P<0.01）。

3.2.3　治疗前后 Kupperman 量表评分比较　见表 3。

表 3　治疗前后 Kupperman 量表评分比较

组别	n	平均数	方差	标准差	t
治疗前	35	22.1429	88.8522	1.4963	
治疗后	35	16.1428	8.7888	1.4856	t=2.8456

注：P=0.0059<0.01，与治疗前比较有显著差异。

表 3 显示，治疗前、后 Kupperman 积分变化有显著性差异（P<0.01），提示治疗后患者更年期症状改善明显。同时，从统计数据可以看出，本法对轻度及中度的更年期综合征患者的治疗效果较好，对重度的更年期综合征患者疗效不满意。

4　讨论

更年期综合征在中医典籍里并无明确记载，其伴随症状分别论述于其他疾病，现代始称之为“绝经前后诸症”。其主症失眠，中医称之为“不寐”。无论其作为一种独立的疾病还是作为更年期综合征的一个症状，尽管其病机呈多样化，但主要以虚证为主[6]，阴阳不交，阳不入阴。虽然涉及五脏六腑，但与心、肾二脏最为相关。其根本病机在于中医脑-心-肾轴功能失调，导致水火不济，脏腑阴阳失衡，元神失于滋养，心神无以处物[7]。在机理上与更年期综合征下丘脑-垂体-卵巢轴的功能失调极其相似，肾阴虚为先（天癸将竭，卵巢退化），虚阳浮越（器官功能亢进），继则耗伤阳气，阴阳俱损，及至阴阳两虚。现代研究表明，更年期综合征患者大多伴有焦虑、抑郁情绪，有学者指出这种情绪与失眠具有共同的神经生物学基础[8]。由此，使我们在治疗更年期综合征时，从其诸多症状之中找到了一个切入口。

"调和阴阳"是治疗的关键。督、任二脉同源而歧路，交汇于头部。如经线之分地球为日夜，将人体分为阴阳。督脉入于脑，并通过络脉与膀胱经相沟通，为"诸阳之海"，总督一身之阳气，百会为其巅而汇诸阳；任脉为"阴脉之海"，总任一身之阴经，关元为其要而汇三阴。采用迎随补法推督脉及膀胱经，振奋阳气，使虚阳归元；对五脏瑜穴的刺激，亦可激发五脏之经气。刺法：百会配涌泉，意在使天地之气相应，沟通上下"则阳得阴助，而生化无穷；阴得阳升，而泉源不竭"；百会配关元，以交通阴阳之经气而"昼精夜瞑"；太溪配神门，二者乃少阴经之原穴及本经之输穴，能调节脏腑经络功能、扶正补虚、交通心肾，元神得滋养，心神以致用；四神聪配涌泉具有安神镇静之作用。诸穴配合共奏"阴平阳秘，精神乃治"之功。随证之配穴，可调理各脏腑功能之偏衰偏盛，以增强疗效。

多数患者对失眠存在着心理评估障碍，往往会加重更年期综合征的其他伴随症状进而形成恶性循环，加重病情。因此，从治疗失眠着手治疗更年期综合征不失为改善更年期症状的正确思路与有效方法。

本疗法的特点在于：第一，采用推拿手法既减少了针刺的穴位，又可使患者身心得以安慰，情绪得以放松，缓解患者对针刺的恐惧心理，达到身心同治之目的；第二，针刺穴位少，不做补泻手法（经络、穴位具有双向调节作用），治疗次数少，患者容易接受；第三，可操作性强，不会因不同个体的操作差异对疗效产生明显影响，适合在国外推广。该法简单但疗效较好的原因可能在于：人种和体质与国人不同、饮食结构不同、生活方式不同、治疗依从性较好。关于这个问题尚需进一步探讨。

参考资料

[1] 周殿元，周正端．现代临床疾病诊断学［M］．北京：人民卫生出版社，1997：681.

[2] 中华医学会精神科分会．中国精神障碍分类与诊断标准［M］．济南：山东科学技术出版社，2001：118.

[3] 国家中医药管理局．中医病证诊断疗效标准［s］．南京：南京大学出版社，1994：175，241.

[4] 孙怡，杨任民．实用中西医结合精神病学［M］．北京：人民卫生出版社，1999：445.

[5] Elizabeth Alder. The Blatt-Kupperman menopausal index：a critique. Journal of The Climacteric、& postmenopausc［J］. 1998，29：19-24.

[6] 张光杜，张桂芳．滋阴导眠汤配合西药治疗顽固性失眠 66 例［J］刁．陕西中医，2009，30（4）：424-425.

[7] 阮经文．针灸调"两神"治疗不寐疗效观察［J］．中国针灸，2009，29（5）：371.

[8] 徐碧云，李艳，欧碧阳，等．心理应激性失眠患者焦虑抑郁情绪分析［J］．中国康复，2009，（24）1：47.

［摘自：陕西中医，2012，33（6）：719-720.］

小柴胡汤加味结合针刺治疗围绝经期肝气郁结型颈性眩晕

屈扬[1]，王天宇[2]，卢军[3]，程磊[4]

1. 江西中医药大学研究生院，江西南昌　330000；

2. 天津中医药大学，天津　300193；

3. 广州中医药大学，广东广州　510405；

4. 天津中医药大学第一附属医院，天津　300193

摘要　目的：观察小柴胡汤加味结合针刺治疗围绝经期肝气郁结型颈性眩晕的临床疗效。方法：将180例符合颈性眩晕患者按就诊顺序使用半随机方法分为3组每组各60例，治疗1组予小柴胡汤治疗；治疗2组予小柴胡汤加味和常规针刺治疗；治疗3组单纯给予常规针刺；治疗20d后进行临床疗效评定。结果：治疗1组有效率为85%，治疗2组有效率为91.67%，治疗3组有效率为58.33%，3组临床疗效组内有效率比较，治疗1组和治疗3组，两组疗效差异有显著性意义 $p<0.01$；治疗2组和治疗3组，两组疗效差异有显著性意义 $p<0.01$；治疗1组和治疗2组，两组疗效有统计学意义 $p<0.05$。结论：小柴胡汤加味结合针刺治疗围绝经期肝气郁结型颈性眩晕的临床疗效优于单纯服用小柴胡汤或单纯针刺。

关键词　小柴胡汤加味；针刺；围绝经期；肝气郁结；颈性眩晕

颈性眩晕是由颈椎退行性改变而导致椎基底动脉供血不足，后出现以眩晕为主的综合征。笔者自2011年9月~2013年5月对围绝经期肝气郁结型颈性眩晕患者共180例分组对照治疗，现报道如下。

1　临床资料

1.1　诊断标准

全部病例均符合1994年国家中医药管理局颁布的《中医病症诊断疗效标准》[1]，且症状表现为：①头痛或颈枕痛，头晕，恶心，呕吐；②位置性眩晕，视物不清；③X线示多数患者的颈椎间隙轻度变窄，钩椎关节变尖，椎间孔前后径变窄。X线检查多有颈椎生理曲度变直，CT或MRI可见颈椎间盘突出；超声多普勒检查多有椎基底动脉供血不足。体格检查：颈部触诊可发现棘突、横突、椎旁肌、枕外粗隆下方、肩脚上区及锁骨上窝有压痛，颈部肌肉板结或两侧紧张度不对称。上位颈椎棘突和枕大神经（风池穴）压痛，部分患者可触及颈部棘突偏歪（尤以颈2棘突偏歪多见）及颈椎生理弧弓变直或反曲，颈部屈伸及旋转活动受限，1/3的患者旋颈试验阳性。中医诊察：头晕目眩，视物运转，心烦易怒，胸胁苦满，食欲不振，喜呕，口苦口干，舌红苔黄，脉弦数。

1.2　纳入标准

符合颈性眩晕的西医诊断；符合眩晕肝气郁结型的中医辨证标准；年龄 45~55 岁围绝经期女性；签署知情同意书。

1.3　排除标准

排除眼源性眩晕、耳源性眩晕、脑源性眩晕；合并有心、肝、肾等严重原发性疾病；脑部、脊柱骨科等手术病史；不能接受针灸治疗或不能按时间接受针灸治疗以及未按规定用药，无法判断疗效或资料不全等影响疗效判定者。

1.4　一般资料

所选取的患者为围绝经期女性，年龄阶段在 45~55 岁，中医辨证为肝气郁结型。患者按就诊顺序编号，并随机入组。180 例分为 3 组：治疗 1 组，治疗 2 组，治疗 3 组。治疗 1 组 60 例女性，年龄 45~55 岁，平均 49.8±3.1 岁；治疗 2 组 60 例女性，年龄 45.5~55 岁，平均 49.2±3.5 岁；治疗 3 组 60 例女性，年龄 45~55 岁，平均 49.4±3.2 岁。病程最短 60d，最长 2 年，平均 240d；3 组患者一般情况比较具有可比性（$P>0.05$）。

2　治疗方法

治疗 1 组予小柴胡汤治疗。小柴胡汤加味基本方：柴胡 15g，黄芩 12g，人参 6g，法半夏 9g，芍药 9g，川芎 9g，炙甘草 6g，大枣 3 枚，生姜 5 片。水煎服，每日 1 剂，分早晚两次温服，每次约 150mL；常规针刺治疗采用华佗牌直径 0.25mm，长度 40mm 的一次性无菌毫针，穴位消毒后针刺取穴：百会、风池、风府、颈夹脊、太冲，平补平泻，留针

3 组治疗皆 10d 为 1 个疗程，治疗两个疗程，共 20d。

3　疗效观察

3.1　疗效标准

参照中华人民共和国卫生部《中药新药临床研究指导原则（第一辑）》[2] 和国家中医药管理局制定《中医病证诊断疗效标准》[3]。痊愈：眩晕症状消失，体征消失；显效：眩晕症状明显减轻，体征存在；有效：眩晕症状减轻，体征存在，伴轻微晃动感；无效：眩晕症状和体征无明显改善或加重。

3.2　治疗结果

见临床疗效数据统计表。

临床疗效统计表

组别	n	显效	有效	无效	显效率/%	组内有效率/%
治疗1组	60	37	14	9	61.67	85.00
治疗2组	60	44	11	4	73.33	91.67
治疗3组	60	20	15	25	33.33	58.33

3个治疗组分别进行组内有效率比较，结果如下：治疗1组和治疗3组，两组疗效有差异显著性意义 $P<0.01$；治疗2组和治疗3组，两组疗效差异有显著性意义 $P<0.01$；治疗1组和治疗2组，两组疗效有统计学意义 $P<0.05$。

4 讨论

《素问·至真要大论》认为："诸风掉眩，皆属于肝"，指出眩晕与肝脏密切相关。围绝经期女性，肾气渐衰，天癸将竭，冲任亏损，阴阳失衡，肾精和肝血互相滋生，肾精万虚，肝血耗竭，水不涵木，气血不调。肝失疏泄，气机不畅，情志失调，肝阴不足，肝阳上亢，故出现头晕目眩等症状。《临证指南医案》曰："女子以肝为先天。"《丹溪心法·六郁》曰："气血冲和，百病不生，一有佛郁，诸病生焉。故人身之病，多生于郁。"故围绝经期的眩晕可从肝论治。从肝论治首选和法，和法之祖首推小柴胡汤，小柴胡汤可使"上焦得通，津液得下，胃气因和"。小柴胡汤用于治疗妇科疾病首见于张仲景《伤寒论》。《订正伤寒论今释》曰："医方口诀集云，小柴胡汤予常用之。"且"妇人寒热往来，头痛，胸胁牵引，口苦，经候失常者似疟非疟，似伤寒非伤寒，以此方为主药。"清代柯韵伯总结小柴胡汤为"少阳机枢之剂，和解表里之总方"肝失疏泄，经气郁滞，情志不畅，气郁化火，肝气横逆犯脾，脾失健运，而见少阳病证者，用小柴胡汤。柴胡味苦平，气质轻清，助胆气之升发，疏散胆火之郁滞，重用以为君。黄芩苦寒，善清里热，为臣药。二药相配使少阳之火郁于半表者从外疏，郁于半里者得以内清。《本草经解》："柴胡轻清，升达胆气，胆气调达，则十一从之宣化。"张锡纯谓："柴胡禀少阳生发之气，为足少阳主药而兼治足厥阴。肝气不舒畅者，此能舒之；胆火甚炽盛者，此能散之。黄芩又善入肝胆清热，治少阳寒热往来，兼能调气，无论何脏腑，其气郁而作热者，皆能宣通之。"二药相伍，既可清胆腑之热，又能疏泄肝胆气郁，从而收到宣通三焦，畅达少阳之效。人参、炙甘草、大枣益气补中，中气健旺，脾胃气机升降自如，则有利于三焦通调、枢机运转、郁火疏散。半夏、生姜和胃降逆止呕。芍药有养血柔肝，泻肝之邪热。川芎走而不守，上行巅顶，下达血海，外彻皮毛，旁通四肢，为血中之气药，有活血行气之功。小柴胡汤加味符合《素问》"木郁达之""火郁发之"之旨。郁火一平，则胆气条达，三焦和畅，枢机运转，升降协调。脑部血液循环差是椎动脉型颈椎病的发病原因之一[4]，且现代药理研究表明；柴胡中皂普类成分具有抗病毒、抗肿瘤、抗炎等作用[5-7]。人参中皂苷类成分对神经系统、信号转导、免疫系统等具有药理作用[8]。芍药的主要成分芍药苷，具有扩张血管、镇痛镇静、解痉作用。川芎中含有丰富的川芎嗪有明显的镇静作用，可以改善脑部血液循环，增加血流量，降低血管的特性抗阻。总之，小柴胡汤在药理作用方面可达到改善脑循环，解除椎动脉的痉挛的作用，从而改善围绝经期患者眩晕的状况。

针刺治疗可疏通经络、调节气血，改善血液的黏、聚、凝状态，缓解颈交感神经节受刺激，改善供血[9]。百会、风府为督脉经穴，有治眩晕之功。正如《灵枢·海论》中："脑为髓之海，其输上在于其盖，下在风府……髓海不足，则脑转耳鸣，胫酸眩冒。"又如《针灸大成》云："百会主头风中风……头痛目眩，百病皆治。"太阳，为头部奇穴，有疏风泄热，解痉止痛之效。风池，为足少阳胆经穴，且为足少阳阳维之会，祛风、清头目，利官窍。颈夹脊颈部局部取穴，疏通经络。太冲，为足厥阴肝经穴，平肝熄风，清热利胆。诸穴结合能明显改善脑部、颈部循环，缓解颈部肌肉痉挛，调整颈椎内外环境。

临床多以平肝潜阳为大法，治疗肝阳上亢型眩晕，首选方剂天麻钩藤饮加减[10]。但治疗围绝经期患者的眩晕时，往往疗效不佳。肝气郁结型的围绝经期女性患者多有心烦易怒，胸胁苦满，口苦口干，舌红苔黄，脉弦数的症状。所以在面对这一特定人群时，要明确患者的既往病史，注意中医的审症求因，辨证论治，不能一味地使用平肝潜阳类的方剂。而当使用和解少阳疏肝解郁功效的小柴胡汤，配合针刺疏肝利胆通经活络的穴位时，二者标本兼治，对围绝经期肝气郁结型颈性眩晕的治疗效果尤为显著。

参考文献

[1] 国家中医药管理局．中医病证诊断疗效标准［M］南京：南京大学出版社，1994：37-38.

[2] 中华人民共和国卫生部．中药新药临床研究指导原则．第一辑［S］．1993：24-26.

[3] 国家中医药管理局．中华人民共和国中医管理行业标准．中医病症诊断疗效标准「M］南京：南京大学出版社，1994：186.

[4] 张清，孙树椿．椎动脉颈椎病发病机理的研究概况［J］．中国中医骨伤科杂志，2008，6（4）：59.

[5] 叶晓平，宋纯清．柴胡皂昔药究进展［J］中草药，2004（35）：1434-1436.

[6] 迟戈夫，丁丽，常丽敏．目前国内黄答药理研究进展［J］．内蒙古民族大学学报（自然科学版），2005（20）：207-209.

[7] 文敏，李雪，付守廷．黄答昔药理作用研究新进展［J］．沈阳药科大学学报，2008（25）：158-162.

[8] 土海南．人参皂苷药理研究进展［J］．中国临床药理学与治疗学，2006（11）：1201-1206.
[9] 陈惠君．针刺结介手法对椎动脉型颈椎病患者的临床症状改善和血流动力学的影响［J］中国中医骨伤科杂志，2008，16：49-51.
[10] 周仲瑛．中医内科学［M］.2 版．北京：中国中医药出版社，2007：300.

［摘自：云南中医学报，2013，36（8）：68-70.］

九、儿科疾病

头皮针为主治疗小儿脑瘫 37 例

罗锦怡，李静
天津中医药大学第一附属医院，天津　300193

关键词　小儿脑瘫；中医；针刺；头皮针

脑瘫的西医治疗是以外科矫形及康复为主，西药对症治疗为辅，效果不甚理想。近年来，针刺治疗小儿脑瘫取得很大进展，笔者于 2011 年 10 月至 2012 年 5 月于天津中医药大学第一附属医院针灸科观察以头皮针为主针刺治疗脑瘫患儿 37 例，取得较理想效果。现报道如下。

1　一般资料

选用病例为 2011 年 10 月至 2012 年 5 月在天津中医药大学第一附属医院针灸科门诊部就诊的 37 例患儿，全部符合 2004 年全国小儿脑瘫专题研讨会确定的诊断标准。其中男 22 例，女 15 例，年龄最小 6 个月，最大 14 岁，病程最短 5 个月，最长 6 年。

2　治疗方法

针刺病例全部选用头皮针为主，通过辨证，对症配用四肢及躯干部穴位。

头皮针选穴：按照《头皮针穴名标准化国际方案》，取顶中线（百会穴与前顶穴之间的连线），顶颞前斜线（百会前 1 寸的前神聪穴与悬厘之间的连线），顶颞后斜线（百会穴与曲鬓穴之间的连线），顶旁 1 线（督脉旁 1.5 寸，从通天穴向后引一条 1.5 寸的线），顶旁 2 线（督脉旁开 2.25 寸，从正营穴向后引一条长 1.5 寸的线）。每次取 2~3 条线，除顶中线外，均双侧取穴。操作：选用 1~1.5 寸 30 号不锈钢针，常规消毒，针尖与头皮呈 30°角进针，快速刺入皮下，当针尖到达帽状腱膜下层时，指下感到阻力减小，然后使针与头皮平行，继续捻转进针，深度约为半寸，留针半小时，期间每隔 10min，施高频率捻转补法 1 次，每次 30s 左右。

配穴：上肢主要选用曲池穴、合谷穴；下肢主要选用足三里穴、三阴交穴、太溪穴。若上下肢运动障碍严重，可随症加减手部穴（八邪穴等）、足部穴（丘墟穴、地五会穴等）。若智力低下，加神庭穴、本神穴等；若伴有癫痫、惊厥，加脑户穴、脑空穴等。操作：选用 1.5 寸 30 号不锈钢针，常规消毒，进行针刺，常规方法进针，得气后即起针。

每 14 天为 1 个疗程，每疗程间隔 1 天，再行第 2 个疗程。

3　疗效观察

显效：异常姿势基本消失，肌张力基本正常，DQ、ADL 提高 10 分以上；有效：异常姿势有好转，肌张力有好转，DQ、ADL 提高 5~9 分；无效：异常姿势无变化，肌张力无明显改变，DQ、ADL 提高 4 分以下。

临床观察治疗共 37 例，显效率 40.2%，有效率 51.5%，无效率 8.3%。

4　典型病例

患儿李某，男，两岁半，以左侧肢体萎软无力，不能独立行走 1 年，于 2011 年 11 月 25 日来我院针灸部门诊就诊。患儿体质尚佳，无高热、惊厥等病史。3 个月竖头，6 个月独坐，14 个月时，家属发现患儿左臂完全不能动，且一直不能侧卧及翻身，一岁半时仍不能独自站立及行走。曾于天津市某医院查头颅 CT 示脑白质发育不良。后于天津市儿童医院进行器械矫正治疗两月余，效果不甚理想。来我院时：左腿无力，不能站立，左手握拳状，左侧上下肢肌力均为 1 级。诊断：脑性瘫痪。治疗原则：通窍益髓、息风解痉。

针刺取穴：取右顶颞前斜线、右顶颞后斜线、双侧顶旁 1 线。选用 1.5 寸 30 号不锈钢针，常规消毒，针刺手法如前所述。针刺右顶颞前斜线及右顶颞后斜线时，将此 2 条头穴线各分为 5 等分，第 1 针由头穴线上方起点开始进针，将针体达到上 1/5 头穴线，第 2 针由前一针的针尖末端为起点，向下继续进针使针体达到中 2/5 头穴线。体针选用双侧足三里穴、三阴交穴、太溪穴、曲池穴及左侧合谷穴、八邪穴，常规刺法，平补平泻，得气后即起针。因患儿手固握不展，取三间穴及后溪穴对刺，施快速捻转泻法行针半分钟后，留针 20~30min。配合中成药六味地黄丸，每日 1 丸。

经治半个疗程后，患儿左下肢肌力达 3+级，左上肢肌力 3 级，左手除大指不能外展，余四指皆恢复正常，治疗 1 个疗程后，患儿左下肢肌力基本正常，可走、跑，左手握固症状消失，大指微曲，余四指正常如故。故随症减少针刺穴位，以恢复左手指精细动作为主，取右顶颞后斜线、双侧率谷穴、左侧八邪穴、三间穴及后溪穴，继续治疗 3 个疗程，患儿症状完全消失。

5　讨论

小儿脑性瘫痪（Cerebral palsy，CP）简称脑瘫，是指小儿在出生后 1 个月内，脑发育尚未成熟阶段，由于非进行性脑损伤所致的以姿势和运动功能障碍为主的综合征，是小儿时期常见的中枢神经障碍综合征，病变部位在脑，累及四肢，常伴有智力缺陷、癫痫、行为异常、精神障碍及视、听觉、语言障碍等[1]，是小儿主要致残疾病之一。其病因病机较为复杂，西医认为早产、产伤及围生期窒息等是脑瘫的主要病因。近年来，随着医学技术的进步，危重新生儿抢救存活率大幅提高，脑瘫的发病率也有增高趋势，不仅给家庭和社会带来了沉重的负担，对于患儿本身来讲，也是一种磨难和痛苦。

本病在中医学中没有特定的病名，属于中医学“五迟”“五软”“痿证”或“痉证”的范畴。中医学认为，手足痿软无力、智力低下，多为先天禀赋不足或后天失养、阴阳气血亏虚、脑窍失充所致。故脑瘫为病，虽然病因病机复杂，究其主要原因，还是由于先天禀赋不足，导致脑部发育不良，从而产生智力、精神、视听以及四肢的各种障碍。头皮针是在传统的针灸理论基础上，根据中医脏腑经络理论及大脑皮层的功能定位在头皮的投影，选取相应的头穴线，进行适量的刺激，可改善局部的血液供应，促进脑细胞的功能代谢，从而达到通调诸阳、通利清窍的功效。

《本草纲目》言：“脑为元神之府”，是主宰人体生命活动的枢机，主精神意识和感觉运动。而“元神”是由先天之精化生，先天元气充养，脑瘫患儿多为先天禀赋不足或后天失养，导致阴阳气血亏虚，使脑髓不充，元神不全，故而产生精神意识和感觉运动方面的障碍，眼、耳、口、鼻、舌等五官外窍，皆位于头面而通于脑，故脑瘫为病，也会产生视听、语言等方面的障碍。

以头皮针为主结合体针的针刺治疗是针对病因病位的治疗，体现了腧穴的近治作用。顶中线位于头顶部，连贯百会穴及前顶穴，可以通达阴阳脉络，联络周身经穴，对于调节机体的阴阳平衡起着重要作用[2]；2 条顶旁线与大脑前主动脉主干投影区相应，可以改善大脑前动脉血液循环、兴奋皮质感觉区[3]，且其位于督脉旁开处，可协同加强顶中线的作用；2 条顶颞斜线位于颞部，颞部较之其他头骨薄，其骨缝最密集，且此处神经血管极为丰富，故而对针刺较为敏感，针刺效应更佳，且此处为颞叶所在，对于提高智力亦有良好作用[4]。

该法取穴少而便捷，且小儿易动，取头皮针可以使患儿在留针期间自由活动，易于被患儿及家属接受。现代医学亦发现，针刺头部皮层可以调节和改善病理状态，代偿已变性或坏死的脑细胞[5~6]，从而达到治疗的目的。

参考文献

[1] 林庆. 小儿脑性瘫痪的定义、诊断条件及分型 [J]. 中华儿科杂志，2005，43（4）：262.

[2] 谢宗亮，曹奕. “百会”穴针灸治疗临床体会 [J]. 中医药临床杂志，2008，20（1）：29.

[3] 李华伟，马丙祥．头皮针治疗小儿脑瘫语言障碍临床观察［J］．中国中医药现代远程教育，2010，8（24）：37-38.
[4] 鲍超．补肾健脑针法治疗肝肾不足型小儿脑性瘫痪的临床疗效评价［D］．南京：南京中医药大学，2005.
[5] 施炳培．针灸治疗小儿脑性瘫痪的研究进展［J］．中医药信息，1991（2）：44-48.
[6] 周蕾．针刺为主治疗小儿脑性瘫痪 22 例疗效观察［J］．河北中医，2003，25（5）：370-371.

［摘自：针灸临床杂志，2012，28（11）22-23.］

魏小维针刺结合中药治疗小儿精神行为心理疾病验案

韩晓莉[1]，蒋明辉[2]，魏小维[2]
1. 天津中医药大学，天津　300193；
2. 天津中医药大学第一附属医院，天津　300193

摘要　以 3 则验案为例，介绍了魏小维主任针刺结合中药治疗小儿精神行为心理疾病的经验，体现了中药汤剂以及针刺治疗中的辨证论治精神，并强调针刺调神原则在疾病治疗中的重要地位。

关键词　抽动障碍；自闭症；精神分裂；经验介绍；魏小维

魏小维主任功专儿科 20 余年，善用针刺与中药结合治疗小儿精神行为心理疾病，如抽动障碍、自闭症等，取得良好疗效，在长期临床中积累了丰富的经验并形成了独特的治疗风格，现撷取验案 3 则，以飨读者。

验案 1　抽动障碍

李某，男，10 岁，2007 年 3 月来诊。患儿近 2 年间断不自主眨眼、点头、耸肩、收腹伴喉中发声，入睡后消失。查脑电图未见异常。个人史及家族史均无特殊。患儿自诉学习压力大，不能坚持学习。症见烦躁易怒，任性冲动，纳可，小便可，大便偏干，2~3 天一行。舌红苔黄，脉数。柴胡加龙骨牡蛎汤加减：柴胡 10g、桂枝 10g、黄芩 10g、党参 10g、生龙牡各 15g（先煎）、僵蚕 10g、地龙 10g、白芍 10g、石菖蒲 12g、远志 10g、钩藤 10g、炒栀子 10g、全蝎 6g、川芎 10g、当归 10g、甘草 6g 服 7 剂。加服泻青丸，每次 1 丸，每日 3 次。针刺百会、四神聪、内关、合谷、人中、印堂、曲泽、列缺、三阴交、太冲，留针 30min，快刺廉泉、金津、玉液、天突、心俞、肝俞、胆俞。每周针刺 2~3 次。二诊：抽动诸症明显减轻，仍时有眨眼、耸肩、发声，可坚持学习，纳可，二便调。守方再服 7 剂，配合口服泻青丸及针刺治疗。三诊：偶有眨眼、耸肩、发声，可自我克制，任性冲动明显改善。嘱服泻青丸调理，随访患儿症状控制良好，学习成绩明显提高。

按：小儿抽动障碍以慢性、反复、不自主的运动肌抽搐和（或）伴发声为特征。《素问·至真要大论》："诸风掉眩，皆属于肝。"故中医认为病位在肝，因肝为风木之脏，其声为呼，其变动为握，易被风邪扰动而发为抽搐、喉中发声。多由先天不足、感受外邪、情志失调、脏腑功能失衡、产伤、外伤等因素引起。该例患儿因学习压力导致情志不畅，久郁化火，引动肝风，肝风上扰，故见眨眼、点头等症。魏主任认为，对于以此例为代表的肝郁化火证，应治以清肝泻火、熄风止动。治疗用柴胡加龙骨牡蛎汤加石菖蒲、钩藤等疏肝宁神，通络熄风；泻青丸清肝泻火；针刺取穴以局部取穴配合远端取穴，共奏熄风止动之功。

验案2　自闭症

乐某，3岁7月，因发现自闭症半年于2006年9月来诊。外院查CT提示脑发育不良。症见双手捂眼不与人目光交流，对呼唤无反应，仅能发"咿""呀"等无意义单音，与父母无亲近感，不与同龄儿童玩耍。患儿形体瘦弱，纳可，二便尚调，舌红苔少，脉细。予六味地黄丸加减：熟地黄12g、生山药10g、山茱萸10g、泽泻10g、牡丹皮10g、益智仁10g、五味子9g、炙甘草6g、炒酸枣仁10g、焦三仙20g，针刺每周2次，取神庭、本神、百会、四神聪、脑户、脑空、劳宫、神门、内关，平补平泻，留针20min，快刺涌泉、泉中内。治疗3月后，患儿性格有所改变，可与熟人较多眼神交流，学会发"车"等单音，可发"妈妈""阿姨"等双音词，能对呼唤做出反应，纳食增，体质较前增强。

按：儿童自闭症又称儿童孤独症，以社会交往障碍、语言发育障碍、兴趣范围狭窄、刻板僵硬的行为方式以及智力和认知缺陷为特征，在3岁前起病。目前病因及发病机制尚未阐明，是多种生物学原因引起的广泛性发育障碍所致的异常行为综合征。古代医籍中并无相关病名，但根据临床表现，部分患儿属于"五迟""失聪"的范畴。魏主任认为该病病机为先天不足，髓海空虚，治疗应以补益脾、肾为主，因肾为先天之本，主骨生髓，脑为髓海，为灵机记性之根；脾为后天之本，肾中精气须得以脾胃的培补，人的生长发育亦赖于脾胃的生化。该例以六味地黄丸加益智仁等补肾填精以五味子、炒酸枣仁固摄精气、调神宁志；加入焦三仙健运脾胃，同时防止过补滋腻而阻滞气机。针刺选穴以益智调神为原则。

验案3　精神分裂症

宫某，男，13岁。患儿1年前因不明原因出现狂躁等症状，某医院诊为精神分裂症，经治未见明显好转。2006年3月来我院治疗，症见狂躁、詈语不休、坐立不宁、打人毁物、形瘦颧红、眼神呆滞、盗汗、纳欠佳、便干，舌尖红、少苔，脉弦细。予六味地黄丸加味：熟地黄10g、生山药10g、山茱萸10g、茯苓15g、泽泻10g、牡丹皮

10g、炙甘草6g、炒栀子10g、远志10g、竹叶6g、炒酸枣仁10g、锻磁石30g（先煎）、朱砂0.5g（冲服），服7剂。二诊：躁狂减轻，与人对答，对答切题，能配合针刺。遂继予前方14剂，配合针刺百会、大椎、神门、内关、丰隆、三阴交，留针30min，每周3次。三诊：躁狂诸症俱减，纳增，寐安，二便调。前方中朱砂不可久服，改为琥珀，继服14剂。针刺同前。四诊：躁狂不明显，偶有情绪激动，自理能力明显提高，无须家长陪同可单独骑车来医院治疗。继予前方配合针刺。现患儿已门诊治疗2年，病情控制良好。

按：该例精神分裂症患儿症见狂躁詈语、打人毁物，其表现属于中医“狂证”的范畴。多由先天禀赋不足，继受恼怒惊恐所致。初发多因肝火旺而乘脾，脾运不健，痰浊内生，痰火交结，郁于胸膈，上扰神明，蒙闭清窍而发病。日久则病势较缓，精神疲惫，时而狂躁，焦虑善惊，出现形瘦颧红、五心烦热、脉细数、舌红少苔或无苔等一派阴虚火旺之象。该患儿形体瘦弱，本属先天不足，追溯病史，发病前曾遭受家庭变故，情志不遂，肝火内盛，灼津炼液而成痰，痰火交结上扰清窍，故发为狂证，久之正气暗耗，肾阴不足，水不涵木故而出现肝肾阴虚、肝阳上亢之象。应以六味地黄丸补肾虚之本，磁石、朱砂等重镇安神而治标，针刺以调整阴阳平衡为原则。

[摘自：中医儿科杂志，2008，4（3）：12-13.]

魏小维主任运用调神疏肝法针刺治疗小儿抽动障碍经验介绍

杨苗[1]，魏小维[2]

1. 天津中医药大学研究生部，天津　300193；

2. 天津中医药大学第一附属医院，天津　300193

摘要　抽动障碍（Tic Disorders，TD）是一种发病于儿童和青少年时期的慢性神经精神性疾病。魏小维主任认为小儿抽动障碍病位在五脏，主要责之于肝心，病机为肝失疏泄，心神失主，经筋失约，提出调神疏肝、揉筋止搐的治疗法则，运用调神疏肝法针刺治疗小儿抽动障碍，每获良效。

关键词　抽动障碍；小儿；调神疏肝；针刺

抽动障碍（Tic Disorders，TD）是一种发病于儿童和青少年时期，具有明显遗传倾向的慢性神经-精神性疾病。临床表现为身体某部位肌肉或肌群突然的、快速的、不自主的、反复的运动抽动和（或）发声抽动，常伴有注意力不集中、情绪障碍或强迫症状等行为障碍[1]。本病病情反复，迁延难愈，严重影响儿童身心健康和生长发育。目前西医治疗以控制症状为主，虽取得一定疗效，但副作用明显，不良反应较多。中医针刺治疗本病独具优势，疗效明显且安全稳定，可显著改善患儿的生活质量。魏小维主任业医20余载，对小儿抽动障碍有较深刻的认识，在针刺治疗小儿抽动障碍方面积累了丰富经验，现总结如下。

1 肝失疏泄，心神失主为抽动障碍病机关键

中医古代文献中无抽动障碍这一病名的记载，根据其临床表现可将其归属于“肝风”“抽搐”“瘛疭”“筋惕肉瞤”等范畴。魏小维主任认为，抽动障碍病位在五脏，主要责之于肝心，其病机关键为肝失疏泄，心神失主，经筋失约。肝主情志，在志为怒，肝失疏泄，条达失司，气机不畅，可见过于敏感、急躁易怒、秽语等。肝变动为握，其声为呼，故临床上患儿常表现为眨眼、抽鼻、努嘴、耸肩、鼓肚子、甩臂、蹬腿等面部延及躯干、四肢的运动性抽动，及清嗓声、吸鼻声、犬吠声等发声性抽动。肝主筋属风，风有动静，因而表现为抽动反复发作又自行暂时缓解的临床特征。因小儿禀性纯阳，心常有余，肝常有余，心主火，肝主风，火热久伏，心肝过亢则内动化火化风，引起抽动。若心神被扰，加之足厥阴肝经络舌本，风阳上扰络脉，扰及舌窍则咽痒不适，怪声连连，喉中发出异声[2]。“心者，君主之官，神明出焉”，心藏神主血脉，若心气不足，心血亏虚，心神失养，则可见注意力涣散，多动不安，甚者精神焦躁等。

2 治以调神疏肝，揉筋止搐

魏小维主任据其病机在于肝失疏泄，心神失主，经筋失约，提出调神疏肝、揉筋止搐的治疗原则，以经络理论为指导，采取头针、体针结合点刺的方法，以百会、四神聪、印堂、风池、内关、神门、太冲、合谷、肝俞为主穴。其中百会穴位居巅顶，其深处为脑之所在，且为督脉经穴，督脉又归属于脑，百会配四神聪则可调理脑神；印堂为经外奇穴之一，可清头明目，调神健脑；风池祛风、宁神定痉；神门为心经原穴，内关为心包之络穴，合用调神宁心，疏肝行气；合谷属手阳明经，可通经络、行气血，太冲为肝经原穴，可平肝熄风，与合谷配属“开四关”法，可调和阴阳；肝俞点刺可疏肝、揉筋；诸穴合用，共奏调神疏肝、疏通经络、揉筋止搐的作用，从而达到缓解和治疗抽动的目的。

此外，肝肾阴虚者，加太溪、三阴交以调养肝脾肾，育阴潜阳；脾虚肝旺者，加阳陵泉疏调筋脉，足三里益气养血；发声者，加天突、廉泉、金津、玉液、咽后壁点刺；眨眼者，加丝竹空、太阳；努嘴者，加地仓、颊车。

3 病案举例

孟某，男，9岁。2013年7月16日初诊。主诉：间断性眨眼伴喉中发声1年余，加重1月。现病史：患儿于1年前无明显诱因出现眨眼，喉中发声，就诊于天津中医药大学第一附属医院，予熄风胶囊治疗，症状缓解，家长自行停药。近 1 月患儿因情绪波动后症状加重，诊时症见患儿频繁眨眼、喉中发声，偶见四肢抽动、鼓肚子，易急躁，注意力不集中。纳可，寐安，二便调。查：全身体格检查、神经系统检查未见异常，脑 CT（-）、EEG（-）。舌淡红苔白，脉弦。诊断：抽动障碍，证属肝失疏泄，心神失主。治以调神疏肝，揉筋止搐。针刺百会、四神聪、印堂、风池、内关、神门、太冲、合谷、丝竹空，均采用平补平泻法，肝俞、天突、金津、玉液、咽后壁点刺。每次留针 30min，隔日 1 次，10 次为 1 疗程。嘱患儿避风寒，调情志，注意休息。治疗 1 疗程后复诊：患儿诸症均有改善，其中喉中发声频率明显减少、声调降低，时眨眼，偶鼓肚子，纳可，寐安，二便调。舌淡红，苔白，脉弦。继续前针刺治疗 2 疗程，抽动症状基本消失。

按：本例患儿，眨眼、喉中发声、四肢抽动、鼓肚子、易急躁、注意力不集中、舌淡苔白为肝气机失调，肝风内扰，心神失主之征。业师认为，此患儿属肝失疏泄，心神失调，治以调神疏肝，揉筋止搐。针刺百会、四神聪通调诸脉，调理脑神，具有百脉朝宗之功；印堂调神健脑；风池祛风宁神；内关、神门调神宁心，疏肝行气；太冲、合谷“开四关”，两穴相配，具有调和气血，平肝熄风，镇静安神之功；丝竹空为局部取穴，可疏风清热，明目安神；点刺肝俞疏肝行气；天突、金津、玉液、咽后壁点刺以治喉中发声。诸穴合用，以疏通经络，调神疏肝，熄风止动，收效显著。

4 结语

近年来小儿抽动障碍的发病率不断增高，研究表明除生物学因素外，个体特征、应激、家庭环境、养育方式等心理、社会因素与本病起病有一定的相关性[3]。小儿抽动障碍不仅严重地损害儿童的认知功能和行为发育，影响着患儿的身心健康和生活质量，而且给其家长带来心理负担，影响家庭的和谐。魏小维主任基于“肝失疏泄，心神失主”这一病机，以调神疏肝法针刺治疗小儿抽动障碍，取得了满意疗效。

参考文献

[1] 刘智胜．小儿多发性抽动症［M］．北京：人民卫生出版社，2002：1.

[2] 王春红，原晓风．疏肝清心法治疗抽动秽语综合征的体会［J］．中国中西医结合儿科学，2009，02：157-158.

[3] 王丽萍．抽动障碍的相关因素与早期干预［J］．中国药物与临床，2014，14（1）：96-97.

［摘自：贵阳中医学院学报，2014，36（5）：103-104.］

胡淑萍针刺四关穴合四逆散治疗儿童多动症验案 2 则

杨克飞[1]，胡淑萍[2]

1. 天津中医药大学，天津　300193；

2. 天津中医药大学第一附属医院，天津　300193

小儿多动症又称注意力缺陷多动障碍（attention deficit hyperactivity disorder ADHD），是一种较常见的行为障碍性疾病，属于精神障碍性疾病范畴，主要是指智力正常或基本正常的小儿，临床常表现出与年龄不相称的注意力不集中、不分场合的过度活动、情绪冲动并有认知障碍或学习困难的一组症候群。据流行病调查显示，我国儿童患病率为 3%~9%[1]，国外报道其患病率为 3%~18%[2]。本病与中医学中“躁动”“脏躁”“失聪”等疾病症状相似。目前 ADHD 的病因和发病机制尚未完全明确，临床多以哌甲酯为代表的中枢兴奋剂作为治疗 ADHD 的首选，但不良反应较多，停药后复发率高，且缺乏对患儿整体功能的调整作用。胡淑萍主任从事中医儿科临床与科研工作 20 余年，认为本病的发病机制与五脏皆有关，与肝脾关系尤为密切，临床辨证该类患儿多从肝失疏泄，脾失健运，心失所养，从而导致的脏腑气血阴阳失调出发，拟疏肝解郁、健脾和胃、安神定志之法，并常合外治、内服汤药为一法，嘱咐家长多与患儿心理沟通疏导，在临床上取得了较满意的疗效。现将其运用针刺四关穴合四逆散治疗 ADHD 临床验案 2 则介绍如下。

验案 1

患儿，男，4 岁，2013 年 6 月 10 日初诊。症见：患儿面色萎黄，形体偏瘦，注意力不集中，好动多啼，烦躁易怒，寐差，夜间咬齿磨牙，大便偏溏，小便量可，舌质淡，苔少，脉细弦。诊断为 ADHD，辨证属脾虚肝旺，心神不宁。治宜健脾抑肝、安神定志。治疗方法：针刺四关穴合四逆散加减内服。针刺四关穴得气后每 10min 行提插捻转补泻，留针 30min，每周 5 次，3 周为 1 疗程。再内服四逆散加减：柴胡 6g，白芍 10g，枳实 6g，甘草 6g，党参 10g，茯苓 10g，炒白术 10g，陈皮 l0g，炒麦芽 15g，钩藤 6g。水煎服，每天 1 剂。治疗 1 个疗程后患儿面色好转，纳食明显增多，睡眠较前安稳，但仍偶有磨牙咬齿，多动多啼较前减轻，守上方去党参、炒白术、炒麦芽，加沙参、五味子，针刺同前，再治疗 1 个疗程，患儿已趋于正常年龄孩子，嘱父母注意教育方式，多与孩子交流沟通。

按：小儿脏腑娇嫩，形气未充，饮食尚不能自节，家长又不知引导，常以食多益善喂养，《素问·痿论》载：“饮食自倍，肠胃乃伤。”小儿运化功能虚弱喂养不当，饥饱失常，或纵其喜好，偏嗜饮食，过食生冷肥甘厚味等，则易损伤脾胃运化功能。此患儿以饮食所伤，脾胃运化失常为基础，加之“肝常有余”的生理特点致其情绪不稳定，性情急躁，加上父母对其娇纵惯养，造成患儿对环境的适应性差，易受情志所伤，稍有不遂，便哭闹发脾气，使夜卧不宁以致情志失调，故治疗以健脾运化为主，佐以疏肝解郁、安神定志之法，并注重对其心智成长加以正确的教育引导。

验案 2

患儿，男，10 岁，2013 年 11 月 6 日初诊。患儿 2 个月前因竞选班长失利后出现纳食不香、注意力不集中、上课不能专心听讲、作业不能按时完成、情绪不稳定、夜间寐不安等症状，现观患儿多动不宁，时有短气，面色不华，舌淡紫、苔薄白，脉弦，二便可。问其家长方知，家长平素对患儿管教甚严，要求过高，患儿除完成学校上课外另有音乐班、美术班等额外补习班，学习压力繁重。诊断为 ADHD 症，辨证属肝脾不调，治宜疏肝解郁、调脾和胃。治疗方法：针刺四关穴合四逆散加减内服。针刺四关穴，每 5min 行补泻 1 次，留针 30min，1 周 4 次，3 周为 1 个疗程。四逆散加减拟方：柴胡 10g，白芍 15g，枳实 10g，甘草 6g，钩藤 10g，黄芪 10g，焦麦芽、焦山楂、焦神曲各 15g。同时嘱家长对患儿做心理沟通疏导，放宽学习要求以减轻学习压力。经治疗 1 个疗程后，患儿纳食显增，面色好转，夜寐安稳，但仍感觉上课不能集中精神听讲，偶有多动。上方去焦三仙、钩藤，加麦冬、沙参，针刺同法，再治疗 1 个疗程而愈。

按：此患儿学业繁重，父母要求过高，压力过大，造成肝气郁结，疏泄不畅，气机郁滞。肝脾相克相侮，肝旺克脾太过致脾土虚。脾虚不能抑肝则肝火更旺，最终导致肝旺脾虚，脾为阴中之至阴，肝为阴中之阳，阴主静、阳主动，人体阴阳平衡才能动静协调，阴失内守、阳燥于外导致情志、动作言语失常，且多伴有形体消瘦、纳食呆顿、面色黄而无华等厌食症表现，治以疏肝解郁、调和脾胃，达气血阴阳调和，并减轻其生活及学习压力，使其情志得以疏泄。

“四关”首见于《灵枢·针十二原》：“十二原出于四关，四关主治五脏。”然却未指明具体穴名。《针灸大成》中记载：“四关者，五脏有六腑，六腑有十二原，出于四关，太冲、合谷是也。”明确了“四关”为合谷、太冲两对穴之配穴组。合谷为手阳明大肠经之原穴，偏于补气、泻气、活血；太冲属少气多血之厥阴经，偏于补血、调血。合谷、太冲二穴相配，一气一血，一阴一阳，一脏一腑，一升一降，相互为用，相互制约，共奏调和气血、调整脏腑阴阳之功。现代研究[3]表明，合谷、太冲同治尤其对精神及神经方面疾病有很好疗效，因其在大脑皮层功能投射区域较广泛，拥有较多神经元数量，同时针刺可对大脑皮质产生广泛作用，调整大脑皮质功能。四逆散为《伤寒论》辨少阴病脉证并治方，方中柴胡疏肝，升清阳透郁热，枳实行气散结，芍药养血敛阴，炙甘草缓急和中，全方可疏肝解郁，调和肝脾。故胡淑萍主任运用针刺“四关”合四逆散共奏疏肝解郁、调和肝脾、行气活血、开窍定志之效，对脾虚肝旺或肝郁犯脾的患儿每遇施之皆可获效。

参考文献

[1] 文岚，阿依努尔·吾买尔，杜亚松，等．上海市闸北区5-15岁岁儿童注意缺陷多动障碍患病率及其影响因素的研究［J］．上海精神医学，2010，22（44）：211-216.

[2] Paul Jordanov I，Bcchtold M，Gawrilow C. Methylphenidale and if then plans are comparable in modulating the P300 and increasing response inhibition in children with ADHD［J］. Atten Defic Hyperact disord，2010，2（3）：115-126.

[3] 杨维杰．针灸五输穴应用［M］．北京：世界图书出版公司，1993.

［摘自：湖南中医杂志，2015，31（9）：105-106.］

针刺治疗小儿厌食随机对照试验的腧穴谱研究

时香雄[1]，樊小农[2]

1. 天津中医药大学，天津　300193；

2. 天津中医药大学第一附属医院，天津　300193

摘要　目的：分析国内针刺治疗小儿厌食的临床随机对照试验的腧穴谱。方法：按照检索策略全面广泛搜集相关临床对照试验，对1979~2008年发表的相关文献，总结分析针刺穴位的分布情况。结果：共有28篇随机对照试验，其中用于治疗小儿厌食使用频率最高的穴位和经脉分别为四缝穴，任脉和足阳明胃经。结论：针刺治疗小儿厌食具有见效快、无副作用等特点，其中以四缝穴为主要穴位，任脉和足阳明胃经为治疗主要经脉。

关键词　针刺；小儿厌食；随机对照试验；腧穴谱

小儿厌食症是常见的一组消化功能紊乱症的一种，是以较长期的食欲减退或消失、食量减少为主要症状的一种小儿常见病症。严重者可造成营养不良及多种维生素与微量元素缺乏，影响小儿生长发育，造成小儿面黄肌瘦个子矮小，是当今家长十分关注的问题[1]。其临床表现为：长期食欲不振，甚则拒食，其饮食量明显低于同龄正常儿童标准，病程日久致面色无华或萎黄，形体消瘦，大便不调，后期可见精神不振，抵抗力下降，经常患病，严重影响患儿的生长发育。

针灸治疗小儿厌食由来已久，具有适应性广、无不良反应、疗效确切等临床优势，而且相关随机对照试验也越来越多。众所周知，随机对照试验是评价治疗性试验干预措施有效性的金指标，根据现有的随机对照试验，挖掘和分析针灸取穴和配穴的运用情况是具有较高的可信度和科学性。有鉴于此，本文在充分检索和搜集国内针灸治疗小儿厌食随机对照试验基础上，运用文献计量学方法，分别统计其腧穴分布情况及其干预措施的类型，为针灸临床选穴提供有益的参考。

1　资料和方法

1.1　数据来源

文献数据库来源于中国生物医学文献数据库（CBM 1978-2008）、中国知网（CNKI 1978-2008）、维普中文科技期刊全文数据库（VIP 1989-2008）和万方医药期刊数据库（WF 1994-2008）。中国知网包括中国期刊全文数据库、重要会议全文数据库、硕博学位论文数据库等。手工检索天津中医药大学图书馆。检索截止日期 2008 年 12 月 31 日。

1.2　检索词

以“小儿厌食”AND“针刺”OR“针灸”为关键词或主题词进行文献检索。

1.3　评价对象的确定

1.3.1　文献纳入标准　①试验组干预措施以针刺治疗为主；②小儿厌食针刺治疗的临床对照试验，文献中提及“随机对照”“随机分组”或直接描述了如“随机数字表”等方法。

1.3.2　文献排除标准　①试验组干预措施为：腧穴特种、拔罐、艾灸、刮痧、推拿、按摩等；②实验研究、综述、经验总结、理论探讨、个案报道等类型的试验；③各数据库中重复的文献以及重复发表的文献。

1.4　评价方法

首先阅读文章题目，对相关文献再阅读摘要，如为对照试验则阅读全文，将符合纳入标准的文献进行分类评价，建立数据库，录入数据。

1.5　“腧穴谱数据库”的主要内容

“小儿厌食临床对照试验腧穴谱数据库”分为 9 部分，内容涉及：文献的临床对照研究类型，随机情况，临床研究设计情况，循证医学证据分级情况，腧穴、经脉、疾病的诊断，疗效判定标准，盲法的实施，随访，分配隐藏等。

1.6　数据分析

采用 Microsoft Access 2003 建立质量评价数据库，录入数据并进行核对。

2　结果

2.1　文献一般情况

2.1.1　文献检出情况　通过文献检索，中国生物医学文献数据库共检出 12 篇，中国知网数据库共检出 43 篇，维普数据库共检出 7 篇，万方数据库检共检出 5 篇，四数据库合并，剔除后共有 46 篇，不能下载全文的文献通过手工检索天津中医药大学图书馆获得。最终纳入 25 篇随机对照试验，剔除 21 篇。

2.1.2　随机对照情况　25 篇临床研究文献中非随机对照文献有 0 篇，25 篇临床对照试验为提及“随机对照”“随机分组”等字眼，未说明具体随机方法。

2.2　腧穴谱统计

2.3　针灸方法、时间及疗程

从治疗组的治疗方法来看，25 篇文章中包括针刺 22 篇（包括体针、耳针及温针灸），灸法 1 篇，穴位注射 2 篇，推拿 5 篇。从治疗时间来看，治疗 15 分钟的有 2 篇，20~30 分钟的有 3 篇，20 分钟的有 2 篇，30 分钟的有 12 篇，30~60 分钟的有 3 篇，治疗时间不详者 3 篇。此外，有 8 篇文章涉及补泻手法，22 篇包括针刺文章中明确要求“得气”者共有 9 篇。从治疗疗程来看，治疗 3 个疗程的有 15 篇，占总数的 68%；治疗 1 个疗程的有 4 篇，占总数的 18%；治疗 2 个疗程的有 3 篇，占总数的 14%；其余报道疗程不详。

表 1　经脉的使用频率

经脉名称	穴位个数	穴位名称
任脉	4	中脘　关元　神阙　气海
足阳明胃经	2	足三里　天枢
足太阳膀胱经	1	胃俞
足太阴脾经	1	下脘
手厥阴心包经	1	内关
经外奇穴	1	四缝穴

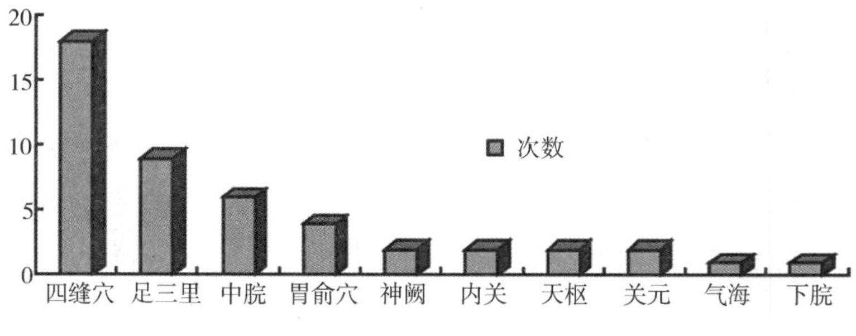

图 1　穴位的使用频率

2.4　对照方法

25 篇纳入文献中，对照组是空白对照的有 1 篇，针刺对照组 3 篇，药物对照者 21 篇，其中，以中成药作为对照的有 6 篇，以西药作为对照的有 15 篇。

表 2　穴位的使用频率及所属经脉

穴位	四缝穴	足三里	中脘	胃俞穴	神阙	内关	天枢	关元	气海	下脘
次数	18	9	6	4	2	2	2	2	1	1
所属经脉	经外奇穴	足阳明胃经	任脉	足太阳膀胱经	任脉	手厥阴心包经	足阳明胃经	任脉	任脉	足太阴脾经

3　讨论

从上述结果可以看出，四缝穴是治疗小儿厌食使用频率最高的腧穴。四缝穴是经外奇穴之一，是治疗本病的经验效穴，是治疗小儿消化系统疾病和小儿惊风的常用穴。同时可以看出，任脉和足阳明胃经的腧穴在治疗本病使用的频率最高，任脉总任一身之阴经，调节阴经气血，为“阴脉之海”，其循行于腹部正中，腹为阴，说明任脉对一身阴经脉气具有总揽、总任的作用，不但能调节阴经气血并且能够调节其循行路线上消化器官的作用。足阳明胃经是调理脾胃的主要经脉，对消化系统疾病有很好的调节作用。

由针刺治疗小儿厌食的临床随机对照文献中不难发现，针刺治疗小儿厌食病变具有见效快、无毒副作用等优点，因此这种治疗方法在逐渐形成一种趋势，然而多数的研究方法运用并不恰当，小儿厌食的纳入、排除标准多数并不明确，退出、失访、脱落病例的分析不够，未进行不良反应及安全性评价的描述等情况，且缺乏一些大样本、多中心临床对照研究，导致研究结果的可信度降低。因此迫切需要做到真正的随机、分配隐藏的处理、对照方法的合理运用、盲法的运用、失访的处理、不良反应的报告等。认清小儿厌食治疗的目的和意义的不同，设计出更科学的针刺治疗的试验方案，以期更好地指导临床应用。

参考文献

［1］王丽清，孙升云，肖达民．健脾增食颗粒治疗小儿厌食症临床观察［J］．山东中医杂志，2002，21（11）：654-655.

［摘自：光明中医，2010，25（9）：1656-1658.］

十、眼科疾病

“通经明目”针刺法对青光眼和非青光眼患者即刻眼压影响的临床观察

李婷婷[1]，李志勇[2]，高嵩[2]
1. 天津中医药大学，天津　300193；
2. 天津中医药大学第一附属医院，天津　300193

摘要　目的：观察“通经明目”针刺法对青光眼和非青光眼患者即刻眼压的影响。方法：纳入青光眼患者38例（73只眼），包括外伤性青光眼、非外伤性继发性青光眼、原发性开角型青光眼、抗青光眼术后残余性青光眼、慢性闭角型青光眼；同期纳入除外青光眼的眼病患者84例（159只眼），包括缺血性视神经病变、视疲劳、麻痹性斜视、视神经萎缩、黄斑病变、糖尿病视网膜病变、虹膜炎、眼底动脉硬化、视网膜静脉阻塞。对两组患者施行“通经明目”针刺法，主穴取上睛明、上明、球后、承泣等眶内穴，配穴取百会、四神聪、太阳、攒竹、外关、合谷、足三里、三阴交等，留针30min。针刺前及针刺后即刻测量眼压，自身配对比较针刺前后的眼压变化。结果：1. 青光眼组：针刺后即刻，原发性开角型青光眼眼压较针刺前有统计学意义的降低（$P=0.001$），外伤性青光眼较针刺前明显升高（$P=0.019$），其余类型青光眼针刺前后变化不大（$P>0.05$）。2. 非青光眼组：仅视疲劳针刺后眼压较针刺前略有升高（$P=0.032$），其余纳入眼病针刺前后眼压未见明显变化（$P>0.05$）。结论：“通经明目”针刺法对不同眼病患眼的眼压作用不同，适用于原发性开角型青光眼，慎用于外伤性青光眼，而对于非青光眼眼疾一般可以放心针刺，不用顾虑对眼压的影响。

关键词　“通经明目”针刺法；即刻眼压；青光眼；非青光眼

临床上很多疾病会引起高眼压，高眼压引起的眼底损害是不可逆的，所以在临床治疗疾病中控制眼压很重要。李志勇主任医师总结数十年经验发现“通经明目”针刺法对多种疾病引起的高眼压有调节作用，为全面了解该疗法对眼压的影响，我们对一组接受“通经明目”针刺法治疗，病种涉及青光眼及非青光眼患者的针刺后即刻眼压进行了比较观察，现将结果报告如下。

1 对象与方法

1.1 研究对象

研究对象为2012年10月~2014年10月在天津中医药大学第一附属医院眼科门诊及病房诊治的确诊青光眼患者和非青光眼眼病患者。青光眼患者38例（73只眼），其中外伤性青光眼2例（4只眼），非外伤性继发性青光眼9例（17只眼），原发性开角型青光眼15例（29只眼），抗青光眼术后残余性青光眼7例（13只眼），慢性闭角型青光眼6例（10只眼）；非青光眼患者84例（159只眼），其中缺血性视神经病变14例（28只眼），视疲劳10例（19只眼），麻痹性斜视19例（38只眼），视神经萎缩20例（38只眼），黄斑病变8例（13只眼），糖尿病视网膜病变3例（6只眼），虹膜炎4例（6只眼），眼底动脉硬化3例（6只眼），视网膜静脉阻塞3例（5只眼）。所有患者年龄在19－81岁之间，针刺前眼压最低9.7mmHg（1mmHg＝0.133kPa），最高39mmHg。

青光眼诊断标准[1]：（1）有青光眼的视野改变（旁中心暗点、鼻侧阶梯状暗点、弓形暗点）。（2）视盘改变：视杯/视盘（C/D）>0.6，血管爬行，两眼不对称，特别是垂直径的扩大。（3）眼压>21mmHg，或眼压控制不稳定。

非青光眼组的定义：非青光眼的眼病包含很多眼底病、眼肌病等，排除各型青光眼病变及高眼压症者。

青光眼组纳入标准：（1）符合青光眼诊断标准的患者；（2）经药物或手术治疗，眼压控制情况不定的青光眼患者（包括眼压控制不佳及控制平稳的患者）；（3）年龄在18岁以上，85岁以下的患者。

非青光眼组纳入标准：（1）符合缺血性视神经病变、视疲劳、麻痹性斜视、视神经萎缩、黄斑病变、糖尿病视网膜病变、虹膜炎、眼底动脉硬化、视网膜静脉阻塞等诊断标准的患者；（2）眼压正常，在10~21mmHg之间者；（3）年龄在18岁以上，85岁以下者。

1.2 针刺方法

采用华佗牌针灸针0.25mm×40mm（苏州医疗用品厂有限公司）。主穴取患侧上睛明、上明、球后、承泣等眶内穴，不行任何手法，留针30min；配穴取百会、四神聪、双侧太阳、攒竹、外关、合谷、足三里、三阴交等，行针用平补平泻法，得气为度，留针30min。

1.3 眼压测量

采用拓普康非接触眼压计（CT 80A），测量精度为1mmHg。由同一医生测量针刺前后5min内的眼压，连续测量3次，取算术平均值。

1.4　统计学方法

采用 SPSS 19.0 软件，计量资料以 $\bar{x}\pm s$ 表示，针刺前后自身比较用配对 t 检验。$P<0.05$ 为差异有统计学意义。

2　结果

2.1　青光眼组针刺前后眼压变化

青光眼组 73 只眼，针刺前眼压（17.20±5.73）mmHg，针刺后眼压（16.31±4.97）mmHg，前后差异有统计学意义（配对 t 检验，$t=2.294$，$P=0.025$）。不同类型青光眼针刺前后眼压情况见表 1，针刺后即刻，原发性开角型青光眼眼压较针刺前有统计学意义的降低（$t=3.590$，$P=0.001$），外伤性青光眼较针刺前明显升高（$t=4.600$，$P=0.019$），其余类型青光眼针刺前后变化不大（$P>0.05$）。

2.2　非青光眼组针刺前后眼压变化

非青光眼组 159 只眼，针刺前眼压（14.16±2.47）mmHg，针刺后眼压（14.43±2.74）mmHg，前后差异无统计学意义（配对 t 检验，$t=1.585$，$P=0.115$）。不同类型非青光眼性眼病针刺前后眼压情况见表 2，仅视疲劳针刺后眼压较针刺前略有升高（$t=2.330$，$P=0.032$），其余纳入眼病针刺前后眼压未见明显变化（$P>0.05$）。

表 1　不同类型青光眼针刺前及针刺后即刻眼压情况　　($\bar{x}\pm s$)

青光眼类型	眼数（只）	眼压（mmHg）		t 值	P 值
		针刺前	针刺后		
原发性开角型青光眼	29	15.81±5.20	14.50±4.63	3.590	0.001
慢性闭角型青光眼	10	22.79±4.19	21.48±5.63	1.141	0.283
非外伤性继发性青光眼	17	13.44±3.42	13.57±2.89	0.202	0.842
外伤性青光眼	4	21.75±3.30	30.25±6.70	4.600	0.019
抗青光眼术后残余性青光眼	13	16.87±1.84	16.51±1.98	0.459	0.655

注：针刺前后组内比较，采用配对 t 检验。1mmHg=0.133kPa

表 2　各种非青光眼性眼病针刺前及针刺后即刻眼压情况　　($\bar{x}\pm s$)

眼病种类	眼数（只）	眼压（mmHg）		t 值	P 值
		针刺前	针刺后		
缺血性视神经病变	28	14.70±2.34	14.67±2.89	0.060	0.953
视疲劳	19	14.13±3.09	15.20±2.97	2.330	0.032
麻痹性斜视	38	14.80±2.55	14.65±2.67	0.368	0.715
视神经萎缩	38	13.92±2.29	14.28±2.62	1.040	0.305
黄斑病变	13	13.18±1.84	13.45±2.04	0.618	0.548
糖尿病视网膜病变	6	12.71±1.79	12.87±1.83	0.547	0.608
虹膜炎	6	12.28±1.98	12.20±2.35	0.213	0.840
眼底动脉硬化	6	12.96±1.16	13.65±2.51	0.827	0.446
视网膜静脉阻塞	5	16.28±2.50	17.60±2.82	0.877	0.430

注：针刺前后组内比较，采用配对 t 检验。1mmHg=0.133kPa

3 讨论

3.1 针刺对眼压的即刻影响

针刺可以降低原发性开角型青光眼的眼压，推测其可能的机制包括：首先，针刺可使房水排出量增加，对房水生成率无影响[2]；其次，朱海[3]等研究发现针刺能够通过恢复小梁网结构，以改善小梁网功能，进而增加房水的排出量，以起到降眼压作用；此外，β-内啡肽作为一种体液内分泌因素在针刺降眼压的调节过程中可能发挥着重要作用，即β-内啡肽升高，可以降低眼压[4]。原发性开角型青光眼中医属“青风内障”范畴，目前的治疗仍以降眼压为主，以减轻症状和减少视神经及视野的损害。

针刺可以升高外伤性青光眼的眼压。从查看相关文献可知，外伤性青光眼是由不同原因的眼部外伤引起的青光眼，其发病机制包括外伤引起前房出血，血液中的红细胞和其分解物及炎症细胞机械性阻塞小梁网，或有血块直接阻塞瞳孔或者房角，或者小梁网结构被破坏较重，进而使房水外流减少，引起高眼压[5]。现缺乏其他针刺对外伤性青光眼影响的实验及临床研究，但本研究提示，在临床上，对于外伤性青光眼的患者，应该慎用“通经明目法”针刺治疗。

慢性闭角型青光眼是由于周边虹膜造成房角全部或部分关闭，房水流出受阻，从而导致眼压升高的一种疾病。临床研究[6]表明针刺的降眼压作用源于改变了房水引流系统的功能状态，故对单纯性青光眼有效，但针刺治疗不能改变房角状态，而闭角型青光眼的房水外流阻力主要是由于房角狭窄或关闭，故针刺治疗效果不佳。

非外伤性继发性青光眼是由于某些眼病或全身疾病，干扰或破坏了正常的房水循环，使房水出路受阻而引起眼压增高的一组疾病。由于原发病不同，青光眼临床表现各异。针对病因是治疗非外伤性继发性青光眼的重要原则，同时需要关注眼压的变化以防高眼压对视神经造成不可逆的损害。本研究发现针刺对非外伤性继发性青光眼的即刻眼压没有明显影响，据临床分析有很大原因是因为造成非外伤性继发性青光眼的机制不同。例如在临床上，我们发现对于新生血管性青光眼，针刺降眼压效果明显。新生血管性青光眼主要病因是视网膜弥漫性缺血，而针刺可以改善青光眼患者眼底血液流变[7]。但是对于晶状体性青光眼，针刺降眼压效果不明显，分析其机制主要是患者晶状体囊膜通透性增加，前后径变厚，虹膜前移造成瞳孔阻滞、前房变浅、房角关闭，进而导致青光眼[8]。主要病因在于晶状体的形态发生改变，而针刺改变不了晶状体的形态。

有些原发性青光眼患者在经过抗青光眼手术治疗后，眼压未得到控制，视力和视功能可能继续损害，此类青光眼被称为残余性青光眼，是各种抗青光眼手术的固有并发症，发生可达6.7%[9]。有临床研究[10]证明曲伏前列腺素被应用于残余性青光眼的治疗中并取得了满意的效果，它可通过提高房水流出易度，增加葡萄膜巩膜通路房水外流来降低眼压。而针刺降眼压的机制主要是通过恢复和改善小梁网结构与功能，进而增加房水的排出量，作用靶点不同有可能是针刺对其眼压影响不大的原因。

既往缺乏关于针刺治疗对非青光眼疾病眼压的影响，特别是眼底病、眼外肌病和相关功能性疾病的研究。本研究收集非青光眼性眼病患者 84 例（159 只眼），其中缺血性视神经病变 14 例（28 只眼），视疲劳 10 例（19 只眼），麻痹性斜视 19 例（38 只眼），视神经萎缩 20 例（38 只眼），黄斑病变 8 例（13 只眼），糖尿病视网膜病变 3 例（6 只眼），虹膜炎 4 例（6 只眼），眼底动脉硬化 3 例（6 只眼），视网膜静脉阻塞 3 例（5 只眼）。研究结果发现，针刺可以升高视疲劳患者的眼压，而对于其他疾病的眼压影响很小。视疲劳中医称为“肝劳”，在《千金要方》中记载“读书、博弈过度而伤目者，谓肝劳。”其发病机理可归纳为屈光不正，眼外肌肌力不平衡，调节、辐辏功能障碍，干眼症，副交感神经和视皮层的兴奋性增加，以及由于当眼球长期处于紧张状态时，眼外肌和睫状肌代谢增加，造成的代谢废物和氧自由基积累等[11]。视疲劳眼针刺后眼压升高，推测其原因为：针刺可以改善眼部供血，使血液灌流和排出量均增加[12]，增加眼部静脉的回流，尤其是睫状前静脉，从而影响眼压，其升高眼压的作用大于降低眼压的作用，故使眼压升高。

3.2　通经明目法

视路系统属中医的“目系”范畴，经脉中足三阳经，手太阳小肠经，手少阳三焦经，手少阴心经，足厥阴肝经的正经或其支脉均与目系相连，针刺治疗可以通过刺激经脉穴位直接作用于目系本身，所以目系疾病应该配合针刺疗法[13]。本研究在总结前人的经验和临床实践[14]的基础上，采用通经明目法，选取眼局部的穴位作为主穴，分别为上睛明、上明、球后、承泣等，同时选用头顶及四肢穴，即百会、四神聪、太阳、攒竹穴、外关、合谷、足三里、三阴交等作为配穴进行治疗，以疏通经脉，运行气血，滋润、濡养眼部，使眼睛受血而能视。主穴中的上睛明，位于睛明穴之上，由于此穴的疼痛和出血较睛明穴少，常作为睛明穴代替穴使用。上明，位于在面额部，在眉弓中点，眶上缘之下，属于经外奇穴，从解剖上在眼轮匝肌中，浅层有眶上神经分布，深层有面神经颞支和额动脉分布。眶上神经是三叉神经的第一支，所以针刺上明会有明显的止痛效果。球后也为经外奇穴，分布有面神经分支，眶下神经和眶下动、静脉，并且其后部相当于睫状神经节部位。承泣，其下布有眶下神经、面神经、动眼神经的分支[15]。关于配穴，采用眶内穴和眼周穴相配合的方法，并且根据中医的整体观念，采用上下、远近配穴的方法。太阳，为经外奇穴，穴位下面是三叉神经和睫状神经节汇聚之处，是临床最常用的眼局部的穴位，与眼睛的关系密切。《圣济总录》曰：“太阳穴，不可伤，伤即令人目枯。”攒竹穴处分布有下额肌、皱眉肌和额动、静脉以及额神经内侧支。《针灸大成》曰：“视物不明，泪出目眩，瞳子痒，目瞢，眼中赤痛及睑瞤动不得卧。”因此攒竹不仅可以治疗眼睑瞤动等眼肌病，也可以治疗视物不明等眼内疾病。综合上明、球后两眶内穴，有通络止痛、行气活血的作用，可以改善眼睛局部血液循环。而针刺攒竹、太阳等眼周穴，可通过刺激末梢神经，使神经冲动传到大脑皮层的相应区域，进而减弱和抑制了原来的病理兴奋灶，使大脑皮层细胞的兴奋和抑制趋于平衡，从而达到降眼压的目的[16]。

针刺在降眼压的同时，还可减轻症状，又无药物降眼压引起的毒副作用，对临床治疗原发性开角型青光眼有积极的指导作用。路明[17]等研究认为针刺降眼压作用在出针时已起效，且出针后 30min 内作用持续存在，针刺适用于药物敏感度过低和药物过敏的青光眼患者。对于一些眼病在运用“通经明目法”针刺后出现眼压升高的现象，尚有待于进一步观察或基础研究的证实。

“通经明目法”针刺治疗对不同证型的青光眼和非青光眼即刻眼压均有不同的调节，其中对原发性开角型青光眼，有显著的即刻降低眼压的效果；对外伤性青光眼、视疲劳有升眼压的效果；对其他类型的青光眼和非青光眼的眼压作用不明显。此次研究表明在临床使用“通经明目”针刺疗法时要进行更加准确的辨病和辨证，对于原发性开角型青光眼要积极采取“通经明目法”针刺配合治疗以提高疗效，减少高眼压对视神经的损害；对于某些疾病例如外伤型青光眼，应慎用此法以避免造成眼底和视野损害的可能；而对于非青光眼眼疾一般可以放心针刺，不用顾虑其对眼压的影响。

参考文献

[1] 李凤鸣．眼科全书［M］．北京：人民卫生出版社，1996：154-161.

[2] 李志勇，刘岩，张广庆．针刺降低兔慢性高眼压机理的实验研究［J］．中国中医眼科杂志，2003，13（4）：12-13.

[3] 朱海．针刺对慢性高眼压家兔前房角组织超微结构的影响［D］．广州：广州中医药大学，2008.

[4] 孙红，王育良，柏玉洁，等．针刺降低青光眼模型兔眼压的机理［J］．南京中医药大学学报，2011，3：263-265.

[5] 李美玉．青光眼学［M］．第一版　北京：人民卫生出版社，2004：403.

[6] 李志勇，张广庆．针刺治疗慢性青光眼 32 例临床疗效观察［C］．中国天津全国针灸临床研究中心．第六届天津国际针灸暨中医临床学术会议论文集．天津：中国天津全国针灸临床研究中心，2000：187-187.

[7] 时洁，王秋，李学武．针刺对低压性青光眼患者球后血流动力学的影响［J］．长春中医学院学报，2000，16（2）：44-45.

[8] 温冬岩．非外伤性继发性青光眼的临床治疗分析［J］．中国卫生产业，2012，9（21）：82.
[9] 王晓丽，胡俊喜，韩立英．氩激光小梁成形术治疗残余性青光眼［J］．眼科新进展，2008，28（10）：778-779.
[10] 沈力台，韦秋红，陈琛．曲伏前列腺素在残余青光眼中的应用［J］．中国实用眼科杂志，2009，27（11）：1299-1300.
[11] 郭锐，丁淑华，洪德建．针刺治疗视疲劳的临床研究［J］．中国中医眼科杂志，2012，22（4）：263-267.
[12] 于海波．针刺治疗视神经萎缩临床观察［J］．中国中医眼科杂志，1997，7（1）：23.
[13] 韦企平，魏世辉．视神经中西医结合诊治［M］．北京：人民卫生出版社，2007：299-304.
[14] 刘志丹，杨森，朱蓓菁．针刺治疗青光眼研究进展［J］．中医学报，2015，19（1）：149-151.
[15] 严振国．经穴断面解剖图解［M］．上海：上海科学技术出版社，2002：33.
[16] 赵秀贞，张冬生，郝绍俐．针刺缓解高眼压的临床观察与体会［J］．山西中医，1988，46（6）：21.
[17] 路明，周剑，杨柳，等．针刺治疗对青光眼性视神经病变患者眼压的影响［J］．北京中医药，2014，33（12）：936-937.

［摘自：中国中医眼科杂志，2016，26（6）：368-372.］

针刺结合艾灸治疗干眼症验案 3 则

李莉[1]，李彭[2]
1. 天津中医药大学，天津　300193；
2. 天津中医药大学第一附属医院，天津　300193

关键词　干眼症；针刺疗法；验案

现代医学认为干眼症多是因免疫相关性炎症、细胞凋亡、神经调节异常、性激素失调等因素相互影响，损害正常的泪液分泌神经传导，影响泪液分泌的质和量，产生眼睛干涩[1]。随着社会的发展和科技的进步，干眼症的患者日益增多。流行病学调查显示，干眼的患病率约为 7.8%-33.78%[2]。目前西医以药物治疗和手术治疗为主，最常用的治疗方法是使用人工泪液，无有效的根治方法。笔者跟随导师采用中医针灸疗法治疗 3 例，临床效果满意，介绍如下。

1　典型病例

例 1：王某，男，38 岁，2014 年 6 月 20 日初诊。

双眼干涩、异物感 2 月余。患者长期于空调房内工作，夜间仍使用电脑工作，休息甚少。2 个月前出现双眼干涩、异物感、视物疲劳，未予重视，随后逐日加重，于某三甲医院眼科就诊。泪液分泌量测定（Schirmer 法）为 6mm/5min，泪膜破裂时间（BUT）为 5s，血糖及自身抗体检查均正常。现症：眨眼频繁，结膜稍有充血，舌淡、苔薄白，脉沉细。诊断：干眼症（肝肾不足）。治疗：予杞菊滴眼液，4 次/日，同时进行针刺治疗。局部取穴：太阳、睛明、丝竹空、承泣、四白；全身取穴：肝俞、肾俞、太溪、养老、风池、足三里、关元。常规消毒后，采用毫针进行针刺，眼周穴位不提插捻转，余穴位均行提插捻转平补平泻手法，留针 30min。起针后应用灸条（含有决明子、菊花等明目中药）在关元穴悬灸 15~20min，灸后患者取侧卧位。治疗 10 次，症状明显减轻。

例 2：李某，女，43 岁，2014 年 8 月 6 日初诊。

双眼干涩、瘙痒 1 月余。患者长期在电脑前工作，隔段时间就会出现双眼磨痛、不适感、视物疲劳，自滴眼药后缓解，未予重视。半月前因生气后症状加重，于某眼科就诊。泪液分泌量测定（Schirmer 法）为 7mm/5min，泪膜破裂时间（BUT）为 4s，血糖及自身抗体检查均正常。现症：目珠干涩，不耐久视，情志不舒，口苦咽干，大便干，失眠多梦，舌红、苔薄黄，脉弦滑数。诊断：干眼症（肝郁化火）。药用：生地、炒黄芩、玉竹、天花粉、玄参、麦冬、枸杞子、甘草各 10g，并进行针刺治疗。局部取穴：太阳、睛明、丝竹空、承泣、四白；全身取穴：肝俞、肾俞、太溪、养老、风池、足三里、关元。常规消毒后，采用毫针进行针刺，眼周穴位不提插捻转，余穴位均行提插捻转平补平泻手法，留针 30min。起针后应用灸条（含有决明子、菊花等明目中药）在关元穴悬灸 15~20min，灸后患者取侧卧位。治疗 10 次，症状明显减轻。

例 3：李某，女，30 岁，2014 年 11 月 6 日初诊。

双眼干涩 1 年余。1 年前患者遇强风吹就会流泪，但是持续时间较短，可自行缓解。半月前因工作原因长期在电脑前工作遂症状加重。现症：患者遇冷或稍受风吹即流泪，需不停地擦拭。泪液分泌量测定（Schirmer 法）为 9mm/5min，泪膜破裂时间（BUT）为 3s，血糖及自身抗体检查均正常。予杞菊滴眼液，4 次/日，同时进行针刺治疗。局部取穴：太阳、睛明、丝竹空、承泣、四白；全身取穴：肝俞、肾俞、太溪、养老、风池、三阴交、关元。常规消毒后，采用毫针进行针刺，眼周穴位不提插捻转，余穴位均行提插捻转平补平泻手法，留针 30min。起针后应用灸条（含有决明子、菊花等明目中药）在关元穴悬灸 15~20min，灸后患者取侧卧位。治疗 10 次，症状明显减轻。

2 体会

干眼症在中医学属于“白涩症”“干涩昏花症”“神水将枯”“燥证”范畴[3]。叶天士认为：“燥为干涩不通之疾。”《诸病源候论》中有目涩之称，谓“液竭者目涩”。

《原机启徽》谓："不肿不赤，爽快不得，沙涩昏朦，名曰白涩，俗称白眼。"中医认为本病病机涉及脏腑阴阳、气血津液、六淫七情等多方面，故而辨证应从肺、肝、脾、肾入手，标本兼治，局部治疗与整体调理相结合方能达到满意的疗效。

中医学认为，眼睛与十二经脉都有着直接或间接的联系，针刺眼部穴位能疏经活络，调和气血，血脉通利，精血濡于目，"目得血而能视"。睛明穴为太阳、阳明之交会穴，其作用明目而止泪；太阳穴属于经外奇穴，功能为疏解头风而明目；针刺肝俞、肾俞穴可以调补肝肾之气，具有滋肾水，养肝木之作用，气血充足，则目得所养；太溪、养老协助主穴养肝明目；风池穴为手、足少阳经与阳维之会，为祛风之要穴，又能祛风散寒；三阴交为足太阴脾经腧穴，又是足三阴经交会穴，因而刺激三阴交穴可调理肾、肝、脾三脏，理气活血，使气血充足，胞宫得养，冲任得充，阴阳重归平衡；关元为任脉穴，与胞宫、冲脉、督脉、足阳明胃经、足三阴经等联系密切。

现代医学证明艾灸具有提高中枢兴奋性及免疫双向调节作用。艾灸关元穴可以使经气沿任脉直达双目，从而疏通双目周围经络以治标；同时加强肝藏血、肾藏精的功能，使精血充足，阴阳平和而治本。针刺后加灸关元穴可达到标本兼治，使双目得到精血濡养，从而有效减轻患者双目视物疲劳、干涩、异物感等症状。针刺取穴以眼周腧穴为主，配合全身辨证取穴，共同达到疏经通络、活血养血、濡目润睛的目的。

多穴并用疏通气血，上疏下导，整体与局部共调，可以达到疏通经络、滋补肝肾、补益精血的功能，使精微布于五脏，上荣于目，促进泪液分泌，有效提高泪膜的稳定性，从而明显减轻视物疲劳、干涩、异物感、迎风流泪等症状。

参考文献

[1] 刘祖国，杨文照．干眼症的发病机制［J］．眼科，2005，14（5）：342-345.

[2] 杨永明，马林昆．干眼的流行病学研究进展［J］．国际眼科杂志，2010（10）：1944-1946.

[3] 刘新泉，朱华英，阮雯洁．针刺配合中药雾化治疗干眼症疗效观察［J］．上海针灸杂志，2012，31（7）：515-516.

［摘自：山西中医，2015，31（3）：39-41.］

针刺治疗视神经萎缩优化方案的评价研究

刘岩，杨光，李志勇，刘颖，焦毅，朱丽，童毅，徐丽

天津中医药大学第一附属医院，天津　300193

关键词　针刺；视神经萎缩；优化方案；评价研究

视神经萎缩不是单独的一种疾病，任何原因造成的视网膜神经节细胞和轴突的不

可逆损害均可导致本病。本病是前视路（视网膜膝状体通路）系统损害后造成的轴突变性、神经纤维退变和坏死后的一个病理学概念和形态学后遗症，视神经萎缩可由多种原因引起，如炎症、缺血、压迫、外伤、中毒、青光眼、先天因素、营养障碍、代谢性、脱髓鞘及遗传性疾病等，其结果是视功能不同程度损害和眼底视盘颜色变淡和苍白。视神经纤维有 100 万–120 万根，完全萎缩的神经纤维是不可逆的病理结局。有学者认为除因外伤、肿瘤压迫引起的视神经病变经手术治疗视力可能有所恢复外，发展至视神经萎缩后，西医迄今没有公认有效的治疗方法，患者视力预后差。近年亦有学者认为，正在病理损害中或未被损害的神经纤维，只要及时发现原发病灶（能明确病因者）并尽早处置，或积极采用中西医结合综合治疗，是有机会恢复或改善视功能的，至少可维持原有视功能。视神经萎缩是临床上常见的致盲因素之一，病因复杂，病程缠绵，属难治性眼病。目前西医对视神经萎缩缺乏公认有效的治疗方法，而针刺治疗视神经萎缩在临床上实用性极强，针刺具有操作方便、疗效可靠、成本低廉、无严重不良反应等优点，易被患者接受，具有在全国各地区普遍推广的潜力，是一种可以单独应用，独具中医特色的较好的治疗方法。针药并用在本病临床治疗中具有独特的优势。

针刺治疗视神经萎缩的既往研究表明，针刺不但能对纹状旁区有即时影响，增强视觉中枢生物电活动，经过长期治疗，每次针刺作用的远期迭加而改善视神经传导功能，促进视神经再修复，起到增加视力提高视功能的作用；针刺还能改善局部血循环，从而影响局部新陈代谢，起到疏通目络气血，使部分处于机能低下的视神经的兴奋性得以改善和恢复。两者结合，相得益彰。

本课题探讨眼局部取穴及辨证取穴两种针刺取穴方法对视神经萎缩患者视功能的影响及临床疗效，并分析评价影响其疗效的相关因素。结果显示：①本课题显示眼局部取穴与辨证取穴两种取穴方法治疗视神经萎缩的临床疗效相当。两组针刺疗效比较，经过统计分析无明显差异。②针刺治疗视神经萎缩可以提高患者视力、视野的平均视敏度、对比度视力，提高图形视觉诱发电位的 P100 振幅，改善色觉。③病程、基础视力与疗效有相关性。

［摘自：天津中医药，2010，27（6）：535.］

针刺治疗视网膜中央动脉阻塞型失明 28 例

史军月[1]，张伯儒[2]，张春红[2]

1. 天津中医药大学，天津　300193；

2. 天津中医药大学第一附属医院，天津　300193

关键词　针刺；暴盲；视网膜动脉阻塞；失明

视网膜中央动脉阻塞是视网膜中央动脉及其分支的阻塞引起的视网膜组织急性缺血，表现为无痛性的视力突然下降，甚至失明。笔者于天津中医药大学附属第一医院张伯儒老师门诊实习期间收集到 28 例此病病例，观察疗效，现报道如下。

1　临床资料

1.1　一般资料

视网膜中央动脉阻塞患者 28 例，均为单眼发病，其中男 15 例，女 13 例；年龄 45~75 岁，平均 64 岁；病程最短 3d，最长 1 个月。中央支阻塞 18 例（64%），分支动脉阻塞 10 例（36%）。部分患者做了眼底荧光血管造影确定视网膜动脉阻塞位置和血流情况。

1.2　诊断标准

根据《中医病证诊断疗效标准》中暴盲（视网膜中央动脉阻塞）诊断标准制定。

2　治疗方法

2.1　取穴

主穴取上睛明、四白、鱼腰。配穴取风池、完骨、天柱、水沟、印堂、攒竹、太阳、百会、合谷、后溪、悬钟、太溪、太冲。

2.2　操作方法

取患侧上睛明穴，嘱患者闭目，医者右手食拇两指夹持针柄，左手食拇两指夹持针身，做平补平泻捻转动作并向下缓慢刺入 1~1.2 寸，捻转频率约 100~120 次/min，待医者手下出现沉紧感，患者自觉眼球发胀感即为得气。四白取患侧，针身呈 45°角向内上方睛明方向透刺，进针 0.5~0.8 寸，行轻微的平补平泻捻转手法至眼内出现酸胀感为度。鱼腰穴取患侧，使针身呈 45°角向外上方斜刺刺入 0.5 寸，运用轻微的提插泻法至患者自觉出现向眼球内部放射的针感为度。风池、完骨、天柱均取双侧且行捻转补法 1min。水沟穴向鼻中隔方向斜刺 0.3~0.5 寸，行雀啄手法至眼球湿润为度。余穴均采用常规刺法，留针 30min。每日 1 次，治疗 14 次为 1 个疗程。

3　治疗效果

3.1　疗效标准

治愈：视力恢复至 1.0 以上或发病前水平，视网膜血液循环基本改善；显效：视力提高 4 行以上，视网膜血液循环部分改善；有效：视力提高 1~3 行，视网膜血液循环略有改善；无效：视力无好转，视网膜血液循环无改善，或见视神经、视网膜萎缩。

3.2　治疗结果

28 例患者经治疗 4 个疗程后，治愈 3 例（10.7%），显效 15 例（53.6%），有效 8 例（28.6%），无效 2 例（7.1%），总有效率为 92.9%。

4　讨论

视网膜中央动脉阻塞是对视功能有毁灭性损害的眼科急症之一。临床上本病眼底血管荧光造影很少见到完全阻塞，仍有残留的血液供应，这使得在一定条件下恢复血液供应后，视网膜神经细胞的功能重新恢复成为可能。上睛明穴为经外奇穴，刺之可疏调目系，行气活血化瘀，为治疗各种眼病之要穴。四白穴可调理眼部经络气血。鱼腰穴为经外奇穴，其下为动眼神经经眶上裂分布在眼部的神经纤维，针刺可促进视网膜神经细胞的功能恢复。风池、完骨、天柱可升提阳气，补益脑髓，增加脑循环血量，以改善眼动脉血供。水沟、印堂可清头明目。合谷、太冲疏理阻滞之瘀结，清理受蒙之清窍。攒竹、太阳主目系，具有清火明目之功效。后溪为八脉交会穴，通督脉，利眼目。悬钟为髓会，太溪为足太阴肾经之原穴，针刺此两穴，补肾益精填髓以利清窍。诸穴合用，标本兼治，疗效显著。

[摘自：上海针灸杂志，2015，34（2）：164.]

针刺治疗麻痹性斜视 90 例临床观察

童毅，杨光，刘颖，焦毅，李志勇

天津中医药大学第一附属医院，天津　300193

摘要　目的：探讨麻痹性斜视的较佳疗法。方法：将 90 例麻痹性斜视患者随机分为针刺组、对照组各 45 例。针刺组取百会、风池、太阳、睛明、球后、攒竹、合谷、四白、足三里、三阴交等穴针刺，对照组采取维生素 B_1、维生素 B_{12}肌肉注射，并比较两组疗效。结果：针刺组痊愈率为 80.00%，显著高于对照组的 42.22%。结论：针刺治疗麻痹性斜视效果显著，优于西药治疗者。

关键词　麻痹性斜视；针刺疗法；临床对照观察

2008 年以来，笔者运用针刺治疗麻痹性斜视 45 例，并设立对照组 45 例作对照，取得较好疗效，现报告如下。

1 临床资料

1.1 一般资料

本组90例患者按就诊先后顺序随机分为针刺组、对照组各45例。针刺组45例：男25例，女20例；年龄31~80岁；病程3~35d。对照组45例：男23例，女22例；年龄32~78岁；病程2~32d。两组病例的性别、年龄、病程等经统计学处理差异均无显著性意义（$P>0.05$），具有可比性。

1.2 诊断标准

参照新世纪全国高等中医药院校规划教材《中医眼科学》[1]中有关内容制定标准。

1.2.1 西医诊断标准 （1）复视；（2）眼位偏斜，患眼向麻痹肌作用的相反方向偏斜；（3）眼球运动障碍，患眼向麻痹肌作用方向运动受限；（4）第2斜视角大于第1斜视角。

1.2.2 中医分型标准 （1）风邪中络型：目偏斜，复视，发病急骤或伴眼疼，头晕目眩，步态不稳，舌红、苔薄，脉浮数；（2）风痰阻络型：目偏斜，复视，头晕，胸闷呕恶，食欲不振，体胖，舌质红、苔白腻，脉弦滑；（3）外伤瘀滞型：外伤后目偏斜，或有胞睑、白睛瘀血，眼疼，活动受限，视一为二，舌质淡红、苔薄白，脉弦。

1.3 排除标准

（1）麻痹性斜视系由甲状腺机能亢进、重症肌无力及颅内肿瘤等引起者；（2）临床病例资料不全者。（3）不能按照规定疗程治疗者。

2 治疗方法

2.1 针刺组

穴取百会、风池、太阳、睛明、球后、攒竹、合谷、四白、足三里、三阴交。患者取仰卧位，穴位皮肤常规消毒，用0.25mm×40mm毫针依次针刺诸穴。其中风池向鼻尖方向斜刺0.8~1.0寸，行捻转泻法使针感传到眼区或前额；睛明、球后、攒竹用压针缓进法进针0.3~1.0寸，足三里、三阴交行捻转补法，余穴行平补平泻手法。得气后，留针30min，每日1次，14次为1疗程，连续治疗3个疗程，疗程间休息1d。

2.2 对照组

维生素B_1 100mg、维生素B_{12} 0.5mg肌肉注射，每日1次，14次为1疗程，连续治疗3个疗程，疗程间休息1d。

3 疗效观察

3.1 统计学方法

采用SPSS 10.0软件，数据行χ^2检验，$P<0.05$为差异有统计学意义。所有病例均

治疗 3 个疗程后统计疗效。

3.2　疗效标准

痊愈：眼肌运动功能恢复正常，复视消失，眼球活动自如，且随访 3 个月不复发；有效：眼肌运动功能有所恢复，复视间距离缩小，眼球运动轻度受限；无效：治疗前后复视、眼球运动无改变[2]。

3.3　治疗结果

3.3.1　两组患者疗效比较　见表 1。

表 1　针刺组、对照组患者疗效比较　　[例（%）]

组别	例数	痊愈	有效	无效
针刺组	45	36（80.00）**	6（13.33）	3（6.67）
对照组	45	19（42.22）	18（40.00）	8（17.78）

注：** 与对照组比较，$P<0.01$。

3.3.2　针刺组疗效与病程的关系　见表 2。表 2 显示出病程越短疗效越好的趋势，但因样本量太小，未做统计学处理。

表 2　针刺组患者疗效与病程的关系比较　　[例（%）]

病程	例数	痊愈	好转	未愈	总有效
1 周以内	20	18（90.0）	2（10.0）	0（0）	20（100.0）
1–2 周	16	14（87.5）	1（6.25）	1（6.25）	15（93.75）
2 周以上	9	4（–）	3（–）	2（–）	7（–）

3.3.3　针刺组中医各证型疗效比较　见表 3。

表 3　针刺组中医各证型疗效比较　　（例）

辩证分型	例数	痊愈	好转	未愈	总有效
风邪中络型	20	19	1	0	100**
风痰阻络型	18	15	2	1	94.44*
外伤瘀滞型	7	2	3	2	71.43
合计	45	36	6	3	93.33

注：与外伤瘀滞型比较，＊$P<0.05$；＊＊$P<0.01$。

3.3.4　远期随访情况　两组痊愈病例随访 3 个月未见复发，部分有效病例有不同程度好转。

4　讨论

麻痹性斜视是由一条或数条眼外肌完全或不完全麻痹所引起的眼球运动障碍、眼位偏斜的疾病。起病突然，多有复视、头晕、恶心、呕吐及步态不稳等症状，常与眼部外伤、炎症、脑血管病、重症肌无力、糖尿病、甲状腺功能障碍等有关。本病属中医学“视歧”“目偏视”“视一为二”“风牵偏视”等范畴，古代医学文献中很早就有关于麻痹性斜视的记载。《灵枢・大惑论》曰：“邪中于项，因逢其身之虚，其入深则随眼系以入于脑……邪中其精……精散则视歧，视歧见两物。”《证治准绳・眼目集》曰：“谓一物目视为二，即内经所谓视歧也。乃精华衰乱，偏隔败坏，病在肾胆，肾胆真一之精不足，而阳光失其主倚，故视一为二。”笔者认为本病为本虚标实之证，多因风邪中络，或外伤脉络、肌肉受损，或脏腑功能失调、痰湿内生、风痰阻络所致，治疗原则以祛风、活血、化痰、通络为主。针刺处方中取百会以补中益气升阳；风池穴属少阳胆经，与督脉通，入络于脑，可疏风解表、清利头目，有改善椎基底动脉供血的作用；攒竹、太阳、球后活血明目通络，疏通眼部气血；合谷为阳明经原穴，多气多血，是治疗头面部疾病的要穴，有祛风解表、疏经通络之功，与足三里同用，既有“治痿独取阳明”之意，又能加强手足同名经的联系，从而增强疗效；足三里、三阴交调补气血、疏通经气；睛明为手足太阳、足阳明、阴阳跷经脉之会，能激发诸脉之经气直达病所；脾主肌肉，故配四白以补脾胃之气。全方有祛风散邪、活血通络、滋养调节经筋、祛瘀生新的作用，能够恢复神经、肌肉的正常功能，使眼周各肌力恢复平衡，眼球运动恢复正常，复视消失。

笔者还发现用眼过度也能诱发本病，近年来，随着近距离工作及电脑使用的增加，视疲劳患者越来越多。肝主筋，脾主肌肉，肝主藏血，脾为气血生化之源，久视过劳则耗伤气血，久之气血不足，无以荣养筋脉，导致眼带弛缓，约束无力而发为本病。此外笔者还注意到发病时间短、症状轻者易治愈，发病时间长、症状重者难恢复，提示本病宜及早治疗。

参考文献

[1] 曾庆华. 中医眼科学. 北京：中国中医药出版社 [M]，2003：1.

[2] 周凌云，张晓梅，李志坚，等. 眼部内刺法与药物结合治疗眼运动神经麻痹症疗效观察 [J]. 中国针灸，2007，27（3）：165.

[摘自：江苏中医药，2010，42（5）：55-56.]

针刺治疗眼肌麻痹临床观察

张杰[1]，刘雅静[2]

1. 天津中医药大学第一附属医院，天津　300193；

2. 天津中医药大学，天津　300193

摘要　目的：观察针刺治疗眼肌麻痹的临床效果及病因探讨。结果：治愈率93.42%，好转率3.95%。1个疗程内治愈者6.58%，2~3个疗程治愈者69.73%，4~6

个疗程治愈者19.74%，6个疗程以上显效者1.32%。结论：辨证选取相关穴位进行治疗，取得较好的效果。

关键词 针刺；眼肌麻痹

成人眼肌麻痹病因复杂，多单眼突然发病，表现多样，易引起视觉干扰、难以忍受的复视，影响正常生活质量。为探讨成人眼肌麻痹病因及有效的治疗方法，缩短病程，现将笔者多年临床观察总结如下。

1 临床资料

1.1 诊断标准

经详细询问病史，行视力、眼球活动、复视、裂隙灯、检眼镜、验光等常规检查，并用红玻璃片法检查复像确定何眼外肌麻痹，并结合血生化、眼眶B超、CT等辅助检查。参照国家中医药管理局1994年发布的《中医病症诊断疗效标准》[1]：（1）眼位偏斜，患眼向麻痹肌作用的相反方向偏斜；（2）眼球活动障碍，患眼向麻痹肌作用方向活动受限；（3）第二斜视角大于第一斜视角；（4）代偿头位，头向麻痹肌方向偏斜；（5）复视，双眼视一为二（复视像检查确定麻痹肌）；（6）头晕目眩，或有恶心呕吐。

1.2 一般资料

患者均为门诊患者，男48例，占63.16%，女28例，占36.84%；发病年龄8~76岁，8岁1例，20~35岁14例，36~50岁11例，51岁以上49例；病程最短1天，最长1年。

2 治疗方法

2.1 选穴

主穴：球后、风池、承泣、睛明、合谷、足三里。配穴：风客胞络者，配合翳风、外关，以疏风解表；外伤瘀血者，配合百会、昆仑、血海，以活血化瘀；中气下陷者，配合百会、脾俞，以升阳健脾；肾虚者，配合太溪、关元，以滋阴潜阳。

2.2 电针

取阳白配攒竹。

2.3 操作

选用直径0.3mm毫针，睛明、球后、承泣均由皮肤面垂直进针，然后向眼球方向斜行进针，施提插的平补平泻手法，忌施捻转手法；其余诸穴施捻转的平补平泻手法。得气后连接G6805-Ⅱ程控电针仪疏密波，频率2/100Hz混频刺激，刺激20min后休息10min，再刺激20min，输出电压为3~5V，每天1次，10天为1个疗程。

3 治疗效果

3.1 疗效标准

治愈：复视消失，眼位居中，眼球运动正常，代偿头位消失，同视机检查正常；

好转：正前方及下方视野复视基本消失，眼位居中，眼球运动大致正常，代偿头位改善，同视机检查主要视野区斜视度减小；无效：治疗前后复视及斜度无明显变化，代偿头位。

3.2　总体临床疗效

76例中1个疗程内治愈者5例，占6.58%；2~3个疗程治愈者53例，占69.73%；4~6个疗程治愈者15例，占19.74%；6个疗程以上显效者1例，占1.32%；无效2例，占2.63%。

4　体会

眼肌麻痹在眼科、神经内外科及内分泌科等均较常见，虽然临床表现相似，但病因各不相同，需要仔细分析临床特征，并进行相关影像学和实验室检查，以防漏诊、误诊。

整个眼球运动共由6条眼外肌、3对脑神经支配，除肌病及神经肌肉传导障碍外，周围性眼肌麻痹中外直肌麻痹由外展神经损伤引起，上斜肌麻痹由滑车神经病变导致，动眼神经麻痹可引起内直肌、上直肌和下斜肌麻痹，同时可引起提上睑肌和瞳孔括约肌麻痹。临床以上斜肌（单或双眼）及外直肌麻痹最为常见，此与滑车神经在颅内行程较长，外展神经部位易受损伤有关，其次是动眼神经麻痹。

根据成人眼肌麻痹患者分析其病因：糖尿病最多，其次为脑血管病变，病毒感染及脑外伤。糖尿病所致眼肌麻痹的发病机制与糖尿病的并发症周围神经炎有关，此外其所特有的微血管病变导致神经组织的缺血、缺氧以至变性[2]。脑血管疾患所致眼外肌麻痹的患者，常伴有高血压、糖尿病、动脉硬化等全身性疾病，年龄均在50岁以上，其动脉硬化及血流动力学的改变，故使靠近较大动脉的第Ⅲ、Ⅳ、Ⅵ神经受累；其次，硬化的动脉走形弯曲，也可压迫这些神经，致眼外肌麻痹。外伤多见于青壮年患者，其中以车祸致颅骨骨折、脑组织挫伤、水肿、出血直接或间接损伤、压迫神经为主，眼部外伤直接损伤神经或眼外肌较次。患者多在昏迷苏醒或眼部肿胀消退后发现视物重影。病毒性感冒后或疱疹病毒感染致面部带状疱疹后，其病毒可侵犯周围神经或中枢神经，使神经组织水肿或变形，本病多发生在老年人，这可能与老年人机体抵抗力低下有关。

眼肌麻痹属于祖国医学“风牵偏视”“视一为二”“睑废”等范畴，多因素体脾气虚，或因肾虚，外风乘虚而入或内风不制而上扰于目，脉络不通而致本病。而胞睑在脏属脾，脾主肌肉，眼外肌之运动与脾气盛衰有密切关系，故脾气虚弱是本病发生的最主要的病理，所以祛风化痰、健脾益气是治疗大法。

根据经络学说，眼周经络的分布是：眼上有手足少阳、阳明经及阳维脉于眉上；

眼下有胃经之起点，并有任脉、阳跷脉进入眶下；足厥阴经及手少阴经连目系；眼球经目系而连系于脑，脑居头中，头为诸阳之会，有足太阳、足少阳经通督脉而络脑。依据这些经络联系，结合病因病机，辨证选取相关穴位进行治疗，取得较好的效果。电针波形的选择，亦直接影响疗效，连续波容易产生肌肉的疲劳，而疏密波具有促进血液循环及对肌肉组织的兴奋作用，有助于眼外肌各种运动障碍的恢复。

参考文献

［1］国家中医药管理局．中华人民共和国中医管理行业标准·中医病症诊断疗效标准［S］．南京：南京大学出版社，1994：114-115.

［2］夏群，关航．糖尿病性眼肌麻痹 32 例分析［J］．中华眼科杂志，1997，33（3）：235.

［摘自：辽宁中医杂志，2008，35（3）：435-436.］

针刺治疗眼肌型重症肌无力 20 例

李富越[1]，赵亮[2]，赵建国[2]

1. 天津中医药大学，天津　300193；

2. 天津中医药大学第一附属医院，天津　300193

摘要　目的：观察针刺治疗眼肌型重症肌无力的疗效。方法：20 例患者均采用针刺治疗。结果：治愈 9 例，有效 10 例，无效 1 例。结论：针刺治疗眼肌型重症肌无力疗效确切。

关键词　眼肌型重症肌无力；针刺；针刺疗法

重症肌无力是一种神经-肌肉接头传递功能障碍的获得性自身免疫性疾病。眼肌型病变仅限于眼外肌，可出现上睑下垂和复视[1]。2014 年 4 月至 2015 年 10 月，笔者以针刺治疗眼肌型重症肌无力患者 20 例，疗效较好，现报道如下。

1　临床资料

20 例患者均来自天津中医药大学第一附属医院，其中男 14 例，女 6 例；年龄最小 45 岁，最大 72 岁；病程最短 4 日，最长 3 月。临床表现为患者单侧上睑下垂，纳入病例症状都具有晨轻暮重、疲劳后加剧、休息后可有缓解的特性，疲劳试验及新斯的明试验均为阳性。

2　治疗方法

2.1　针刺选穴

主穴：患侧攒竹、阳白、丝竹空、鱼腰透攒竹、四白透睛明、百会、四神聪、上星、印堂、双侧风池、天柱、完骨、内关、三阴交、足三里、合谷、太冲。配穴：根据辨证选取相应辅穴加以施针。

2.2　操作手法

患者取仰卧位，采用华佗牌 0.25mm×30mm 毫针，选穴处常规消毒后刺入。上星穴平刺；百会、四神聪直刺；印堂向下斜刺进针约 13mm，捻转补法，幅度<90°，频率 120~160 次/min；内关直刺约 25mm，施提插捻转泻法 1min；患侧阳白采用四针梅花刺法（四针分别向睛明穴、瞳子髎、头维穴、上星穴刺入）；鱼腰透刺攒竹、四白透刺睛明，针平刺入后透刺 20mm，小幅度快速捻转行补法至有胀感；风池、完骨、天柱进针约 35mm，施捻转补法 1min；合谷、太冲直刺约 25mm，施捻转泻法；各辅穴及配穴行虚补实泻。留针 30min，每日 1 次，14 次为 1 个疗程，连续治疗 2 个疗程。

3　疗效观察

3.1　疗效标准

参照《中医病证诊断疗效标准》[2]，治疗 3 个月随访评定疗效。治愈：上睑下垂消除，双侧者平视睑缘遮盖黑睛不超过 2mm，单侧者与健侧眼睑位置基本对称；好转：上睑下垂有不同程度的改善；无效：治疗后上睑下垂无改善。

3.2　治疗结果

20 例中，痊愈 9 例；好转 10 例；无效 1 例。治愈率 45.0%，总有效率 95.0%。

4　讨论

重症肌无力眼肌型中医病名为“上胞下垂”“睑废”，应属痿证范围。巢元芳（隋）著《诸病源候论》中云：“睢目，又名侵风、目睑垂缓。”《圣济总录》记录为“眼睑垂缓”。《目经大成》记为“睑废”。《银海精微》中称之为“胞垂”。该病所生多与脾、肾、肝三脏密切相关，虚损是本病的主要病机。脾气虚弱可使筋肉失于濡养，肝肾亏损可致气血津液无法上输于目窍。眼睑属肌肉，为脏腑气血所养，若脏腑失调，气血生化乏源，可致眼睑失养，启闭无力，故治疗应补脾益气、调养肝肾。局部之阳白、攒竹、丝竹空等穴，疏通眼部经络气血，濡养睑部筋脉肌肉，阳白为足少阳胆经与阳维脉交会穴，枢转、维系阳经，采用透刺法提升阳气而使胞睑上举有力[3]。鱼腰透攒竹、四白透睛明沟通阳经气血交汇，升举阳气，促使胞睑上提。配穴上星、百会、印堂居于人身之高处，故能开提升阳，取之以益气升阳。元神所居于脑，脑又主宰人体的生理、精神活动。取内关以益脑生髓、明目通络。取风池、完骨、天柱以加强脑部血供、润养眼睑。根据“治痿独取阳明”的法则，足三里益气养血，濡养筋脉。取太冲、三阴交，以条达肝气、疏通经络，荣养胞睑。选用三阴交之足三阴经交汇之所，一穴定三经。再者，《四总穴歌》所提：“面口合谷收”，取合谷穴可增诸穴之功效。

现代医学中，该病的主要治疗方法是使用胆碱酯酶抑制剂及肾上腺皮质激素治疗，但效果不稳定，不良反应大。而中医针刺通过辨证施治，以调补脏腑、疏通气血为主要治则，进而调节人体的阴阳平衡，临床疗效肯定。治疗过程中，患者大多症状得以改善，但仍需后续针刺治疗使疗效得以巩固。近期疗效观察，患者病情恢复较好，治愈者复发率低。远期疗效尚需进一步观察，以说明针刺治疗该病的远期疗效是否稳定，从而探究针刺治疗该病的优势与不足。

参考文献

［1］贾建平．神经病学［M］．第6版．北京：人民卫生出版社，2012：360.

［2］国家中医药管理局．中医病证诊断疗效标准［S］．北京：中国医药科技出版社，2012：71.

［3］徐志凤．局部取穴治疗单纯眼肌型重症肌无力25例体会［J］．四川中医，2009，27（5）：117.

［摘自：山西中医，2016，32（4）：37.］

十一、耳鼻喉科疾病

针刺治疗突发性耳聋气滞血瘀型30例疗效观察

闫锡联

天津中医药大学第一附属医院，天津　300193

摘要　目的：观察针刺治疗突发性耳聋的临床疗效。方法：将60例患者分2组，治疗组30例针刺治疗的同时静脉点滴丁咯地尔注射液，口服甲钴胺片和维生素B1片；对照组30例予静脉点滴丁咯地尔注射液，口服甲钴胺片和维生素B1片。采用公认的疗效评定标准，对2组疗效进行比较。结果：经Ridit分析，2组疗效有显著性差异（$P<0.05$），治疗组疗效明显优于对照组。结论：针刺治疗突发性耳聋有确切疗效。

关键词　突发性耳聋；针刺；气滞血瘀；

突发性耳聋简称突聋，又称暴聋，是指几小时内突然发生原因不明的一种感音神经性聋，可伴有耳鸣和眩晕，除听神经外，无其他脑神经症状和体征，为耳鼻咽喉科常见急症。据最近国内外文献报道，此病发病率有逐渐增加的趋势。目前临床上治疗的方法比较多，大多以改善循环和营养神经为主要治疗方法。2009年1月~2010年9月在本院耳鼻喉科门诊采用盐酸丁咯地尔注射液等治疗的基础上使用针刺治疗突发性耳聋30例，取得较好的疗效，现报道如下。

1 临床资料

1.1 一般资料

全部例均为本院门诊患者，随机分为2组。治疗组30例，男17例，女13例；年龄14~78岁，平均42.6岁；病程1~13d，平均7.2d。对照组30例，男14例，女16例；年龄15~77岁，平均41岁；病程1~14d。2组一般资料经统计学处理无显著性差异（$P>0.05$），具有可比性。

1.2 诊断标准

参照文献[1]制定：①突然发生的非波动性感音神经性听力损失，常为中度或重度；②病因不明；③可伴耳鸣；④可伴眩晕、恶心、呕吐，但不反复发作；⑤除第Ⅷ颅神经外，无其他颅神经受损症状。

1.3 中医诊断标准

参照《中医病证诊断疗效标准》中气滞血瘀型的相关内容制定[2]。

1.4 纳入标准

符合突发性耳聋诊断标准，并符合中医辨证暴聋属气滞血瘀型者[2]，可纳入本观察病例。

1.5 排除标准

（1）经检查证实由外伤、肿瘤与全身性疾病所致的耳聋；（2）年龄在14岁以下或80岁以上；妊娠或哺乳期妇女；过敏体质者；（3）合并有心血管、脑血管、肝、肾和造血系统等严重原发性疾病及精神病患者；（4）不符合纳入标准，未按规定用药，无法确定疗效或资料不全等影响疗效或安全性判断者。

2 治疗方法

2.1 治疗组

2.1.1 针刺治疗 患侧耳门、听宫、听会、翳风、头窍阴、完骨、晕听区；百会、四神聪、双侧合谷；气虚明显加足三里；肝火上炎加太溪、太冲；气滞明显加率角、浮白、中渚。针刺，平补平泻，留针30min。1次/d，14d为1疗程，一般治疗1~2个疗程。

2.1.2 西药治疗 盐酸丁咯地尔200mg加入到5%葡萄糖（糖尿病患者改用生理盐水）500mL中静脉滴注，1次/d，14d为1疗程，一般1~2个疗程；口服甲钴胺片，每次50mg，3次/d；口服维生素B1片，每次10mg，3次/d。

2.2 对照组

盐酸丁咯地尔注射液200mg加入到5%葡萄糖（糖尿病患者改用生理盐水）500mL中静脉滴注，1次/d，14d为1疗程，一般1~2个疗程；口服甲钴胺片，每次50mg，3

次/d；口服维生素 B1 片，每次 10mg，3 次/d。

3　疗效标准与治疗结果

3.1　疗效标准

参照中华医学会耳鼻咽喉头颈外科学分会制定的突发性耳聋疗效分级评定标准[3]。痊愈：受损频率听阈恢复至正常，或达健耳水平，或达此次患病前水平；显效：受损频率平均听力提高 30dB 以上；有效：受损频率平均听力提高 15~30dB；无效：受损频率平均听力改善不足 15dB。

3.2　治疗结果

见表 1。治疗前平均听力（63.36±8.27）dB，治疗后平均听力（28.95±7.48）dB，数据经 t 检验治疗前后听力水平具有显著性差异（$P<0.05$）。

表 1　2 组治疗结果比较

组别	n	痊愈	显效	有效	无效	总有效率/%
治疗组	30	10	11	5	4	86.67*
对照组	30	4	9	9	8	73.33

注：与对照组比较，* $P<0.05$

4　讨论

突发性耳聋属中医“暴聋”范畴，多因气滞血瘀、气虚血瘀引起[4]。是耳科常见病，本病的病因不十分清楚，与内耳微循环障碍、病毒感染、窗膜破裂、变态反应、血管纹功能不良及代谢障碍等有关。其中，内耳血流障碍和病毒感染学说已为大家普遍接受。内耳缺血、缺氧可能是导致突发性耳聋的重要原因之一[5]。故治疗上西医以改善内耳循环为主要方法，中医则采用疏通耳脉、通耳开窍为治法。所以 2 组均采用了具有改善循环扩张血管作用的门诊常用的盐酸丁咯地尔注射液静脉滴注治疗。针刺治疗方法中，以耳门、听宫、听会、翳风、头窍阴和完骨穴最常使用。它们既是局部选穴，又是治疗本病的主要穴位。耳为手、足少阳经所辖，耳前的耳门、听会分别为此两经之穴，听宫为手太阳经与此两经的交会穴，气通耳内，具聪耳启闭、升耳窍清阳之功，乃治耳要穴；翳风穴乃手少阳经穴。《针灸大成》中指出其“主耳鸣耳聋，口眼斜，脱颔颊肿，口噤不开，不能言。”通过辨证，再配合部分远端和经验选穴，如百会、太溪、太冲、中渚、合谷等，共奏升清降浊，聪耳通窍之功。有实验研究表明，通过针刺不仅能明显降低患者的血浆黏度、红细胞压积、纤维蛋白原含量和不同切变率的全血黏度，而且能明显改善红细胞聚积状态，提高红细胞变形能力，从而改善内耳的微循环和微环境，促进炎症消退，减轻内淋巴水肿，阻止毛细胞坏死，促进耳蜗神经的恢复[6]。针刺在耳周的强刺激引起耳部肌肉有节律地收缩，引起耳部血管舒缩，内耳毛细血管通透性增强，加快耳部血液循环，一方面提高了血氧含量，改善局部缺氧状态，另一方面也可能加快了治疗药物的吸收和利用，从而最终促进血液与迷路内耳淋巴液之间的物质交换及炎症吸收。针刺治疗本病具有方便快捷、疗效显著、无副作用等特点一直为广大群众所接受。本观察通过2组病例的比较，证明针刺对突发性耳聋有确切疗效，西药结合针刺治疗突发性耳聋较单纯西药疗效好。

参考文献

［1］中华医学会耳鼻咽喉科学会，中华耳鼻咽喉科杂志编辑委员会．突发性聋诊断依据和疗效分级［J］．中华耳鼻咽喉科杂志．1997，32（02）：71.

［2］ZY/T001. 1～001. 9－94，中医病证诊断疗效标准［S］.

［3］中华耳鼻咽喉头颈外科杂志编辑委员会．［J］．中华耳鼻咽喉头颈外科杂志．2006，41（8）：569.

［4］任艺．加味补阳还五汤治疗突发性耳聋的疗效观察［J］．现代中西医结合杂志，2001，10（20）：1946.

［5］谢芳．突发性耳聋的针刺疗法探讨［J］．辽宁中医药大学学报，2008，7（10）：48～49.

［6］王长海，王中欧，冯文，李锋，石少平，杨兰文，王宏才．针刺治疗突发性耳聋及其对血液流变学的影响［J］．中国针灸．2003，23（2）：87－88.

［摘自：云南中医中药杂志，2012，33（5）：38－39.］

小醒脑针法辅助治疗突聋后期的临床疗效观察

韩丽，谯凤英

天津中医药大学第一附属医院，天津　300193

摘要　目的：探求针对突发性耳聋后期的有效针灸治法。方法：将135例突聋后期患者随机分为观察组、对照Ⅰ组、对照Ⅱ组，每组45例。观察组：常规取穴（耳门、听宫、翳风、中渚、侠溪、合谷）配合小醒脑针法（百会、四神聪、风池、完骨、天柱）；对照Ⅰ组常规取穴治疗；对照Ⅱ组予以高压氧舱治疗：压力为0.1MPa，吸浓度为100%氧气2次，每次60min，2次间隔时间为10min，每天1次。3组均每日治疗1次，12次为1个疗程，治疗2个疗程后复查纯音测听进行疗效比较。结果：观察组总有效率73.3%，对照Ⅰ组总有效率60.0%，对照Ⅱ组总有效率33.3%，3组疗效比较差异有显著性意义（$P<0.05$，$P<0.01$）。结论：针刺用于突发性耳聋后期康复有明显优势；小醒脑针法辅助，针刺效果更好。

关键词　突聋；小醒脑针法

突发性耳聋是一种突然发生、原因不明的感音神经性聋。系耳鼻喉科常见急症之一，属于中医“卒聋”“暴聋”范畴。青少年和成人均可发病，虽有一定自愈倾向，仍有约1/3患者可造成不同程度的永久性聋。目前对该病治疗方法颇多，西医针对突发性耳聋病程较短的患者多采用改善微循环、营养神经细胞等方法，疗效不稳定，自5%~90%不等。对于病程较久的突发性耳聋进一步治疗尚无肯定有效的方法，而且随着病程的延长，治疗的有效率大大降低。自2006年以来，本院耳鼻喉科运用小醒脑针法配合常规针法治疗因早期延误诊治或经积极治疗未效、病程超过1个月的突发性耳聋患者45例，疗效满意，并设立了对照组进行对比观察，现报道如下。

1 临床资料

1.1 一般资料

本组135例患者按就诊先后顺序随机分为“小醒脑”针法辅助观察组45例、常规针刺对照Ⅰ组45例、高压氧对照Ⅱ组45例。观察组中，男26例，女19例；年龄最小20岁，最大59岁。常规针刺对照Ⅰ组中，男22例，女23例；年龄最小20岁，最大57岁。高压氧对照Ⅱ组中，男21例，女24例；年龄最小18岁，最大60岁。3组均为单耳发病，病程为1~12个月，病例的性别、年龄、病程等一般资料相比，经统计学处理，差异无显著性意义（$P>0.05$），具有可比性。

1.2 诊断标准

以中华人民共和国医药行业标准，暴聋的定义、诊断依据为准，同时参照《突发性耳聋的诊断和治疗指南》中华医学会耳鼻咽喉头颈外科杂志编辑委员会（2006年8月）：①听力突然下降，1~2天内听力下降到高峰，多为单耳发病，或伴耳鸣、眩晕；②常有恼怒、劳累、感寒等因素；③耳部检查：鼓膜多无明显变化，或有混浊；④听力检查呈感音神经性聋。

1.3 纳入标准

①选择年龄16~60岁的符合暴聋的定义及诊断依据中各项条款的男女患者；②病程超过1个月；③坚持完成全程治疗者；④无合并其他全身性严重疾病者。

1.4 排除标准

①排除耳眩晕、耳胀、耳闭症的患者；②除外传导性耳聋的患者；③排除高血压、糖尿病等全身性疾病引起的突发性耳聋；④排除自身免疫性耳聋、伪聋、癔病性聋；⑤排除暴震性耳聋、药物性耳聋；⑥不接纳针灸者。

1.5 中医暴聋辨证标准[1]

①风邪外犯：突发耳聋，伴鼻塞、流涕，或有头痛、耳胀闷，或有恶寒、发热、身疼。舌苔薄白，脉浮。②肝胆火逆：情志抑郁或恼怒之后，突发耳聋，伴偏头痛、

口苦、鼻咽发干、便秘、尿黄、面红目赤、易怒，舌红，苔黄，脉弦数。③气滞血瘀：耳聋伴耳中胀闷感、耳鸣不休，或因强大声音震击而成，耳痛拒按，舌质黯红，脉涩。

2 治疗方法

2.1 观察组

采用常规取穴耳门、听宫、翳风、中渚、侠溪、合谷配合小醒脑针法（百会、四神聪、风池、完骨、天柱）。

2.2 常规针刺对照Ⅰ组

采用常规取穴。随症配穴：风邪外犯，加耳门、外关；肝胆火逆，加太冲；气滞血瘀，加三阴交。毫针刺，针用泻法，每日1次，每次留针20~30min，12次为1个疗程。

2.3 高压氧对照Ⅱ组

高压氧舱治疗：压力为0.1MPa，吸浓度为100%氧气2次，每次60min，2次间隔时间为10min，每天1次，12次为1个疗程。

注意事项：四神聪，针向百会穴，进针0.5~0.8寸；印堂，向鼻根部斜刺0.3~0.5寸，施用雀啄泻法30s；上星、百会沿皮平刺，进针0.5~1寸，施用捻转泻法30s，留针20min。

3 疗效判断标准

参照1997年中华耳鼻咽喉科杂志编辑委员会制定的“突发性耳聋的诊断依据和疗效标准”；疗效分级：（1）痊愈：0.25~4kHz各频率听阈恢复正常，或达健耳水平，或达此次患病前水平。（2）显效：上述频率平均听力提高30dB以上。（3）有效：上述频率平均听力提高15~30dB。（4）无效：上述频率平均听力改善不足15dB。

4 治疗结果

见表1。

表1 3组突聋后期患者疗效对比 （%）

组别	n	显效	有效	无效	总有效率
观察组	45	5（11.1）	28（62.2）	12（26.7）	（73.3）
对照Ⅰ组	45	6（13.3）	21（46.7）④	18（40.0）	（60.0）①
对照Ⅱ组	45	5（11.1）	10（22.2）	30（66.7）	（33.3）②③

注：3组比较$\chi^2=16.898$，$P<0.05$；观察组与治疗组比较①$\chi^2=2.291$，$P>0.05$；②$\chi^2=16.241$，$P<0.01$；对照Ⅰ组与对照Ⅱ组比较；③$\chi^2=6.994$，$P<0.05$；④观察组与对照Ⅰ组有效率比较，$\chi^2=4.772$，$P<0.05$。

5 讨论

5.1 结论

从本文结果看，观察组、对照Ⅰ组与对照Ⅱ组的总有效率相比较均$P<0.05$，说明

针灸治疗突聋后期疗效确切且明显优于高压氧组。观察组与对照Ⅰ组两组总有效率进行比较 $P>0.05$，说明二者治疗突聋后期总有效率无明显差异。但由于错过最佳治疗时机，选择两组有效率做进一步比较，得到 $P<0.05$，差异有显著性意义。说明“小醒脑”针法辅助治疗突聋后期效果更为显著。

5.2　针灸治疗突聋的疗效机理

多数学者认为突聋的发病与病毒感染、内耳微循环障碍、自身免疫等因素有关。现代医学实验和临床研究证实，针刺可以有效抑制内耳免疫应答，改善内耳微循环，提高残存听力功能。而“小醒脑”针法是针对部分神志病变及头面部疾患的一种有效辅助针法。据报道“小醒脑”针法，可以缓解血管平滑肌的痉挛，显著改善椎基底动脉的供血状态，使耳部供血增加，并可明显改善患者的血液流变性，进而改善听力[2]。暴聋即突聋，病名出自《灵枢·寒热病》中“暴聋气蒙，耳目不明”。祖国医学认为，暴聋多因风热之邪壅闭清窍，少阳经气遏阻，或情志怫郁，气机逆乱所致。暴聋后期，又因迁延而致病情虚实夹杂难治。《医林改错·上卷》中记载耳与脑关系密切，“两耳通脑，所听之声归于脑……耳窍通脑之道路中，若有阻滞，故耳实聋。”本针“小醒脑”刺法选穴风池、完骨、天柱，其经络走行分别属于足少阳胆经、足太阳膀胱经。巅顶胆经腧穴可清头目、利官窍；膀胱经“起于目内眦，上额，交巅……直者，从巅入络脑”，可益气调血，补益脑髓。二经配合使用，共奏疏通经络，行气活血，滋补脑髓，聪益耳窍之效[3]。百会为督脉穴位，督脉与脑密切相关，又为“三阳五会”；四神聪为经外奇穴，两穴常合而为用以激发经气，疏通经络，使脑髓得气血之荣养而复聪[4]。

突发性耳聋属耳鼻喉科疑难病症，虽有相当比例的患者可以自愈，但如不能自愈且治疗失败，则患者往往残留不同程度的感音神经性聋，严重影响患者听觉功能和生活质量。有资料表明，突发性耳聋病程超过 1 个月，已失去自然恢复的可能性[5]。目前，突聋一般强调早期治疗，而对后期治疗的相关研究及报道甚少，且临床常用的改善微循环、营养神经细胞等方法，针对突发性耳聋病程迁延的患者，疗效不确切。因此，探讨该病后期的有效治疗方法，对于降低病残率和改善患者的生活质量等方面具有重要意义。

参考文献

[1] 石学敏．针灸治疗学［M］．上海：上海科学技术出版社，1998：243-244.

[2] 王舒，石学敏，张存生．“醒脑开窍”针刺法治疗中风先兆的血流变学观察［J］．针灸临床杂志，1995，11（6）：25-27.

[3] 马涛，韩景献．枕三经排刺法治疗恢复期小脑梗死性眩晕 32 例［J］．时珍国医国药，

2008，19（8）：731.

[4] 赵立刚，马莉，郑祖艳，等．针刺“百会”“四神聪”对老年性痴呆大鼠认知行为及脑内超氧化物歧化酶的影响［J］．针刺研究，2005，5（30）：26.

[5] 赵英，舒琼，韩济生．星状神经节阻滞配合经皮神经电刺激对突发性耳聋的康复作用[J]．中华物理医学与康复杂志，2002，24（7）：405.

［摘自：辽宁中医杂志，2009，36（4）：623-622.］

针刺治疗感音神经性耳聋随机对照研究

赵铭辉[1]，冯雅娟[2]，傅立新[1]，谯凤英[1]，朱慧贤[1]

1. 天津中医药大学第一附属医院，天津　300193；

2. 河北省邯郸市第一医院，河北邯郸　056002

摘要　目的：探讨针刺治疗感应神经性耳聋的疗效。方法：采用随机对照研究方法，将116例感音神经性耳聋患者（206耳）随机纳入针刺组58例（102耳），对照组58例（104耳）。分别观察治疗前、治疗2周、治疗4周患者纯音听阈测试的听力变化情况并评价其疗效。结果：两组疗效有显著性差异，针刺组疗效优于对照组（$P<0.01$）；针刺对于各级耳聋患者的听力均有不同程度的改善，以轻度及中度听力损失的患者疗效显著（$P<0.05$），而重度听力损失的患者治疗后两组比较差异无显著性意义（$P>0.05$），而且治疗2周与治疗4周之间没有显著性差异。结论：针刺治疗感音神经性耳聋疗效优于药物治疗，且以轻度及中度听力损失的患者疗效显著。

关键词　感音神经性耳聋；针刺；纯音听阈测听；针灸疗法；随机对照

感音神经性耳聋（Sensorineural Hearing Loss，SNHL）是临床上常见的疾病，也是耳科最大的难治症之一，可导致终身听力残疾。其基本临床特征为气导、骨导听力同时下降，病变位于耳蜗、听神经和各级听觉中枢。到目前为止还没有一种明确的有效治疗SNHL的方法。虽然电子耳蜗的植入给部分患者带来福音，但电子耳蜗植入有其适应证，同时耳蜗神经元会进一步变性，最终导致电子耳蜗植入术的部分患者重新回到无声的世界。另外，电子耳蜗价格昂贵，中国普通百姓没有能力承受。因此实现感音神经性耳聋的有效预防和低成本治疗是提高患者生存质量的最终目标[1]。为了实现这一目标，近年来笔者采用随机对照方法评价针灸治疗感音神经性耳聋的临床疗效，现报道如下。

1　临床资料

1.1　一般资料

选择符合诊断与纳入标准的116例感音神经性耳聋患者（206耳），均来源于2008

年2月~2011年2月期间天津中医药大学第一附属医院耳鼻喉科门诊的患者。使用SAS8.0 PROC PLAN编制随机数字程序将患者随机分为针刺组和药物对照组，其中针刺组58例（102耳），对照组58例（104耳）；男性67例，女性49例，年龄21~67岁，病程3月~5年。两组患者性别、年龄、病程、治疗前听力水平、听力程度均经*t*检验和秩和检验得出$P>0.05$，无统计学意义，具有可比性，见表1、表2。所有病例均经耳科检查无中耳炎病史，内听道CT检查排除占位性病变，耳镜检查鼓膜正常，并根据纯音测听检查符合感音神经性耳聋的诊断。

表1　两组一般资料基线比较

组别	例数	性别		年龄（岁）	病程			治疗前听力水平(dB)
		男	女		3个月~1年	1~5年	5年以上	
针刺组	58	32	26	52.55±10.9	29	20	9	54.21±14.99
对照组	58	35	23	50.26±10.2	26	18	14	53.73±15.37
统计量		0.318		1.164	1.356			0.224
P		0.573		0.247	0.508			0.823

1.2　病例选择标准

1.2.1　西医诊断标准　根据2006年版郑中立主编的《耳鼻咽喉科诊断学》中感音神经性耳聋的诊断[2]：因各种原因所致的突然发生或渐进性听力减退，持续3个月以上仍不恢复者，音叉检查：Rinne试验阳性，Weber试验偏向健侧或耳聋轻侧，Schwabach试验较正常人骨导缩短；纯音测听：纯音气导阈损失可由轻度至全聋，气骨导阈值一致。听力减退分级标准：轻度为25~40dB；中度为41~60dB；重度为61~80dB；全聋为>81dB。

表2　治疗前两组耳聋程度比较

组别	耳数	轻度	中度	重度	P	统计量
针刺组	102	33	38	31	0.928	-0.091
对照组	104	33	39	32		

1.2.2　中医辨证分型标准　根据中华人民共和国中医药行业标准，中医耳鼻喉病证诊断疗效标准（ZY/T001.6-94）久聋（感音神经性耳聋）[3]分为：实证：①气滞血瘀：耳聋或轻或重，或伴耳鸣，鼓膜增厚，或有粘连，钙质沉着，舌质紫黯，脉细涩；②痰火郁结：耳鸣，头重而晕，耳中胀闷，脘腹痞满，舌苔黄腻，脉滑数。虚证：①肾精亏损：耳鸣如蝉（高音调），入夜尤甚，头晕眼花，腰膝酸软，舌红、少苔，脉细数；②气血亏虚证：耳鸣、耳聋时轻时重，劳累后加重，倦怠乏力，面色无华，食欲不振，舌苔

薄白，脉细弱。

1.2.3　纳入标准　①符合非遗传性获得性感音神经性耳聋诊断标准；②70≥年龄≥18岁；③5年≥病程≥3个月；④无全身其他严重并发症；⑤知情同意，志愿受试，能够按疗程的要求坚持检查和治疗。

1.2.4　排除标准　①不符合诊断标准和纳入标准者；②中枢性聋；③脑外伤性所致耳聋；④癔病性耳聋；⑤其他系统疾病引起的耳聋（包括：糖尿病性耳聋、甲状腺病变性耳聋、肾脏病性耳聋）；⑥感音神经性耳聋中的全聋患者（听力损失≥81dB）；⑦就诊前一周内使用其他治疗耳聋的中西药物；⑧妊娠期、哺乳期妇女；⑨怀疑或确有酒精、药物滥用病史，或者根据研究者的判断具有降低入组可能性或使入组复杂化的其他病变。

2　研究方法

2.1　针刺治疗组

治则：疏经活络、通利耳窍。穴位：耳门SJ21（患侧）、听宫SI19（患侧）、听会GB2（患侧）、足临泣GB41（双）、翳风SJ17（双）、中渚SJ3（双）。加减：气滞血瘀加血海SP10、膈俞BL17；痰火郁结加中脘RN12、丰隆ST40；肾精亏损加复溜KI7、肾俞BL23；气血亏虚加气海RN6、足三里ST36。

针刺手法量学标准：使用φ0.30~0.32×40~75mm华佗牌不锈钢一次性针灸针，75%酒精皮肤常规消毒后进针。

耳门（SJ21）：直刺0.5~1寸，平补平泻，施手法1min。听宫（SI19）：直刺0.5~1寸，采用小幅度高频率捻转补法，施手法1min。听会（GB2）：直刺0.5~0.8寸，提插捻转泻法，施手法1min。翳风（SJ17）：直刺0.5~0.8寸，捻转泻法，施手法1min。足临泣（GB41）：直刺0.5~0.8寸。中渚（SJ3）：直刺0.3~0.5寸，提插泻法，施手法1min。复溜（KI7）：直刺0.8~1寸，提插补法，施手法1min。肾俞（BL23）：直刺0.8~1寸，捻转补法，施手法1min。中脘（RN12）：直刺0.8~1.2寸，捻转手法，平补平泻1min。丰隆（ST40）：直刺0.5~1.2寸，提插泻法，施手法1min。血海（SP10）：直刺0.8~1寸，提插泻法，施手法1min。膈俞（BL17）：斜刺0.5~0.8寸，捻转补法，施手法1min。气海（RN6）：直刺0.8~1.2寸，捻转补法，施手法1min。足三里（ST36）：直刺0.5~1.5寸，提插补法，施手法1min。

针刺频度及疗程：每日1次，每次留针20~30min，14次为一疗程。共治疗2个疗程。

2.2　药物对照组

金纳多80mg，每日3次，都可喜40mg，每日2次，14天为一疗程，共治疗2个疗程。

3 疗效观察

3.1 观察指标与方法

3.1.1 观察时点及指标 研究者分别观察治疗前、治疗 2 周、治疗 4 周患者纯音听阈测试的听力变化情况。

3.1.2 疗效判定标准 根据《临床疾病诊断依据治愈好转标准》疗效分级标准[4]，对患者治疗前后的电测听结果进行疗效评价。痊愈：0.25～4kHz 各频率听阈恢复至正常，或达健侧耳水平，或此次患病前水平；显效：上述频率平均听力提高 30dB 以上；有效：上述频率平均听力提高 15～30dB；无效；上述频率平均听力无改善，在 15dB 以下。

3.2 数据管理与分析

采用 SPSS 11.5 统计软件处理，所有实验数据用均数±标准差（$\bar{x}\pm s$）表示，两样本均数差异的统计学处理采用 t 检验，不属于正态分布和方差齐性的数据用非参数检验。两组总体疗效比较用秩和检验。

3.3 治疗结果

3.3.1 疗效评价结果 针刺组 58 例患者（102 耳）中，经 4 周治疗后，其中痊愈 12 耳，占 11.7%，显效 21 耳，占 20.6%，有效 41 耳，占 40.2%，无效 28 耳，占 27.5%，总有效率为 72.5%。对照组 58 例（104 耳）中，痊愈 6 耳，占 5.7%，显效 11 耳，占 10.6%，有效 29 耳，占 27.9%，无效 58 耳，占 55.8%，总有效率为 44.2%。经统计，两组疗效有显著性差异，针刺组疗效优于对照组（$P<0.01$）。见表 3。

表 3 两组总体疗效比较 （耳）

组别	耳数	痊愈	显效	有效	无效	总有效率%
针刺组	102	12	21	41	28	72.5%
对照组	104	6	11	29	58	44.2%
χ^2						16.98
P						0.005

3.3.2 针刺疗效与耳聋程度的关系 针刺对于各级耳聋患者的听力均有不同程度的改善。轻度及中度听力损失的患者治疗后两组比较差异显著（$P<0.05$），而重度听力损失的患者治疗后两组比较差异无显著性意义（$P>0.05$）。提示针刺治疗轻、中度感音神经性耳聋更有优势。见表 4。

表 4　针刺组与对照组不同病情程度比较　　（$\bar{x}\pm s$，dB）

组别	总耳数	轻度	中度	重度
针刺组	102	18.66±5.11	28.24±7.25	63.45±10.5
对照组	104	21.88±7.09	37.31±9.24	67.06±6.7
统计量		−2.109	−4.003	−1.614
P		0.03	0.00	0.109

3.3.3　针刺与疗程的关系　治疗前与治疗 2 周、4 周比较均有显著性差异（$P<0.01$），而治疗 2 周与治疗 4 周之间没有显著性差异。见表 5。

表 5　针刺组与对照组不同疗程比较　　（$\bar{x}\pm s$，dB）

组别	耳数	治疗前	1 疗程（2 周）	2 疗程（4 周）
针刺组	102	54.21±14.9	36.10±19.79	35.84±20.3
对照组	104	53.73±15.3	41.83±19.60	41.57±19.8
统计量		0.224	−2.298	−2.307
P		0.82	0.02	0.02

4　讨论

4.1　选穴依据

久聋多是渐进性发展而来或者暴聋转变而来，久聋之发生，多因肾精亏乏、气血亏虚、痰火郁结、瘀血阻窍致津血失濡，而风、火、痰、瘀之变则是导致耳聋之诱因。其内蓄于脏腑，累及经络邪毒壅盛，循经上扰耳络，清阳被蒙，血脉痹阻，耳窍闭塞，使清气不能上承，浊阴不得宣泄，发为本病。耳与全身经脉有着密切关系，《灵枢·邪气脏腑病形》篇中载："十二经脉三百六十五络，其血气皆上于面，而走空窍，其别气走入耳而为听。"《灵枢·经脉》记载："三焦手少阳之脉……其支者……上项系耳后，直上出耳上角……；其支者，从耳后入耳中，出走耳前。"又谓："胆足少阳之脉，起于目锐眦，上抵头角，下耳后……其支者，从耳后入耳中，出走耳前……""小肠手太阳之脉……其支者，从缺盆循颈，上颊。至目锐眦，却入耳中……"，《灵枢·厥病》篇一开始即指出："耳聋无闻，取耳中。"因此笔者选用直入耳中的三个经穴耳门、听宫、听会。十二经脉中，以少阳经脉与耳的关系最为密切。此外选用少阳经翳风、足临泣、中渚。再根据不同的辨证分型，随证加减用穴，共同起到疏经活络、通利耳窍的作用。

4.2　疗效评价

针刺与药物两组治疗感音神经性耳聋均有效，但针刺组疗效优于药物组。同时本研究发现针刺的疗效并不能随疗程的增加而增长。有关针灸时间的报道，大多着眼于何种刺激为最佳，而对刺激量、疗程长短、施术间隔、施术频次等因素少有报道[5]。因此，本研究明确了针刺手法量学标准，掌握针灸效应发生发展的时间特性及影响因素，对提高针灸效应有重要作用。

另外，在临床研究工作中发现，针刺不仅能提高听力，还能明显改善耳聋的伴发症状，许多感音神经性耳聋患者大多伴有耳鸣、耳堵等症状，其中耳鸣的严重性又体现在伴随症状如影响睡眠、感到疲劳、易激动、精神紧张不能安静等方面，正是由于患者的这些伴随症状，严重影响了工作、学习。在针刺治疗过程中，不论听力改善情况如何，随着伴有症状的改善，患者生活质量也有了明显提高。

4.3 针刺治疗

轻、中度感音神经性耳聋的机理分析本研究表明针刺对轻、中度感音神经性耳聋有良好的疗效，而重度耳聋效果不佳。王春英等[6]研究认为神经性耳聋在发病过程中，听神经细胞不会一齐全部变性，往往是机能变化在先，形态变化在后，并且有一缓慢的过程。轻、中度耳聋听神经细胞不是大量变性，而是因局部缺血、缺氧等因素使功能受抑制，而针刺对改善内耳微循环和组织细胞缺氧、解除听神经细胞的功能抑制起到了良好的作用。重度聋患者因神经细胞变性、坏死是一个不可逆的过程。所以，针刺治疗可以明显降低听力轻度及中度损失患者的纯音听阈均值，而对重度损失患者的纯音听阈均值降低不明显，说明针刺效应与听力损失程度密切相关。因此，对于本病应及早诊断，抓紧时机治疗。

目前，有多种方法和工具来评价耳聋治疗的效果，本研究因条件所限，仅选择了纯音听阈测试这一常用的检查工具，该指标足以明确本研究的患者耳聋改善情况，但无法对针刺治疗机制方面进行更加深入的研究。在今后的工作中可以扩大样本量，开展多中心、大样本的随机对照研究，对针刺疗效及作用机理进行更为深入的探讨。

参考文献

[1] 韩东一．加强我国感音神经性耳聋的防治研究［J］．中华耳鼻咽喉头颈外科杂志，2010，45：265-267.

[2] 郑中立．耳鼻咽喉科诊断学［M］．2版．北京：人民卫生出版社，2006：154-158.

[3] 国家中医药管理局．中医病证诊断疗效标准［S］．南京：南京大学出版社，1994：121-122.

[4] 孙传兴．临床疾病诊断依据治愈好转标准［M］．2版．北京：人民军医出版社，2002：331-332.

[5] 宋开源，余曙光．时间针灸学研究进展［J］．上海针灸杂志，1989，8（2）：42-45.

[6] 王春英，甘露，胡月梅．针刺治疗神经性耳聋临床研究［J］．中国针灸，2000，20（4）：205-208.

［摘自：针灸临床杂志，2011，27（9）：5-8.］

调神通经治疗耳廓痛1例

汪爽[1]，王伟志[2]

1. 天津中医药大学，天津　300193；

2. 天津中医药大学第一附属医院，天津　300193

关键词　耳廓痛；调神通经；个案报道

患者元某，女，54岁，2014年5月7日初诊。患者平素喜右侧睡卧，于6年前开始出现右侧位睡眠时挤压性耳廓痛，当右耳廓疼痛发作时，右耳廓发红、伴有灼热感，其疼痛程度与挤压强度正相关；左侧位睡眠时，左耳廓无异常。平时双耳廓均正常，按压右耳廓时无疼痛。曾多次就诊于各大综合医院，未给出明确诊断，先后给予谷维素，维生素B1、甲钴胺片，止痛片等药物，效果不佳。现症见双耳无畸形、无疖肿，外耳道无渗出物，双耳廓无红肿，耳轮色泽如常，双侧鼓膜无穿孔、无红肿、渗出等炎性改变，患者既往体健。治疗取穴：上星透百会，印堂，耳廓周围腧穴。操作：取0.25mm×40mm毫针，穴位常规消毒，上星向百会方向透刺1.0~1.3寸；刺印堂时，提捏局部皮肤，向下平刺0.5~0.7寸。上星透百会、印堂，用平补平泻的手法，得气后留针30min；耳背区、耳轮、三角窝、耳舟、耳甲艇等耳穴应用毛刺针法，即针尖浅刺入皮肤，针体悬垂，不脱落为度，针刺密度为0.3寸。患者第一次针刺10min后感觉耳廓区发热，此热感在起针1h后消失，晚上右侧卧位睡觉时，右耳廓疼痛症状明显减轻，疼痛时间缩短。第2天取穴同上，针刺入耳廓皮下时，即刻就有热感，热感在起针2h后消失，晚上右侧卧睡觉耳廓疼痛消失，以后未见复发。

按：笔者认为对该患者的治疗体现了中医的优势。中医、西医因为二者理论的不同，在诊断和治疗上有所不同。西医在诊断上应用量化的指标，有比较明确的病变部位，所谓的“辨病治病”；而中医主要依据患者的自我感觉与外在表现，将四诊所获得的各种病情资料进行综合分析，形成对患者整体状态的认识，从而“辨证治病”。该患者由于西医不能给出明确的诊断，所以未能给予有效的治疗方案。而在中医，“耳痛”早在《灵枢·厥病》中就有记载。耳廓痛属于中医“痛证”“皮痹”等范畴。痛证是针刺治疗具有明确巡证依据的病证之一，其止痛效果立竿见影。该患者因平素喜右侧卧睡觉，使耳廓与枕头长时间的挤压，耳廓周围的气血不通、运行障碍，又因其病程有6年之久，其心神必受所累。所以其基本病理变化是经络不通，气血运行障碍，久则病及心神。因此其治法为通经络，调气血，养神宁心。《素问·至真要大论》曰：“诸痛痒疮，皆属于心”“心者，君主之官，神明出焉”“心藏神”，疼痛作为一种感觉，为心所感知，因此疼痛也属于神的活动。同时神能导气，通过调神，调养人体正气以及调节情志，改善机体五脏六腑组织器官的功能，调畅全身气血，气血畅通，痛则缓解。《素问·刺真要大论》指出："针刺之要，必先治神。"现代研究也提示，针灸治疗过程不能简单地理解为是一个物理刺激，而是一个完整的身心调节过程[1]。即所说的"调神止痛""移神止痛"。"上星""印堂"属督脉，位于"精明之府"的额部，是调神的要穴，针刺此 2 穴，神通气畅，气通则血脉通，另一方面则通过"治神"，调节身心两个方面自愈力的中心—脑的功能，来阻断和转移心脑对疼痛的感知，从而实现镇痛的作用[2]。因为耳廓的肌层较薄及耳部有丰富的血管和神经分布，痛觉明显，决定了针刺不宜过深，因此耳廓周围局部的腧穴选用的是九刺法之一的毛刺法。毛刺，"刺浮痹于皮肤也"，为多针浅刺之法，有疏散皮部之邪，化瘀散痹，养阴柔筋的功效，对皮痹效果明显，且手法轻巧，较普通针刺法，具有无痛，患者易于接受的优势。耳部局部多针毛刺从而达到疏通经络，除痹止痛的目的。以上诸穴，是针对"不通则痛"的病机进行辨证治疗，调神通络、通经止痛，从而神通、经通，耳廓痛病愈。

参考文献

[1] 汪卫东，伍昱，田从豁．针灸医学与心身医学的关系探讨［J］．中国医药学报，2001，16（4）：17-20.

[2] 王颖，韩为．"神"在针灸临床中的应用［J］．中医药临床杂志，2009，21（2）：112-113.

［摘自：江西中医杂志，2016，47（397）：53-54.］

针刺治疗感觉神经性嗅觉障碍临床疗效评价研究

赵铭辉，谯凤英

天津中医药大学第一附属医院，天津　300193

摘要　目的：探讨针刺治疗感觉神经性嗅觉障碍的疗效。方法：临床观察感觉神经性嗅觉障碍病例 78 例，随机分为两组，治疗组采取针刺治疗，对照组采用鼻喷激素治疗。结果：治疗组总有效率 84.6%，对照组总有效率 61.5%，两组比较 $P<0.05$。结论：针刺治疗感觉神经性嗅觉障碍具有良好疗效。

关键词　针刺；嗅觉障碍；感觉神经性；激素；疗效评价

嗅觉障碍又称失嗅，为临床常见病，嗅黏膜暴露于开放的环境之中，极易受到外界因素的侵害，如污染的空气、病毒感染等，导致患者嗅觉功能的下降或丧失。现代医学将嗅觉障碍分为传导性、神经性和混合性 3 种。传导性或者混合性嗅觉障碍，多由于鼻窦炎或者鼻腔结构改变、肿物等原因引起，治疗原发疾病可获满意的疗效。而感觉神经性嗅觉障碍的治疗由于其病因的不确定性，疗效往往较差。笔者探索用针刺治疗感觉神经性嗅觉障碍，临床取得较好疗效，报道如下。

1　一般资料

2008 年 1 月～2010 年 1 月，我院耳鼻喉科以嗅觉障碍为主诉或者伴有嗅觉障碍就诊的患者共计 436 人，通过详细询问病史、鼻内窥镜、影像学等检查，排除鼻窦炎、变应性鼻炎、鼻息肉、颅内肿瘤等疾患，认定感觉神经性嗅觉障碍患者 78 例。发病原因：感冒后发病 3 例，发热病史 17 例，头颅外伤史 9 例，化学物品刺激 7 例，病因不明 12 例。将 78 例患者按就诊顺序进行编号，使用 SPSS 13.0 软件随机分为两组，治疗组 39 例，男 21 例，女 18 例；年龄 15～67 岁，平均年龄（32.68±9.80）岁；病程 0.5 个月～2 年，平均（0.98±0.53）年。对照组 39 例，男 19 例，女 20 例，年龄 17～66 岁；平均年龄（31.33±10.10）岁；病程 0.6 个月～2 年，平均（0.95±0.56）年。经比较，两组患者的性别、年龄、病程等无显著性差异，组间具有可比性。

2　治疗方法

治疗组采取针刺治疗。取穴：迎香（双）、上迎香（双）、风池（双）、上星、合谷（双）。随症加减：气血亏虚取足三里（双）；肝气郁滞取太冲；肝胆火旺取行间；血瘀取血海。患者坐位或卧位，常规消毒后，采用 0.25mm×40mm 华佗针针刺，平补平泻法，得气后留针 30min，中间行针 2 次。每日 1 次，针 6 天为一疗程，休息 1 天后再针下一疗程。治疗 4 个疗程后观察效果。对照组给予鼻喷辅舒良（英国葛兰素史克公司生产，批号：H20091100），每个鼻孔各 2 喷，症状控制后，每个鼻孔 1 喷，每日 2 次，每喷含丙酸氟替卡松 50μg，疗程 24 天。

3　疗效标准

嗅觉检查：采用日本第一制药 T&T 嗅觉测试液分别进行两侧主观嗅觉识别阈测试，取花香、焦味、粪臭、水果味、腐败味 5 种嗅素检测，用 5 种气味识别阈均值评定，0～1.0 为正常，1.1～2.5 为轻度嗅觉障碍，2.6～4.0 为中度，4.1～5.5 为重度，5.5 分以上为嗅觉丧失。

疗效评定依照 MoriJ. AT 标准[1]，以识别阈平均分值变化进行疗效评估。治愈：≤1；显效：恢复 2 分或以上；有效：恢复 1 分；无效：无变化，或降 1 分，或波动性（时好时坏），或嗅觉畸变。.

4　治疗结果

治疗后，治疗组（n=39）：治愈 10 例，显效 5 例，有效 18 例，无效 6 例，总有效率84.6%，无效率15.4%；对照组（n=39）：治愈2例，显效6例，有效16例，无效15例，总有效率61.5%，无效率38.5%。经卡方检验，治疗组的总有效率明显高于对照组（$P<0.05$）。

5 典型病案

陈某某，男，30岁，银行职员，嗅觉障碍10个月。2007年5月15日就诊于我院耳鼻喉科门诊。患者于10月前，因外感风寒1天后，发热，咽痛，鼻塞，鼻流浊涕，嗅觉减退，曾就诊于居住地社区医院，诊为上呼吸道感染，曾输入抗炎液体治疗。1周后仍鼻塞，鼻不闻香臭，嗅觉逐渐减退，就诊于西医医院诊断为：嗅觉障碍，口服维生素A、维生素E，效果不著。患者神清，精神可，鼻不闻香臭，口苦咽干，急躁易怒，无身热、鼻塞、流涕等症，舌质红，苔白，脉弦。专科检查：鼻腔通畅，鼻黏膜色泽红润，鼻中隔无偏曲，鼻甲无肿大，鼻道内无异常分泌物及肿物。鼻窦CT示：正常。用T&T嗅觉测试液分别进行两侧主观嗅觉识别阈测试，取花香、焦味、粪臭、水果味、腐败味5种嗅素检测，均不能说出测嗅物的气味及名称。诊断：失嗅证（证属肝胆火旺）。予以针刺治疗，取穴：迎香（双）、上迎香（双）、风池（双）、上星、合谷（双）、行间。针用泻法，经4个疗程治疗，嗅觉恢复正常，急躁易怒好转，无口苦咽干等症。随访1年嗅觉正常。

6 讨论

本病为失嗅证，散在于鼻渊、鼻窒、伤风鼻塞等各类病症中，由于发病原因不同，病机也各不相同。但其基本病机为：壅塞鼻窍，致鼻不闻香臭。初病者，外感风寒或风热或风寒郁久化热，侵犯肺卫，致肺经蕴热，壅塞鼻窍；久病者，肺脾气虚，卫外不固，邪滞鼻窍；或病久，肝气不舒，郁久化热，肝胆火旺，热迫鼻窍；或久病，邪毒日深，阻塞鼻窍，气滞不畅，血瘀鼻窍。《诸病源候论·卷二十九》载：“肺主气，其经手太阴之脉也，其气通鼻。若肺脏调和，则鼻气通利而知香臭；若风冷伤于肺腑，而邪气乘于太阴之经，其气蕴积于鼻者，则津液壅塞，鼻气不宣调，故不知香臭，而为齆也。”又《东垣试效方·卷五》载：“若因饥饱劳役损伤脾胃，生发之气既弱，其营运之气不能上升，邪害空窍，故不利而不闻香臭也。宜养胃气，使营运阳气宗气上升，鼻则通矣。”

迎香为手阳明大肠经穴，手足阳明之会，位于鼻旁，因此穴具有散风清热、宣通鼻窍之功，能治鼻塞不闻香臭，故名。《玉龙歌》云：“不闻香臭从何治，迎香两穴可堪攻。”《通玄指要赋》云：“鼻窒无闻，迎香可引。”上迎香在迎香穴之上，鼻唇沟上端尽处，功效与迎香穴相近，两穴共用加强宣通鼻窍之功。风池为足少阳胆经要穴，为手足少阳、阳维之会，穴在项旁陷处如池，主治一切“风”，可祛风邪、清头目、利孔窍。上星为督脉之穴，具有清热散风、清头通窍之效。合谷为手阳明经原穴及“四总穴歌”要穴，主通经活络、疏风解表，为上病下取之意，与迎香同用，为表里同治。诸穴共用，共奏祛风通络、宣通鼻窍之功。

参考文献

[1] Mori J AT, Sugiura M, Matsumoto K, et al. Clinical study of olfactory disturbance [J]. Acta oto-laryngologica, 1998, 118: 197-201.

[摘自：针灸临床杂志，2012，28（3）：14-15.]

针刺治疗常年性变应性鼻炎 214 例临床观察

谯凤英，赵红，赵铭辉，朱慧贤，葛仪方，韩丽

天津中医药大学第一附属医院，天津　300193

摘要　目的：探讨针刺治疗常年性变应性鼻炎（PAR）的临床疗效及机理。方法：将 214 例确诊为 PAR 的患者随机分为针刺组和中药组各 107 例，针刺组采用补脾益肺，散风祛邪，宣通鼻窍的原则治疗，取穴足三里、迎香、印堂、合谷等；中药组口服辛芩颗粒。治疗 24 天后，分别对两组患者进行疗效评定，并对两组随机抽取的 30 例患者血清中白细胞介素 4（IL-4）、γ 干扰素（IFN-γ）、IL-4/IFN-γ、IgE 和鼻腔分泌物中嗜酸性粒细胞（EC）百分比进行测定、分析和比较。结果：近期临床疗效针刺组总有效率为 87.9%，中药组为 74.8%；远期疗效针刺组总有效率 80%，中药组为 55%。针刺可通过调节 IL-4、IFN-γ 水平，调整 IL-4/IFN-γ 平衡，抑制血清中 IgE 水平，降低 EC 百分比。结论：针刺治疗常年性变应性鼻炎具有显著的临床疗效。

关键词　常年性变应性鼻炎；针刺治疗；疗效评价；作用机理

常年性变应性鼻炎（Perennial Allergic Rhinitis，PAR）是耳鼻喉科的常见病和多发病，现代医学认为，本病是机体对某些变应原敏感性增高而发生在鼻腔黏膜的变态反应性炎症，其发病与机体免疫有关，属于Ⅰ型速发型变态反应。中医认为，PAR 属于“鼻鼽”的范畴，多为肺、脾、肾三脏虚弱，因此均以虚证论治。针刺治疗本病的临床疗效已经得到公认，但大多数研究仅停留在临床观察的层次，缺乏严谨的客观证据加以证实。本研究不仅观察了临床疗效，且进一步探索了针刺对 PAR 可能的作用机制。

1　临床资料

1.1　诊断标准

诊断采用 1997 年中华医学会耳鼻咽喉分会海口会议确定的诊断标准[1]。

1.1.1　计分条件　常年发病具有鼻痒、打喷嚏（每次连续 3 个以上）、流清涕、鼻塞，1 年内发病日数量累计超过 6 个月，1 日内发病时间累计超过半小时；病程至少

1 年。

1.1.2 计分标准 有明确吸入物致敏原线索，有个人和/或家族过敏性疾病史，发作期有典型的症状和体征，各计 1 分，共 3 分。变应原皮肤试验阳性反应，至少有一种为（++）或（++）以上；特异性 IgE 抗体检测阳性或变应原鼻激发试验阳性，且与皮肤试验及病史符合，各计 2 分，共 4 分。鼻分泌物涂片检查嗜酸性粒细胞阳性和/或鼻黏膜刮片肥大细胞（嗜碱粒细胞）阳性计 1 分。得分 6~8 分诊断为常年性变应性鼻炎；3~5 分为可疑变应性鼻炎，0~2 分可能为非变应性鼻炎。

1.1.3 症状分级计分标准 见表 1。

表 1 症状分级计分标准

分级计分	喷嚏（一次连续个数）	流涕（每日擤鼻次数）	鼻塞	鼻痒
1 分	3~9	≤4	偶有	间断
2 分	10~14	5~9	介于二者之间	蚁行感，可以忍受
3 分	≥15	≥10	用口呼吸	蚁行感，难以忍受

1.1.4 体征分级计分标准 下鼻甲与鼻底，鼻中隔紧靠，见不到中鼻甲；或中鼻甲黏膜息肉样变，息肉形成，计为 3 分。下鼻甲与鼻中隔（或鼻底）紧靠，下鼻甲与鼻底（或鼻中隔）之间尚有小缝隙，计为 2 分。下鼻甲轻度肿胀，鼻中隔及中鼻甲尚可见，计为 1 分。

1.2 纳入标准

年龄 15~75 岁；符合 PAR 诊断标准；病程≥1 年；签署知情同意书者。

1.3 排除标准

合并其他鼻部疾患如慢性鼻炎、副鼻窦炎、鼻息肉、鼻中隔偏曲等非变态反应性鼻炎。

1.4 一般资料

本研究 214 例 PAR 患者均为 2004 年 2 月~2007 年 2 月期间在天津中医药大学第一附属医院耳鼻喉科门诊就诊患者，按 1∶1 比例将患者随机分为针刺组、中药组各 107 例。针刺组中男 49 例，女 58 例，年龄 16~75 岁，平均 39.7 岁。中药组中男 53 例，女 54 例，年龄 15~74 岁，平均 38.7 岁。以上患者病程 1~28 年。两组患者在性别、年龄、病程等方面，差异无统计学意义，具有可比性。

2 方法

2.1 治疗方法

针刺组采用补脾益肺，散风祛邪，宣通鼻窍的治疗原则。取穴：足三里（双侧）、蝶腭神经节（双侧）、迎香（双侧）、印堂、合谷（双侧）。针刺得气后，接 WQ-6F 型针麻仪，波型以连续波为主，频率 200~500 次/分，诱导 30 分钟。每日针刺 1 次，12 天为 1 个疗程，共治疗 2 个疗程。中药组口服辛芩颗粒[2]，每次 1 袋，每日 3 次，12 天为 1 个疗程，共治疗 2 个疗程。药物组成：细辛，黄芩，苍耳子，白芷，荆芥，防风，石菖蒲，白术，桂枝，黄芪等。四川志远广和制药有限公司生产（国药准字 Z20030026）。

2.2　观察指标及方法

两组进行治疗前后疗效总积分以及症状体征积分的比较，观察两组总疗效。从两组病例中随机各选取 30 例具有可比性的患者，分别在治疗前、2 个疗程治疗结束后 3 天内上午晨起空腹抽取静脉血和取鼻腔分泌物，测定血清白介素 4（IL-4）、γ 干扰素（IFN-γ）、IgE 及鼻腔分泌物中嗜酸性粒细胞（EC）百分比水平，并在治疗结束后半年随访观察远期疗效。

2.3　疗效标准

采用 1997 年海口会议中华医学会耳鼻咽喉分会确定的评定标准[1]，根据治疗前后症状和体征积分的总和，改善的百分比按尼莫地平法评定，≥51%为显效；50%~21%为有效；≤21%为无效。

2.4　统计学方法

运用 SPSS 11.5 软件包进行统计学处理，计量资料数据以 $\bar{x}\pm s$ 表示，组内比较采用配对 t 检验，组间比较采用独立样本 t 检验，计数资料差异性检验采用 χ^2 检验。

3　结果

3.1　两组临床疗效比较

针刺组总有效率 87.9%，中药组为 74.8%，针刺组疗效优于中药组（$P<0.05$）。治疗结束半年后，治疗有效的患者到门诊复查或追踪调查，每组各 60 例，针刺组的显效率及总有效率均高于中药组（$P<0.05$），复发率针刺组为 20%，中药组为 45%，说明针刺组的远期疗效优于中药组。表 2 示，两组在不同症状的改善方面均有较好疗效（$P<0.01$），并且针刺对鼻塞、流涕、鼻甲肿胀程度的改善优于中药组（$P<0.05$）。

表 2　两组患者治疗前后症状和体征积分变化比较　（$\bar{x}\pm s$）

组别	时间	例数	喷嚏（个/次）	流涕（擤鼻数/日）	鼻塞（分）	鼻痒（分）	鼻甲肿胀程度（分）
针刺组	治疗前	107	1.51±0.68	1.94±0.80	1.76±0.67	1.75±0.75	1.64±0.64
	治疗后	107	0.97±0.59△	1.08±0.69△▲	0.60±0.61△▲	1.12±0.47△	0.92±0.57△▲
中药组	治疗前	107	1.51±0.68	2.04±0.71	1.77±0.64	1.66±0.71	1.65±0.70
	治疗后	107	1.06±0.61△	1.32±0.70△	0.79±0.64△	1.17±0.54△	1.00±0.63△

注：与本组治疗前比较，△$P<0.01$；与中药组治疗后比较，▲$P<0.05$

3.2　两组患者免疫指标比较

表3示，两个疗程结束后，对患者血清中IL-4、IFN-γ、IL-4/IFN-γ、IgE、鼻腔分泌物EC百分比进行比较，结果显示，两组在IL-4、IL-4/IFN-γ、IgE、EC方面治疗前后差异有统计学意义（$P<0.01$），其中针刺对EC的改变优于中药组（$P<0.05$）。

表3　两组患者治疗前后血清免疫指标变化比较　　($\bar{x}\pm s$)

组别	时间	例数	IL-4 (ng/L)	IFN-γ (KU/L)	IL-4/IFN-γ	IgE (IU/ml)	EC (%)
针刺组	治疗前	30	138.78±31.35	11.97±1.75	12.13±4.16	855.80±168.88	87±4.9
	治疗后	30	69.32±22.91△	12.22±1.45	5.80±2.16△	379.73±157.90△	32±4.0△▲
中药组	治疗前	30	132.00±28.45	11.67±1.26	11.70±3.85	831.63±127.92	88±4.6
	治疗后	30	75.07±26.90△	11.91±1.01	6.41±2.48△	443.20±198.83△	46±4.5△

注：与本组治疗前比较，△$P<0.01$；与中药组治疗后比较，▲$P<0.05$

4　讨论

变应性鼻炎属于中医"鼻鼽"范畴，中医认为，本病的发生多为外邪、异气侵袭，肺脾肾三脏虚弱，清窍闭塞所致，其发生是机体的内因为本，外因为标，其本为肺、脾、肾三脏虚损，其标为外邪犯鼻，属本虚标实之证。故治疗宜根据标本兼治的原则，确立补脾益肺，散风祛邪，宣通鼻窍为治则。

根据循经选穴的原则，足三里为足阳明胃经的经穴，据五行相生而言，脾土生肺金，故取本穴可以达到补脾益肺、疏风和营、宣通鼻窍的作用。迎香为手足阳明之会，手阳明之脉，上挟鼻孔。足阳明起于鼻，两脉相接于本穴。大肠与肺相表里，肺卫不固等肺经疾病选取此穴，具有宣肺通鼻窍之功。合谷为四总穴之一，是治疗颜面五官疾患之要穴，且为手阳明大肠经之原穴，可解表祛邪，治疗外感鼻疾等与肺相关的病症。印堂为督脉之穴，为通利鼻窍之要穴；蝶腭神经节是近来被发现的治疗PAR非常有效的刺激点，此穴从现代解剖学的角度来看，不仅集中了源于三叉神经的感觉支，还有来自翼神经的交感和副交感支等，针刺此点通过刺激鼻腔内的植物神经可以使其恢复平衡而达到治疗目的。

本研究结果显示，针刺组总有效率87.9%，中药组为74.8%，两组疗效有显著性差异，同时针刺后患者的临床症状和体征明显减轻或好转，其中针刺组对鼻塞、流涕、鼻甲肿胀程度的改善优于中药组。

研究表明[3]，根据分泌细胞因子的不同，Th细胞可分为Th1和Th2两亚群，Th2细胞主要产生IL-4、IL-5、IL-10等。体外实验表明IL-4在抗体生成，特别是在促进B淋巴细胞合成IgE促发过敏反应形成中起着重要作用。而Th1细胞主要产生IL-2、IFN-γ等，它作用于迟发型过敏反应和提高细胞毒反应，同时也抑制过度的Th2反应来降低体内 IgE 应答反应。在本研究中，针刺组患者血清中 IL-4 的含量下降（$P<0.01$），而 IFN-γ 的含量未见明显变化，但 IL-4/IFN-γ 比值仍然呈下降趋势；IgE 亦随之下降。说明针刺能平衡 IL-4/IFN-γ，减低 IgE，有利于疾病的转归。

Th2 细胞能产生 IL-4、IL-5，不但促进 IgE 的产生亦可影响 EC 的活化和凋亡。嗜酸性细胞释放的细胞毒性物质能引起鼻黏膜上皮细胞的损伤，进一步加重组织炎症。本研究发现，针刺组患者鼻腔分泌物中 EC 百分比含量治疗后下降明显（$P<0.01$）。说明针刺能调整 Th1 和 Th2，进一步调整 IL-4，也调整了嗜酸性粒细胞的浸润，对鼻黏膜 EC 分泌产生的主要基础蛋白、过氧化物等化学介质所致的鼻塞迟发反应具有明显的抑制作用，从而减轻鼻黏膜的炎症反应。

针刺组近期治疗及远期治疗的显效率、总有效率、症状体征积分的改善均优于中药组；随访结果显示，针刺组复发率明显低于中药组。说明针刺可以调节细胞因子的紊乱及其作用，从而使失衡的 Th2/Th1 得以恢复，降低 IgE 的水平，通过对鼻腔分泌物中 EC 含量的抑制而发挥作用。针灸通过多途径、多层次、多环节协调机体的脏腑功能，平衡阴阳，改善体质，调整紊乱的免疫功能，抑制免疫病理反应的多环节。同时又可改善局部血液循环，从而消除鼻黏膜变态反应性炎症，达到了标本兼治的功效[4]。

参考文献

[1] 中华医学会耳鼻咽喉学分会，中华耳鼻咽喉科杂志编辑委员会．变应性鼻炎诊断标准及疗效评定标准（1997 年修订）．中华耳鼻咽喉科杂志，1998，33（3）：134.

[2] 徐林根．辛芩颗粒治疗变态反应性鼻炎 685 例临床观察．北京中医，2000，（2）：19~20.

[3] Vercelli D. Mechanisms of the hypothesis - molecular and otherwise. Current Opinion in Immunology. 2006，18（6）：733~737.

[4] 骆永珍，张燕华．针灸与免疫．北京：人民卫生出版社，2002：168~169.

［摘自：中医杂志，2008，49（10）：903-905.］

针刺治疗鼾症 36 例

黄蔚云[1]，王伟志[2]

1. 天津中医药大学，天津　300193；

2. 天津中医药大学第一附属医院，天津　300193

摘要　目的：观察 36 例鼾症患者的针刺治疗疗效。方法：点刺悬雍垂配以针刺百会、四神聪、足三里治疗鼾症患者 36 例，伴有假球麻痹加翳风、廉泉。结果：痊愈 28

例，占77.78%；显效6例，占16.67%；有效2例，占5.55%；无效0例。总有效率100%。结论：针刺悬雍垂为主治疗鼾症临床疗效显著，简便易行，易于推广。

关键词 针刺；鼾症；悬雍垂

鼾，鼻息有声音也。打鼾又称“鼻鼾”“鼾眠”，俗称“打呼噜”。是指睡眠之中的人喉里发出鼾声。西医学上归于睡眠暂停综合征。

鼾证，最早论述于《黄帝内经》。《素问·逆调论》中未定名，但称鼾为“息有音”。汉代张仲景在《伤寒论》中云：“风温为病，脉阴阳俱浮，自汗出，身重，多眠睡，鼻息必鼾，语言难出。”首先提出了鼾声呼吸现象，并指出在外感热性病危症中可见到。隋代巢元方在《诸病源候论·鼾眠候》中对打鼾做了明确定义：“鼾眠者，眠里喉咽间有声也。其有肥人眠作声者，但肥人气血沉厚，破隘喉间，涩而不利亦作声。”历代医家对预示病情危重的鼾声呼吸也多有论述，其多发生于昏迷等伴有意识障碍时，预后较差。此不属于本文论述范畴，故不赘述。对于本证中医治疗目前报道不多，针刺悬雍垂为主治疗鼾症是王伟志主任的临床经验总结，笔者跟随王老师门诊治疗，验证了本法疗效颇有收获，报道如下。

1 临床资料

1.1 一般资料

全部36例患者均为2010年1月~2011年3月天津中医药大学第一附属医院针灸门诊患者，且均未曾因打鼾去医院就诊。年龄44~82岁，平均63岁。病程最短半年，最长30年以上，平均10余年左右。合并面神经麻痹患者9例，其余27例全部为脑血管病后遗症患者，包括18例脑梗死后遗症患者和9例脑出血后遗症患者。既往有假球麻痹病史18例，有鼻息肉、鼻中隔偏曲病史10例，有扁桃体肥大病史3例。

1.2 临床表现

患者在睡眠中呼吸声音异常表现，可间断出现，且中间有呼吸间歇或者暂停并每次达10s以上，被唤醒后可暂时停止，再睡时可再发，长期致睡则必鼾或整夜鼾声不已，可影响他人睡眠。

1.3 症状评分标准

0分：无鼾声；1分：鼾声轻微不影响他人休息；2分：鼾声略大影响他人休息；3分：鼾声如雷未伴有呼吸暂停；4分：鼾声如雷伴有呼吸暂停诊断标准。本观察中所有病例均按上述标准评分。

2 治疗方法

2.1 针刺取穴

主穴：悬雍垂；配穴：百会、四神聪、足三里，伴有假球麻痹加翳风、廉泉。

2.2 操作方法

嘱患者将舌体伸出，充分暴露悬雍垂，轻点刺悬雍垂4~5下，见悬雍垂随之上下抬举为度。注意避免深刺和刺破以免造成咽喉部溃疡给患者带来不必要疾苦。余穴均常规刺法。每日针刺1次，针刺10次为1个疗程，一疗程后休息3天再做第2个疗程，一般治疗1~2个疗程，可巩固治疗至3~4个疗程。

3 治疗结果

据症状评分标准确定。痊愈：提高3分及3分以上，28例，占77.78%；显效：提高2分，6例，占16.67%；有效：提高1分，2例，占5.55%；无效：提高0分，0例。总有效率100%。

4 典型病例

患者张某某，男，于2010年11月25日就诊，主诉打鼾10余年。患者同时患有面神经麻痹3天伴睡眠差、夜梦多，平、侧躺均打鼾，并自觉影响睡眠，入睡即打鼾伴有呼吸暂停，停顿10s以上，每夜7~9次，严重影响他人休息。既往2年前鼻息肉手术史、鼻中隔偏曲史、高血压病史。经上述方法治疗1个疗程后，睡眠中基本无鼾声和呼吸暂停。继续巩固治疗2个疗程，痊愈。随访未再复发。

5 讨论

鼾证发生一般认为主要是白天清醒时，咽喉部肌肉代偿性收缩使得气道保持开放，不发生堵塞，但夜间睡眠时神经兴奋性下降，肌肉松弛，咽部组织堵塞，使上气道塌陷，当气流通过狭窄部位时，产生涡流并引起振动，从而出现鼾声，严重者呼吸可暂停，从而影响人体健康[1]。中医学认为鼾证的成因在于痰湿壅盛、饮食不节，以致脾胃失调、痰阻气机、气行不畅而发为打鼾。

打鼾与呼吸暂停是脑血管病一个独立诱因[2]，因呼吸道狭窄堵塞并伴有呼吸暂停，易造成通气障碍，引发脑血管因缺氧或血氧饱和度下降而供血不足，造成脑血管意外，又因其发生于夜间患者睡眠状态，故易延误救治。因此对于鼾症的治疗符合中医“治未病”的理论，鼾证的有效治疗可以促进减少脑血管意外的发生。

悬雍垂，俗称“小舌”，在口腔中软腭后缘正中悬垂的小圆锥体，针刺悬雍垂后上下抬举，促进咽喉部及呼吸道肌肉收缩功能恢复，改善气道扩张度。配合百会、四神聪安神定志，百会还可升举阳气。足三里为阳明胃经合穴，具补益阳气、健脾祛湿化痰、通调气机之功。翳风配合廉泉可开舌窍利咽喉。

本研究虽然病例总量较小，但经治疗效果均非常显著，除1例疗效相对缓慢因年龄过高与本身肌肉松弛恢复性较差有关。针刺疗程具体时长及针刺疗效的维持随访有待于进一步临床观察与研究。此外，血氧饱和度的监测和影像学指标[3]可以作为有效客观指标，为本病的进一步疗效评价提供依据。

目前，西医方面对于鼾症最常用的是手术疗法即腭垂腭咽成形术，但手术造成患者痛苦较大，易发生并发症[4]；还有阻鼾器和等离子射频技术等，但阻鼾器只是预防并无治疗作用，患者需终身戴用，且对颞下颌关节有负面影响[5]，等离子射频疗法虽是目前较新的微创技术但限制严格，对于年龄60岁以上、重度鼾症、中枢性或混合性睡眠呼吸暂停、颈短肥胖、小颌畸形、瘢痕体质等患者不宜使用[6]。且目前范围内，鼾症的中医药和针灸治疗研究也均较为空白。故笔者运用针刺悬雍垂为主治疗鼾证临床疗效显著，简便易行，无痛无创伤且无副作用，不受年龄体质等其他因素限制，易于推广，为鼾症的针灸治疗研究奠下坚实基础。

参考文献

[1] 刘冬琴．鼾症的治疗行为干预［J］．现代医药卫生，2009，25（3）：371-373.

[2] 谈小琴，刘辉国．睡眠呼吸暂停与鼾症［J］．内科急危重症杂志，2011，17（1）：6-8.

[3] 郭学军，王成林，戚玉龙，等．正常成人上气道鼾症相关检测指标的MRI研究［J］．罕少疾病杂志，2010，17（5）：1-4.

[4] 王虹．腭垂腭咽成形术治疗单纯型鼾症的临床观察［J］．中国社区医师，2007，9（5）：12.

[5] 王丁．阻鼾器治疗阻塞性睡眠呼吸暂停综合征效果观察［J］．首都医药，2009（16）：43-44.

[6] 田树昌，孙玉琴，刘健，等．等离子射频治疗鼾症的临床研究［J］．医学研究杂志，2009，38（8）：77-79.

［摘自：针灸临床杂志，2011，27（11）：18-19.］

针刺天突穴治疗慢性咽炎32例

李唯溱，王海荣

天津中医药大学第一附属医院，天津　300193

关键词　咽炎；针刺；穴，天突

慢性咽炎是临床常见的慢性病，为咽部黏膜、黏膜下及淋巴组织的弥漫性炎症。临床表现为咽部不适、微痛、干痒、灼热感、异物感等。一般分为慢性单纯性咽炎、慢性肥厚增生性咽炎、慢性萎缩性咽炎3型。该病病程长，症状缠绵而顽固，药物难以奏效。笔者近年来采用针刺天突穴为主治疗慢性咽炎32例，现报道如下。

1　临床资料

1.1　一般资料

32例皆为我院门诊或住院患者，其中男14例，女18例；年龄最小28岁，最大66

岁；病程最短15d，最长7年；肺胃实证17例，肾阴不足证15例。

1.2　诊断标准

有长期反复发作咽痛、咽干、咽部异物感病史，上述症状反复发作，经喉镜检查排除咽喉部器质性改变。多因食辛辣食物，情志不舒，用嗓过度引起时轻时重的症状，影响正常的工作生活。

2　治疗方法

2.1　取穴

主穴取天突，肺胃实证配廉泉、少商、尺泽、内庭；肾阴不足证配廉泉、鱼际、太溪、照海。

2.2　操作方法

采用0.30mm×40mm毫针，针刺天突穴时，嘱患者仰卧位，常规消毒后，于颈部呈10°角进针，靠胸骨后方刺入1~1.5寸，根据患者证型加用配穴。肺胃实证采用毫针泻法，肾阴不足证应补泻结合。在针刺过程中，患者会出现唾液大量分泌现象，嘱患者缓慢咽下，不宜吐出。每日针1次，每次留针30min，每15min行针1次。治疗7次为1个疗程，间隔7d进行第2个疗程，2个疗程后统计疗效。

3　治疗效果

3.1　疗效标准[1]

痊愈：自觉症状消失，咽部充血水肿消失。

显效：症状明显减轻，咽部充血水肿基本控制。

有效：症状有所改善，咽部充血水肿明显减轻。

无效：症状改善轻微或无改善，咽部充血水肿无明显减轻。

3.2　治疗结果

32例患者中，痊愈13例，占40.6%；显效12例，占37.5%；有效6例，占18.8%；无效1例，占3.1%。总有效率为96.9%。

4　讨论

慢性咽炎属中医学“喉痹”范畴，笔者认为，咽喉下接食管，通于胃；喉接气管，通于肺。《诸病源候论·喉痹候》：“喉痹者，风热邪毒、虚火上炎容于其间故也……热乘其肺而搏咽喉，故喉痹也。”或外感风热之邪熏灼肺系，肺、胃二经郁热上壅，而至咽喉肿痛，属实热证；或肾阴不能上润咽喉，虚火上炎，亦可致咽喉肿痛不适，属阴虚证。主穴天突位于咽部，为阴维、任脉之会，为治疗咽炎之要穴，刺之可养阴清热，化痰利咽。有资料表明针刺天突穴可使患处局部血供充沛，炎性水肿得以尽快吸收，从而达到利咽止痛目的[2]。肺胃实证配伍廉泉疏导咽部气血以治标；少商系手太阴井穴，可清泻肺热；尺泽为手太阴经合穴，泻肺经实热；内庭能泻阳明之郁热。诸穴合用以达消肿清咽的作用。肾阴不足证配伍廉泉（泻法）疏导咽部气血；太溪为足少阴经原穴，照海为足少阴经和阴跷脉交会穴，两脉均循行于喉咙，取之能调两经经气，肾经“循喉咙挟舌本”，用补法针刺照海具有补肾阴之功，对于缓解咽喉干痛有良效；鱼际（泻法）为手太阴经荥穴，利咽清肺热。四穴同用，使虚火得清，不致灼伤阴液，养阴清热。

参考文献

［1］国家中医药管理局．中医病证诊断疗效标准［S］．南京：南京大学出版社，1994：126.

［2］胡津丽，蒋彩云，蒋中秋．针刺治疗咽喉肿痛 30 例临床观察［J］．甘肃中医，1998，11（1）：43.

［摘自：上海针灸杂志，2014，33（6）：574.］

针刺治疗单侧声带麻痹 1 例

李健杰[1]，韩宝杰[2]

1. 天津中医药大学，天津　300193；

2. 天津中医药大学第一附属医院，天津　300193

关键词　声带麻痹；喉喑；针刺；风邪入络证

单侧声带麻痹（UVCP）是一侧声带失去内收、外展和正常张力的病理现象，使喉部原有的发音、保护和呼吸功能发生障碍，出现声嘶、误吸等临床症状，其病因与神经干损伤或受牵连压迫、神经末梢损伤及中枢性障碍有关[1]。笔者跟随老师出诊，用针刺治疗单侧声带麻痹 1 例，疗效显著，现报告如下：

病例介绍

李某，女，48 岁，于 2013 年 4 月 5 日初诊。主诉：咽痛，声嘶、吞咽困难 3d。病史：患者于 3d 前河边受风，次日出现声嘶、吞咽困难，就诊于某医院，喉镜检查示：双侧声带充血，双侧声带闭合欠佳，左侧声带固定不动，吸气时外展不收，发声时左侧声带闭合不良。DR 检查示：①食道钡餐造影未见异常；②十二指肠憩室。颅脑 CT 及胸部平片均无异常，诊为“左侧声带麻痹”。予局麻下环杓关节拨动术并口服药物治疗，效果欠佳。今日求诊于我院门诊，现症：神志清楚，精神可，咽痛，声音嘶哑，吞咽困难，饮水呛咳，咳吐涎沫，寐欠安，二便调，舌淡红，苔白润，脉弦滑。诊断：中医：喉喑（风邪入络证）；西医：左侧声带麻痹。治疗原则：疏风祛邪，通络畅声。取穴：主穴取咽后壁、翳风（双）、人迎、风池（双）、廉泉、旁廉泉、列缺；配穴取合谷、足三里、丰隆。操作：先用3寸长针行咽后壁点刺，令患者有作呕状；再刺人迎穴，针尖避开血管刺向声门，针后令患者做吞咽动作；风池、翳风针向喉结刺入2~2.5寸，以咽喉部麻胀为佳；取廉泉向舌根方向斜刺，直刺1.5~2.0寸；旁廉泉在廉泉穴左右旁开1寸，向舌根方向直刺1.0~1.5寸，以胀感达舌根及喉咽部为度；余穴按虚补实泻法常规操作。留针30min，日1次，每周针刺6次，停针休息1d，2周为1个疗程。针刺4次后，呛咳症状几乎消失，可进食半流质食物；治疗2个疗程后，症状完全消失；继续巩固1个疗程，未见复发。电话回访2个月，未见复发。

按： 声带麻痹临床上以声音嘶哑或失音为主要症状，在中医古文献中无相应病名，属于中医“喉喑”范畴。喑者，无声矣。因喉部疾患而致声音不扬，甚至嘶哑者，称为喉喑。《灵枢·忧恚无言》曰“人卒然无音者，寒气客于厌，则厌不能发，发不能下至，其开阖不致，故无音。”《备急千金要方·卷第八·诸风》曰：“风寒之气客于中，滞而不能发，故喑而不能言及喑哑失声。”故本病病机关键在于外邪犯肺，肺失宣降，肺气壅遏，气机不利，外邪凝聚于会厌，脉络壅阻，声户开合不利，故治以疏风通络，利咽畅声。肺主表，外邪侵袭首先犯肺，喉咙为肺之门户，又是手太阴肺经通过之处，故远端取肺经之络穴列缺，且列缺通任脉，针之可宣肺解表，通利经络以利咽喉。风池为手足少阳经与阳维脉之交会穴，善疏一切内外之风，针之可疏风解表、通利经络。翳风穴为手足少阳之会，《针灸甲乙经》曰：“痓，（喑）不能言，翳风主之。”故针刺翳风以疏风通络，通咽利关。廉泉为任脉与阴维脉之会穴，任脉循经路线达咽喉，善治舌咽部疾患。咽后壁点刺配合喉部诸穴可激发经络之气，达疏筋、活血、通络的目的。诸穴配伍，局部取穴与整体调理相结合，阴阳协调，气机通调而诸症悉除。

[摘自：福建中医药杂志，2013，44（6）：42.]

针刺治疗失音1例

刘佳[1]，张春红[2]

1. 天津中医药大学，天津　300193；

2. 天津中医药大学第一附属医院，天津　300193

关键词　针刺；医案；失声

患者，女，37岁，教师，于2010年9月21日就诊于石学敏院士门诊。声音嘶哑2月余。患者于2010年6月行甲状腺囊肿切除术后喉返神经受损，遂出现声音嘶哑，饮水呛咳，语音弱，咽部不适如鲠在喉，严重影响生活质量和正常工作，并术后渐现身体消瘦，纳少，寐差，舌淡苔薄白，边有齿痕，脉沉缓。查喉镜示，右侧声带收缩无力。经当地医院营养神经等治疗，以上诸症和生活质量仍未改善，遂试以针灸治疗。诊断为喉瘖，证属经络失养，肺脾气虚证。治以通喉利咽，培土生金为则，法以醒脑开窍针法加减。取廉泉、哑门、人迎、开音、复音、百会、足三里。廉泉、哑门针尖分别指向喉部，进针 1 寸，施小幅度高频率捻转法。人迎避开颈总动脉，进针 1 寸，施小幅度高频率捻转法。开音穴位于双侧下颌角下一横指处，进针 0.5 寸，针尖指向喉部。复音穴位于后颈部，第 3~6 颈椎之间两侧旁开 0.3~0.5 寸条索状硬结处，针刺硬结中心，使针感放射至咽喉部。同时配合咽后壁、舌下络脉及金津、玉液点刺放血 2~5mL。治疗后第 4 天患者自觉咽部梗死感明显缓解。经治 7d，声音嘶哑、饮水呛咳症状较前明显好转，生活有所改善，但不可过劳。经治 1 个月，以上诸症俱消，生活质量明显改善。巩固针刺治疗 1 星期。随访 1 个月，患者讲话语音、语量恢复正常，并重返讲台。

按：本病属于中医学“喉瘖”范畴，主要与肺肾相关。患者因手术损伤，声道络脉受损，经脉枯萎，气机失利而致声嘶失音。据“虚则补其母”，肺虚应予补脾胃以助生化之源而上奉于肺，故培土生金，以治其本，通喉利咽，以治其标。廉泉为阴维与任脉之会穴，有清利咽喉之效；哑门系督脉与阳维脉之会穴，为开音要穴；人迎以补气血，通经脉；百会可外提阳气，镇静安神；局部取开音穴、复音穴，以刺激与语言功能息息相关的舌下神经、舌神经、舌咽神经、颏舌骨肌等。

[摘自：上海针灸杂志，2012，31（2）：130.]

针刺治疗灼口综合征 1 例

刘素芳[1]，张晓彤[2]

1. 天津中医药大学，天津　300193；

2. 天津中医药大学第一附属医院，天津　300193

关键词　针刺；郁证；灼口综合征；

患者，女，48 岁，2011 年 8 月 12 日初诊。舌及口腔黏膜烧灼样疼痛伴口干 2 星期。患者半月前因其子高考之事处理不遂而生气，之后出现舌及口腔黏膜烧灼样疼痛，舌根舌背为著，难以忍受，在某医院口腔科诊断为灼口综合征，经治疗未见好转，遂来我院就诊。患者神清，精神紧张，面色少华，善太息，时有心悸，纳差，二便调，寐欠安，舌暗红，苔白，脉弦细。西医诊断：灼口综合征。李世君主任分析患者的病因病机为肝郁气滞，心神失养，诊断为郁证。治以调神解郁，理气通络，标本兼治。

取百会、四神聪、印堂、风池、安眠、间使、内关、神门、合谷、太冲、廉泉、金津、玉液、外关、足临泣；耳穴神门、心。患者取仰卧位，选用0.30mm×40mm毫针，百会、印堂接电针仪，刺激量以患者能耐受为度；神门及耳穴进针轻柔微捻转；合谷、太冲行捻转泻法；外关、足临泣行捻转泻法；余穴行捻转补法。留针30min。针后点刺金津、玉液及舌背。每日1次。治疗4星期后患者诉舌部烧灼样疼痛程度减轻，不再口干，寐安，精神略放松，但仍心悸，加刺膻中穴。治疗6星期后，患者舌部口腔烧灼样疼痛、心悸等症消失，精神明显放松。继续治疗4星期，患者精神可，面色红润。随访半年未复发。

按：从中医学来看，患者虽以舌及口腔黏膜烧灼样疼痛为主证，但其病因病机主要是情志不遂而致病。舌为心之苗窍，肝经环唇内，气郁化火，营阴暗耗，经脉失养则舌体口腔发灼热感。心主神志，肝主调节情志，气机郁结，肝失疏泄，心神失养则精神紧张，善太息；心悸、失眠则为心神失养的表现。李主任认为郁证应从肝郁入手，多年临床实践发现百会、四神聪、印堂、风池、安眠、间使、内关、神门、合谷、太冲这一组穴合用，具有解郁、调神、理气的作用。脑为元神之府，督脉入脑络，百会、印堂可醒脑调神；风池通调头部气血，促进脑络气血运行；四神聪、安眠穴均为经外奇穴，相配而用可镇静安神；神门为心经原穴，可宁心安神；间使为心包经经穴，具有益心气、清心神功效；太冲疏肝理气，和合谷相配开四关；内关宽胸理气；外关、足临泣为手足少阳经穴，合用可疏利胆经，对于情志不达、肝胆郁滞所引起的口部症状有较明显的治疗作用；在此治疗基础上再加刺局部的金津、玉液、廉泉及舌背，疏通舌与口腔经络，标本兼治，所以才会效如桴鼓。

[摘自：上海针灸杂志，2012，31（8）：600.]

针刺治疗口臭32例

李唯溱，李孟汉，冀健民

天津中医药大学第一附属医院，天津　300193

关键词　针刺疗法；口臭；穴，劳宫

口臭是指呼吸时从口腔或其他充满空气的空腔中所散发出的臭气[1]，常影响人们的生活和正常的社会交往，给人们带来不少痛苦。笔者近年来采用针刺治疗口源性口臭32例，现报道如下。

1　临床资料

32例口源性口臭患者均为门诊患者，其中男22例，女10例；年龄最小20岁，最

大 69 岁；病程最短 1 个月，最长 2 年。

2　治疗方法

取劳宫、内庭、大陵穴。患者取坐位，先针刺双侧劳宫穴，进针深度为 0.5 寸，得气后行捻转泻法 1min；后针刺内庭、大陵，深度为 0.5 寸，行提插泻法各 1min，共留针 30min。每日 1 次，共治疗 20 次。

3　治疗效果

3.1　疗效标准

痊愈：口臭消失，患者和旁人均未感觉有异味；有效：口臭明显减轻；无效：口臭症状无改善。

3.2　治疗结果

32 例患者经治疗后，痊愈 12 例，有效 14 例，无效 6 例，总有效率为 81.3%。

4　讨论

中医学对口臭记述颇早，又名“出气臭”“口气臭”“口气秽恶”“息臭”等，多与心脾积热、胃肠热盛有关。《血证论·口舌》：“口臭是食积之火。”《针灸甲乙经》：“口中腥臭，劳宫穴主之。劳宫穴为手厥阴心包经荥穴，五行属火。“荥主身热”，劳宫穴善于清热泻火、清心泄热，是治疗口臭的特效穴[2]。心包经起于胸中，下膈，历络三焦，胃居中焦，劳宫穴亦泻脾胃之火，故针刺劳宫穴可治疗口臭。《玉龙歌》：“口臭之疾最可憎，劳心只为苦多情，大陵穴内人中泻，心得清凉气自平。”大陵穴为心包经输土穴，为该经的子穴，实则泻其子，故泻此穴可清泻心火；又因该穴属土，与属土的脾胃二经相关，故用大陵穴泻心脾之热上攻所致的口臭，作用显著。内庭属足阳明胃经荥穴，善清泻胃火、消积化滞。三穴合用，共筑清热泻火、消积除臭之功。临床上大部分口臭患者口腔卫生状况欠佳，故治疗的同时还需嘱患者养成良好的口腔清洁习惯。

目前，西医口腔科治疗口臭所采用的化学抗菌剂虽然效果明显，但是在杀灭产臭菌的同时，容易使口腔微生态环境遭到破坏，因而限制了使用[3]。针刺治疗口臭，方法简便，疗效理想。中医学治疗口臭文献报道较少，本文可为临床提供参考。

参考文献

[1] 陈晓丽，叶玮，唐纯，等．口臭相关因素的分析［J］．临床口腔医学杂志，2013，29（5）：259-262.

[2] 陈喜．艾灸劳宫治疗口臭［J］．上海针灸杂志，1988，7（2）：48.

[3] 续繁星，李晓宇，刘贺，等．口源性口臭病因及治疗的研究进展［J］．现代生物医学进展，2011，11（4）：791-794.

［摘自：上海针灸杂志，2014，33（7）：686.］

十二、其　他

长针针刺顽固性斑秃验案1则

袁彩林[1]，申鹏飞[2]
1. 天津中医药大学，天津　300193；
2. 天津中医药大学第一附属医院，天津　300193

斑秃是皮肤科的常见顽固性疾病，也是难治性疾病之一，由于影响美观，常给患者带来精神压力和心理负担。长针针刺可以从整体上调节气血，并加强局部的刺激，以达到治疗顽固性斑秃的效果。申鹏飞是天津中医药大学第一附属医院特需针灸部主任医师，师承于中国工程院院士石学敏院士，从事中医临床、科研、教学多年，临床经验颇为丰富，擅长针药结合治疗心脑血管病及内科疑难杂症。笔者有幸随导师学习，受益匪浅，今就申师采用长针针刺治疗顽固性斑秃验案1则整理于下，浅谈心得。

患者，男，38岁，由于心烦不寐等原因导致头部斑秃10余年，经多次治疗未见好转，半年前来我院就诊。患者来时头部出现多处边界不规则脱发，表面皮肤薄而光滑，未见毛囊，无丘疹、脓疮，其他部位无皮损。脾气急躁，体温偏高，睡眠不佳，大便正常，舌红胖大有齿痕，脉弦数。诊断：斑秃，属血虚血热、肝肾不足证。治法：补血凉血、补益肝肾。采用长针针刺治疗。取穴：局部取穴、膀胱经上头部穴排刺，神庭、头维、太阳穴、风池、天枢、大横、中脘、下脘、血海、梁丘、阴陵泉、足三里、三阴交、太冲、足临泣。操作：神庭、头维、风池用3寸长针中强度刺激；天枢、大横、中脘、下脘直刺0.5~1寸，捻转补法1min；血海、阴陵泉、梁丘、足三里、三阴交直刺0.5~1寸；太冲、足临泣捻转泻法1min。均得气后留针30min。经过3个月的治疗后，可明显见到斑块处长出细小白色毫毛和少数新生毛囊，患处皮肤微红色，为气血恢复之象。其后毛发长势良好，白色毫毛渐渐变黑，变粗。

按：斑秃又称“油风”“圆秃”，是一种突然发生的头部局限性脱发。中医学认为，“发为血之余”，肝血不足，发失濡养；肾藏精，肝肾不足，精血亏虚，发失濡养；或由情志所伤，或操劳过度，或生血不足，或久病耗伤肝肾之阴，阴血不足，精血失养，血虚风动而致脱发。该病的病机有血热生风、气血两虚、肝郁血瘀、肝肾不足等，其中肝肾不足证最为常见。临床以补虚为主要治则，以益肾填精、养血调血固其本、治其标，达到标本兼治的目的。

本案中患者睡眠不足，操劳过度，耗伤精血，发失濡养，且有斑秃的家族史，为先天肝肾不足，阴血不足，精血失养而致脱发。其病为虚实夹杂，病机为血虚血热、肝肾不足，治以补血凉血、补益肝肾。

方中取局部穴用3寸长针强刺激，可增加局部气血的运行；膀胱经上头部穴排刺，神庭、头维用3寸长针中强度刺激，也可促进胃经、督脉之气血生化运行，督脉“总督诸阳”，膀胱与肾之经脉相互络属，气血由膀胱经注入肾经，补益肾阴；天枢、大横、中脘、下脘、梁丘调理脾胃，五脏六腑皆禀气于胃，胃经通畅则气血生化有常，任脉“血独盛则澹渗皮肤，生毫毛”；太冲、足临泣捻转泻法为平肝熄风，调理下焦。由于患者睡眠不佳，故加刺三阴交、风池。治疗期间嘱患者生活作息应有规律，在日常生活中尽量保持情绪的稳定，忌焦躁、忧虑、求愈心切，同时应保证充足的睡眠，忌疲劳过度。

该病案治疗特点是以局部长针刺激作为基础和重点。现临床上长针较少用于头部穴位，其实长针与头皮针有异曲同工之妙。在临床上，长针也可用于偏头痛、失眠、耳鸣和偏瘫等疾病。脑为元神之府，研究认为针刺头部穴位能直达病所，有利于缓解脑血管痉挛，改善局部血液循环，同时能调节中枢神经功能，抑制大脑异常放电，对改善大脑皮质的兴奋和抑制失调，使之恢复平衡也有很好的疗效。

[摘自：湖南中医杂志，2015，31（2）：93-94.]

针刺常规穴位加驷马穴治疗急性湿疹30例

范然[1]，高莹[1]，杨建[2]，聂鹏冲[3]，高尚泽[1]

1. 天津中医药大学级硕士研究生，天津 300193；

2. 天津中医药大学第一附属医院，天津 300193；

3. 天津市水上公园医院，天津 300193

摘要 目的：观察驷马穴治疗急性湿疹的临床疗效。方法：将60例急性湿疹患者随机分为治疗组和对照组各30例。对照组选取曲池、外关、合谷、风市、血海、足三里6个常规穴位进行针刺治疗，治疗组在对照组选取穴位的基础上加驷马穴进行针刺治疗。结果：总有效率治疗组为96.6%，对照组为73.3%，两组比较，差异有统计学意义（$P<0.05$）。结论：针刺常规穴位配合驷马穴治疗急性湿疹疗效显著，值得临床推广。

关键词 急性湿疹；针刺疗法；驷马穴

湿疹是由多种复杂的内、外因素引起的一种具有多形性皮损和易出现渗出倾向的皮肤炎症性反应。皮疹一般呈多形性，按皮损表现特点分为急性、亚急性和慢性湿疹 3 种。急性湿疹一般发病较迅速，患者自觉瘙痒剧烈，严重困扰患者的日常生活。如经适当、及时处理皮疹可逐渐好转消退，但易受内外因素刺激后再复发，表现为急性发作，或转为亚急性或慢性湿疹[1]。笔者跟师临床学习采取针刺常规穴位加驷马穴的方法治疗急性湿疹患者 30 例，疗效满意，并与仅针刺常规穴治疗 30 例作对照观察，现报告如下。

1　临床资料

1.1　一般资料

将 60 例该病患者随机分为 2 组。治疗组 30 例中，男 18 例，女 12 例，年龄 17~61 岁。对照组 30 例中，男 13 例，女 17 例，年龄 19~57 岁。两组性别、年龄等一般资料经统计学处理，差异均无统计学意义（$P>0.05$），具有可比性。

1.2　诊断标准

参照《中国临床皮肤病学》[2]中有关的诊断标准制定。皮疹为多数密集的小丘疹、丘疱疹或小水疱，基底潮红，由于搔抓，丘疹、丘疱疹或水疱顶端搔破后呈明显点状渗出及小糜烂面，组织液不断渗出，病变中心往往较重，而逐渐向周围蔓延，外围又有散在丘疹、丘疱疹，故边界不清。

1.3　排除标准[3]

（1）对针刺晕针者；（2）妊娠期、哺乳期妇女；（3）有心、肝、肾功能异常者；（4）有神经、精神及内分泌疾病者；（5）有湿疹型药疹、接触性皮炎、多形性日光疹、淤积性皮炎、癣菌疹等疾病者；（6）有高血压病、心脏病、肝病、肾病、糖尿病等慢性病且较严重者；（7）正在接受其他治疗的患者。

2　治疗方法

2.1　对照组

患者取仰卧位，于穴位皮肤常规消毒后，针刺曲池、外关、合谷、风市、血海、足三里。双侧取穴，针刺 0.3~0.5 寸，采用捻转泻法，留针 20min。

2.2　治疗组

在对照组治疗基础上加驷马穴。驷马穴定位：风市穴向前横开 3 寸是驷马中穴，其上、下各 2 寸处各一穴点，分别为驷马上穴和驷马下穴，共计 3 穴点，针刺方法同上。

两组均每天针刺 1 次，10 天为 1 个疗程，治疗 1 个疗程后比较两组疗效。

3　治疗结果

3.1　疗效标准

参照《中国临床皮肤病学》[2]中有关标准拟定。

痊愈：症状完全消失；显效：瘙痒及皮损情况均明显减轻，无抓痕，无色素沉着；有效：瘙痒情况有所减轻但皮损改善不明显，表面粗糙，有抓痕，色素沉着等；无效：治疗后无任何改善。

3.2　治疗结果

总有效率：治疗组为96.6%，对照组为73.3%，两组比较，差异具有统计学意义。提示：治疗组疗效优于对照组。见表1

表1　两组治疗结果及疗效比较　　[例（%）]

组别	n	痊愈	显效	有效	无效	总有效
治疗组	30	3（10.0）	23（76.7）	3（10.0）	1（3.3）	29（96.6）[a]
对照组	30	1（3.3）	15（50.0）	6（20.0）	8（26.7）	22（73.3）

注：与对照组比较，[a] $P<0.05$

4　体会

中医学认为，湿疹急性发作多为风湿热邪客于肌肤；或素有胃肠湿热，复感风邪；或情志不畅，肝经郁火，湿热熏蒸，浸淫肌肤而发[4]。曲池、合谷穴同属阳明经，善于开泄，既可疏风解表，又能清泻阳明，合谷穴兼有行气活血之功；外关穴清热解表、通经活络，系络穴，有平衡人体上下、左右气血之功效；风市穴可祛风止痒，清泻肝经郁火；血海穴能调理营血，收“治风先治血，血行风自灭”之效；足三里穴能健脾祛湿，扶正祛邪。临床多选用以上6穴治疗急性湿疹。驷马穴为董氏奇穴，位于足阳明胃经与足少阳胆经两经之间，与此二经关系最为密切。足阳明胃经为多气多血之经，行于头面部及身体前面，可调节全身气血，濡养筋肉，健脾和胃，清泻湿热；足少阳胆经为阳气初生的经络，与肝经互为表里，行于头面及身体侧面，可疏泄肝胆郁火、祛风止痒。驷马穴可联络沟通此二脉经气，调控二脉功能，具有疏肝解郁、和解少阳、调节气血、祛风止痒、扶正祛邪的功效。且驷马穴与风市临近，兼有风市搜刮内外风之功。临床应用驷马穴为上中下3穴同用，称为“倒马针法”[5]，可以加强疗效，起到事半功倍的效果。急性湿疹病在皮肤，故当浅刺，留针时间宜短，以引邪外出。经本临床观察证实，针刺常规穴位配合驷马穴治疗急性湿疹疗效显著，易于操作，值得临床推广。

参考文献

[1] 秦国权．湿疹的分类及常见症状［J］．求医问药．2009．（12）：4-5.

[2] 赵辨．中国临床皮肤病学［M］．南京：江苏科学技术出版社，2012：726.

[3] 李家晓．中西医结合治疗急性湿疹例临床观察［J］．中西医结合研究．2013．（1）：24.

[4] 闰利源．张毅．急性湿疹辨证施治和氯雷他定随机平行对照研究［J］中华中医药学刊．

2011（12）：2716-2718.

[5] 左常波．董氏奇穴针灸特色疗法（1）[J] 中国针灸．2003（5）：34-37.

[摘自：湖南中医杂志，2014，30（1）：75-76.]

扬刺法治疗股外侧皮神经炎

翟丽媛[1]，李静[2]

1. 天津中医药大学，天津　300193；

2. 天津中医药大学第一附属医院，天津　300073

关键词　股外侧皮神经炎；扬刺法；武连仲

股外侧皮神经炎是针灸科常见病之一，往往由于重体力劳动、长时间站立、感受风寒侵袭而使股外侧皮神经受挤压或刺激而产生感觉异常，其病症常常表现为大腿外侧某局部皮肤有麻木、刺痛、蚁行感等异常感觉。此病多发于青壮年，但年龄不受限制。病变的部位大多出现在单侧大腿外侧，查体时可以发现患侧大腿外侧某局部皮肤的痛、温、触觉明显减退或消失。中医认为本病的产生是感受寒湿或者有明显的外伤史，加之劳累而起病，属中医“皮痹”范畴。笔者有幸跟随著名的中医脑病专家武连仲教授学习，现将武老治疗股外侧皮神经炎的经验总结如下。

1　操作方法

先划出病变皮肤的范围，局部行常规消毒，在感觉异常区先选择阿是点，用30号1.5寸毫针，快速直刺入皮下，缓慢进针至0.5~1寸，行提插法，使针感向四周扩散，再在阿是点上下左右每距1.5寸取穴，针刺时针尖均向着阿是点斜刺，呈放射状，取穴多少视感觉异常区大小而定，一般每次取8~12个穴位；留针30min后出针，每日1次，10次为1个疗程；可连续针刺治疗2个疗程。

2　典型病例

患者，女性，27岁，职员，2012年7月初诊。主诉：左侧大腿外侧上1/3处麻木刺痛1a。现病史：患者2a前不慎摔倒致尾骨骨折，骨折愈合后突然出现左侧大腿外上侧1/3处麻痛，开始时疼痛范围如硬币大小，后扩大呈椭圆形，并每遇阴雨、寒冷刺激时加重。患者曾进行针灸、拔罐治疗，但疗效并不理想，麻痛仍存在并有加重的趋势，遂来我院针灸科就诊。患者自述现左侧大腿外侧大约6cm×10cm的局部皮肤麻木明显，并时常会出现蚁行感。查体：患处皮色无改变，触之无肿块，患肢肌肉无明显萎缩，肢体活动无障碍。通过患者自述症状并且结合查体，诊断为股外侧皮神经炎。治疗方法：麻木部位的局部取穴，采用扬刺法，留针时患者会感觉针刺局部皮肤发红发热。二诊患者自诉麻木及蚁行感明显减弱，三诊时不适感比二诊时减轻，3次症状减轻明显，治疗6次痊愈，随访0.5a未复发。

3 体会

扬刺法是武教授治疗股外侧皮神经炎的有效方法。武教授临床诊断疾病时强调疾病的病因病机，武师认为皮痹的病因是营卫气血虚乏，风寒湿邪侵袭，经络瘀血阻滞，肌肤失于濡养；病机为卫气失于固护体表，营气失于濡养肌肤，致使外邪乘营卫虚弱之时侵袭，邪气留于肌肤与筋肉之间，久而不去，造成局部气血经络闭塞，使肌肤失于濡养，出现麻木感，又由于络脉气血闭塞不畅，故出现刺痛或蚁行感。此病变部位正是足少阳胆经、足阳明胃经所过之处。《灵枢·官针》论述的十二刺主要是针对十二经的各种病证采取的一种疗法，扬刺法是十二刺中的一种，古人多用以治疗面积较大的痹症。扬刺法要求：正内一，傍内四，而浮之，以治寒气之博大者也。操作时在穴位正中先刺一针，针后在上下左右各刺一针（0.5~1.0寸），刺宜浅浮，不宜过深，使五针并列于一穴周围，故又叫“局部五针法”。“扬刺”《甲乙经》作“阳刺”，阳为表，阴为里，义为在表浅刺。“扬”有“扬散”之义，浮刺而使邪扬散于外，故名扬刺。《素问·阴阳应象大论》曰：“因其轻而扬之”，即含有扬刺之义。本病出现的症状在临床上有时易被误诊为腰椎间盘突出症所致的坐骨神经痛，故给予消炎镇痛西药或活血化瘀中药效果不好。扬刺法多采用针浅刺，根据病变部位的大小来决定针刺部位，根据病变局部异常感觉的轻重来决定针刺的疏密程度，所以其覆盖面较广泛，更易激发精气。采用本法时，得气的表现为针包围的局部皮肤发红发热明显，这是因为针刺改善了机体的微循环，使得针刺局部小血管扩张，血容量增加，血流速度加快。同时，要特别指出的是扬刺法针刺部位浅、刺激量小，对机体损伤小，是相对偏补的方法，可扶正祛邪，对素体虚弱的患者更加适宜。

［摘自：河南中医，2014，34（5）：962.］

针刺结合梅花针治疗顽固皮神经炎验案一则

王辰[1]，王舒[2,3]

1. 天津中医药大学，天津　300193；

2. 天津中医药大学第一附属医院，天津　300193；

3. 天津市针灸研究所，天津　300193

关键词　针刺疗法；梅花针；顽固皮神经炎

患者，女，30岁，于2012年7月以“右下肢皮肤麻木疼痛8a”为主诉前来就诊。

患者 8a 前因车祸导致右侧下肢腓骨小头以下部位受碾压，随后出现局部肌肉肿胀、疼痛难忍，皮下瘀血、色泽紫黑，曾行胫腓骨正侧位平片检查，提示：未见胫骨、腓骨骨折。未予重视，未经系统治疗，虽局部肿胀及皮下瘀血渐渐消退，但局部皮肤渐现麻木疼痛，迁延日久，病情未见好转，甚则影响生活质量及睡眠，遂来就诊。刻诊：右下肢腓骨小头下、后部至外踝间后上部皮肤麻木疼痛，遇寒加重，局部皮肤浅感觉减退、色泽发暗、皮肤松弛粗糙，未见右足下垂及背屈障碍。

中医诊断为痹证，以活血通络、养血止痛为治法。取穴：外关、足三里、阳陵泉、三阴交。操作：患者仰卧位，掌心向下，常规消毒，取 0.30mm×40.00mm 毫针，双侧外关直刺平补平泻法捻转 1min；双侧足三里、阳陵泉、三阴交直刺捻转补法 1min。留针 30min，每日 1 次。起针后局部皮肤以碘伏消毒两遍，以梅花针叩刺，微微出血为度，隔日 1 次。治疗 10d 为 1 个疗程。

1 个疗程后，局部麻木感较前好转，3 个疗程后麻木区域减小，皮肤色泽深暗区域减小，5 个疗程后大部分皮肤浅感觉基本恢复，麻木区域局限于腓骨小头下区域，局部皮肤色泽恢复正常，皮肤弹性恢复，7 个疗程后症状基本消失。

局部外伤后出现皮肤麻木疼痛在针灸科临床工作中比较少见，本例患者未出现下肢功能障碍，故辨证病位在皮部腠理，属足少阳胆经及足太阳膀胱经之皮部分布范围。在正常的生理情况下，十二皮部与五脏六腑、经络、卫气营血都有密切联系，因脏腑、经络气血散布于体表，充养皮部，皮肤才能色泽鲜明，呈现出一派生机。患者出现局部皮肤色泽晦暗、松弛，麻木疼痛，皆为皮部受损、经络不容之表现，局部失养，不荣则痛。故取八脉交会穴之外关，因其交阳维脉，阳维脉起于足跟外侧，向上经过外踝，与足少阳胆经并行，维系人身阳脉，可与阴维脉共同溢蓄气血。足三里具有调理脾胃、补中益气、通经活络、祛风化湿、扶正祛邪之功能；三阴交为足三阴经交汇穴；阳陵泉为足少阳胆经合穴，八会穴之筋会，能舒筋壮筋，濡养局部经筋皮部。故取此三穴施用捻转补法，治以养血止痛、疏通经络。结合梅花针沿局部胆经、膀胱经皮部分布范围叩刺。依据《黄帝内经》刺法中浅刺体表之“浮刺”“毛刺”等记载，中医学认为皮部理论属于经络系统的重要组成部分，与脏腑、经络、气血营卫均有密切联系，通过浅刺体表皮部，给予适当刺激，通过经络传输，调整脏腑经络机能，促使阴阳恢复平衡，从而使得顽疾得到有效治疗。由此可见针刺常用穴结合梅花针叩刺皮部在针刺治疗顽固性皮神经炎中有着重要的作用。

［摘自：河南中医杂志，2013，33（5）：773.］

针刺承山穴治疗急性痔疮验案1则

赵婷婷[1]，指导：潘永清[2]

1. 天津中医药大学，天津　300193；

2. 天津中医药大学第一附属医院，天津　300193

痔是人体直肠端黏膜下和肛管皮下的静脉丛发生扩大曲张所形成的柔软静脉团，以便血、肛门疼痛、排便时有脱出物、坠胀不适为主要临床表现。在我国，痔疮是最常见的肛肠疾病，故素有“十男九痔”“十女九痔”的说法。笔者在跟师潘永清教授学习的过程中，发现潘师善于运用针刺承山穴治疗急性痔疮，现介绍其验案1则，供同道参考。

张某某，女，54岁。患者于2014年6月19日下午解完大便后突然出现肛周剧烈疼痛、肿胀，行走不便，坐立不安，遂立即就诊于天津中医药大学第一附属医院针灸科门诊潘师处。就诊时症见：神清，表情痛苦，呻吟不止，自诉肛周肿胀、下坠感，疼痛不能坐，舌暗红，苔黄，脉弦。查体：患者肛周可见一椭圆形肿块，约1cm×1.5cm大小，暗紫色，质硬，触痛明显。中医诊断：痔，证型：气滞血瘀证；西医诊断：血栓性外痔。由于情况紧急，立即进行针灸治疗。（1）取穴：双侧承山穴。（2）操作方法：患者取俯卧位，正确定位承山穴，常规消毒后，选用华佗牌针灸针0.30mm×70mm进行针刺治疗。术者一手托起患者左侧踝关节，使左下肢伸直并与床水平面呈30°角，另一手持针迅速斜刺入承山穴，针尖指向腘窝方向，进针约40mm，行强刺激捻转提插泻法，使患者感到酸麻胀痛针感向腘窝、大腿后内侧放射，强刺激5min，患者下肢酸胀感十分强烈，后留针30min，每5min行针1次。右侧操作同上。强刺激5min后，患者即感到疼痛明显减轻，针刺结束后疼痛感基本消失，但久坐、久立后仍觉轻微不适。嘱患者回家后用热水熏蒸并清洗肛门，卧床休息。患者次日早上复诊自诉疼痛不适感完全消失，肛周肿物缩小，质地恢复柔软，排便、久坐、行走已无影响。1周后复诊诉未复发。

按：本病根据发生部位的不同可分为内痔、外痔、混合痔。本案患者所得血栓性外痔则又是外痔中最常见的一种，常因便秘或排便时用力过度，致使肛门静脉丛破裂，血液漏出血管外而形成的静脉血栓。中医辨证属气滞血瘀证，患者脏腑本虚，热毒内蕴，以致气血下坠，结聚肛门，宿滞不散为痔。本病病位在肛门，西医治疗只能暂时缓解症状，一旦停药，极易复发。中医针灸治疗则有其独特的优势。《灵枢·经别》载：“足太阳之正，别入于腘中，其一道下尻五寸，别入于肛，属膀胱……。”足太阳膀胱经经别别入于肛，“经脉所过，主治所及”，故选取足太阳膀胱经腧穴，可以治疗肛部疾患。承山穴是足太阳膀胱经经穴，自古就被针灸歌赋誉为“肛病四穴”之一。《肘后歌》载：“五痔原因热血作，承山须下病无踪。”又如《玉龙歌》记载：“九般痔漏最伤人，必刺承山效如神。”可见，承山穴是治疗痔疾非常重要的穴位。故选取承山穴，斜刺入后强刺激，施以捻转提插泻法，使酸胀感沿大腿内侧向上传至肛部，以达到行气活血、止痛散结的目的。由于患者起病急，治疗及时，所以针刺治疗时患者立感疼痛大减，治疗结束后疼痛消失，肛周肿物缩小，质地恢复柔软，并无复发。

针刺承山穴治疗急性痔疮发作应注意如下几点：首先，要正确定位承山穴，在小腿后面正中，委中和昆仑之间，当小腿或足跟上提时，腓肠肌肌腹下出现尖角凹陷处[1]；其次，刺入方向与以往有所不同，选择向腘窝方向斜刺，使针感沿大腿内侧向肛部传导，即所谓“气至病所”，以疏导肛部局部气血，散结消肿；最重要的是针刺手法，由于患者发病急，故选择强刺激，行捻转提插泻法，以期在最短的时间内达到最好的治疗效果。针灸治疗痔疾操作简便，疗效确切，值得临床上推广应用。

参考文献

［1］沈学勇．经络腧穴学（2版）［M］．北京：中国中医药出版社，2002：137.

［摘自：湖南中医杂志，2015，31（7）：113.］

针刺治疗下肢静脉曲张述要

万欢[1]，黎波[2]，蔡综国[3]

1. 天津中医药大学，天津　300193；

2. 天津中医药大学第一附属医院，天津　300193；

3. 金日成综合大学朝鲜平壤医科大学，平壤　999093

摘要　现代医学对于下肢静脉曲张多采用外科手术介入或激光等有创治疗，带来的风险和伤害是不可避免的。针灸可以在适当时机介入，在发病早期，针灸可以改善发病症状，甚至根治；如已形成静脉瘤或静脉膜增厚者，针灸仅能改善疼痛等症状。针对下肢静脉曲张的病因病理来看，选取特定穴位及局部穴位能较好的改善下肢静脉曲张症状，并能缓解下肢肿胀疼痛。

关键词　下肢静脉曲张；针刺；镇痛；下肢肌肉泵；血液流变性；胶原纤维

下肢浅静脉曲张是慢性下肢静脉功能不全的典型症状之一，是血管外科的常见病[1]，发病率为20%～40%。其发生发展的重要病因为静脉管壁病变、瓣膜的缺损、静脉压力升高、炎细胞浸润等。长时间站立工作，重体力劳动等均可导致下肢静脉系统压力增高，使下肢远端静脉处于高压瘀血状态。下肢静脉压力增高，浅静脉开始扩张致使外膜内感觉神经末梢受刺激，出现酸胀疼痛的感觉。针灸疾病谱[2]研究显示，针灸治疗下肢静脉曲张临床报道频次在循环系统疾病谱中居于较前位置，针灸对中度和轻度的静脉曲张疗效较好。基于本病的病因病理，笔者查阅近 10 年文献，从多角度分析针灸治疗下肢静脉曲张的理论机理，综述如下。

1　针刺对下肢肌肉泵的调节

下肢静脉曲张患者的腓肠肌在生理结构上包括肌纤维类型和超微结构及某些生化指标等方面均可发生显著改变[3]，表现为下肢肌肉泵收缩功能减弱，静脉血回心的主要动力被削弱，从而诱发并加重静脉瓣膜的关闭不全，使静脉血流动力学发生改变，最终导致下肢静脉系统处于高压瘀血状态。而骨骼肌细胞中 Ca^{2+} 浓度变化是骨骼肌收缩的重要因素，肌肉活动中 Ca^{2+} 收缩-藕联障碍会导致运动功能失调进而产生运动疲劳。Kristian[4]研究发现在肌肉向心工作（例如长时间行走或站立）时或者肌膜表面发生病变时，肌细胞外的 Ca^{2+} 进入细胞内，肌细胞内部 Ca^{2+} 的增加可能是细胞外部 Ca^{2+} 进入肌细胞内部所致。动物实验发现[5]针刺可显著调整超负荷运动所致的骨骼肌细胞内高 Ca^{2+} 浓度状态，表现为针刺可迅速降低肌细胞内已明显增高的 Ca^{2+} 浓度值，细胞内高 Ca^{2+} 状态得到缓解。亦有研究发现[6]，通过低频电针的持续性刺激可诱发肌肉的被动收缩，同时也促进了局部血液循环，从而改善静脉回流，防止有害代谢产物在肌肉的堆积。因此，针刺腓肠肌部位腧穴，可以改善疲劳肌肉的收缩功能，提高肌肉泵的作用，从而缓解静脉高压。

2　针刺调节血液及其流变性效应

研究认为[7]，红细胞聚集是血液流变学改变的主要原因之一，并与 CVI 的严重程度相关。有研究表明[8]，针刺对穴位局部具有良好的调整作用，可以改善局部甚至周身的微循环灌注量，调节机体组织的能量代谢，提高血液携氧能力。近年来不少研究表明针刺对某些疾病的血流动力学、血液流变学等均有不同程度的影响，上述研究结果大多认为，针刺可以明显改善血液流变性，例如降低血液黏度，减少血管阻力，从而改善血液循环。祁晓华[9]实验证实家兔骨折后电针足三里、三阴交可以明显改善血液流变性，早期更为明显。综上来看，电针对血液循环系统有良好的调整作用，能降低血液黏度，改善循环，调节血管运动，改善局部水肿。因此针刺相应的穴位可改善下肢静脉的水肿现象。

2.1　针刺减少白细胞的浸润

研究发现[10]，下肢静脉高压引起白细胞激活，白细胞激活后释放的炎症介质会引起血管壁重塑，导致静脉瓣膜功能不全继而加重静脉高压，血管壁内皮细胞代谢障碍可导致静脉管壁的功能及组织结构发生病理性变化[11]，最终变为下肢静脉迂曲扩张。动物研究和临床实践均证实由于下肢静脉高压的存在，血液流变学和血流动力学的异常改变，可促使白细胞与血管内皮细胞发生病理黏附并被激活[12-15]，同时还有可能引发静脉管壁或瓣膜形态及功能的改变[16]。近年来，众多的临床和实验研究证实，针刺对炎症的渗出、变质、增生三大病理过程具有明显的调整作用，可有效控制炎症反应，促进炎性渗出物吸收，减轻或消除炎性水肿[17]。从而推测针刺作用于局部相关腧穴及曲张的静脉丛处是通过调节曲张静脉处的微循环与淋巴循环，减少血液和淋巴液的瘀滞，从而缓解因白细胞激活后引发的血管壁重塑而造成的下肢静脉曲张产生的疼痛和肿胀感，说明针刺可能有延缓静脉壁及瓣膜的形态及功能的变化的作用。

2.2　针刺改善血管平滑肌细胞

下肢静脉曲张时，血管平滑肌分化异常，导致其失去正常的收缩能力，造成静脉压力升高、细胞液外渗和缺氧等病理变化[11]。而血管平滑肌的收缩能力部分受肾上腺交感素控制，大量研究表明，针刺可以通过调节丘脑-垂体-肾上腺轴从而调节血管平滑肌的收缩[17]，从而改善血管扩张迂曲现象。

3　针刺调节胶原纤维重组

正常大隐静脉内可见顺序规整并与管壁其他成分成比例的胶原纤维及弹性纤维。在血管内膜下的结缔组织中，成束的胶原纤维在横纵切面均呈规整的束状排列，而在曲张的下肢静脉中，胶原纤维明显增多，正常规则被破坏，而碎裂和未成熟的胶原纤维随处可见，在异常纤维间有巨大胶原纤维出现，其横断面呈不规则的花瓣状，还可见到曲张静脉管壁刺状胶原纤维的规整结构被破坏[18]。当在曲张的静脉丛处进行针刺并行手法时，毫针刺激到肌间膜和结缔组织，引起该处不规则弯曲状态的胶原纤维在力的牵引作用下其卷曲状态得到减轻，并使其在力的方向上重新排列，纤维变得更加致密[19]。因此，针刺局部静脉丛可使毛细血管快速长入肌肉受损区域，为新生肌纤维提供所需营养，使不规则胶原和弹力纤维的结构从新排列，从而减轻静脉扩张迂曲。

4　针刺镇痛的效应

疼痛水肿是大部分下肢静脉曲张患者的临床表现。针刺镇痛效应主要通过外周传入途径、中枢传导途径以及针刺信号与疼痛信号在中枢的整合途径实现的。神经肽是参与神经-内分泌-免疫系统的重要介质之一，也是免疫调节的关键因素之一，针刺通过影响肽类物质的释放及表达而起到镇痛作用。研究表明[17]，针刺刺激可以激活脑内的内阿片肽系统，其主要通过以下 3 个方面发挥镇痛作用：一是针刺作用相应穴位后，脊髓内的内阿片肽神经元释放相应递质，迅速作用于初级感觉传入末梢的阿片受体，抑制传入末梢释放 P 物质，从而达到抑制脊髓伤害性感受神经元的痛觉反应；二是在针刺作用下，脑内有关核团中内阿片肽能神经元被兴奋，释放递质并通过有关神经元复杂的换元参与下行抑制系统，起到抑制痛觉传递的作用；三是垂体 β-内啡肽的释放也起到一定作用。因此，针刺治疗下肢静脉曲张，缓解其沉重、疼痛、发胀感，亦是通过该途径实现的。

现代医学对于下肢静脉曲张多采用外科手术介入或激光等有创治疗，带来的风险和伤害是不可避免。针灸可以在适当时机介入，在发病早期，针灸尚可以改善其症状，甚至根治；而如已形成静脉瘤或静脉膜增厚者，仅能改善疼痛等症状。针对下肢静脉曲张的病因病理来看，选取特定穴位及局部穴位能较好的改善下肢静脉曲张症状，并能缓解下肢肿胀疼痛，但是笔者仅从理论角度分析总结其作用机理，尚缺乏强有力的下肢静脉曲张的相关临床证据，希望在今后的实验与临床工作中逐步探究根源，日臻完善。

参考文献

［1］冯友贤．血管外科学［M］．第 2 版．上海：上海科学技术出版社，1994：504.

［2］杜元灏．现代针灸病谱［M］．北京：人民卫生出版社，2009：384.

［3］Qiao T，Liu C，Ran F：The impact of gastrocnemius muscle cell changes in chronic venous insufficiency［J］. Eur J Vase EndovascSurg，2005，30（4）：430-436.

［4］Overgaard K，Fredsted A，Hyldal A，et al. Effects of running distance and training on Ca^{2+} content and damage in human musle［J］. Med Sci Sports Exerc，2004，36（5）：821-829.

［5］易学，马国义．针刺对家兔超负荷运动骨骼肌细胞内钙离子活度的影响［J］．中国临床康复，2005，9（28）：211-213.

［6］陈家泽，陈传伟，孙锋．针刺对大鼠坐骨神经损伤后腓肠肌萎缩的影响［J］．实用医学杂志，2008，24（8）：1313-1315.

［7］Azaceta G，Romero S，Aintomio J，et al. The proliferation of blood dynamic post operation［J］. Hamostasis，1999，29（8）：219-224.

［8］邢方印．基于小波分析的针刺缓解腓肠肌群疲劳的评价［D］．北京中医药大学，2011.

［9］蔡文辉，祁晓华，沈梅红，等．针刺对骨折家兔血液流变学的影响［J］．南京中医药大学学报：自然科学版，2001，9（17）：310 -311.

［10］褚海波，王国华．白细胞激活对曲张静脉管壁的重塑作用［J］．中国血管外科杂志：电子版，2011，3（1）：56-58.

［11］洪彪，田卓平，张培华．下肢静脉曲张发病机理研究近况［J］．中国现代普通外科进展，2006，9（4）：196-198.

［12］Dormandy JA. Influence of blood cells and blood flow on venous endothelium［J］. Int Angiol，1996，15（2）：119-123.

[13] Hahu TL, Unthank JL, Lalka SG. Increased hindlimb leukocyte concentration in a chronic rodent model of venous hypertension [J] . J SurgRes, 1999, 81 (1): 38-41.

[14] Saharay M, Shields DA, Georgiannos SN, et al. Endothelial activation in patients with chronic venous disease [J] . Eur J Vasc Endovasc Surg, 1998, 15 (4): 342-349.

[15] Signorelli SS, Malaponte MG, Pino DL, et al. Venous stasis causes release of interleukin 1beta (IL-1β), interleukin 6 (1L-6) and tumornecrosis factor alpha (TNFα) by monocyte macrophage [J] . Clin Hemorheol Microcirc, 2000, 22 (9): 311-316.

[16] Takase S, Pascarella L, Bergan JJ, et al. Hypertension-inducedve-nous valve remodeling [J] . J Vasc Surg, 2004, 39 (6): 1329-1334.

[17] 郭义. 实验针灸学 [M] . 北京: 中国中医药出版社, 2008: 322.

[18] Wali MA, Eid RA. Changes of elastic and collagen fibers in vari cose veins [J] . Int Angiol, 2002, 21 (4): 337-343.

[19] 余晓佳. 穴区胶原纤维和肥大细胞在针刺效应中的作用与机制研究 [D] . 上海: 复旦大学, 2008.

[摘自：河南中医杂志，2014，34（1）：15-16.]

针刺治疗肩袖钙化性肌腱炎术后验案 1 例

石庆彬[1]，杨白燕[2]

1. 天津中医药大学，天津　300193；

2. 天津中医药大学第一附属医院，天津　300193

关键词　肩袖钙化性肌腱炎；肩痹；针刺；验案

1　病案

患者，女，62 岁，渔民，主诉：左肩部疼痛 2 个月余，于 2014 年 4 月 20 日就诊。患者素有感受风寒湿史，左肩部偶有疼痛，2 个月前因感受寒湿出现左肩部疼痛加重，于外院行肩关节 MRI 检查提示肩袖钙化性肌腱炎，予左肩关节镜探查术、清理松解术、肩峰成形术、肩袖修补术，治疗后病情未见明显好转，故求诊于针灸科门诊，刻诊见患者左肩关节疼痛，呈持续性发作，以左肩前部为主，左肩关节活动受限，伸臂时不能抬举，肌力Ⅳ级，伴有左上肢轻度肌肉萎缩，左侧手拇指麻木以及腰膝酸痛，耳鸣，目干，睡眠差；舌淡，脉弦细，X 线片提示左侧肩袖有残余钙化灶以及充血、水肿等炎性改变，否认其他病史。中医诊断：肩痹（肝肾不足证）；西医诊断：肩袖钙化性肌腱炎术后。予针刺治疗，治疗原则：阴阳双调、疏筋通脉、化瘀止痛、养肝补肾、填精益髓。治疗方法：取患侧极泉、尺泽、内关强刺激而不留针；另取患侧肩髃、肩髎、肩贞、肩前、臂臑、阿是穴，加双侧太溪、太冲、阳陵泉以及左上肢曲池至合谷排刺；选用华佗牌 0. 3mm×40mm 不锈钢毫针，穴位处皮肤常规消毒后刺入，除太溪、太冲穴用补法外，余穴均用平补平泻法，每天针刺 1 次，每次 30min，治疗 14d 为 1 个疗程。另嘱患者平时多做手指爬墙锻炼：患者面对墙壁站立，用患侧手指沿墙壁徐徐上爬至最大限度，每天数次，逐步增加高度，反复锻炼，直至功能恢复。治疗 2 个疗程，患者自述疼痛消失，活动基本正常。因患者病因、病机无明显改变，予原治疗方案巩固治疗 1 个疗程，治疗后复查 X 线片：未见明显钙化灶及充血、水肿等。

2 讨论

肩袖钙化性肌腱炎以肌腱钙化为主要表现，而肌腱钙化是肌腱损伤、退变及钙盐代谢失常的合并病理变化，钙化物开始沉积于肌腱内时，处于无症状静止期，当钙化物增大破入滑囊时，化学性和异物性刺激产生无菌性炎症，导致充血、渗出、水肿等急性炎性肩关节症状[1]。该患者就诊时提供的 X 片提示患侧肩袖术后有残余钙化灶及充血、水肿等炎性改变，经针刺和康复训练治疗后，复查 X 线片提示钙化灶及充血、水肿消失。说明针刺疗法结合康复训练对于消除肩袖钙化灶及充血、水肿等有明显作用。肩袖钙化性肌腱炎属于中医学“肩痹”的范畴，又称肩凝、漏肩风、冻结肩等。晋代皇甫谧在《针灸甲乙经》中提到“肩痛不可举，引缺盆痛，云门主之”，把肩痛归属于痹症范围。肩痹多为肝肾不足所致，人至中老年，多出现肝肾、气血不足等征象。肝主筋，肝血可以濡养筋脉，肝血亏虚，则筋脉失其所养；水为木之母，肾精可滋养肝血，若肝肾亏虚，不足以温煦四肢百骸，可以导致肩部慢性疼痛以及弛张不利。辨析本案之证候表现，患者以肩前部为主，左侧手拇指麻木以及腰膝痠痛，耳鸣，目干，睡眠差，舌淡，脉弦细，当属肝肾不足证，病经为手阳明经，故治疗以阴阳双调、疏筋通脉、化瘀止痛兼养肝补肾、填精益髓为法。临证治疗取患侧肩髃、肩髎、肩贞、肩前、臂臑、阿是穴；患侧极泉、尺泽、内关强刺激而不留针为主。因为肩髃穴属于手阳明大肠经，肩髎穴属于手少阳三焦经，肩贞穴属于手太阳小肠经，肩前穴属奇穴，臂臑穴属于手阳明大肠经，以上穴位共用具有疏筋通脉、化瘀止痛、通利关节的作用。取局部阿是穴，可以疏通局部经气、祛除病邪而达止痛之目的。极泉属于手少阴心经，内关属于手厥阴心包经，尺泽属于手太阴肺经，取此三穴，可疏通手三阴经经络，通其气血，配合上述手三阳经穴位，共同达到激发一身之经气、平衡脏腑和调节阴阳的作用而加强肩痹病的治疗，体现了“腧穴所在，主治所在”之理。合谷、曲池为手阳明经穴，予排刺可疏通手阳明经气血，加强肩部穴位疏通经络的作用，遵循了“经脉所过，主治所及”的取穴原则。配太溪、太冲可养肝补肾、填精益髓。肩袖钙化性肌腱炎属于“筋痹”范畴，故用阳陵泉，因为阳陵泉是筋之会穴，为治疗筋病要穴。本病例取合谷、太冲，此四穴为四关穴，是气血阴阳出入的要道，取四关穴可以疏通筋脉、消痹止痛。正如金元时代针灸医家窦汉卿在《标幽赋》所云："寒热痹痛，开四关而已之。"另外，在针刺深度的把握上，要注意不可深刺，如《素问·长刺节论》曰："病在筋……刺筋上为故，刺分肉间，不可中骨也。"还值得一提的是，功能锻炼对本病的治疗有重要意义，通过功能锻炼可以改善肩部血液循环，促进肌腱韧带的修复，使肩部恢复功能。

参考文献

[1] 倪家骧，樊碧发，薛富善. 临床疼痛治疗技术［M］. 北京：科学技术文献出版社. 2005：162-163.

［摘自：广西中医药，2014，37（6）：61-62.］

针刺三廉泉为主治疗甲状腺术后吞咽障碍 1 例

张丹[1]，张春红[2]

1. 天津中医药大学，天津　300193；

2. 天津中医药大学第一附属医院，天津　300193

关键词　针灸治疗；三廉泉；甲状腺术后；吞咽障碍；构音障碍

1　病案

患者，女，45 岁，于 2010 年 3 月 12 日在当地某西医院因甲状腺结节，行甲状腺部分切除术后，出现吞咽障碍、构音障碍，主因吞咽困难，声音嘶哑，言语不清为主症前来就诊。患者来诊前，曾于外院予口服药及物理康复治疗等系统住院治疗，效果均不理想，为改善相关症状于 2011 年 9 月开始针灸治疗，当时症见：咀嚼无力，咽下困难，饮水即呛，语言含糊，语声低微，舌质淡暗兼有瘀点瘀斑，脉细涩。洼田饮水试验示 V 级，常常噎呛，不能全部饮完；藤岛一郎试验得分 2 分；透视吞咽功能检查示进食流质及糊状食物时均有误吸现象。现代医学诊断为：构音障碍。因病体虚弱，元气耗伤太过，致气虚，气虚运血无力，血行迟缓，致血瘀，中医辨证为气虚血瘀证，治以益气化瘀，养血通络。取穴：三廉泉[1]、前顶、后顶、通天、承浆、曲池（双）、手三里（双）、列缺（双）、合谷（双）、颔厌（双）、头临泣（双）、风池（双）、咬肌排刺、舌下穴、咽后壁点刺。操作：承浆，斜刺 0.3～0.5 寸；头临泣，平刺 0.5～0.8 寸；颔厌，向后平刺 0.5～0.8 寸；风池，深刺法（是指针尖向前下方，对着喉结同侧缘方向深刺寸许，针感可达会厌部，得气后行捻转泻法）。

经治1个月，患者吞咽功能有所改善，停鼻饲管，可经口进糊状食物，语言表达不完整，声音嘶哑；3个月后可进食流质食物，用吸管饮水，语音低微，语声模糊；6个月后可进食饺子，小口饮水，言语表达尚可，声音如常，症状较前大有好转。

2 讨论

吞咽障碍、构音障碍属于中医“喑痱”和“喉痹”等病证范畴。《金匮要略·中风历节病》载：“邪入于脏，舌即难言，口吐涎。”《三因极一病证方论》曰：“喉通五脏以系肺。”三廉泉[2]：正廉泉，位于前正中线上，结喉上方，当舌骨体上缘中点处。系阴维、任脉经交会穴[3]，《铜人腧穴针灸图经》指出可治“口噤，舌根急缩，下食难”，为主治语言不清、吞咽障碍之要穴。前廉泉，位于前正中线上，在下颌部，正当颏后一寸凹陷中，出针后点刺舌面舌尖，并重刺舌下穴（验穴，位于舌系带与舌下脉络丛之间，近舌根处，左右各一）。上廉泉，位于前正中线上，正当前廉泉与正廉泉连线中点处，出针后点刺舌根及咽后壁，以加强通利咽喉之效。前廉泉和上廉泉为验穴，两者均位于任脉，且与正廉泉毗邻，均近舌本、邻结喉。经云：“舌为心之窍”“言为心之声”，舌为气血所注，肝脾肾等经脉皆联络于此，而舌根恰是气血经络汇聚所在，故同用可激发经气，增强针感，具有较强的舒畅局部气血经络，通关利窍，活络利舌作用。

从解剖来看，三廉泉深层为舌根，有舌下神经及舌咽神经的分支。因此，针刺三廉泉，既可促进舌体血液循环，使舌肌得养而转动灵活，又可刺激舌下神经及舌咽神经分支，使兴奋传入上神经元，促使受损的上运动神经元功能恢复，从而使吞咽功能得到改善。咽后壁点刺可刺激局部肌肉、小韧带等感受器，形成对中枢神经的刺激作用，加强协同作用。结合现代医学，风池在舌咽、迷走神经感觉神经支配区内，针刺风池尚可缓解颈部软组织的紧张状态，可减轻周围软组织对椎-基底动脉的压迫，改善脑血管循环，增加脑血流量，有利于双侧皮质延髓束损害的恢复。

承浆穴，足阳明与任脉之会，生津敛液、舒筋活络；点刺舌根舌尖以滋水涵木，交通心肾；舌下穴以醒神开窍，活络利舌；前顶、后顶、通天，作用于阳，通调阳气；头临泣穴，足太阳、足少阳、阳维之会，升举清阳；颔厌穴，胆经的最高穴，在全身的经筋中，只有足少阳胆经是经筋相交，以利气调神；风池穴乃治风要穴，为足少阳经与阳维之会，位居头项，同属胆经，条达阳经之气，同时足少阳经又与循喉咙之后的足厥阴肝经相表里，故针刺风池穴可以潜阳熄风、豁痰利咽、清头利窍，可以治“中风不语、汤水不能入口”（《类经图翼》）；咬肌排刺，以增强咬肌力量。诸穴合用，共奏益气养血之功。取曲池、手三里穴，益气扶正、升举清阳；取列缺、合谷穴以通降瘀浊[4]。综上所述，针刺治疗吞咽障碍有一定效果，并能不同程度改善患者生活质量，值得在临床上推广应用。

参考文献

［1］黄玮宏．武连仲教授神针妙论一隅［M］．天津：天津科学技术出版社，2006：118-119.

［2］范红俊，高淑红，武连仲．武连仲教授运用“三廉泉”经验介绍［J］．上海针灸杂志，2008，27（12）：34.

［3］黄大伟．超声中频离子导入治疗脑卒中后吞咽困难疗效观察［J］．中国医药导报，2007，4（20）：24.

［4］何佳，武连仲．武连仲教授升清降浊针刺法的临床应用［J］．针灸临床杂志，2010，26（12）：39-40.

［摘自：浙江中医药大学学报，2013，37（9）：1119-1126.］

针刺治疗胸廓出口综合征1例

张建非[1]，于涛[2]

1. 天津中医药大学，天津　300193；

2. 天津中医药大学第一附属医院，天津　300193

关键词　胸廓出口综合征；针刺；

患者，女性，68岁。因颈肩部疼痛，右上肢疼痛、麻木无力3月余，于2012年3月来我科就诊。上肢痛以上臂内侧及前臂尺侧为主，平卧患肢外展时症状减轻，仰头、深吸气、头转向患侧时症状加重。查体见下颈部僵硬，前斜角肌处压痛明显，可触及增粗的条索状物，右侧Adson氏征阳性，过度外展试验阳性，右手握力减弱。颈椎、胸部正位摄片未见异常。肌电图示右三角肌、右肱桡肌可见神经源性受损，考虑患者存在神经损伤。西医诊断为胸廓出口综合征（前斜角肌病变）；中医诊断为痹证（气血亏虚）。治拟益气养血，祛风通络。患者仰卧位，自然放松，充分暴露针野，先刺右侧极泉，原穴沿经下移1寸避开腋毛，直刺1~1.5寸，以右侧上肢抽动1次后出针；青灵直刺1~1.5寸，施提插补法，右侧上肢抽动1次后出针；臂中直刺0.5寸，施提插补法，右侧上肢抽动1次后出针；颈2-7夹脊穴常规针刺；肩三针（肩髃、肩前、肩贞）向三角肌方向斜刺1.5~2.5寸；臂臑进针1.5~2.5寸；曲池直刺1寸；外关直刺1寸；合谷进针0.5~1寸；八邪进针0.5寸；足三里、阳陵泉、三阴交按常规针刺，施用捻转补法。留针30min，每日1次，治疗10次为1个疗程。针刺1个疗程后，患者疼痛麻木症状好转。继续治疗3个月，疼痛麻木症状明显好转，右手握力增强，项肩部及右上肢活动自如。随访半年未复发。

按：本病极易与颈椎病混淆，颈椎病疼痛多以颈肩部为主，本病以上肢及手部麻痛为主，有时伴有大小鱼际萎缩。颈椎X摄片亦可予以鉴别。本病久治不愈导致化生气血功能减退，血虚则不能濡养筋脉，可见肌肤麻木不仁，筋挛拘急，血虚运行无力致血行瘀阻，经络受压，气滞血瘀则疼痛加重。取穴以极泉、青灵、臂中为主穴，以疏通经络，行气活血；颈夹脊、肩三针、臂臑、曲池、外关、合谷、八邪为局部取穴以活血通络，调气血，利关节，止痹痛；本患者以气血虚为主，配以足三里、阳陵泉、三阴交以补益气血。针刺治疗胸廓出口综合征，可缓解肌痉挛，从而减轻对血管神经的压迫，达到止痛目的。但因颈椎病等其他原因所致的前斜角肌发生的病理变化改变，应配合其他疗法治疗原发病。

［摘自：上海针灸杂志，2012，31（8）：603.］

刺络拔罐治疗针刺后僵硬症15例

杨励[1]，李鹏[1]，丁恩奇[1]，张伯儒[2]

1. 天津中医药大学，天津　300193；

2. 天津中医药大学第一附属医院，天津　300193

关键词　刺络放血；拔罐；针刺后僵硬症

针刺后僵硬症是指患者在进行针刺治疗后取针时，以针刺周围较大面积突发的皮肤肌肉僵硬感为主要症状的针刺后并发症。笔者采用刺络拔罐治疗针刺后僵硬症患者15例，现报告如下。

1　临床资料

1.1　一般资料

15例针刺后僵硬症患者中发生在面部9例，肩部5例，臀部1例。

1.2　诊断标准

①有中医针刺治疗史，发病急，中医针刺后取针后即发生；②患者针刺取针后感觉皮肤肌肉僵硬不适，感觉减弱，用手触摸可感到橘皮样僵硬感；③一般范围较大，直径多大于10cm，多发生于针刺部位的肌肉丰厚处。

2　治疗方法

用三棱针在患处中心刺5~10针（症状范围越大，针刺数越多），针刺后有淡红色或暗红色液体渗出，用闪火法迅速将火罐拔于局部，此时可见罐内有淡红色或暗红色液体吸出。留罐10~15min，吸拔至无液体渗出后取下火罐。可根据针刺后僵硬症患处范围选用玻璃罐型号，以火罐罐口外直径略小于患处范围为宜。

3 治疗效果

3.1 疗效标准

治愈：患者针刺后皮肤僵硬感完全消失，功能恢复；显效：患者僵硬感基本消失，遗留少许不适感；无效：治疗后症状无明显改善。

3.2 治疗结果

15 例患者经治疗后治愈 10 例，显效 5 例，无效 0 例，总有效率为 100.0%。

4 讨论

针刺后僵硬症多因患者体质较弱；或久病体虚正不胜邪之人；或医生行针时手法过重所致。主要病机是经络气血阻滞，皮肤腠理气血不充。如果针刺后僵硬症不及时处理，不仅引起患者恐慌，不利于病情的痊愈，而且延长疾病的治愈时间或加重病情变生它病。放血拔罐法具有疏利经脉、散结通痹的作用。《灵枢·九针十二原》："凡用针者，虚则实之，满则泻之，菀陈则除之，邪盛则虚之。"刺络拔罐治疗针刺后僵硬症可使气血通畅，从而达到满意的治疗效果。操作时应注意：①严格消毒，以防感染；②手法要快、准、轻，不宜刺入过深；③防止闪火法拔罐时烫伤。

[摘自：上海针灸杂志，2013，32（11）：960.]